U0073226

KNEE JOINT

園部俊晴臨床經驗彙整

膝關節物理治療實務

楓葉社

序

我身為臨床人員面對每一位患者，已經超過約30年了。倘若詢問我，在這30年的期間，我身為臨床人員「最重視的要素為何」……

我會回答「**成長**」。

我並沒有特殊的才華，此外手也不太靈巧，因而不具有特別的技巧。因此，我僅憑「身為臨床人員想更加『成長』」的念頭，走到這一步。

至今為止的道路並不平坦，我經常一再湧現對自己的厭惡感。歷經煩惱、煩惱、不斷煩惱的盡頭，就是現在的自己，而我唯有一種才能比其他人優秀。那就是「**永不放棄的力量**」。縱使被對於自己的厭惡感苛責，不放棄且一直具備「自己能更加成長」的念頭，或許就是我唯一的才能吧。

我身為臨床人員**感受到飛躍性成長，是在40歲以後**。好幾個契機有助於成長，而最主要的契機則分為三點。

其一，我察覺了本書中反覆強調，即組織學上推論的重要性。過去，我主要基於力學方面的推論進行臨床治療，由於察覺僅僅這麼做無法根除病灶，因此成為成長的重大契機。關於剩餘兩點，我會在書籍內講解，因此在閱讀本書的途中，也了解剩餘兩點的話，對您的成長也必定有幫助。

我想要對於拿起本書的您提出下述問題。

您身為醫療人員，
說得出膝蓋其疼痛發生的組織嗎？
說得出膝蓋其疼痛力學方面的原因嗎？
能夠當場舒緩膝蓋的疼痛嗎？
如果您……沒有自信……
請立即閱讀本書。臨床治療的趣味將無限擴大！

如同這些提問，**能說得出膝蓋疼痛發生的組織，找出該組織承受的力學方面的原因，當場解除疼痛，遵循這個步驟進行治療，對我們絕對是必要的。**

假如您想成為按照這個步驟進行治療的臨床人員，請仔細閱讀本書，誠摯地面對眼前患者的現況，反覆進行假說檢證。我深信，如此一來便能察覺「自己做得到」。另外，一旦做得到，也能察覺「自己還有成長的空間」。而希望您能明白，那種成長，對於「自己」、「患者」、自己工作的「診所」，以及「國家」，所有一切都能帶來正面影響。

本書也描寫許多缺乏科學根據（evidence）的內容。我基於深切了解這種作法會招致批評也想聲明的，便是我認為比起有無證據，實際改善眼前患者的狀況更為重要。儘管用科學根據包裝理論，倘若無法解決面前患者的煩惱，那個人就稱不上是專家。

資訊維持原樣，不過就是普通的「information（資訊）」罷了。了解如何運用，資訊就會化為「knowledge（知識）」。接著，能實際運用知識，就會變成「skill（技術）」。科學根據（evidence）終究只是許許多多的資訊之一。

對於實際上改善的結果，「真正的證據（evidence）」是其後再附加上的，是我的想法。因此**本書內容只會提到，我所實踐的真正有成效的事情、於臨床上實際進行的事情、現階段我誠摯的想法**。將來或許有修正及改善的必要。不過，由於我認為**「現實比理論更強」**可說是所有臨床的情況，因此覺得寫一本這種醫學書也不錯。

能夠對於購買此書的您的成長有所貢獻，讓您的臨床的樂趣無限拓展，便是我無上的榮幸。

2020年12月吉日
Condintion labo所長
園部俊晴

本書的閱讀導覽

■ 關於圖表內的箭頭

本書圖表內標示的箭頭意義，如以下說明所示。

← 治療師徒手引導的方向

← 主動運動的方向

⇦ 運動及狀態的方向

← 伸長的方向

■ 關於附錄的網路影片

請理解下述說明之後，再觀賞網路影片。

◆ 本書所解說的案例和手技，作為教學影片，以網路影片的形式發布。

影片請透過QR碼或者輸入下述網址連結，在個人電腦、端末、或智慧型手機等裝置※閱覽。

※傳統手機無法收看。

網路影片的網址：

https://vimeo.com/showcase/6779969

輸入下述密碼，即可從影片一覽表的頁面收聽想觀看的影片。

Pass: KJ2304

◆ 播放網路影片時產生的網路費用由視聽者付費。

◆ 發布的網路影片，可能有未經預告便變更、修正、停止公布的情況。

◆ 免責事項

- 關於讀者參照網路影片而導致的結果，作者及出版社不具任何責任。
- 由於網路影片是書籍附錄，不屬於讀者服務的對象。

目次

序文

本書的閱讀導覽

第1章　臨床上假說檢證的重要性

第2章　臨床推論上的評估

第3章　容易產生疼痛的組織評估與實際的治療狀況

第4章　可動範圍、柔軟度的改善

第5章　兩種症候群

專欄：

1. 何謂假說檢證

所謂假說檢證，如字面上的意思，「建立假說，進行檢證」。在骨骼肌肉領域的臨床上，基於實際資訊，做「這種疼痛是否為這個組織產生的？」、「這種疼痛，原因是這裡扭傷而造成的嗎？」、「只要進行這種治療，疼痛就會舒緩或者消失嗎？」等假設（假說），進行這種假設是否正確的檢證之臨床推論（考察過程）即稱為假說檢證（圖1-1）。

為了身為臨床人員有所成長，同時也為了提供更好的醫療給患者，若被問到最重要的事情是什麼，筆者會回答「誠摯地面對患者，反覆進行適切的假說檢證」。原因是筆者認為對於每一位患者發生的病狀建立假說、檢證、治療，反覆進行這些步驟才是最重要的。

我們醫療人員每日從事繁忙的業務當中，反覆做這些假設與檢證的步驟，有時會在不知不覺中怠慢了。譬如說，試著思考變形性膝關節炎的案例吧。堅信軟骨磨損所以會痛，便投藥打入玻尿酸。由於文獻提到股四頭肌的肌力改善有證據，便活動股四頭肌。加上熱敷、進行可動範圍的活動。或許有不少醫療設施中，這種治療已經成為例行程序了吧[註1]？

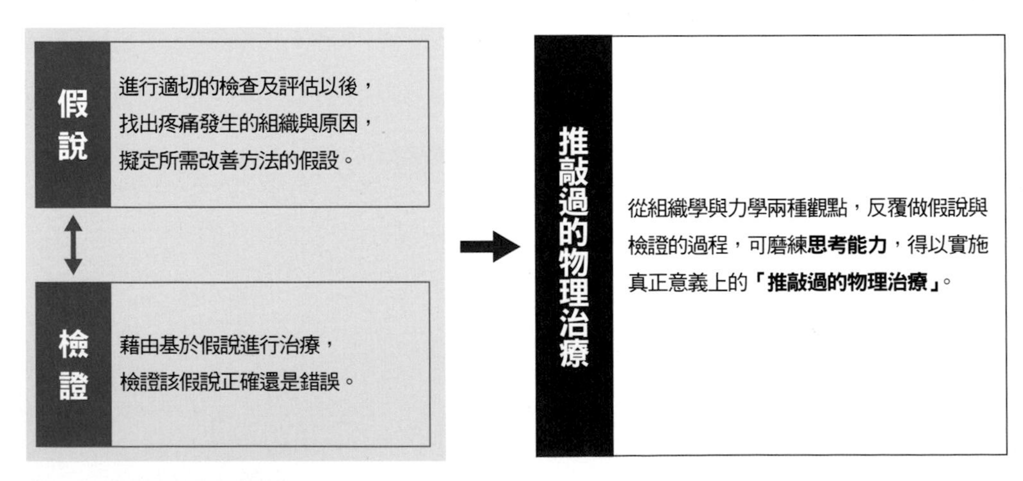

圖1-1：基於臨床推論的假說檢證

[註1]　筆者在問診中，患者聽見「過去曾接受過什麼樣的治療」的問題，大多人都回答投藥與這類例行程序。從這種情況，得以推測在許多醫療機構或許不會進行此處所示的例行程序以外的治療。

其他尚有「因為會痛，所以在痛的地方貼濕布、電療」，「因為僵硬，做伸展」，「因為不能走路，練習走路」等情況中，忘記思考眼前患者的情況，等一回神便只進行既定的治療，我認為這種情況很常見。

倘若只進行這種治療，身為專家的您就沒有必要診療那名患者了。釐清患者身上的現象，建立病態及其原因的假設，做為專家考察、檢證基於該假說要進行何種治療，理應是重要的程序。

在骨骼肌肉的領域當中，基於「組織學」而做的假說檢證，以「力學」為基礎進行的假說檢證，乃是臨床推論的主軸。筆者把這種情況稱為「組織學上的推論」及「力學上的推論」(**圖1-2**)。這種基於「組織學」與「力學」進行的假說檢證的過程，就算說是一名臨床人員成長時最重要的要素也不為過。筆者認識許多執行最精準治療的醫療人員，幾乎所有人都很重視基於「組織學上的推論」與「力學上的推論」而反覆進行假說檢證。

因此，接下來筆者要稍加詳細說明「組織學上的推論」及「力學上的推論」。

臨床推論

組織學上的推論
以功能解剖為中心，思考假說檢證，找出疼痛發生的組織，對於該組織進行治療的過程。

力學上的推論
以負荷排列與力學為中心思考的假說檢證，找出疼痛發生的組織所承受的力學負荷，對於該力學負荷進行治療的過程。

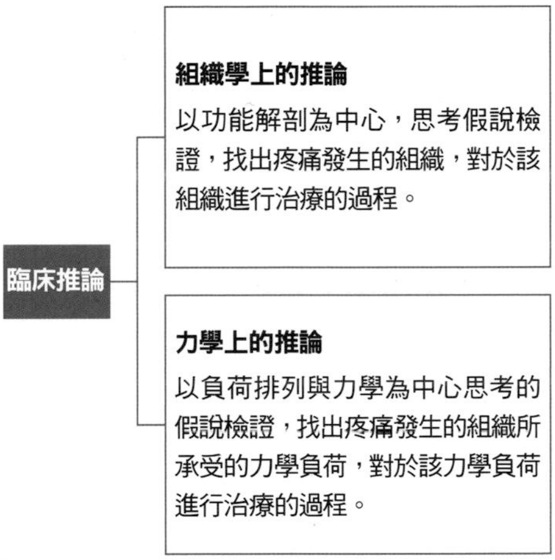

圖1-2: 臨床推論

1）組織學上的推論

關於障礙部位的病態及其原因，從功能解剖學的觀點建立假說，進行該檢證的過程，筆者稱之為「組織學上的推論」。

譬如說，假設前膝關節會疼痛的情況。就算疼痛發生在膝關節的前面，疼痛的部位及原因也多不勝數。正如下一頁的**圖1-3**所示，前膝有許多組織存在。因此，藉

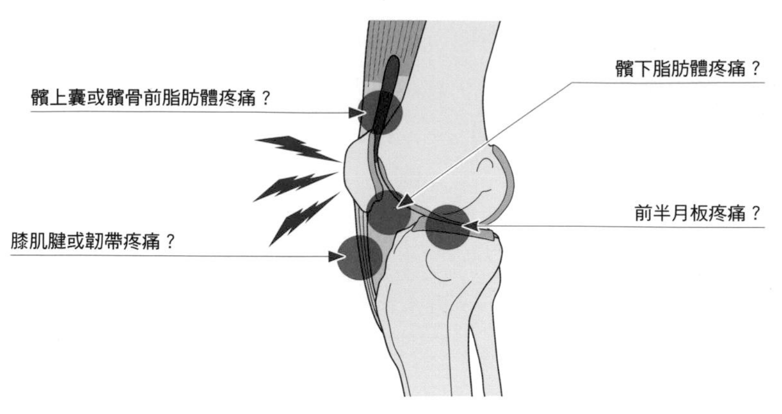

圖1-3: 膝關節的前外側面疼痛時的組織學推論

從組織學的觀點，建立關於障礙原因的假說

由追溯適切的組織學的推論過程，鎖定疼痛發生的組織是什麼、何種狀況（假說），為了改善病態及其原因，要做什麼樣的治療才有效（考察），分析治療的結果（檢證），運用在下一次的治療上很重要。這種假說、考察、檢證的推論過程是組織學上的推論，抑是選擇有效治療的重要關鍵。

在組織學的推論過程當中，為了提昇鎖定病態與其原因的精準度，學習評估的技術以掌握病態，以及學習組織學的治療技術和解決疼痛與原因兩者，皆是不可或缺的。

2）力學上的推論

關於障礙部位的病態及其原因，從力學負荷的觀點建立假說，執行其檢證的過程為「力學上的推論」。

譬如說，與前述「組織學上的推論」一樣，假設膝關節的前面會痛的情況。如圖**1-4**，對於前膝造成影響的力學負荷，有伸長、壓迫、扭曲等各種因素。透過患部承受何種力學負荷，是哪個組織被拉長了？哪個組織受到壓迫了？哪個組織扭到了？在什麼條件下會引發疼痛？等情況進行評估，建立疼痛與其原因的力學負荷的假說，思考病態及改善其原因的治療方法（考察），分析治療的結果（檢證），運用在下一次的治療上很重要。這種假說、考察、檢證的推論過程就是力學上的推論，在

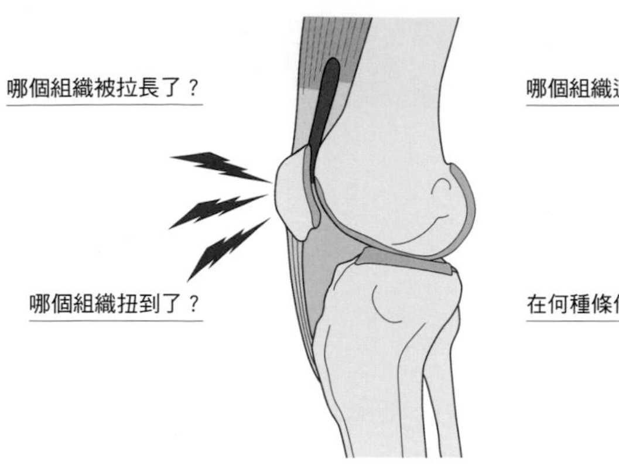

圖1-4: 膝關節的前外側面疼痛時的力學推論

從力學的觀點，建立關於障礙原因的假說。

鎖定力學負荷，選擇有成效的治療上是重要的要點。

在力學推論過程當中，為了提昇鎖定對於疼痛發生的組織施加的力學負荷之精準度，在各關節發生的關節力矩和運動連鎖的理解、評估技術的學習，以及學習必要的治療技術以解決障礙，皆是不可或缺的。

2. 假說檢證的重要性

1）#常見的案例

如果對於膝關節無自覺症狀的中高年層以上的1000名男女的膝蓋照射X光、MRI，會有什麼結果呢？譬如說，如果超過65歲，半月板受損、關節退化、軟骨耗損、有時甚至壞死等等，幾乎所有人的影像都能找出某種異常吧？儘管沒有自覺症狀卻有異常，是常見的情況。

假設有個50歲的男性的半月板退化和部分受損。原先他絲毫沒有任何疼痛的自覺症狀。然而，由於他這一個月感覺疼痛，來到骨科就診，接受MRI檢查時，發現半月板的異常，被診斷為半月板受損。患者安靜休養，同時持續投藥及輸入玻尿酸、復健等保守治療，然而卻一直沒有改善，因此近期要動手術了……這是隨處可見的診所景象。在實際的手術中，會如MRI影像的診斷找出半月板的受損，切除受損部位或者進行縫合吧？

請等一下！

這種發展，乍看之下沒有錯，真的是如此嗎？

由於這名男性實際上半月板有受損，有半月板即是疼痛的發生部位的可能性吧？即使如此，半月板以外的組織才是疼痛的發生部位，也是有可能的吧？

有報告指出，隨機抽出約1000個人，照射MRI，50多歲男性中約32%、女性約19%半月板受損；70至90歲的人之中，有56%的男性、51%的女性的半月板受損[1)]。這份報告顯示，中高年以上的族群，縱使沒有疼痛等自覺症狀，半月板退化或部分受損的機率較高（**圖1-5**）。

也就是說剛才的案例也一樣，半月板受損，單純是開始感受到老化導致的一種不可避免的疼痛之前即存在的受損，尤其切除沒有發生疼痛的半月板，應該也是有可能的情況。換言之，雖然有受損也有退化，然而不小心切除並非疼痛發生源的半月板也是有可能的。

重新思考看看這個案例吧。患者就診的契機是「疼痛」。沒有固定（locking），也

參照文獻 1 製圖

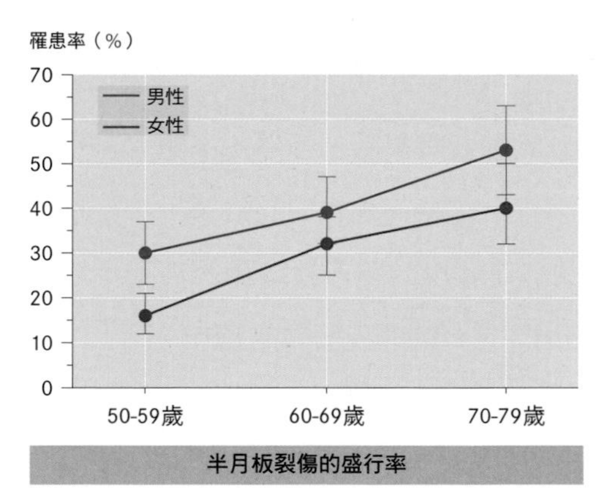

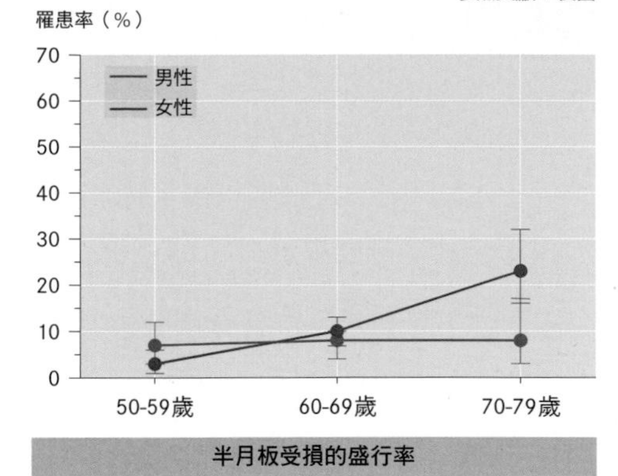

圖1-5：不同年齡層與性別，中高年人右膝關節的半月板裂傷或受損的盛行率

沒有膝蓋的拉扯（catching）〔註2〕或炎症。可是，MRI影像拍到受損處，經復健也無法解決疼痛，因此變得要動手術了……這種疼痛的原因真的是半月板受損嗎？

來，各位是否負責過，儘管患者接受半月板受損的手術，「手術前的疼痛沒有解決」、「比手術前變得更痛了」等案例的經驗呢？根據筆者的經驗，這種案例在中高年以上的族群極為常見。

「儘管半月板受損，半月板卻非疼痛的發生源」之手術，換言之，或許是切除縱使有受損卻也沒有發現任何症狀的半月板，對於關節帶來更多傷害的手術。再加上，半月板的手術，通常會實施從髕下脂肪體置入關節鏡的微創手術。也就是說，會對膝蓋周圍組織之中與疼痛最密切的髕下脂肪體造成傷害。因此，結果而言髕下脂肪體纖維化，「動手術也沒有消除疼痛」、「疼痛比起手術前更嚴重」等案例就發生了。

半月板受損，在復健的階段仔細進行假說檢證的程序，將大幅左右病程發展。只要在復健的過程中鎖定半月板受損就是疼痛的原因，藉由動手術改善疼痛的可能性就會增加。相對的，無法鎖定半月板受損就是疼痛原因的情況，或者能判斷疼痛的發生源在其他部位的情況，大多可以不接受手術就可改善疼痛。

〔註2〕　何謂固定及拉扯：屈曲、伸展膝關節時，隨著疼痛產生的拉扯般的感覺狀態叫做拉扯，隨著疼痛產生無法屈曲或伸展的狀態叫做固定。兩者都在步行時容易產生負荷時的疼痛，有時也伴隨關節內的炎症。

2）實際的案例

下一個案例是56歲的男性。他從幾年前就感到膝蓋有異狀，不過並不嚴重。然而最近（2個月前）打網球以後，膝蓋急遽變得疼痛。之後疼痛也沒有舒緩，步行時也會痛，因此來到骨科就診，做MRI掃描的結果，是輕度的變形性膝關節炎及半月板受損，處方是復健。接著介紹筆者對於這個案例，進行的假說檢證的過程。

① 狀況的觀察（評估）

症狀：

膝蓋內側疼痛（觸診也有壓痛）。

壓痛在伸展姿勢發生，屈曲姿勢沒有壓痛。

膝關節有約－8度左右腳的伸展限制，有膝蓋的外旋位移。

超音波診斷：

髕下脂肪體纖維化、隆起。

負荷試驗結果：

膝蓋外旋及knee-out感覺疼痛[註3]。

② 組織學上的檢證

【假說的設定】

從壓痛只在伸展姿勢發生，以及髕下脂肪體纖維化、隆起的情況判斷，髕下脂肪體是疼痛的發生源。

【假說的實行】

對於髕下脂肪體實施運動療法。

【假說的檢證（結果）】

實施運動置治療前，約－8度的左右腳差異的膝蓋伸展限制消失。

步行時的疼痛消失。

POINT **判斷髕下脂肪體的纖維化一事很重要**[註4]。

[註3]　請參照負重姿勢壓力試驗（第82頁）。

[註4]　請參照第3章〈1.髕下脂肪體〉（第110頁）。

③ 力學上的檢證

【假說的設定】

形態評估（開放鏈運動）、站姿評估、壓力試驗及動作分析的結果，判斷膝蓋外旋位移是主要的問題。

【假說的實行】

透過站立姿勢及穿足弓墊，矯正步行動作。

【假說的檢證（結果）】

消除對於膝蓋的不安感，可安心步行。

④ 治療

基於組織學及力學上的檢證結果，指導髕下脂肪體的運動療法、體幹的運動療法、膝關節彎曲及伸展的方法，以及穿足弓墊。

POINT 重要的是，患者本人可自行實踐。

POINT 為了讓患者本人反覆做運動療法，可以檢查姿勢，建議患者用智慧型手機等裝置拍攝影片查看。

⑤ 假說的修正

考察假說與檢證的結果，若有需要，做合宜的修正，嘗試下一次治療。

⑥ 病程的觀察及假說的證明

患者1個月後回診時，觀察病況，由於疼痛幾乎緩解，請患者下次3個月以後複診。3個月以後觀察病程，由於維持疼痛已經緩解的狀態，得以判斷筆者建立的假說有高機率是正確的。

這名患者的病名是「半月板受損，輕度變形性膝關節炎」。

不過，筆者評估後執行的是，對於髕下脂肪體做運動療法以及給予足弓墊，以矯正膝蓋外旋位移（扭曲）。對於半月板及軟骨，沒有進行任何治療及施術。只憑一開始對髕下脂肪體做運動療法，疼痛和伸展限制當場便獲得大幅改善了。也就是說，此案例的情況，疼痛的發生源並非半月板或軟體，而是髕下脂肪體。

假設面對這個案例時，沒有提供合宜的復健當作處方給患者，疼痛沒有獲得解決，最後恐怕得動手術。結果會變得如何呢？正如同「＃常見的案例（參照第20

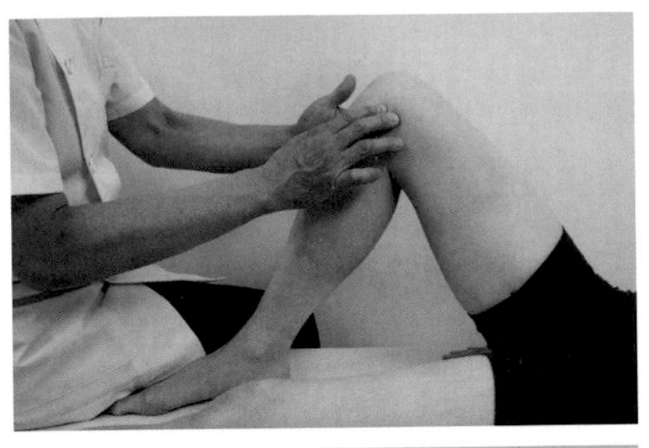
a: 壓力負荷

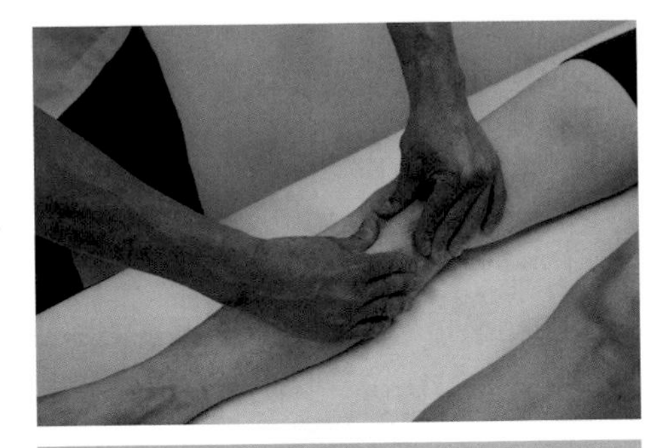
b: 牽引負荷

圖2-4: 第2階段的評估②

對於從假說推測的組織施加負荷，誘發疼痛，以預測病態的評估。
從淺層對於組織施加壓力或牽引等負荷，誘發疼痛。

因此，假設迴旋擠壓試驗呈現陽性，在這個階段還不能判斷是「半月板是疼痛的源頭」。同時，可誘發壓痛的情況也同樣如此。譬如說，假設內側副韌帶（Medial collateral ligament）有壓痛情形，手指按壓的地方不只是內側副韌帶，尚有肌膜、膝冠狀韌帶、關節囊、滑膜、半月板、脂肪體（前面部位的情況）等多個組織存在。因此，儘管內側副韌帶有壓痛，在這個階段還不能判斷「內側副韌帶是疼痛的源頭」。

因此，為了進行比起「目標」更明確的施術和治療，必須進展到下一個第3階段評估的過程。

③第3階段的評估

第三階段，是如果成功誘發疼痛，便讓該疼痛消失或者顯著舒緩，以預測病態的評估。筆者稱之為第3階段的評估。

譬如說，擁有膝內側疼痛的案例，讓膝關節強制伸展，會讓同一部位誘發疼痛。這類案例中，譬如說進行舒緩半膜肌的治療，強制伸展時的疼痛會當場舒緩，伸展可動範圍也會跟著改善，筆者常有這經驗。由於這種情況，會對半膜肌進行徒手治療，因此有極高的機率能判斷半膜肌是疼痛的發生源（**圖2-5**）。也就是說，如果誘發疼痛，只操作特定組織，這種誘發疼痛動作造成的疼痛便會消失或者顯著舒緩的話，便能夠以高機率判斷為是「疼痛發生源的組織」。當然，要進行這種第3階段的評估，身為醫療人員需要有充沛的知識與技術。然而筆者認為，能夠做到這種第3

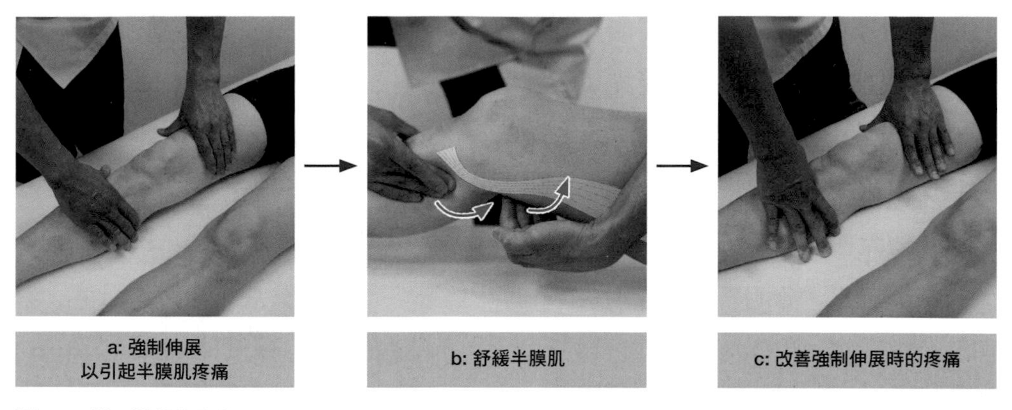

圖2-5: 第3階段的評估

誘發疼痛，讓其疼痛消失或者顯著舒緩以預測病態的評估。

階段的評估，是我們醫療人員被賦予的最低目標。因為，倘若無法做到第3階段為止的評估，進行的治療就無法稱之為有目標。

儘管做了第3階段的評估，有時也無法判斷該組織就是疼痛的發生源。不過，只要能進行到這個階段為止的評估，至少可以得知「這種作法會改善疼痛」。

假如您或您的家人因為膝蓋疼痛而去醫院就診，結果被漫無目的地治療，您會有何種感受呢？如果動手術後察覺做錯手術了，您會有何種想法呢？應該不會覺得「無可奈何」才對。因此，得以高機率判斷疼痛源頭的組織，即至第3階段為止的評估過程對我們而言是必要的。然而，至今詢問許多患者從問診到診斷為止的流程，依筆者的經驗來看，會進行到第3階段評估的醫療設施，令人遺憾的是並沒有那麼多。

筆者會留意，在第2階段的評估中誘發的疼痛，要盡可能當場去除。譬如說，假設今天治療以後，欲評估患者下次複診時症狀的變化，由於直到複診的期間傷口會自然恢復，或者生活上會有變化，因此實際上其治療成效模糊不清。因此，筆者認為盡可能當場讓疼痛有變化是很重要的。當然，有時候僅憑當天的假說檢證，無法找出病態。譬如說，「不長時間步行就不曉得，不長時間坐著就不曉得」，「由於仍有急性症狀，就算可以誘發疼痛，也無法舒緩疼痛」等理由，得等到患者下次複診時才能確認。不過應該要留心，盡可能會診當天就做假說檢證，執行到第3階段為止的評估。

另外，由於執行第3階段的評估時，需要身為醫療人員的高度知識與技術，這個

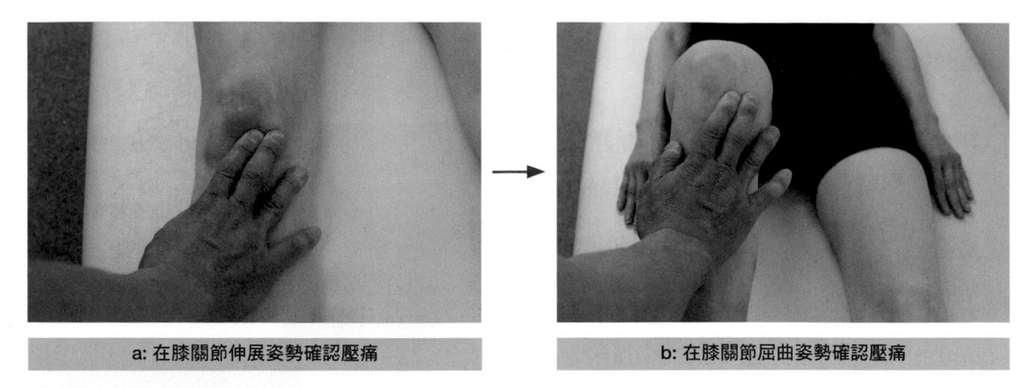

a: 在膝關節伸展姿勢確認壓痛

b: 在膝關節屈曲姿勢確認壓痛

圖2-8: 用伸展、屈曲壓痛試驗進行評估

透過這種試驗，在膝關節伸展姿勢有壓痛，而在膝關節屈曲姿勢消失的情況，可說是伸展姿勢會讓組織出現疼痛。該組織即是髕下脂肪體。

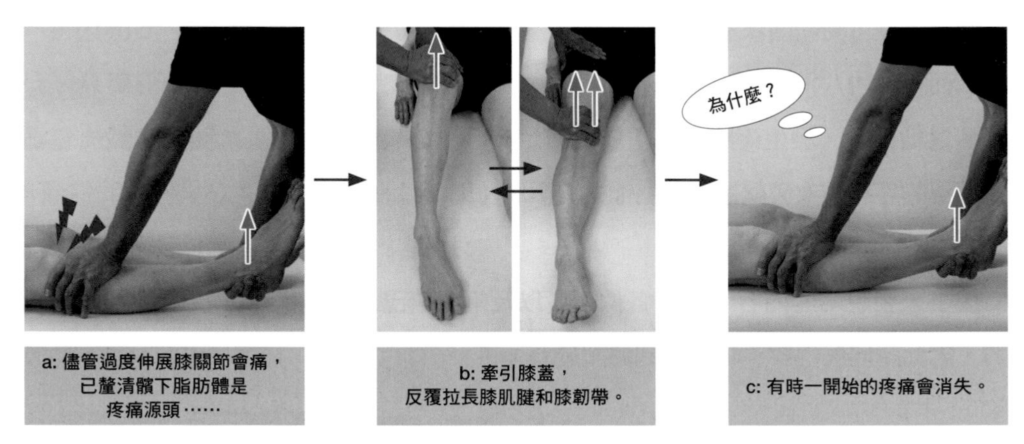

a: 儘管過度伸展膝關節會痛，已釐清髕下脂肪體是疼痛源頭……

b: 牽引膝蓋，反覆拉長膝肌腱和膝韌帶。

c: 有時一開始的疼痛會消失。

圖2-9: 思考疼痛的原發與次發的重要案例

思考疼痛獲得改善的理由，預測引發疼痛的惡化因子（疼痛的次發）。

法做評估」時，疼痛在伸展姿勢與屈曲姿勢會是同樣程度，在屈曲姿勢不會舒緩。

那麼為何疼痛改善了？一般認為，變僵硬的膝韌帶被拉長，使得髕骨低位改善，結果，髕下脂肪體可移動的範圍變寬廣，疼痛因此獲得改善才較妥當（圖2-10）。也就是說，這種情況的說明為，疼痛的原發是「髕下脂肪體」，疼痛的次發是「低位髕骨」或者「膝韌帶的延展性低下」。

這類案例在臨床上隨處可見。典型的案例就是脊椎髖關節症候群（Hip-spine syndrome）。脊椎髖關節症候群是髖關節變硬，導致對腰椎造成負荷，讓腰椎產生疼痛的現象。這種情況，雖然「產生疼痛的組織」位於腰部，其主因卻是髖關節。換言之，由於脊椎髖關節症候群產生疼痛的組織存在於腰部，因此腰部是疼痛的原發，髖關節是疼痛的次發，是這種關係。畢竟在脊椎髖關節症候群當中，縱使改善髖關節僵硬，讓疼痛消失了，也不會有人主張「是髖關節在痛」。然而，由於兩者部位相鄰，因而不小心混淆原發與次發的情況經常發生。

或許這是筆者的主觀意見，不過若提到剛才拉長膝韌帶的例子，「產生疼痛的是髕下脂肪體，但是改善其惡化因子，即膝韌帶的伸展性」如此解讀而著手治療（圖2-10），可讓該治療者本身的技術更加提昇。也就是說，首先找出原發，即產生疼痛的組織，詮釋減輕該組織負擔的方法有無限種，再進行施術、治療，推論過程會更加明確，可加深理解。

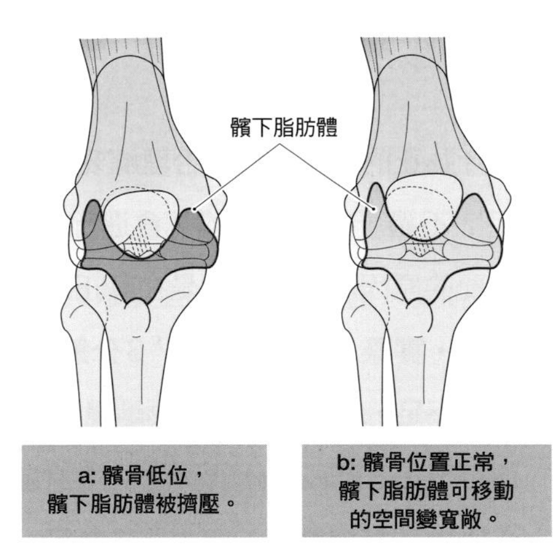

圖2-10: 疼痛獲得改善一事的說明

由於去除引發疼痛的惡化因子（疼痛的次發），使得發生疼痛的組織（疼痛的原發）的負荷減輕，疼痛便獲得改善了。

把這個例子化為文字說明後，您是否認為從臨床可以看見許多資訊呢？因此，進行第3階段評估時，更進一步挖掘原發的組織為何，思考後治療很重要。一邊留意這件事，一邊在臨床現場反覆進行評估，是我們臨床人員的成長關鍵，這是筆者的想法。儘管患者的疼痛消失了，筆者本身會經常自問自答，「這個組織真的就是『原發』嗎？」。因為改天更進一步釐清的結果，發覺其實別的組織才是原發，是常有的情況。

不會緩和。因此，要評估膝關節的內翻姿勢負荷及骨盤向外姿勢、體幹的重心向外姿勢等，讓膝關節外翻力矩增強的要因，試圖改善其要因是必要的。此外，B例的髕下脂肪體會痛的情況中，縱使改善「伸展力矩」及「外翻力矩」，症狀也不會舒緩。也就是說倘若不改善膝關節的過度「內旋力矩」，症狀就不會舒緩。因變形性膝關節炎而有髕下脂肪體疼痛的案例在臨床上常見，不過這種案例，要評估小腿向外位移及腳與腳跟角外翻姿勢、踝關節的過度背屈姿勢等，讓膝關節內旋力矩增大的要因，試圖改善其要因是必要的。再者，C例髕外側支持帶外傷後沾黏及滑動障礙導致會痛的情況，光靠力學上的改善不會讓症狀獲得改善。這種情況，必須要讓髕外側支持帶的沾黏及滑動障礙獲得組織學上的改善以後，再找出「目標」的力矩。

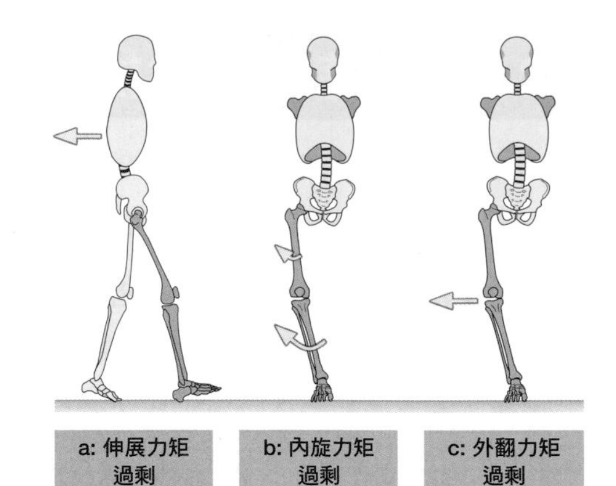

圖2-13: 三種案例共通的膝關節力矩

膝關節的「伸展力矩」、「內旋力矩」、「外翻力矩」，儘管皆為不同的病狀，在每種案例之中皆有過剩的情況。

換言之，**端看每一種案例「哪個組織疼痛」，「目標」的力學並不一樣，因此先進行組織學上的推論，釐清「哪個組織疼痛」一事有所必要**。本書會仔細講解這種內容。請仔細閱讀，在臨床上「查看」。

接下來，儘管同樣產生力學負荷，產生該負荷的原因迥異的「擁有髂脛束炎的案例」與「前十字韌帶受損後，伴隨膝關節內翻變形，會疼痛的案例」，舉此兩種案例說明（**圖2-14**）。

這兩種案例，同樣為膝關節過度外翻力矩（往內翻方向的力）。擁有髂脛束炎的D例情況，為了改善過度的外翻力矩，髂脛束炎的牽張，及膝關節內翻的排列改善是有必要的。然而，前十字韌帶受損後伴隨膝關節內翻變形的E例情況，治療的方向性稍微不一樣。因為，由於前十字韌帶大多是外翻受傷，因此受傷後會在無意識中避免外翻，這種逃避動作日積月累，便引起內翻變形。因此，往外翻方向誘導的情況，逃避動作會增強，可能使內翻變形的情況變嚴重。

從這兩種案例便能夠分析，儘管同樣都是外翻力矩作為力學上的負荷產生，D例中，力學負荷助長了障礙，E例則是透過逃避動作產生力學負荷。

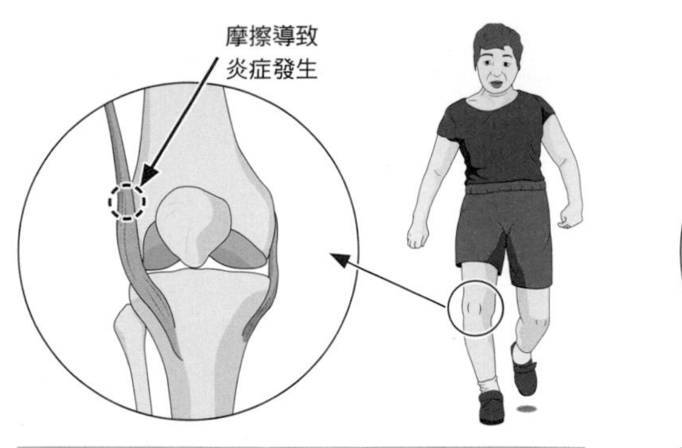

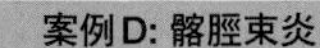

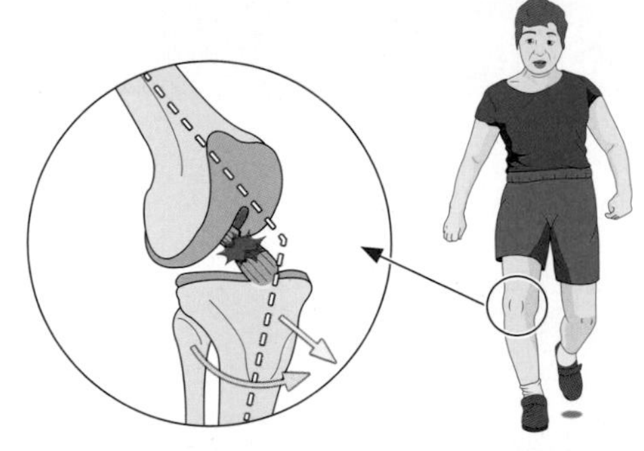

案例E: 前十字韌帶受損後伴隨膝關節內翻變形之疼痛

圖2-14: 伴隨過度膝關節外翻力矩的兩種案例

雖然此兩種案例都伴隨膝關節外翻力矩，治療的方向卻不同。

因此，從這個分析結果來看，可得知**就算同樣產生力學負荷，是該負荷本身助長障礙，抑或是透過逃避動作而造成障礙產生，這兩者的治療的方向性並不同。**

從上述A到E的案例也可得知，「從動作分析找出偏離正軌的要素，對於該要素進行治療」如此思考的治療師，是沒有成功找出「目標」的力學上要因的[2)]。另外，施行在力學推論過程中導出的治療方法，有時也會助長疼痛吧。為此，在進行假說檢證程序時，請一定要遵守下述順序。

「先進行組織學上的推論以後，再做力學上的推論」。

倘若沒有遵守這個順序，就無法把動作分析運用在假說檢證的程序上。筆者在臨床上，也非常重視這個步驟。

3. 問診

1）問診的重點

問診非常重要。因為專注聆聽患者的訴求，妥善問出患者病況一事，便能掌握許多重要的關鍵字。

本書重點並非放在收錄教科書般的問診方法。學習這種技巧固然也很重要。關於一般問診方法，市面上已經有許多書籍，請參照這些書籍[3)-7)]。本節中，只介紹在實際的臨床中，筆者認為真正有用的「問題與其說明」。這些筆者說明的問題，並沒有極高的證據。接下來介紹，筆者將說明約30年來從筆者本身的臨床經驗成立、初診時必定要問清楚的重要問題，以及其回答（**圖2-15**）。

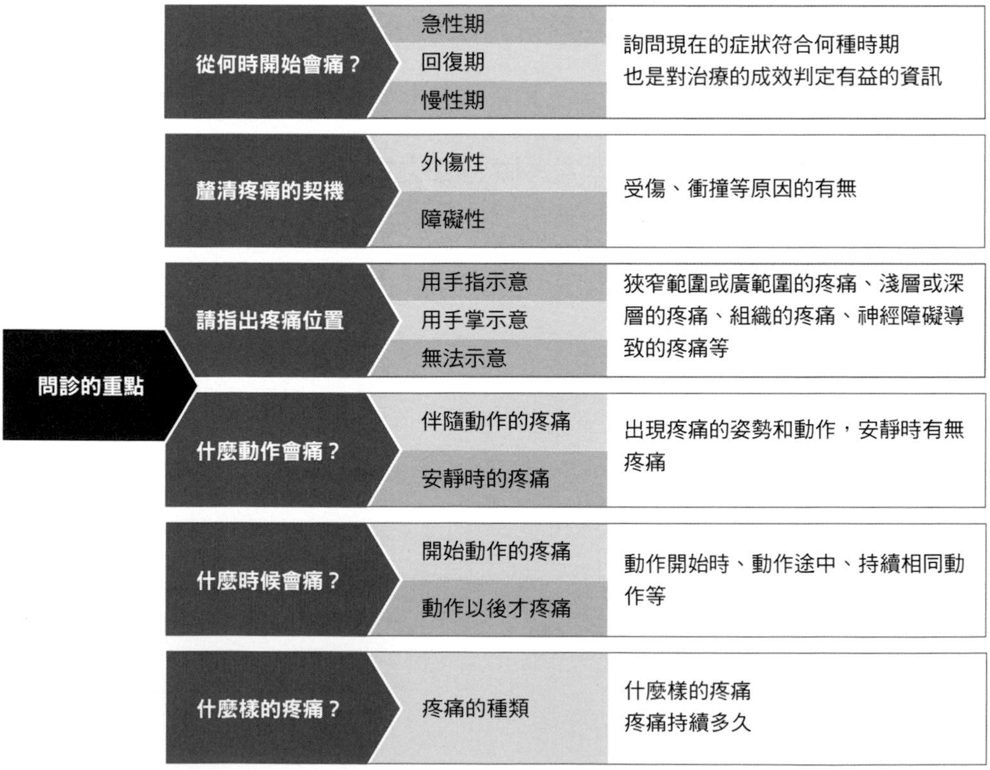

問診的重點		
從何時開始會痛？	急性期 回復期 慢性期	詢問現在的症狀符合何種時期 也是對治療的成效判定有益的資訊
釐清疼痛的契機	外傷性 障礙性	受傷、衝撞等原因的有無
請指出疼痛位置	用手指示意 用手掌示意 無法示意	狹窄範圍或廣範圍的疼痛、淺層或深層的疼痛、組織的疼痛、神經障礙導致的疼痛等
什麼動作會痛？	伴隨動作的疼痛 安靜時的疼痛	出現疼痛的姿勢和動作，安靜時有無疼痛
什麼時候會痛？	開始動作的疼痛 動作以後才疼痛	動作開始時、動作途中、持續相同動作等
什麼樣的疼痛？	疼痛的種類	什麼樣的疼痛 疼痛持續多久

圖2-15: 問診的重點

問題①從何時開始會痛？

無關乎是否為骨骼肌肉疾病，疾病從發作以後的病程，各區分為「急性期」、「回復期」、「慢性期」，針對每個時期的處理和治療並不一樣。因此，必須了解該症狀現在屬於何種時期。

譬如說，從2天前開始痛的情況，由於為急性期疼痛的可能性偏高，重點在於仔細檢查是否有腫脹、發熱、紅腫等急性期伴隨的症狀。若為急性期，端看狀況，時期過早的復健，有時反而會讓症狀更加惡化。因此，也有必須靜養的情況。

發作以後已經經過2到3週的情況，評估時必須切記現為恢復期。治療時，必須留意不讓炎症復發。

經過長時間的情況，則認為是慢性期的症狀。因此，必須一邊考察疼痛為何會扎根殘留，一邊進行評估。

另外，端看每一個時期，邊想像組織的狀態邊診斷也很重要。譬如說回復期，可預測修復組織的作用造成患部處於活性化的狀態。在慢性期，則可預測疼痛發生部位的周圍，由於纖維化而造成滑動障礙或沾黏[8)]。

再者，了解發病以後的期間，也對治療的成效判定有幫助。譬如說，若為急性期，儘管經過一週複診時疼痛已解決，那是自然恢復，抑或是經手的治療治好了疼痛，有時會難以判斷。

另一方面，倘若是發病以後已經過2年之類的慢性期，如果疼痛在下次複診時已改善，便可以判斷之前的治療有所成效。這種結果能讓我們累積假說檢證的經驗，反覆進行這種假說檢證，可成長為優秀的治療人員。

問題②外傷還是障礙？

掌握那種疼痛是「外傷」造成的還是「障礙」造成的也是重點（**圖2-16**）。

「外傷」指一次性外力（機械性、物理性、科學性）造成，組織及臟器的受損。外傷可區分為被擒抱等狀況的接觸型受損，以及肌肉斷裂等非接觸型的受損。

「障礙」指疼痛等症狀緩慢出現的情況。障礙可分為以阿基里斯腱炎及髂脛束炎為代表、反覆承受力學負荷一事為要因（overuse）的傷，以及外傷等原因導致續發性傷害的傷。

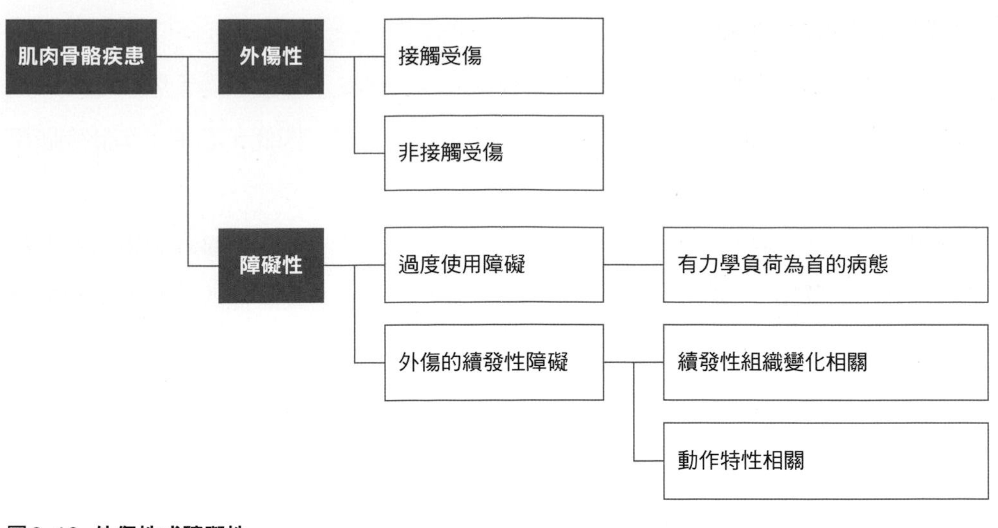

圖2-16：外傷性或障礙性

a）外傷性的疼痛

外傷性分成接觸傷受與非接觸受傷，無論哪種情況，都必須訊問受傷時的狀況。因為，**了解受傷的狀況，大多可以想像受損部位的狀態**。此外，思考修復時也需要這種資訊。若為外傷性，許多病態是以受傷的組織為起點。因此，通常會進行配合修復受損組織的治療及復健，隨著受損組織的復元，疼痛等症狀也會逐漸改善。手術後的情況也同樣如此。

b）障礙性的疼痛

筆者把障礙性的疼痛分為兩種。

第一種是如鵝足炎及髂脛束炎等反覆承受力學負荷而導致過度使用（overuse）的疾患。由於是反覆承受負荷所造成的，因此重要的是進行動作分析，找出作用在疼痛部位的力學負荷。只要了解力學負荷，改善該負荷，疼痛便得以舒緩。

第二種是外傷及手術後的續發性障礙。外傷及手術後疼痛殘留的情況並不罕見。大家在臨床上是否常遇到有這樣情況的患者呢？

譬如說，內側副韌帶斷裂後２個月，差不多該是恢復的時候了，但卻仍然感到疼痛，筆者經常遇到這種患者。還有，骨折後膝關節周圍仍感到疼痛，以及踝關節骨折或是韌帶受傷後膝關節也會痛等。還有雖然不是膝關節痛，但在膝蓋受傷後卻出現了踝關節或腰部疼痛的續發性障礙，仔細觀察就可以發現這種情況極為常見。

如這類外傷及手術以後疼痛長期殘留的情況，筆者會將「動作特性的關聯」和「續發性組織變化的關聯」兩種要因列入考量，進行評估。

每個人都有比一般人更加過度外旋、外翻等特有的動作。沒有百分之百正常的人。這就是「動作特性的關聯」。因此，儘管在動作特性的影響下，原本受到力學負荷的組織受損，以及外傷以前不會痛，由於持續承受原本就有的力學負荷，因此會發生難以緩解疼痛的狀況。實際上這種案例極為常見。因此。進行外傷後的治療時，必須預測動作特性上的力學負荷並做診斷。

此外，外傷及手術以後，有時會有組織的沾黏、滑動障礙、骨屑、血腫等物理上異常的組織。這是「續發性組織變化的關聯」。尤其外傷及手術以後會伴隨腫脹或浮腫症狀，周邊組織容易發生沾黏、滑動障礙。以這種症狀為契機而產生疼痛的情況也很常見[9)]。

不論是外傷以後、手術以後，疼痛長時間沒有緩解是有原因的。了解其中大多為「動作特性的關聯」與「續發性組織變化的關聯」，應當能對推論長期持續疼痛的原因有所幫助。根據筆者的印象，外傷後急性期的治療在醫療上會盡力而為，另一方面外傷以後，慢性疼痛則有被輕忽對待的感覺。

理解過度使用的疾患與外傷以後、手術以後的續發性障礙，這兩種障礙非常重要。請觀看下方影片。

Pass: KJ2304

網路影片 2 **變形性膝關節炎**

廣義上，變形性膝關節炎也是過度使用的疾患之一。這個影片，是步行時向外側的負荷增加，也就是引起O型腿現象的變形性膝關節炎的案例。要改善向外側的負荷，如治療以後的影像所示，疼痛緩解、順利步行是可行的。在顯示雙畫面中比較治療前後的步行，可清楚看見兩者的不同之處。

Pass: KJ2304

網路影片 3 **外傷後續發性障礙的案例**

因事故使得踝關節、距骨下關節過度內翻變形、外傷以後的續發性障礙的案例。由於距骨下關節內翻變形，患者持續跛腳。筆者進行初診，是受傷約經過一年。這種步行，對膝關節也會施加莫大的力學負荷。此案例起初也只有足部疼痛，但逐漸連膝關節也感受到疼痛。在這種案例之中，鎖定疼痛發生組織及施加的力學負荷，予以改善很重要。如影像中伴隨嚴重跛腳案例的情況，當場可大力改善疼痛的情況並不少見。只要觀察此案例治療前後的影片，就能清楚了解我們的治療對於患者的QOL（quality of life）有莫大的影響。

問題③請指出疼痛位置

並非讓患者口頭說明疼痛的部位，而是用手指出，是這個問題的意圖所在。患者用自己的手指出疼痛的部位，能讓醫療人員在觸診之前得以掌握膝蓋的哪個區域會痛。由於這種指示的方式必定有意義，醫療人員要仔細觀察這種時候指示的方式（圖2-17）。

患者用手指指出疼痛的情況，可得知是狹窄範圍的病態。另外，用手掌指示的情況，可得知是廣範圍的病態。再者，患者指出疼痛範圍，也對預測疼痛發生組織有所幫助。筆者在患者指出疼痛範圍狹窄時，會預測是脂肪體、半月板、肌腱、韌帶、滑囊（Bursa）等組織的問題；指出的疼痛範圍寬廣時，會預測是神經異常（也含皮神經異常）、肌肉、筋膜、伴隨腫脹的半月板等組織的問題。

另一方面，有些患者無法清楚表示疼痛，這種情況也有意義。譬如說，沒有多動就不會疼痛的情況，有時會無法指示疼痛。若患者曖昧地表示「膝蓋內部會痛，但說不出是哪個位置」的情況，可預測是關節內部的問題或神經異常等情況。

問題④什麼動作會痛？

要鎖定疼痛的原因，鎖定惡化、緩解因子是很重要的。

「安靜時疼痛」的情況，有時並非我們治療師治療的對象，因此與醫師彼此溝通、思考當下妥善的治療是有必要的。許多情況，都可認為與炎症造成的疼痛有關。亦有必要仔細確認哪一種姿勢會比較舒服。

「動起來會痛」的情況，則詢問「何種動作會痛」。膝關節的情況，大致上如下述動作中感覺疼痛的情況還挺常見的。

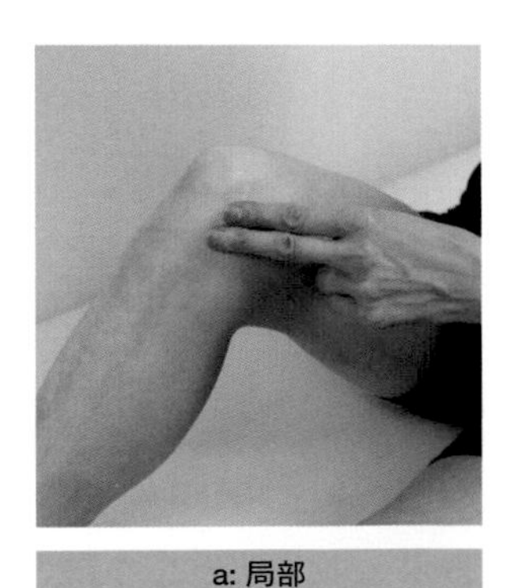
a: 局部

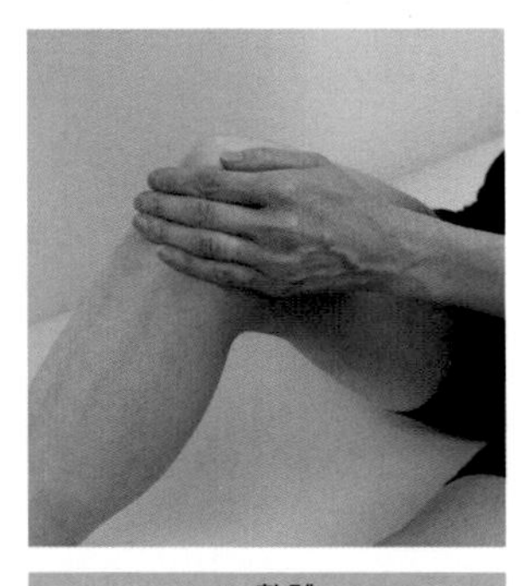
b: 整體

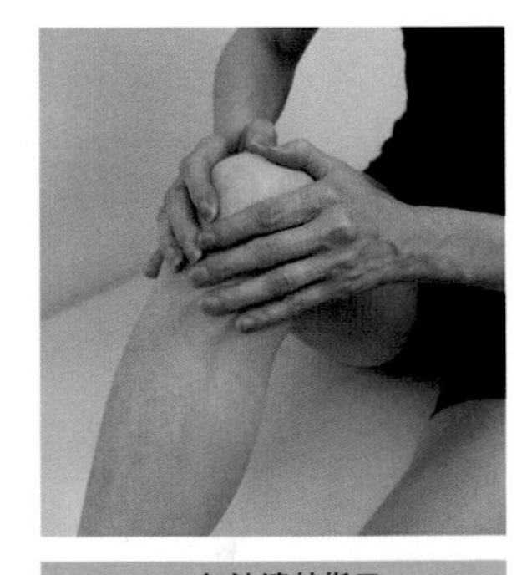
c: 無法清楚指示

圖2-17: 疼痛的指示方式

疼痛部位的指示方式帶有意義。

a）長時間步行會痛

在平地步行時會痛的情況，起初必須懷疑是負荷最大的股脛關節（Femorotibial joint）的問題。另外，也要仔細確認步行時的哪個階段會痛。接下來，思考與疼痛部位的關聯。譬如說「腳著地時會痛」的情況，表示疼痛在站立前半期發生的，因此必須觀察這個時期有何種力學負荷。

b）上樓梯會痛

由於爬樓梯的動作會對膝蓋施加莫大的力矩，因此懷疑是膝關節的過度伸展力矩導致疼痛出現。

c）下樓梯會痛

尤其許多高齡者都會痛。下樓梯時，膝關節會用到大的關節角度。因此，代表深深屈曲角度用力時會痛。尤其髕股關節（Patellofemoral joint）周圍的障礙中，常見下樓梯時會痛的情況。

d）起立會動

起立也是膝關節以較大的屈曲角度用力的動作。在這個意義上，與下樓梯的疼痛類似，不過也有患者比起下樓梯，起立動作更加疼痛。這種情況，可想像是後述中開始動作時的疼痛。由於起立的動作，大多是長時間靜止以後開始行動的動作，因此筆者首先會懷疑是滑動障礙。

e）蹲姿會痛

這是完全的深度屈曲疼痛。表示這種痛的情況，一定要查看有無屈曲的角度限制。若有屈曲限制，只要不改善限制就無法去除這種痛楚。若沒有屈曲限制的情況，就必須考察深度屈曲時疼痛出現的原因。雖然與髕股關節周圍組織有關的情況常見，不過也有案例在蹲姿時膕窩周圍會痛。這種情況，大多與半月板及膕窩周圍組織有關。

另外，膝關節屈曲為20到40度左右的內旋，不過有案例在這種時候幾乎無法內旋。因此，如果蹲姿有問題的情況，要查看膝關節屈曲時是否內旋過不足。

f）只在施重時有劇烈疼痛

偶爾有這種訴求的案例。患者表示這種疼痛的情況，必須懷疑股骨踝骨頭壞死等股脛關節病情嚴重的疾病。

g）彎曲、伸直時會痛

明明包含步行動作時的疼痛並沒有那麼明顯，彎曲、伸直時會痛。這種情況懷疑有單一組織的滑動障礙。

h）旋轉、扭動會動

這類疼痛代表迴旋障礙。思考膝關節迴旋障礙時，內旋造成的障礙並不常見。大多為外旋障礙，幾乎都是外旋時表示有痛楚。

i）跑步會痛

運動疾患中常有的症狀。當然會在如後述的各種評估中釐清病態，而藉由動作分析逐漸釐清力學負荷一事也相當重要。運動疾患的情況，除了「跑步會痛」，尚有「踏地時會痛」、「旋轉時會痛」、「跳躍時離地的疼痛、落地的疼痛」、「側步、交叉步的疼痛」等動作會發生疼痛，必須分析這些動作會有何種力學負荷。

詢問動作時的疼痛惡化因子、緩解因子，可釐清疼痛發生組織及感覺疼痛的力學負荷之種類，有助於篩選出治療的「目標」。**表2-1**彙整了動作與惡化、緩解因子之間的關聯性。

問題⑤什麼時候會痛？

感覺疼痛的時間點是「早上會痛、開始動作時會動」這類「開始動作的痛」，以及「到了傍晚會痛、長時間走路會痛」這類「持續同樣動作結果會痛」，大致上可分為兩個種類。

表2-1：動作與惡化、緩解因子之間的關聯

動作	能想到的理由	最初應懷疑的部位、組織、障礙等	備註
長距離步行時（平地）	負荷	股脛關節	檢查步行時哪個階段會感覺疼痛
上樓梯動作時	過度伸展力矩	膝關節	尤其常見於高齡者的病態
下樓梯動作時	在較大的屈曲角度用力	股髕關節周圍的障礙	檢查是開始動作的疼痛還是力學負荷造成的疼痛
起立動作時	在較大的屈曲角度用力 與開始動作有關	滑動障礙	一定要檢查是否有屈曲的角度限制 沒有屈曲限制的情況，考察深度屈曲時疼
蹲姿時	在較大的屈曲角度用力	股髕關節、 膕窩周圍組織、 半月板	痛出現的理由 也有膕窩疼痛的情況
負重時	負荷	懷疑股骨踝骨頭壞死等股脛關節的嚴重疾病	僅有負荷而疼痛的情況，避免重負荷的運動療法 疼痛嚴重的情況，建議接受醫師診察
彎曲、伸直時（動作時不會痛的情況）	單一組織的滑動障礙		讓固有的組織滑動，以檢查疼痛是否會變化
旋轉等扭動時	旋轉障礙	尤其與膝關節外旋有關的組織	多為外旋障礙
跑步動作時	動作時強大力學負荷		多為運動疾患

a）開始動作的疼痛

患者表示「開始動作時會痛」的情況，筆者會懷疑是組織之間的滑動障礙。為了把這個理由說明得淺顯易懂，舉開關老舊的門當作例子吧。譬如說，打開長期未使用的門時，時常聽見「嘰嘰」的刺耳聲響。不過，儘管起初發出聲響，經過一再開關門以後，不知不覺間聲音就不再響起了……不覺得老舊的門聲響與開始動作的疼痛很類似嗎？與老舊的門一樣，儘管開始動作時組織滑動不佳導致疼痛，習慣以後，疼痛便會舒緩。也就是說，開始行動時感受到疼痛的情況，可認為有某種滑動障礙。雖然並非膝蓋的疾患，起床時剛走動時疼痛最為強烈的疾患，是足底筋膜炎。足底筋膜炎的案例，許多人會表示「剛起床時足部會痛到無法踏地，但經過一陣子，便能夠尋常地走路了」，考量是滑動障礙便說得通了吧？因此，筆者應對時也會將足底筋膜炎列為滑動障礙。

b）累積同樣動作結果的疼痛

「累積同樣動作結果的疼痛」，可認為發生的是力學負荷為要因的疼痛。因此，透過動作釐清承受力學負荷的部位，以減輕其負荷為目的進行治療是重點（圖2-18）。

問題⑥什麼樣的疼痛？

語言上疼痛的說明，有「麻痛、抽痛、被針刺般、麻痺般」等許多說法，由於這種疼痛性質的說明大多示意著病態，因此我們醫療人員把這些形容視為關鍵字是很重要的。圖2-19，是筆者與臨床對照、製作的歸類。筆者認為這個資訊對臨床診斷有所幫助，但實際上不只靠言語，從包含表達方法在內的所有資訊預測病態很重要。

2）問診的意義

問診是對預測病態有用的工具之一。當然，只憑問診無法判斷病態，但如上述問題①到⑥，帶有目的地詢問，是為了預測、篩選病態，可帶來重要的資訊（圖2-20）。

只要磨練問診能力，能預測病態，便可以做到要進行目的為何的觸診？需要何種評估及檢查？以及步行時（動作時）要觀察什麼地方才好？等等切

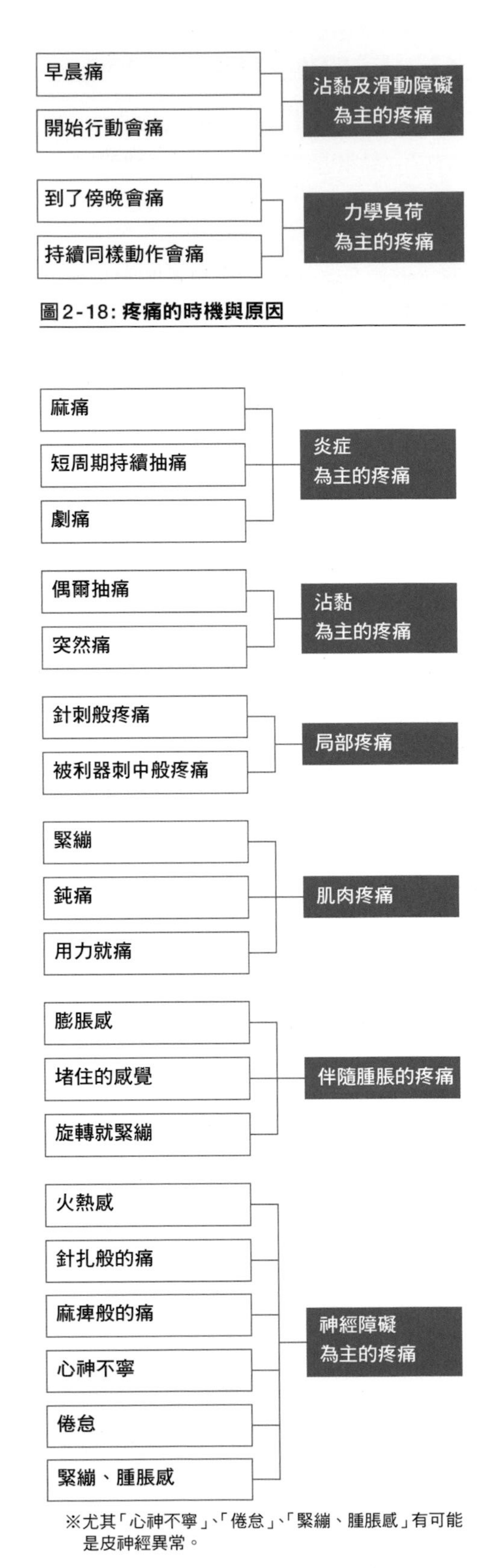

圖2-18：疼痛的時機與原因

※尤其「心神不寧」、「倦怠」、「緊繃、腫脹感」有可能是皮神經異常。

圖2-19：疼痛的表達

實且迅速的判斷。接著，基於這些資訊進行假說檢證以評估一事，有助於妥善的治療、施術。

筆者感覺，許多病態都是沒有仔細問診，使得找不到原因。希望閱讀本書的讀者，不要輕忽問診，而是當作適切的假說檢證中不可或缺的工具活用。

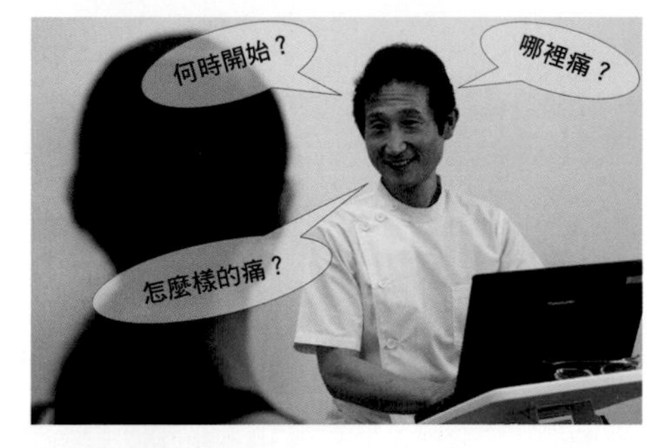

圖2-20：問診的好處

- 能預測病態！
- 了解應當診斷的部位！
- 了解應當進行的檢查、評估！！
- 了解動作的觀察重點！

3）問診以後鎖定程序的重要性

如果可以由問診預測疼痛的發生部位與其原因，接下來，要一邊反覆作假說檢證，一邊做觸診和從各種評估之中鎖定病態的印證程序。這個程序，換句話也可說是找出「目標」組織的程序。筆者認為這個過程最為重要。不曉得應當治療的組織，就無法進行妥善的治療。假如您的電腦出問題，需要送修，店員一定會問「有什麼問題？」。在醫療當中就等同於問診。接著，想像從異常的症狀中找出該症狀的要因。然後，檢查其要因，找出異常原因的部分（記憶體、硬體等）以後應該就會開始修理。肯定不會在不曉得異常原因的情況下開始著手修理。因為只要不鎖定有問題的部分，就修不好異常。明明付了修理費用，卻修不好異常，顧客是不會滿意的吧（圖2-21）。

我們的工作也一樣。許多年輕的治療師會想從治療技術學起，追求治療疾患的方法。當然，我也對這種想法感同身受，擁有多種的治療技術是很重要的。不過比起治療技術，必須了解評估技術壓倒性的重要。因為，儘管治療技術再怎麼提昇，如果對於錯誤的組織施加治療，症狀就不可能改善。

「在如何治療之前，先思考治療何處」。

這是骨骼肌肉功能解剖學研究所所長的林典雄老師教導的金句，筆者認為這句話是臨床上的大原則。根據問診收集資訊，基於問診獲得的資訊做假說檢證，治療方法的選擇，這種一連串的**找出「治療何處」的程序，是妥善進行治療的基盤，抑是最重要的要點**。

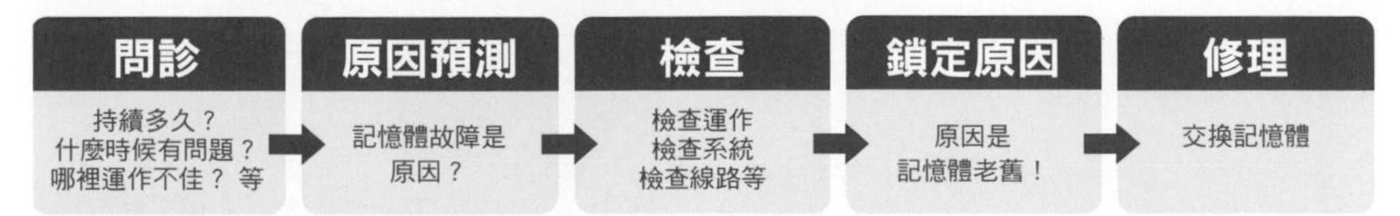

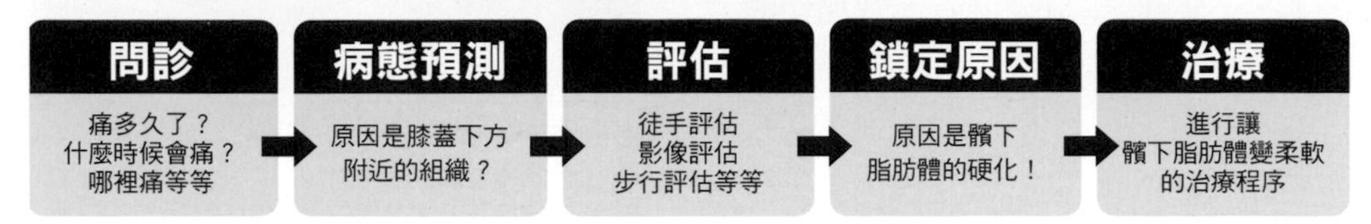

圖2-21：與修理電腦比較

電腦修理的過程，和醫療上「問診→檢查（評估）→治療」的程序很類似。兩種流程都有同樣結果才對。

實際上進行評估時，原則上以「**可能性高的順序**」進行評估、檢查。這種作法，並非人人口中「如果膝關節會痛，就懷疑是這種疾患！」、以一般常見的案例為順序進行評估的意思。是由問診獲得的資訊預測、作為疼痛發生部位的可能性較高的組織及部位依序診斷的意思。譬如說，踏地動作及上樓梯時，患者表示前膝的髕骨下方附近會痛的情況，筆者會依膝肌腱炎、脛骨粗隆炎（Osgood-Schlatter disease）、Sinding-Larsen-Johansson症候群、髕下脂肪體發炎、半月板受損等順序預測病態，逐一做假說檢證。雖然這種方法可能最快找出病態，但也是邊對照自身從學習及經驗所累積的知識邊做識別的程序。由於知識並非一朝一夕累積，而是每天持續更新，因此筆者無須強調，孜孜不倦地學習極為重要。

4. 觸診

觸診不只限於膝關節，在診斷各部位的情況也有必要性。「○○醫院不曾觸診我的膝蓋」患者如此表示的情況比想像得還多。此時我們不得不思考的事情，就是患者並非「物品」。患者是活生生的人，我們醫療人員絕對不可以忘記，從觸診可以獲得大量資訊一事。

把手準確地放在疼痛部位，換言之，在正確的位置進行正確的觸診，實際上可能獲得許多資訊。為了把手準確地放在「目標」組織，從解剖學上想像皮膚底下的構造是非常重要的。具體想像肌肉和骨骼……乍聽之下很簡單，實際上嘗試做做看，會明白出乎意料地有難度。

譬如說，如圖2-22左邊插圖所示，有5種髖關節內收肌（Adductor muscle）。其中，請想像股薄肌的分布。您是否有自信回答得出，右邊照片的股薄肌位置是a、b還是c呢？是否能毫不遲疑地把手放在股薄肌的位置上呢？被人這麼一問，就曉得出乎意料地困難。此時，筆者來傳授提昇觸診技術的珍藏秘訣吧。筆者保證，這種技巧能讓各位讀者的觸診技術飛躍性地提昇，請理解透徹，反覆實踐。

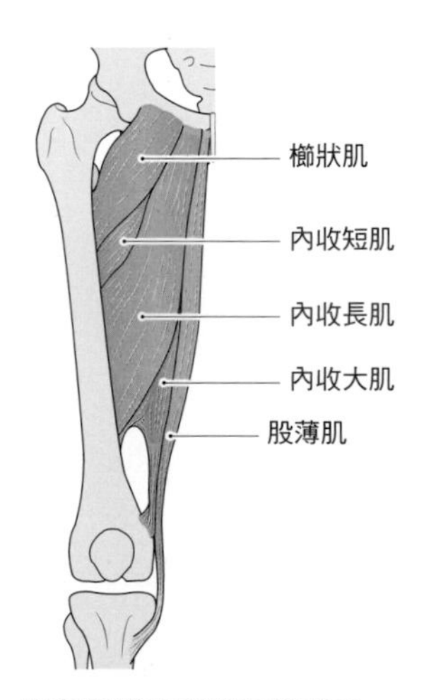

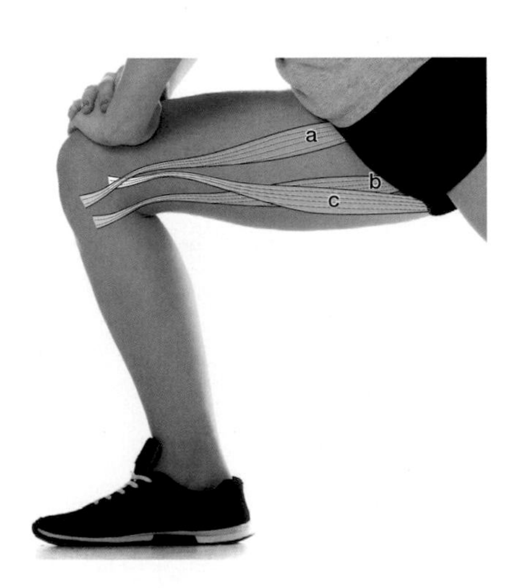

圖2-22：股薄肌與周圍肌肉的判別

譬如說，真的可以判別股薄肌與周圍的肌肉嗎？
儘管曉得，從體表判別出乎意料地困難！

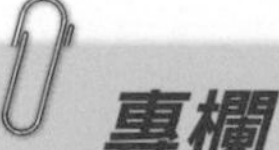

專欄：AI與醫療

儘管前述提過「觸診」患者的重要性，如果不觸診的醫療成為主流，屆時就不是由人，而是由AI來診斷患者了。日後，AI將急遽發展，在醫療當中發揮重要的功能吧！筆者也不會否定這個現象。不如說，與醫療的發展與醫療費的節約息息相關。加上，我們好好地重新檢視「診斷」的意義，或許可以進一步提昇醫療品質，是筆者的想法。

1）提升觸診技巧的秘訣

一聽見觸診技術，許多治療師容易把焦點放在「觸摸方式」及「觸感」上。當然這些技術也很重要，不過有更重要的事情。您曉得那是什麼事情嗎？

譬如說，遇到鵝足炎的案例時，首先必須檢查股薄肌及縫匠肌的攣縮和短縮。不過，診斷股薄肌及縫匠肌多麼緊繃時，在考量觸摸方式及觸感以前，倘若手指無法放在這些肌肉上，便無法做正確的評估。也就是說，為了可以順利觸診，重要的是能更鮮明地想像人體的構造。

因此，磨練觸診技術，下列流程是必要的。

①能仔細地想像人體的構造（理解解剖學）

↓

②能把手指放在「目標」的組織上

↓

③磨練觸摸方式的技術及觸感

觸摸方式及感覺有個人差異，在上述流程中，「①能仔細地想像人體的構造（理解解剖學）」與「②能把手指放在「目標」的組織上」，只要學習，不覺得任何人都能做到吧？那麼，筆者就傳授珍藏能學會這２種技巧的秘訣吧。

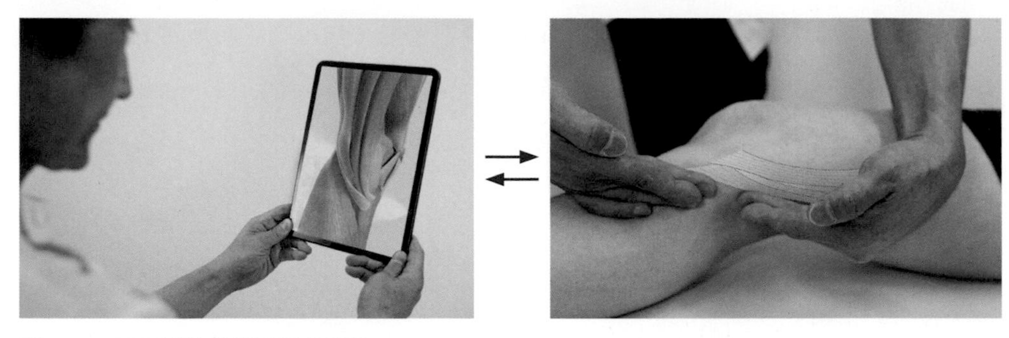

圖2-23: 反覆查看解剖學軟體與觸診

邊用軟體查看疼痛發生的部位邊觸診，反覆進行這個程序，可讓解剖學的知識飛躍性提昇。

秘訣就是，把解剖學軟體安裝在平板內，在臨床上一邊用其軟體確認「疼痛發生的部位」，一邊觸診的方法（圖2-23）。

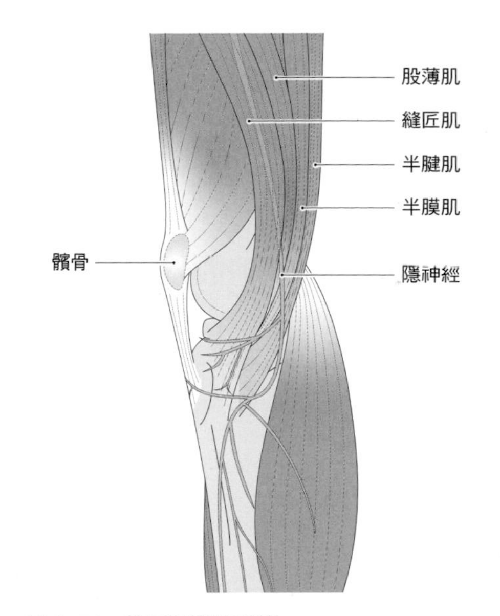

圖2-24：鵝足肌腱的構造

筆者在臨床上開始運用這個方法以後，立刻察覺一件事。那就是，原本以為理解透徹的人體構造，實際上根本理解得模糊不清。譬如說試著觸診「鵝足肌腱」。大家理解鵝足肌腱群的順序和位置排列嗎？被如此一問，就會察覺鵝足的概念令人覺得模糊不清（圖2-24）。此外，鵝足肌腱周圍有隱神經分布，但關於鵝足肌腱與隱神經的位置關係，能正確地說明嗎？儘管曉得鵝足有半腱肌、股薄肌、縫匠肌，分布於膝蓋內側，正確地想像實際的構造，不覺得困難嗎？

就這一點，臨床上邊使用解剖學軟體查看邊診斷，可確認各組織的正確位置與觸診的位置，同時進行這兩件事。時常確認人體構造並做觸診，可逐漸讓人體構造的想像變得鮮明。筆者一直用這種方法，直到現在，而每一年都更明確地感受到人體構造的想像。即使如此，依然覺得有所不足，因此深切覺得在臨床上反覆做這個程序是多麼重要。

此外，這個方法還有另一個優點。那就是有需要是，**能用觸診時所用的解剖圖對患者說明病態**。患者也能具體想像是哪裡不舒服，對醫療人員而言，能在臨床上邊工作邊學習，可說是一石二鳥的良好循環……是奇蹟。

2） 疼痛的好發部位

雖然觸診可以獲得各種不同的資訊，但格外重要的是找出壓痛點。倘若無法正確觸診，就無法找出壓痛的出現點。筆者在醫院工作時，即使向後輩詢問壓痛點的地方，也經常得到「沒有」的回答。這種時候，筆者本身再次嘗試觸診後，經常發現明確的壓痛點。從這種經驗可得知，對於無法正確摸到組織的人而言，找出壓痛點是出乎意料困難的過程。因此，「我觸診過了，確認沒有壓痛」、「我觸診過了，這裡是壓痛點」，希望讀者能學會可堅定說出這些話的觸診技術。

基於這個情況，本節將介紹膝關節「容易疼痛的組織」與其組織「壓痛的好發部位」。了解容易疼痛的組織與其組織的壓痛好發部位，把解剖學軟體當作臨床的工具使用，應該能更容易找出壓痛點。再者，讀者在臨床上反覆進行這個過程，應該能實際感受到解剖知識和觸診能力都飛躍性提昇。不只是膝關節，在臨床許多場面都有幫助。

①前膝關節的觸診

在前膝關節，只要是下述組織容易發生疼痛。下述為這些組織的壓痛好發部位。

i）髕下脂肪體

ii）膝韌帶、髕支持帶及脛骨粗隆面

iii）前膝關節的肌肉（肌肉本身、肌腱移形部、肌腱附著部）

i）髕下脂肪體

髕下脂肪體是膝蓋周圍組織之中最容易產生疼痛的部位。壓痛的好發部位如圖2-25所示，範圍寬廣，紅色星星標誌的地方是格外好發的重點。

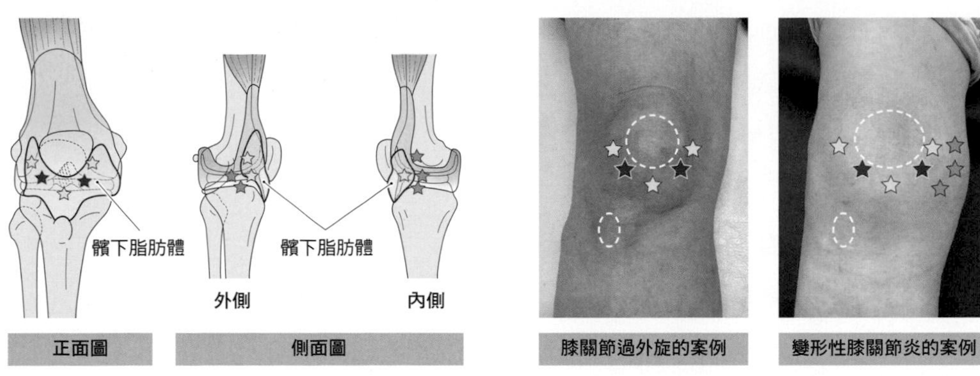

圖2-25：髕下脂肪體的壓痛好發點

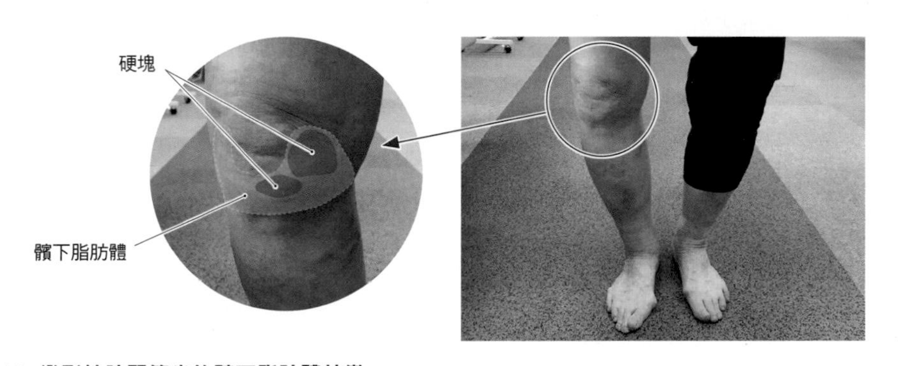

圖2-26：變形性膝關節炎的髕下脂肪體特徵

髕骨下方內側就像有個硬塊，以此硬塊為中心，照片顯示的範圍便是髕下脂肪體的位置。

綠色星星在正常情況並非髕下脂肪體分布的地方，不過有些案例的髕下脂肪體會擴展到這個部位，因此若有必要，就檢查這個部位有無壓痛吧。**尤其是變形性膝關節炎的情況，要牢記纖維化的髕下脂肪體分布範圍極大一事**，必須做觸診（圖2-26）。

髕下脂肪體，在伸展姿勢如圖2-26所示，會廣泛覆蓋髕骨周圍，不過在**屈曲姿勢會移動至關節內，因此較難觸及**。為此，觸診時的重點是在伸展姿勢進行。

ii）膝韌帶、髕支持帶及脛骨粗隆面

膝韌帶除了肌腱中央、內側、外側，在髕骨的附著部，以及脛骨粗隆面好發壓痛。另外，由於膝韌帶內外側的髕支持帶有時會發生壓痛，因此有必要確認這個部位有無壓痛（圖2-27）。

膝韌帶在膝關節屈曲姿勢輪廓會變明顯，可使其伸長。因此，觸診時要讓膝關節呈90度屈曲姿勢進行。

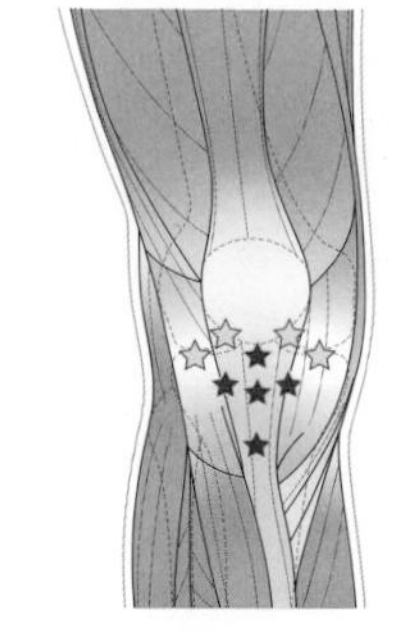
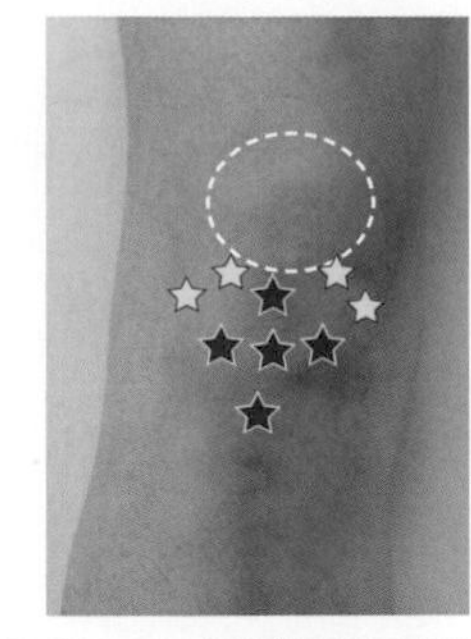

圖2-27：膝韌帶、髕支持帶及脛骨粗隆面的壓痛好發點

iii）前膝關節的肌肉（肌肉本身、肌腱移形部、肌腱附著部）

前膝關節的肌肉中，膝韌帶的附著部附近、共同肌腱附著部，與股內側肌、股外側肌移形部附近好發壓痛。雙關節肌的股直肌的肌肉經常受損，這種情況的受損部位會出現壓痛（圖2-28）。

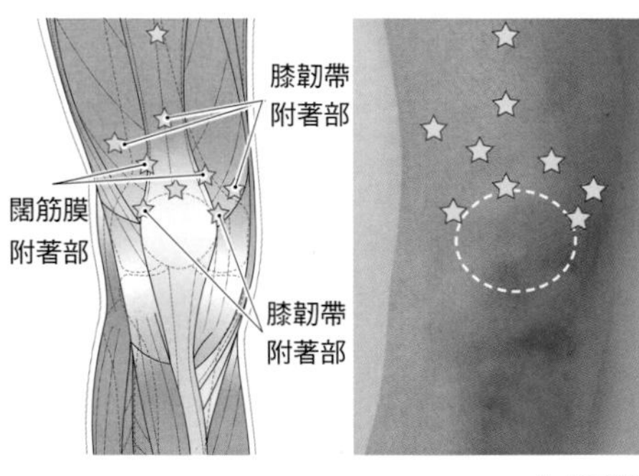

圖2-28：前膝的肌肉的壓痛好發點

①膝關節內側面的觸診

膝關節內側面，主要為下述的組織容易發生疼痛。下述為這些組織的壓痛好發部位。

i）內側半月板

ii）內側副韌帶

iii）半膜肌

iv）鵝足

v）隱神經（Hunter管及遠離Hunter的部位）

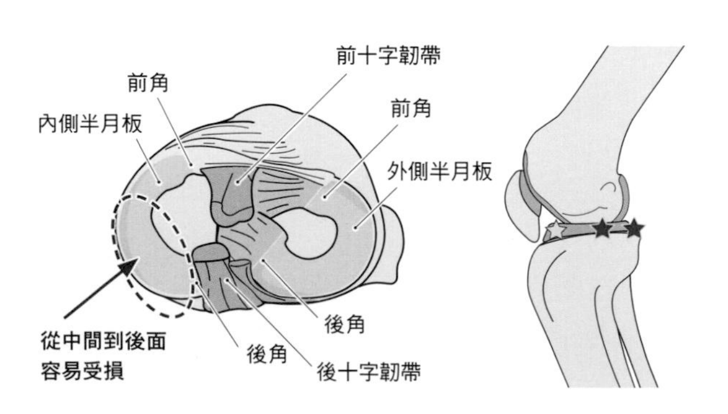

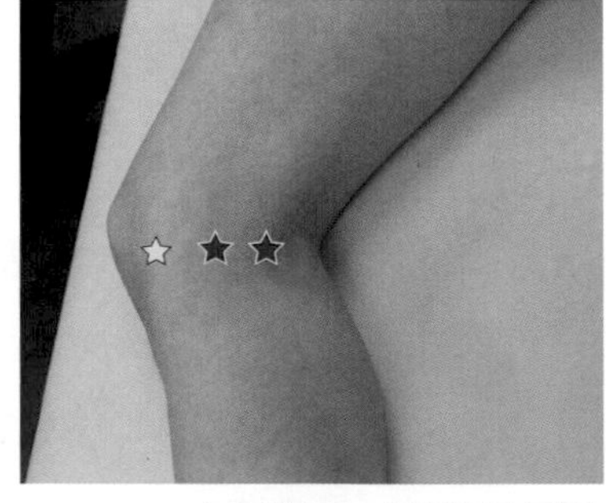

圖2-29：內側半月板的壓痛好發點

i）內側半月板

內側半月板從中間到後面受損壓倒性的多。尤其紅色星星部位是壓痛的好發處（圖2-29）。

ii）內側副韌帶

內側副韌帶在關節縫隙附近與前上方附近是壓痛的好發點。另外，後斜韌帶（內側副韌帶的後方纖維）也常見壓痛（圖2-30）。

內側副韌帶在伸展姿勢，以後斜韌帶為中心的後方部位被往上牽動；在屈曲姿勢則是前上方部位會被往上牽動而被拉長（圖2-31）。因此，後方部位在伸展姿勢觸診，前上方在屈曲姿勢觸診是要點。

雖然內側副韌帶常見壓痛，不過其下方存在許多組織，因此不要光憑壓痛斷定是內側副韌帶在痛（參照第61頁〈5.利用關節運動的評估法〉）。

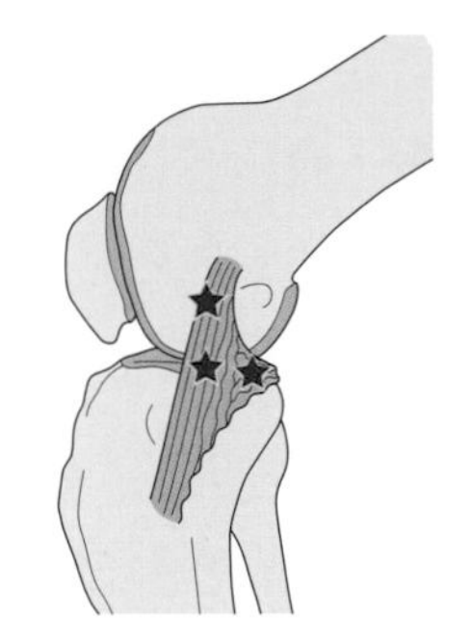

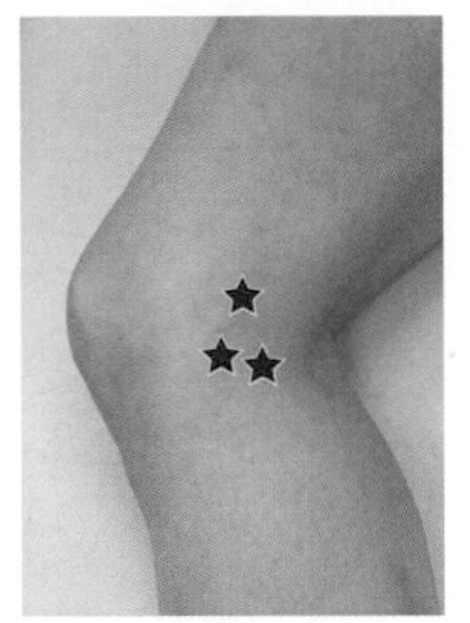

★ 尤其常見的好發點

圖2-30：內側副韌帶的壓痛好發點

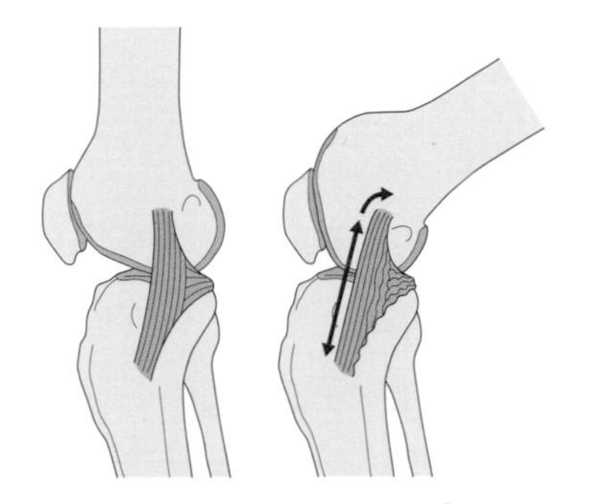

圖2-31：膝關節的屈曲伸展造成內側副韌帶的變化

內側副韌帶在伸展姿勢，以後斜韌帶為中心的後方部位，在屈曲姿勢則是前上方部位會往上牽動而被拉長。

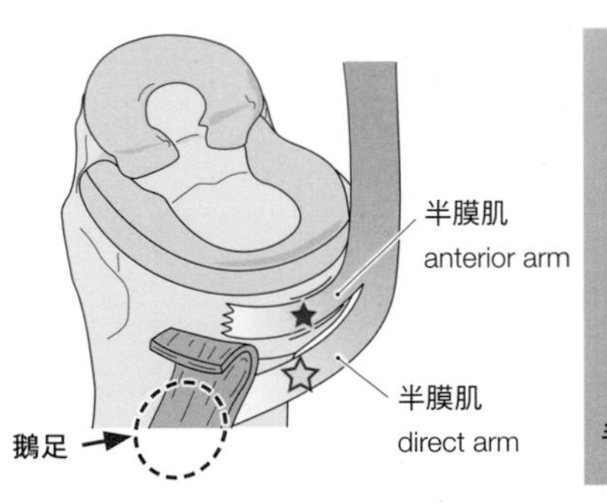

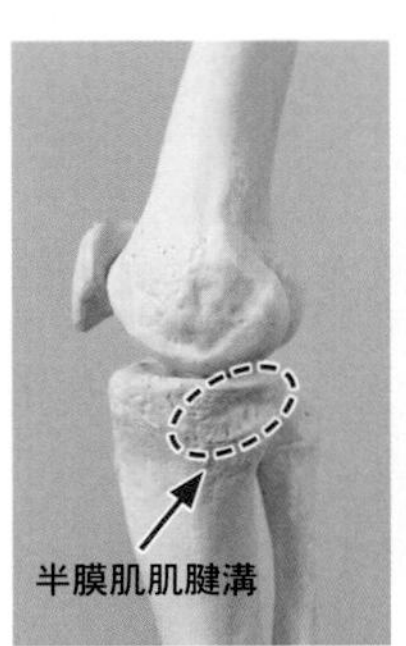

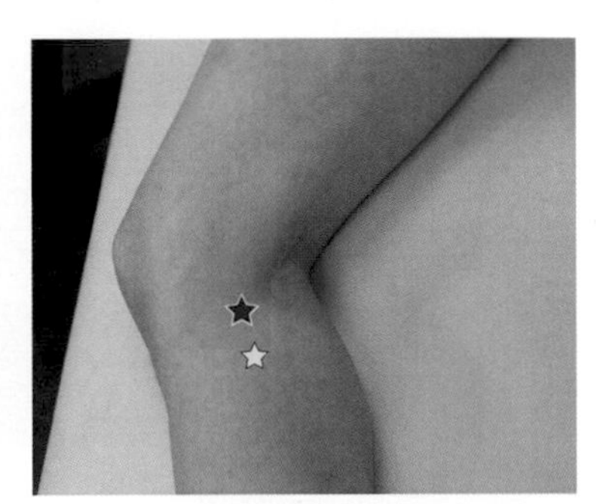

☆ 好發點　★ 尤其常見的好發點

圖2-32：半膜肌的壓痛好發點

iii）半膜肌

半膜肌分成多條肌腱，廣泛附著在膝關節的內側與後面。分開的肌腱之中，anterior arm與direct arm是壓痛的好發點。尤其在脛骨內側關節面的後方約1.5cm下方，anterior arm附著的溝是好發處（圖2-32）。這個部位在關節面與鵝足之間，由於其判斷在臨床上很重要，因此一定要仔細確認。

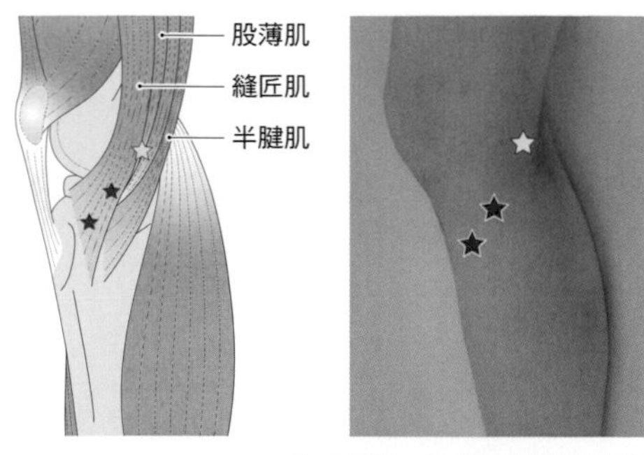

圖2-33：鵝足的壓痛好發點

iv）鵝足

構成鵝足的縫匠肌、股薄肌、半腱肌的附著部位附近好發壓痛（圖2-33）。這些肌腱（尤其是股薄肌）有時也會有炎症，不過位於肌腱下的滑囊與滑動障礙是疼痛的發生原因，筆者在臨床上有感。此外，由於這些肌肉在脛骨後方部接觸，這些部位有時也會發生滑動障礙。

v）隱神經（Hunter管及遠離Hunter的部位）

在Hunter管發生滑動障礙的情況，位於Hunter管的股內側肌與內收大肌的縫隙周圍的壓痛好發點（圖2-34）確認疼痛是可能的。

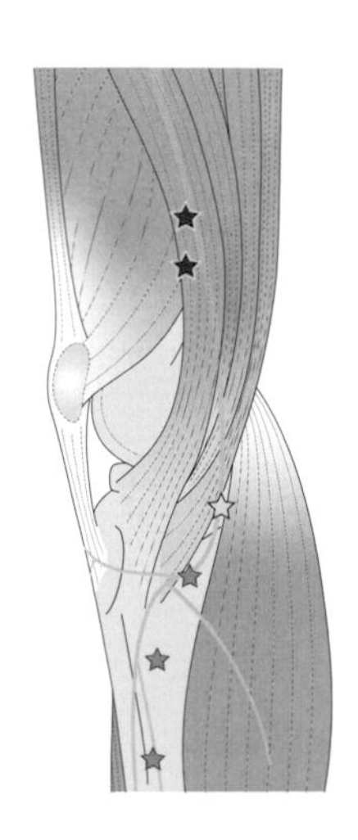

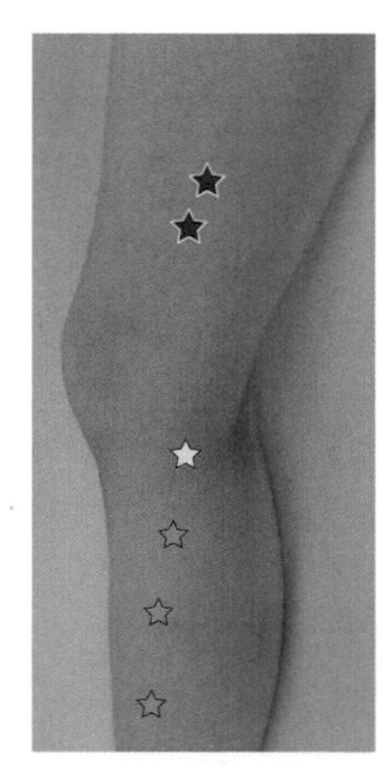

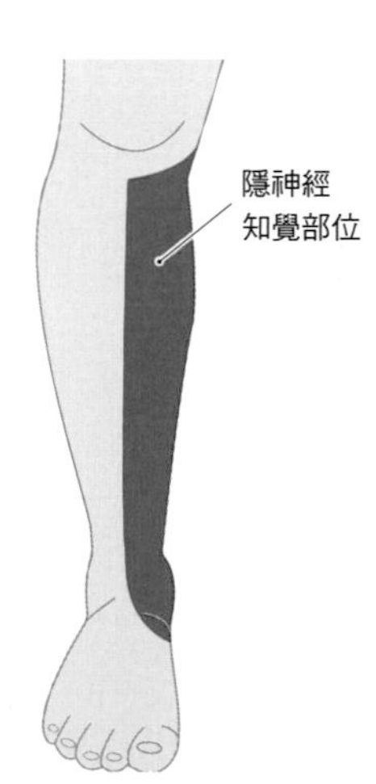

圖2-34：隱神經的壓痛好發點與疼痛知覺部位

2 臨床推論上的評估

因其他要因在隱神經發生問題的情況，由於隱神經的疼痛知覺部位如圖2-34的右圖所示，範圍寬廣，因此大多不會有壓痛。這種情況，筆者會用別種方法誘發疼痛，檢查疼痛的要因是否為隱神經（參照第207頁）。

③膝關節外側面的觸診

在膝關節外側面，主要是下述組織容易發生疼痛。接下來介紹這些組織的壓痛好發部位。

- i）外側半月板
- ii）髂脛束（包含Gerdy氏結節）
- iii）膕窩肌肌腱
- iv）腓骨頭
- v）膝關節外側肌肉（肌肉、肌腱移形部、肌腱附著部）

i）外側半月板

外側半月板從中段到後段是壓倒性容易受損的部位。因此，尤其是紅色星星部位為壓痛的好發點（圖2-35）。

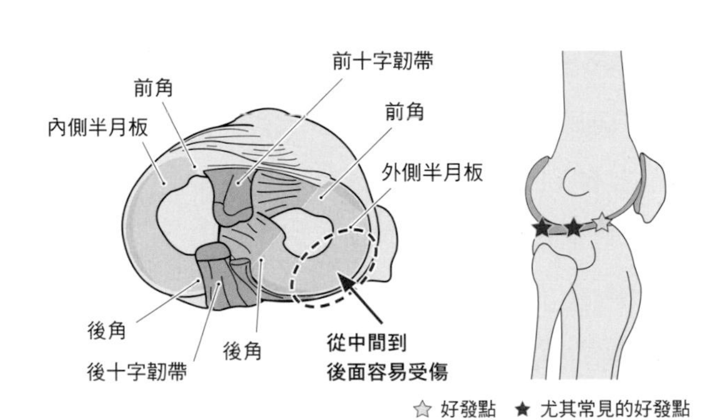

圖2-35：外側半月板的壓痛好發點

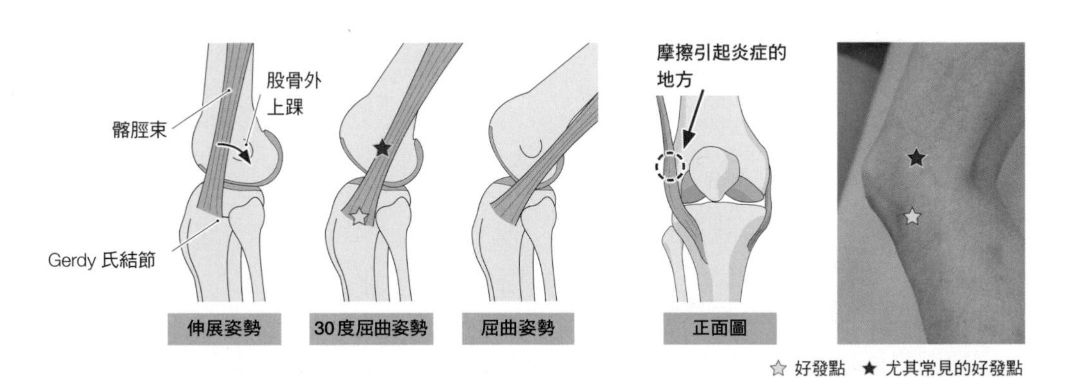

圖2-36：髂脛束的壓痛好發點

ii）髂脛束
（包含Gerdy氏結節）

髂脛束在膝關節伸展姿勢時，分布於股骨外上踝的前方，但屈曲膝關節時會滑過去，從30度屈曲姿勢以後，便位於股骨外上踝的後方。在膝關節30度屈曲姿勢左右，髂脛束後面與股骨外上踝便會彼此摩擦而引起炎症和滑動障礙，該部位為壓痛的好發點（壓痛的解法參照第217頁）。此外，Gerdy氏結節及髂脛束中斷及附近有時也會發生壓痛（**圖2-36**）。

iii）膕窩肌肌腱

膕窩肌腱橫切過外側副韌帶的深層，止於股骨。因此，要先找到從股骨外側踝到腓骨橫向分布的外側副韌帶以後再觸診膕窩肌腱。壓痛好發部位在外側副韌帶前後的區域（**圖2-37**）。

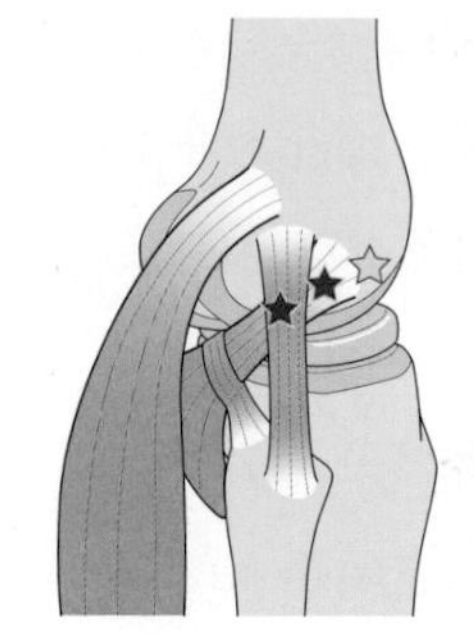
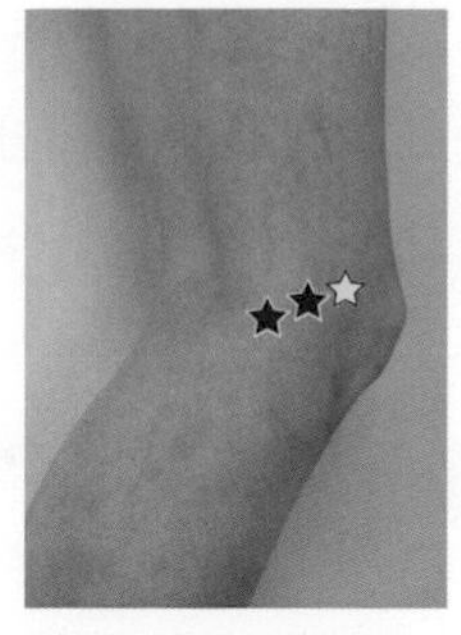

☆ 好發點 ★ 尤其常見的好發點

圖2-37：膕窩肌肌腱的壓痛好發點

iv）腓骨頭周邊

股二頭肌、外側副韌帶、後外側支持帶、腓骨肌群、伸趾長肌、膕窩肌等許多組織附著。此外，由於腓骨頭底下有腓骨神經分布，因此必須多方面解讀壓痛（**圖2-38**）。

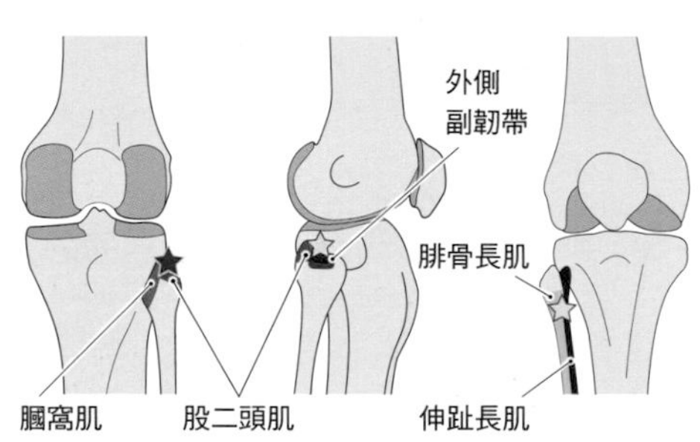

☆ 好發點 ★ 尤其常見的好發點

圖2-38：腓骨頭的壓痛好發點

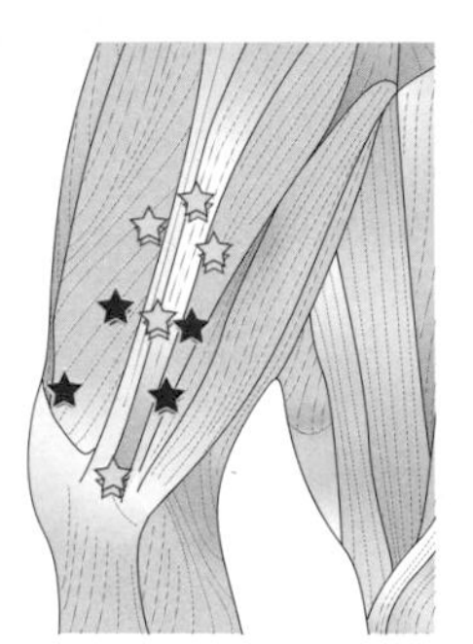
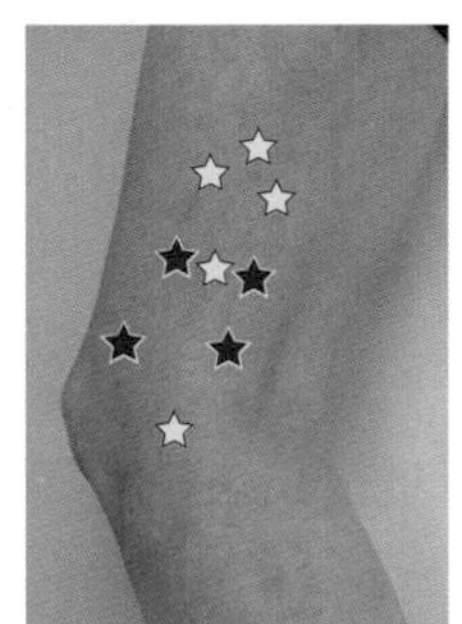

☆ 好發點 ★ 尤其常見的好發點

圖2-39：膝關節外側的壓痛好發點

v）膝關節外側肌肉
（肌肉、肌腱移形部、肌腱附著部）

在膝關節外側周圍的肌肉，股外側肌的肌腱移形部附近好發壓痛。此外，由於碰到從大腿中間到遠側的髂脛束後方及股二頭肌前方為股外側肌的起始部附近，這個部位也會廣泛發生疼痛。股二頭肌的肌肉、肌腱移形部、肌腱、附著部好發壓痛。其他，腓腸肌外側頭附近有時也會發生壓痛（**圖2-39**）。

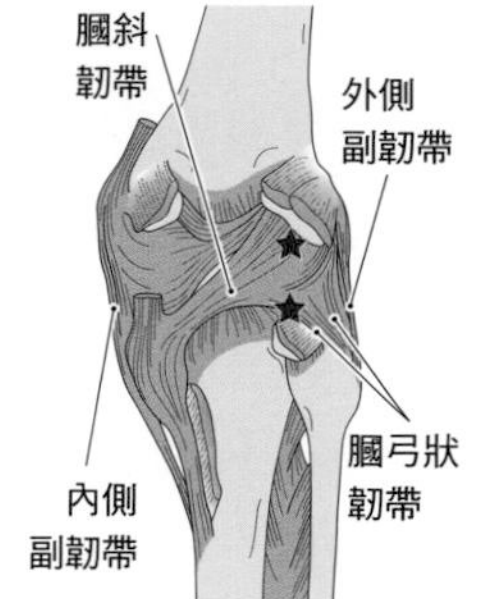

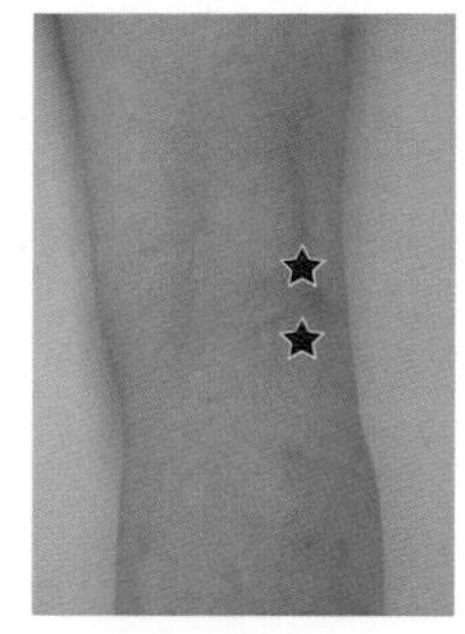

圖2-40：後外側支持帶的壓痛好發點

④膕窩的觸診

在膕窩，主要是下述部位好發疼痛。因此接下來說明這些部位的觸診方法。

i）後外側支持帶

ii）腓腸肌附近部及膕窩的脂肪體

iii）膕窩肌

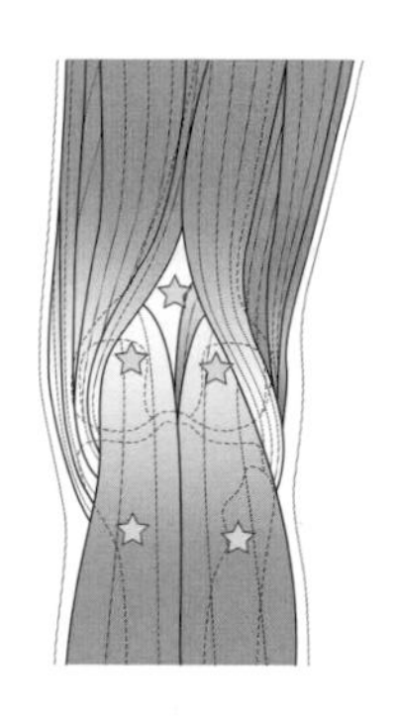

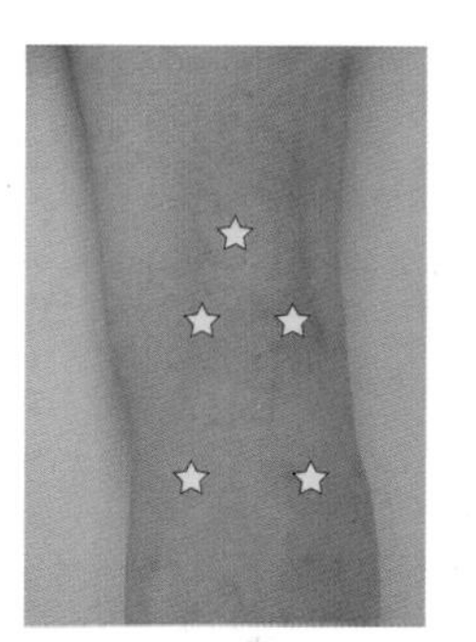

圖2-41：腓腸肌附近部及膕窩的脂肪體的壓痛好發點

i）後外側支持帶（PLC）

後外側支持帶位於膝關節後外側，是與膝外側的安定性相關的部位。由多條韌帶及關節囊組成，豌豆骨（fabella；無豌豆骨的案例中則是股骨外上髁的後上方）與腓骨頭相連的豌豆骨腓骨韌帶（Fabellofibular ligaments）周圍好發壓痛（**圖2-40**）。與股二頭肌肌腱區別以後觸診。

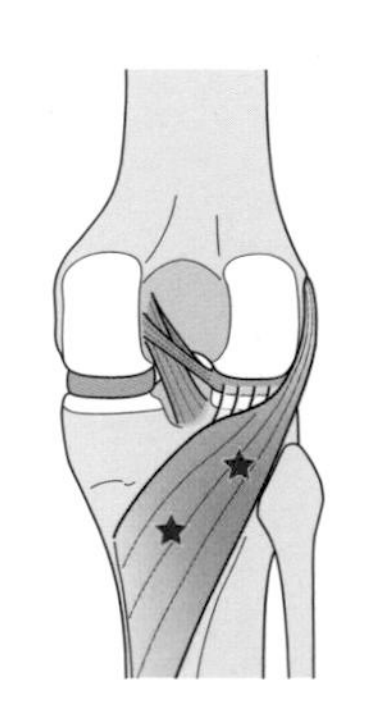

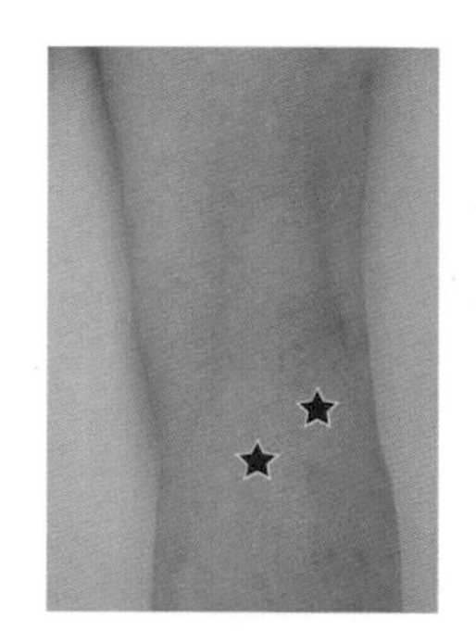

圖2-42：膕肌的壓痛好發點

ii）腓腸肌附近部及膕窩的脂肪體

膕窩附近的腓腸肌，脛骨側的肌肉好發壓痛，有時也會發生在股骨側。此外，膕窩部有大範圍存在的脂肪體。這個脂肪體能在腓腸肌與內外側腿後肌群的縫隙中摸到，這個部位有時也會檢查到壓痛（**圖2-41**）。

iii）膕窩肌

膕肌斜向分布在膕窩，是薄且長圓錐形的肌肉，膝蓋屈曲姿勢時容易觸診。伴隨膝關節過外旋的情況，好發壓痛（圖2-42）。

不只是膝關節，無論診斷何種部位，知道壓痛好發部位就是**提升評估能力的捷徑**，這是筆者的感受。因為，倘若知道壓痛好發部位，在問診的過程發生疼痛可能性較高的組織，就能立即想像出來。譬如說，患者表示膝關節後外側會痛，「踏出腳時有時會痛」的情況，透過對照其周圍的壓痛好發部位，就能夠成功推測疼痛發生可能性較高的組織。另外，在能夠想像疼痛發生組織的狀況，就可以進行觸診及各種檢查。能做到這種想像與做不到的臨床人員，評估能力的差異甚大，無須說明。

實際嘗試想像不擅長的領域，就可理解這件事情的重要性。為了舉例，筆者要說實話，自己並不擅長手關節及手指的治療。也幾乎不曾在臨床診斷過。譬如說，就算患者表示「扭動手腕，外側會痛」，老實說，發生疼痛的組織為何？觸診何處才好？如何誘發疼痛才好？諸如此類的事情，無法在腦海中剎那間想像。像這樣嘗試稍微轉換視點思考，筆者本身也會「察覺」許多事情。

假如我想從現在學習治療手關節、手指，就會學習壓痛好發部位，從這種地方吸收臨床上所需的知識。

5. 利用關節運動的評估法

從壓痛了解疼痛的部位以後，筆者接下來會利用關節運動對該組織施加負荷，進行誘發疼痛的評估。許多情況之中，光只是找出壓痛，也無法鎖定疼痛發生的組織。因此，必須對於有壓痛的部位的組織施加伸長、壓縮、摩擦（滑動）等負荷時，檢查疼痛是否被誘發了。藉由進行評估，能找出疼痛發生的條件，同時也能釐清疼痛緩和的條件。

基於這種過程，在本節，筆者將以在非負重下利用關節運動進行評估時的原則為中心做說明。只要理解本節內容，直到第2階段為止的評估程序，都能做得比過去更加順利吧。

1）利用關節運動，施加何種負荷呢？

有許多利用關節運動進行的骨科試驗。進行這種試驗時，比起牢記每一種試驗的作法，理解試驗的目的才對技術的提昇有所必要。如此思考，為了理解試驗的目的，便曉得必須了解利用關節運動「能施加何種負荷」。

可藉由關節運動施加的負荷，筆者認為有下述四種。

①施加「伸長」負荷

②施加「壓縮、收縮、彎曲」負荷

③施加「摩擦、滑動」負荷

④施加「收縮」負荷

①施加「伸長」負荷

在骨科試驗當中，對於特定的組織施加「伸長」負荷是最常見的。利用關節運動施加伸長負荷，可拉長特定的部位及組織，以診斷「軟硬度」與「疼

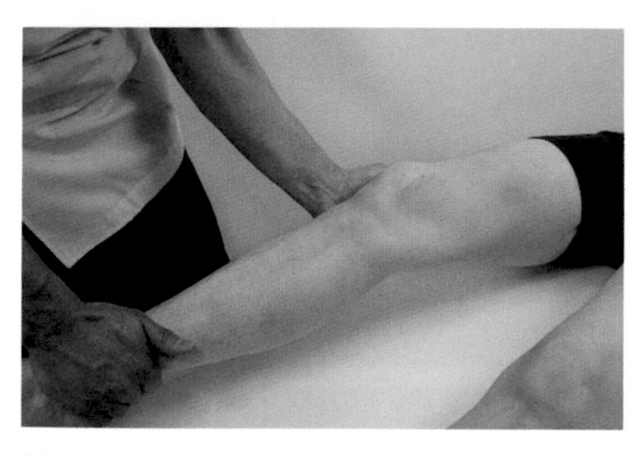

圖2-43：膝關節外翻壓力試驗

的嶄新試驗吧？因為，「怎麼做才能對『目標的組織』施加負荷呢」，先進們也是心懷這種目的，思考出運用這些負荷進行的各種不同的骨科試驗。

2）利用關節運動，要評估什麼項目呢？

既然已經了解利用關節運動「可施加何種負荷」，接下來說明端看該負荷「要診斷什麼」。

我們要運用關節運動進行評估的，有下列五個項目。

①僵硬、舒緩

②疼痛

③肌力

④感覺障礙

⑤異樣感、異常音、不安感

①僵硬、舒緩

把關節往特定方向移動時產生的僵硬，由「組織的僵硬」、「組織之間的滑動障礙及沾黏」、「組織的攣縮及過度緊繃」三種原因而產生。把組織的僵硬比喻成老化的橡膠，就令人容易理解吧？新的橡膠延展性極佳，但劣化以後變硬，延展性就會變差。

組織的滑動障礙及沾黏，想像成身體的組織間變得有如千層派般沉重，每一層都黏貼在一起，會比較容易理解。

診斷骨骼肌肉系統的治療師而言，**硬度的評估、治療是最先應獲得的技能**（圖2-48）。因為，改善僵硬也就是改善關節的活動度。想像成是門發出嘰嘰聲響的感覺，就可了解僵硬的關節難以活動的情況。僵硬一改善，也能改善肌肉的輸出力。骨骼肌肉疾病當中許多肌力低落，原因和滑動障礙有關。想像成汽車的手煞車被拉下的狀態，或許令人較容易理解。因此，只要改善僵硬，也能改善肢體平衡及排列。關節無法自由活動、擁有可動範圍失衡的情況，負重姿勢的平衡應對能力就會降低。另外，如果擁有可動範圍失衡，排列也會錯位。從這些情況來看，就可曉得改善僵硬一事的重要程度極高。

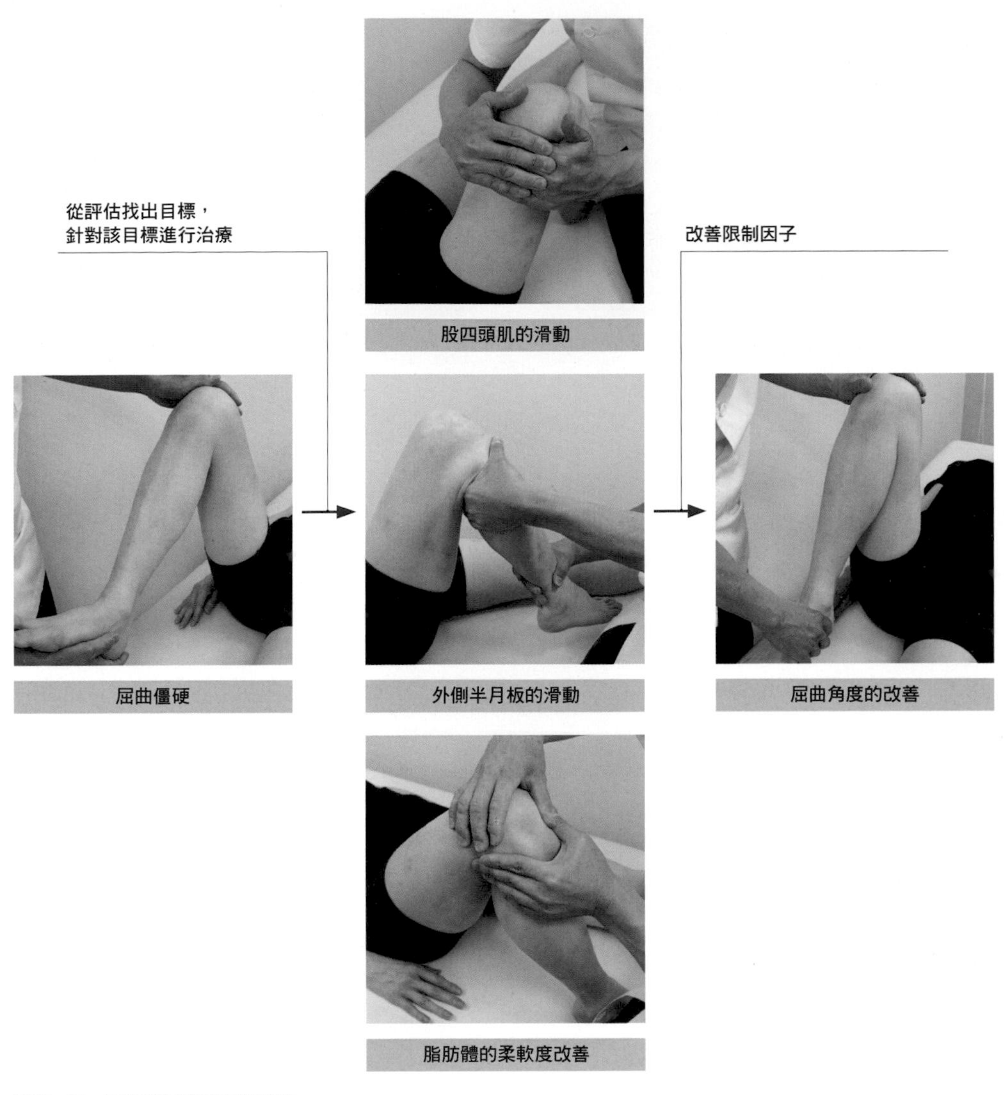

圖2-48：最先應當獲得的技能

譬如說思考改善屈曲可動範圍的情況，釐清「受限的組織為何」，對於該組織進行治療，可動範圍便可當場獲得顯著的改善，是筆者常有的經驗。

除了僵硬的評估、治療，診斷組織的鬆弛程度，尤其是關節構成組織的鬆弛度，在臨床上會帶來重大影響。

②疼痛

骨骼肌肉疾患主要的症狀就是疼痛。骨骼肌肉疾患當中，沒有疼痛卻來到醫療機構就診的情況並不常見吧。因此我們臨床人員必須針對疼痛進行多方面的評估。

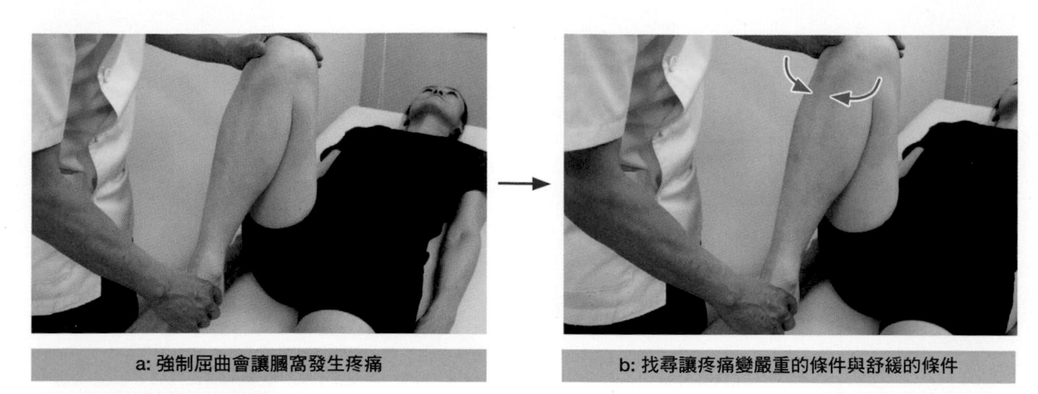

a: 強制屈曲會讓膕窩發生疼痛

b: 找尋讓疼痛變嚴重的條件與舒緩的條件

圖2-49: **疼痛的誘發試驗**

利用關節運動找尋疼痛被誘發的條件與緩和的條件，是在評估時的重要課題。譬如說，常有強制讓膝關節屈曲，膕窩發生疼痛的情況。筆者會從這裡開始找尋讓疼痛增強的條件與舒緩的條件。譬如說，只要了解施加外旋疼痛就會增強，施加內旋疼痛就會舒緩，便能夠預測被拉長的組織疼痛發生的部位（**圖2-49**）。

③肌力

透過改變關節角度，有時會變得無法發揮肌力。典型的案例為腿伸直不全（Extension lag，**圖2-50**）。

擁有伸直不全案例的伸展肌力，在膝關節屈曲姿勢能發揮，不過在伸展姿勢無法發揮。筆者認為這種原因，是髕骨上方移動不全為主因。也就是說，由於在伸展姿勢，髕骨無法往上方移動，因此伸展肌力無法傳達至脛骨粗隆，不過一彎曲膝蓋，

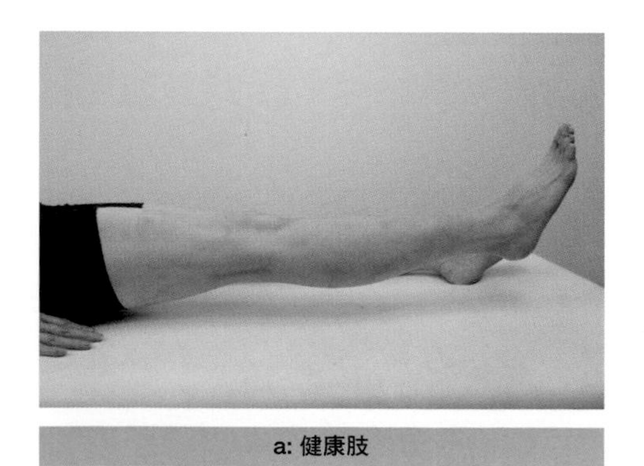

a: 健康肢

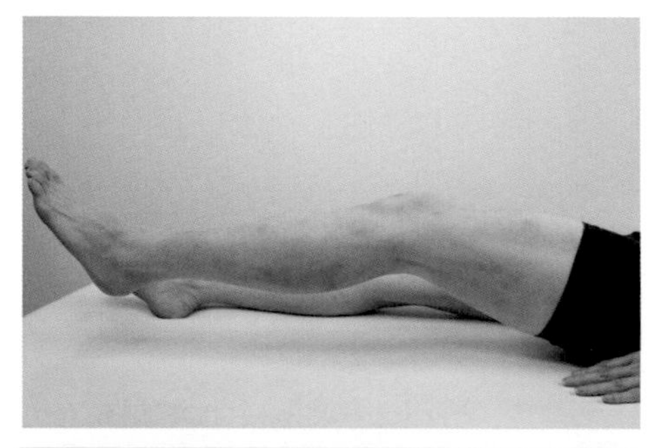

b: 患側

圖2-50: **伸直不全**

伸展肌力就會傳達到脛骨粗隆。這就是在大部分情況當中腿伸直不全的真面目。

有時股神經也會被股直肌的下方擠壓（圖2-51）。這種情況，雖然不會引起股內側肌的肌力低落，不過卻會造成股外側肌的肌力低落。因此膝關節伸展肌力在下肢外旋姿勢雖能保持，在下肢內旋姿勢卻會降低。

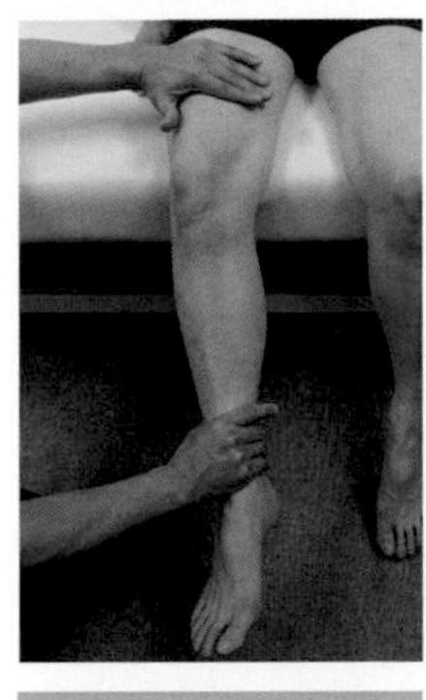

a: 在下肢外旋姿勢施力

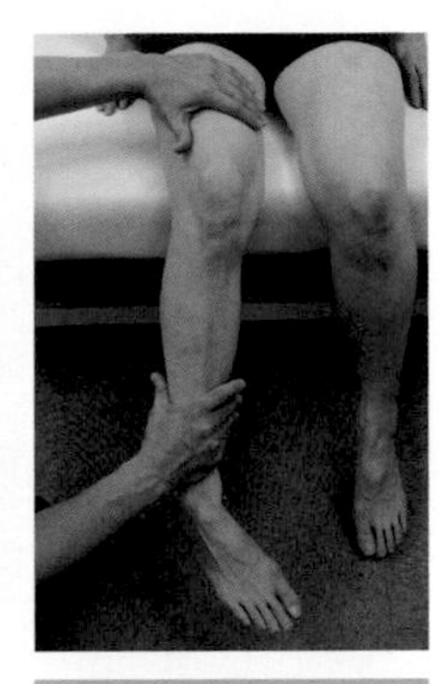

b: 在下肢內旋姿勢不施力

圖2-51：股神經的擠壓試驗

④感覺障礙

關於感覺障礙，有時也能利用關節運動進行評估。譬如說，如圖2-52在股關節伸展、內旋、內收姿勢，使膝關節屈伸，有時能誘發膝蓋內側至小腿內側的疼痛及麻痺。理由是這個姿勢會讓隱神經被擠壓。就像這樣，讓患者採取特定的姿勢，有時會讓感覺障礙更明顯。

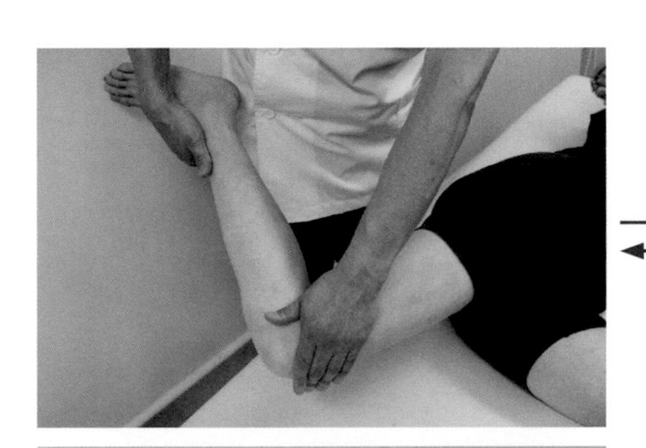

a: 在股關節伸展、內旋、內收姿勢讓膝關節屈曲

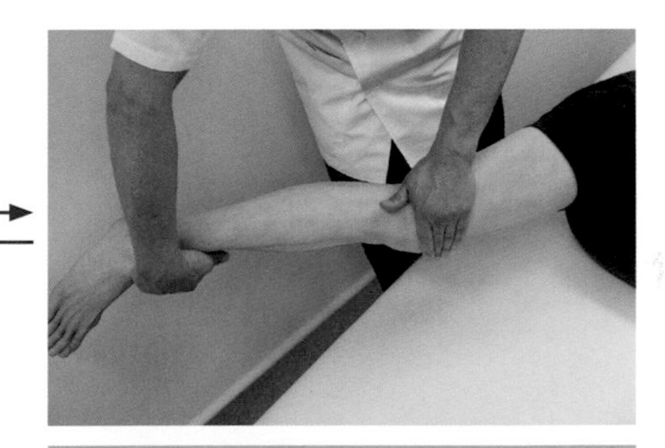

b: 在股關節伸展、內旋、內收姿勢讓膝關節伸展

圖2-52：運用隱神經的關節運動做感覺障礙試驗

在股關節伸展、內旋、內收姿勢讓膝關節屈曲，有時能誘發從膝蓋內側至小腿內側的疼痛及麻痺。

⑤異樣感、異常音、不安感

倘若利用關節運動，只在朝著特定方向移動時發生異樣感或者異常音，藉這種情況能預測許多症狀。

另外，端看情況有時也會引發患者對於關節的不安感。譬如說，在旋軸移轉試驗（Pivot shift test）中，促進膝關節脫臼的同時，有時會讓患者產生心理上的不安（**圖2-53**）。

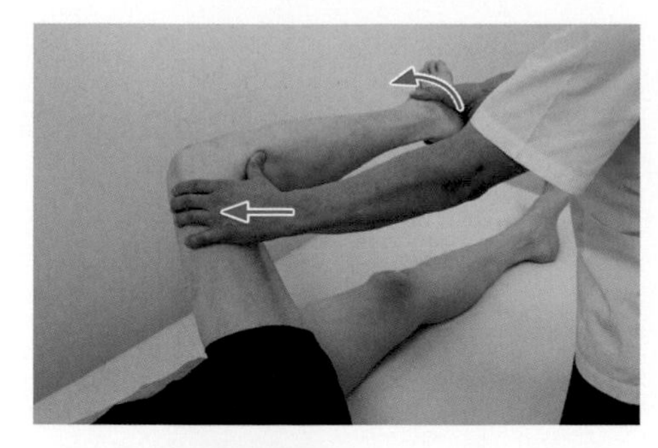

圖2-53：旋軸移轉試驗

從膝關節屈曲、外翻的肢位，小腿呈現內旋，維持內旋、外翻並讓膝關節伸直。與健側相比，最終膝關節在伸展區域感受到脫臼感，則為陽性。

6. 膝關節力學上的評估

在前一節〈5.利用關節運動的評估法〉當中，說明好幾種力學上的評估，本節則彙整力學上的評估。

如同第1章說明的內容，力學上的評估，先做組織學方面的推論過程是很重要的。在力學上的評估，如**圖2-54**所示，會進行「非負重姿勢的評估」、「站姿排列評估」、「負重姿勢壓力試驗」、「動作分析」等四種評估。本節將仔細說明這些項目的評估內容。

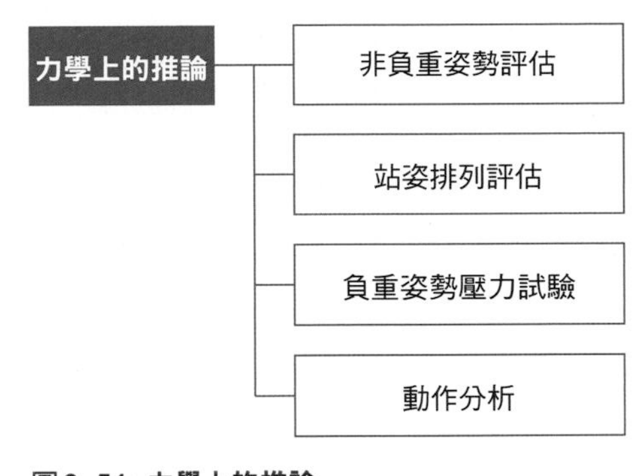

圖2-54：力學上的推論

1）非負重姿勢的形態評估、可動特性的評估

形態、可動範圍、排列的特性為決定身體運動的主因，因此必須了解各種特性帶來的影響。

在非負重姿勢，進行「骨關節的形態」、「關節的可動範圍」、「關節的活動（joint play[註2]）」等評估（**圖2-55**）。在有限的臨床時間內，評估所有的形態及可動範圍一事很困難，因此評估與疼痛關聯的部位很重要。

①髖關節

對於髖關節，評估頸體角、前傾角、屈曲和伸展的可動特性、內旋和外旋的可動特性等項目（圖2-56）。譬如說伸展限制，可預測腰椎前彎的代償作用或者站立後期的過度足關節蹠屈。由於屈曲限制會促進骨盤後傾，與膝關節的伸展力矩增加有關。

髖關節旋轉可動範圍尤其重要。內旋可動範圍較大的情況，在站立前半期容易伴

[註2]　關節的活動（joint play）：肌肉在完全放鬆的狀態下，只在被動引起的關節面的活動。如關節的分離、滑動。

力學上的推論

- 非負重姿勢評估
- 站姿排列評估
- 負重姿勢壓力試驗
- 動作分析

髖關節

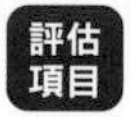

頸體角、前傾角、屈曲和伸展的可動特性、內旋和外旋的可動特性等

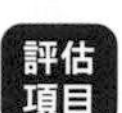

負重時大腿旋轉的方向
體幹的緊繃與排列
站立末期（TSt）的髖關節伸展

膝關節

評估項目：伸展的可動特性、脛骨前後移動的特性、髕骨高度、旋轉特性、關節的活動等

關聯：膝蓋力學上的負荷
軟組織的特性

足部、足關節

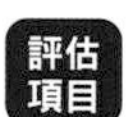

距骨下關節、第 1 指、橫跗關節的可動特性及拼胝的位置等

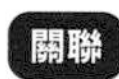

站立前半期的小腿傾斜和後足部角
站立後半期的足部動作及剪應力
足關節角和體幹的緊繃

圖2-55：非負重姿勢評估

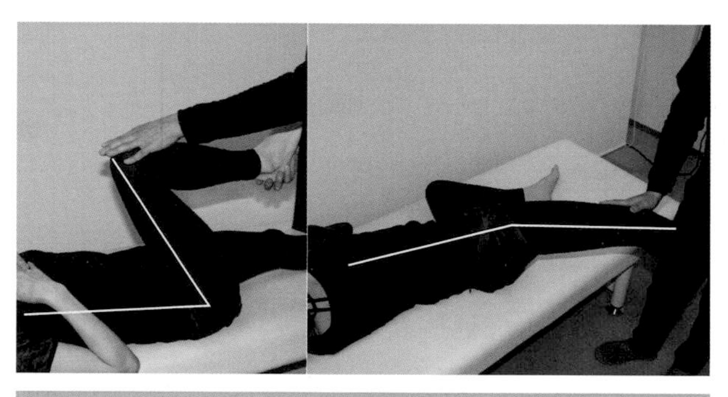

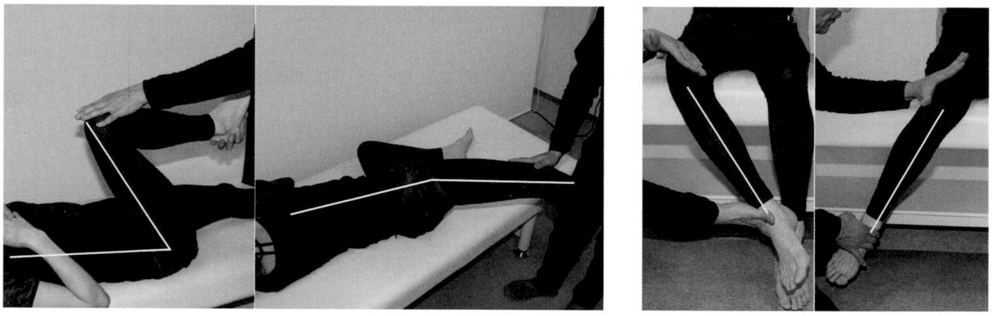

a: 屈曲、伸展的可動特性　　b: 內旋、外旋的可動特性

圖2-56：髖關節的形態及可動範圍評估

隨斜膝的膝關節過度外旋。另外，也與體幹的緊繃有關。由於大腿外旋站立時，體幹會適度緊繃、身體可站直，因此在爵士樂、摩登、古典樂等各式各樣舞蹈的領域上，重視大腿外旋的姿勢。反之，若體幹的肌肉緊繃低落，就會出現常見於女學生、伴隨斜膝的O型腿。

另一方面，內旋可動範圍狹窄、外旋可動範圍較大的情況，會呈現髕骨向外的站姿，是讓膝關節外側力矩增加的主因。

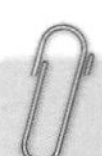

專欄：斜膝（squinting patella）

在腳尖朝前的狀態站立，通常左右腳的髕骨也會朝向正面，然而有時會出現腳尖朝前、髕骨卻朝向內側的情況。這種狀態就稱為斜膝。

由於髕骨在膝關節伸展姿勢時，位於股骨踝的膝蓋面上，因此髕骨的方向會受到股骨方向的影響。也就是說，如斜膝的髕骨朝內，代表股骨在站姿時呈現內旋。另外，股骨內旋的情況，脛骨對於股骨會呈現外旋的狀態。因此，擁有斜膝的人，無關乎是否會疼痛，膝關節比起一般情況會產生外旋負荷（圖2-57）。

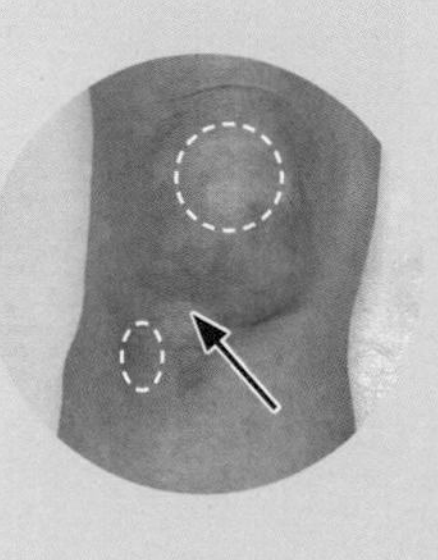

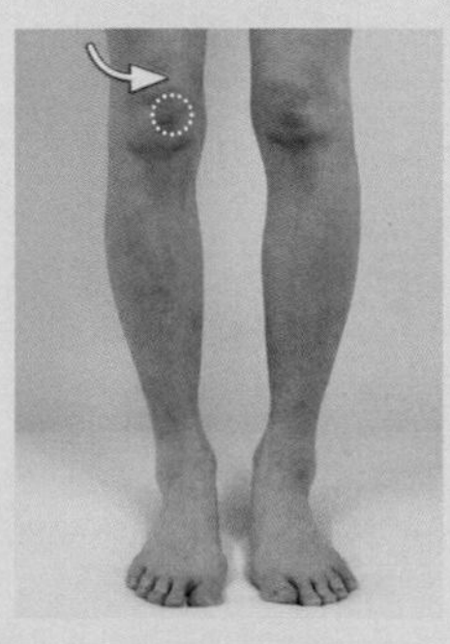

a: 斜膝

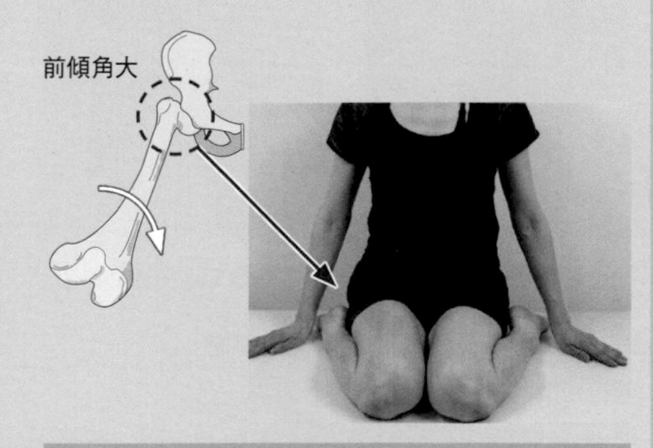

b: 呈現斜膝的跪坐

圖2-57: 斜膝的特徵

呈現斜膝，膝關節會毫無例外地過度外旋。

②膝關節

對於膝關節，評估伸展的可動特性、脛骨前後移動的特性、高位髕骨〔註3〕**、旋轉特性、關節的活動度**〔註4〕**等項目（圖2-58）**。譬如說，脛骨前移及高位髕骨的情況，可預測膝關節的伸展力矩大。過外旋的情況，可預測站立前半期的斜膝或者站立後半期的足部外翻。另外，伸展限制為駝背的助長因子。

一般認為關節的活動與膝關節的過度伸展有關，但實際上無關[10]。筆者認為關節的柔軟度、關節的可動範圍及肌肉的柔軟度是不同的。譬如說，一流的芭蕾舞者肌肉柔軟，關節的可動範圍也大。不過關節僵硬。也就是說，說到關節的柔軟度，特徵是關節活動度小。或許許多人會認為這種情況令人意外，不過依筆者見過許多一流芭蕾舞者的立場來看，幾乎沒有見過例外。

關節的活動度與關節的柔軟度相關，關節的可動範圍及肌肉的柔軟度必須分開判斷。關節的活動大的情況，意味組成關節的軟組織柔軟，體質上外傷及手術後難以引起沾黏，然而另一方面，關節的穩定性差，對於承受力學負荷的組織的負擔有容易變大的傾向。關節的活動小的情況，組成關節的軟組織較硬，關節較穩動，然而為外傷及手術後容易引起沾黏的體質，是筆者的想法。

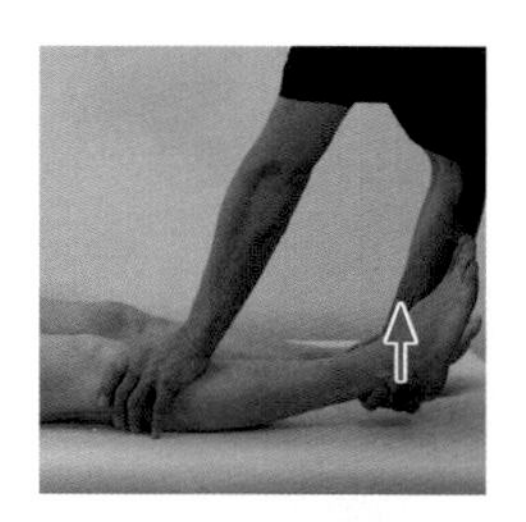

a: 伸展的可動特性

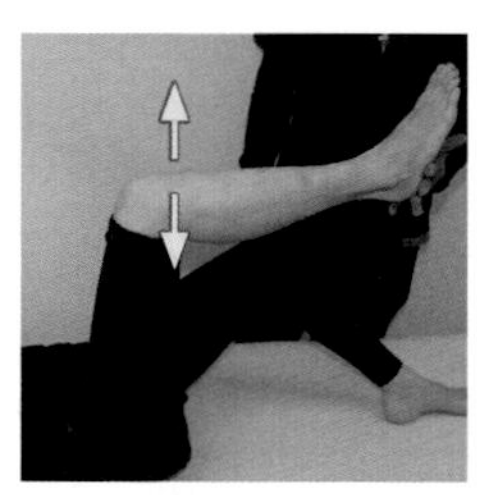

b: 脛骨前後移動的特性

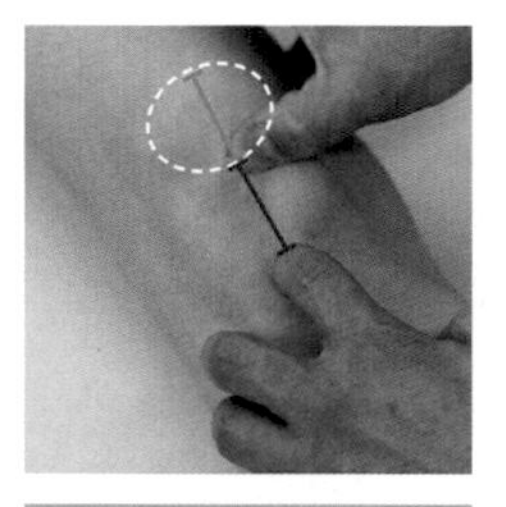

c: 高位髕骨

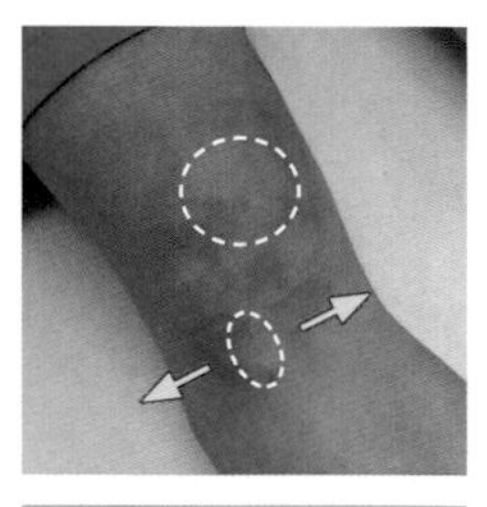

d: 旋轉特性

圖2-58: 膝關節的形態及可動性評估

[註3]　表示髕骨位置的高位髕骨（patella height），透過X光測量髕骨的高度。一般的測量法叫做Insall-Salvati法，由髕骨上緣（LP）與髕骨下緣至脛骨粗隆面上緣的距離（LT）之比（patella height＝LT／LP）而判定。Patella height的正常值為1.02±0.13，1.2以上為髕骨高位，0.80以下為髕骨低位。
此外，由於幼兒用Insall-Salvati法測量會不正確，因此使用的是中點法（譯註：F：連結股骨遠位骨端軟骨線兩端的線的中點，T：連結脛骨近位骨端軟骨線兩端的線的中點，P：髕骨長軸對角線的中點，測PT／FT，正常值為0.9～1.10）。

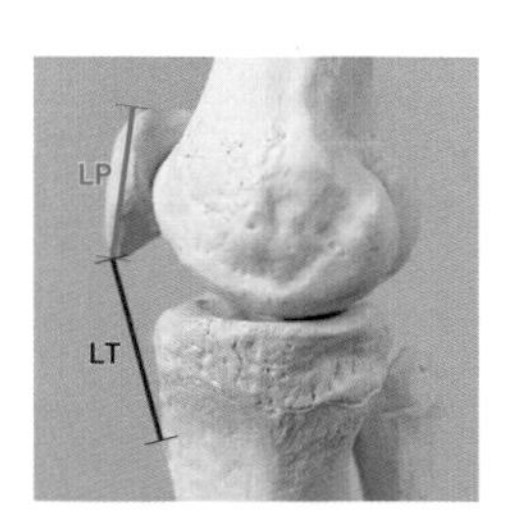

[註4]　關節的活動，指每個案例擁有的膝關節生理上的活動度。這種關節活動，就算是健康膝蓋也有個人差異。意即，健康膝蓋也分為關節活動大和小的膝蓋。

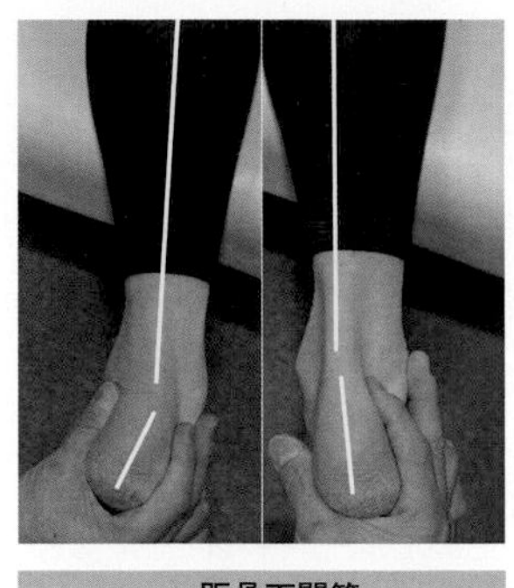

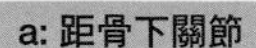

a: 距骨下關節

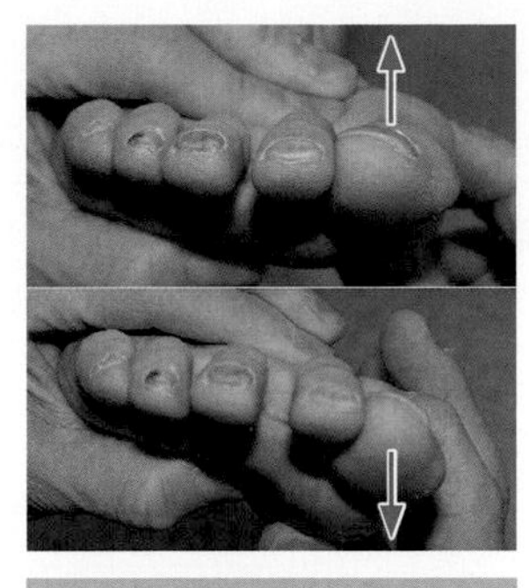

b: 第1指

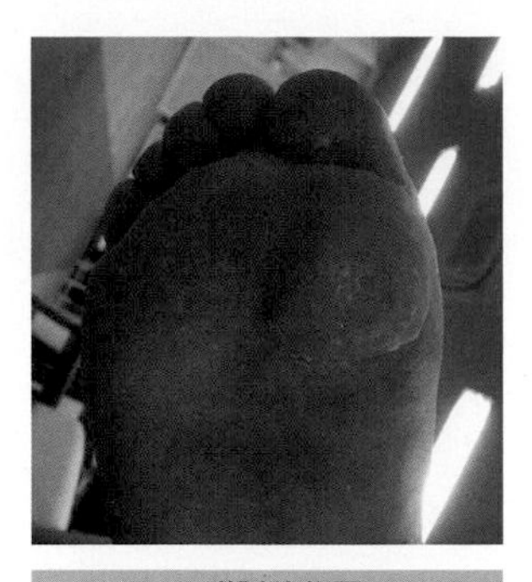

c: 胼胝的位置

圖2-59: 足部、足關節的形態及可動範圍評估

③足部、踝關節

對於足部、足關節，評估距骨下關節、第1指、橫跗關節的可動特性及胼胝的位置等項目評估（**圖2-59**）。譬如說，橫跗關節的旋前可動性較佳的情況，於站立前半期容易伴隨後足部外翻；旋後可動性較佳的情況，於站立前期容易伴隨著後足部外翻。另外，馬蹄足或第1指蹠屈變形的情況，可預測在站立末期（Terminal Stance）足部會急遽發生外翻（只不過，有時候也會維持內翻抬腳）。另外，有胼胝的情況，可預測對於該部位的足底壓力增大及產生剪應力。

2） 站姿排列評估

在負重姿勢，要評估站姿的排列。從後方觀察「後足部角」及「小腿踵骨角」，從前方觀察「髕骨的方向」、「足關節的距骨的內旋、外旋」、「足弓的上下高度」。筆者不會進行定量的測量，而用肉眼做定性的評估，避免對患者造成負擔（**圖2-60**）。

站姿排列，不只站姿，也與步行及快走的力學負荷有關。站姿的排列評估之中，有幾個反映在步態的項目，因此了解何種項目反映步態的「何種時期」的「何種情況」，在進行動作分析上也有所助益吧。

尤其了解各評估項目反映了步態的「何種時期」，在觀察動作時很重要。「後足部角」、「小腿踵骨角」、「站姿的髕骨方向」為站立前半期反映的項目，「足關節的距骨的內旋、外旋」、「足弓的上下高度」為站立後半期反映的項目，要銘記在心。筆者面對所有的案例，必定會做這些負重姿勢的排列評估。

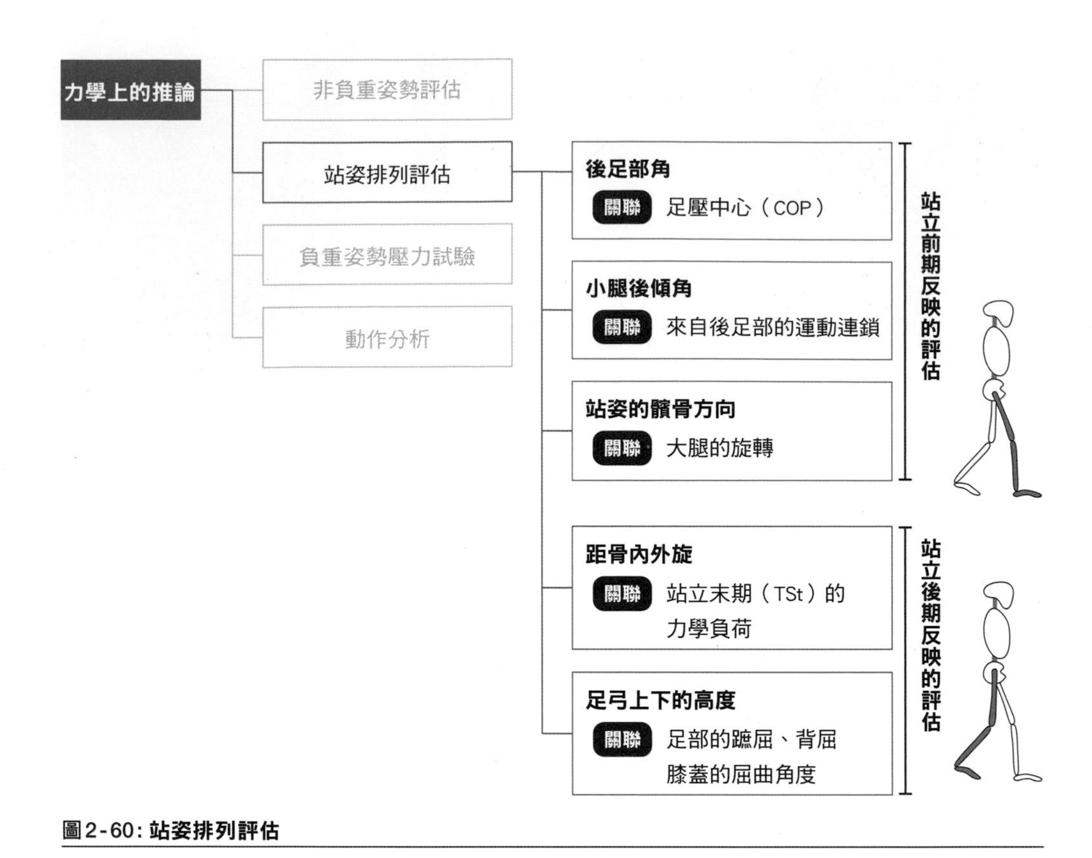

圖2-60：站姿排列評估

接下來說明站立前期所反映的項目。

①站立前期所反映的項目

「後足部角」、「小腿踵骨角」、「站姿的髕骨方向」是反映在站立前期的項目。

i）後足部角

後足部角表示踵骨對於地面的傾斜角度，從後方觀察，進行評估（圖2-61）。筆者不會親手測量，不過會像「內翻4度、外翻10度」這樣以肉眼來判斷，並註明數值。或許有人會對肉眼判斷抱持疑問，譬如說，內翻4度和5度的差異在臨床上沒有太大的意義。筆

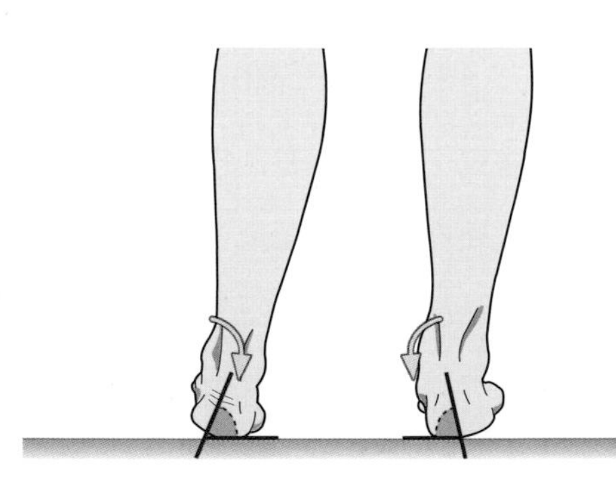

圖2-61：後足部角

與站立前期的後足部擺位及足壓中心（COP）有關。

者認為更重要的是，只要了解大致上大概多少度、往哪個方向傾斜就足夠了。譬如說只要註明「外翻10度」，患者下次複診時，就算不用檢查，也曉得後足部相當往外翻。也就是說，比起經常定量化，要著重於定性化〔註5〕。關於後述的排列評估也是同樣的作法。

另外，**後足部角與站立前期的後足部擺位及足壓中心（center of pressure:COP）有關**。由於與站立前期有關，與後期無關。譬如說，在站姿後足部過度內翻的人，著地時也必定會內翻，前期的足壓中心移動至外側。

ii）小腿踵骨角

小腿踵骨角（leg heel angle:LHA）指踵骨與小腿連結的角度（**圖2-62**）。這也和後足部角的作法同樣如「內翻4度、外翻10度」一樣，以肉眼測量，註明數值。

雖然小腿踵骨角與後足部角類似，卻具有完全不同的意思。為了理解這件事情，請看**圖2-62**。**圖2-62**a，後足部角外翻，小腿踵骨角也跟著外翻。另外，**圖2-62**c，後足部角內翻，小腿踵骨角也跟著內翻。不過在**圖2-62**b中，即使後足部角內翻，小腿踵骨角也外翻。實際上如**圖2-62**b所示，後足部角與小腿踵骨角相反的案例最常見，變形性膝關節炎的許多案例都擁有這種擺位。

小腿踵骨角，在站立前期反映了後腳跟與小腿的關係，也與這個時期從足部開始的運動連鎖有關。譬如說，倘若小腿踵骨角外翻，於站立前期的足關節內側會伸長，外側則承受壓縮負荷，對於與此有關聯的運動連鎖往上產生影響。

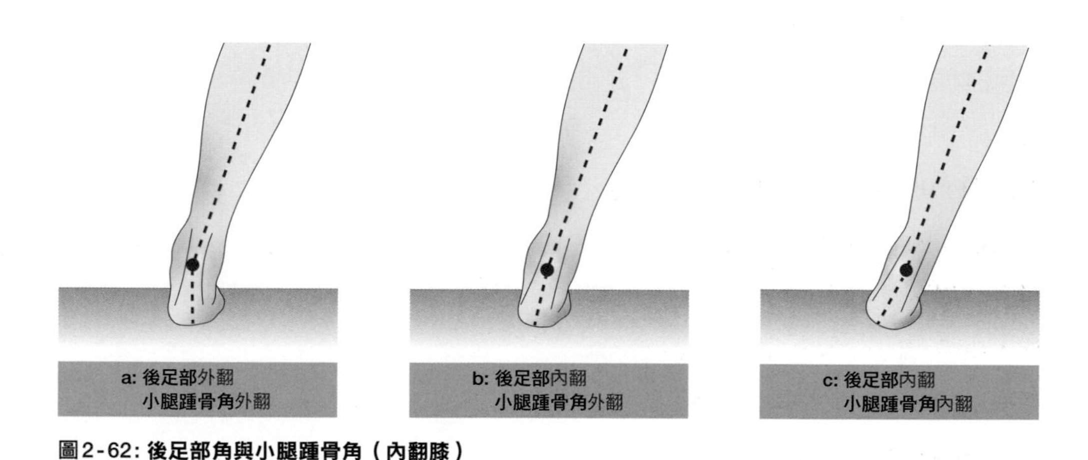

圖2-62: 後足部角與小腿踵骨角（內翻膝）

[註5]　當然正確地測量也很好。只不過測量每一名患者，在臨床上的時間會不夠用。考量臨床的意義，臨機應變進行判斷，是筆者的想法。

另外，小腿踵骨角的外翻，是代表小腿內側疼痛的脛前疼痛（shin splints）及外脛骨異常等引起足部外翻障礙的主因。

iii）站姿時髕骨的方向

髕骨的方向，在自然站立的狀態從前方觀察（圖2-63）。髕骨的方向，也如同後足部角及小腿踵骨角一樣，如「內翻5度，外翻10度」，用肉眼判斷，註明數值。

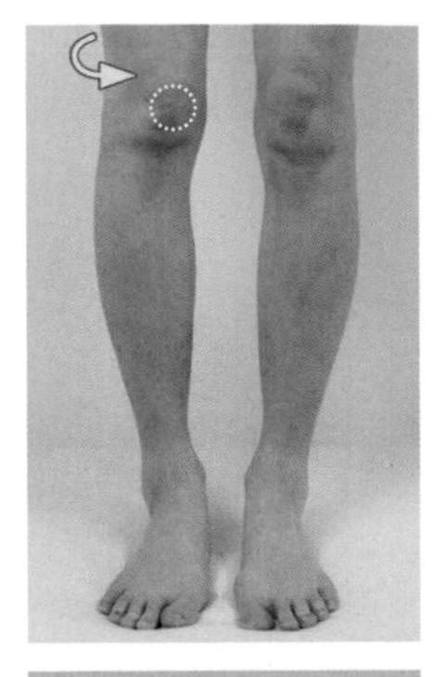

a: 斜膝

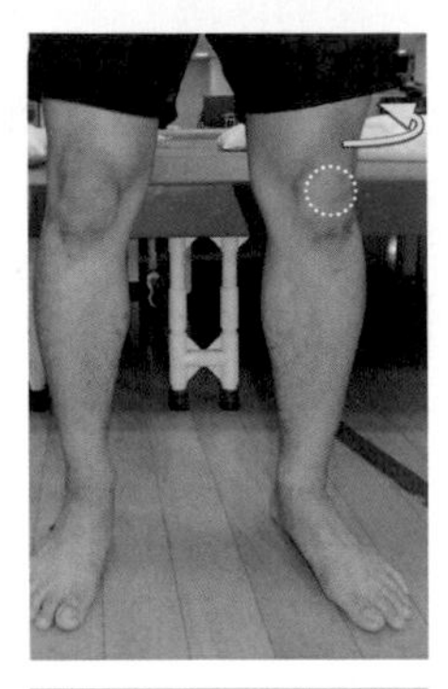

b: 髕骨的過度外旋

圖2-63：站姿時髕骨的方向

與站立前期的大腿旋轉有關

在自然站姿的髕骨方向，反映了步行站立前期的髕骨方向。譬如說，在自然站姿時髕骨朝向內側的人，在站立前期也必定伴隨斜膝。只不過與後期不相關。另外，有斜膝的人，大腿會過度內旋，因此膝關節也不例外地會過度外旋。關於斜膝，請參照第71頁的〈專欄：斜膝〉。

相對而言，在自然站姿時髕骨朝外的人，就算在站立前半期，髕骨也會朝外。另外，站立前半期的膝關節外翻力矩增加，髂脛束及股外側肌、外側腿後肌群的肌僵直亢進的例子也很常見。

②站立後期所反映的項目

「足關節的距骨的內旋、外旋」、「足弓的上下高度」是反映在站立後半期的項目。

i）距骨的內旋、外旋

關於距骨的內旋、外旋的評估，由於缺乏指標，難以數值化，況且是令人難以理解的評估。然而，由於與膝關節的過外旋大大有關，在臨床上的意義極大，是無法省略的評估。

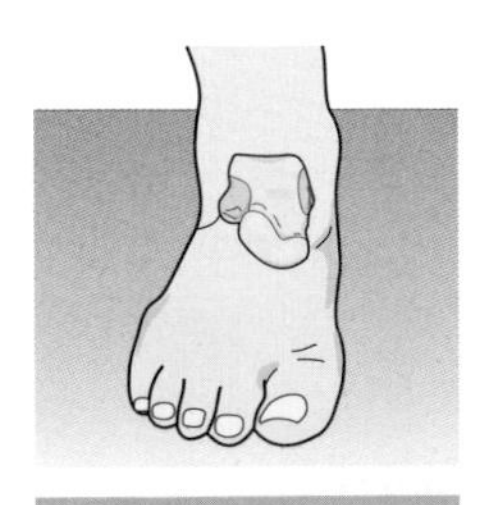

a: 正常

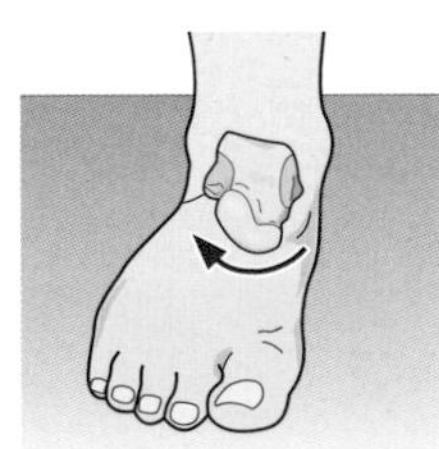

b: 外旋

圖2-64：距骨外旋的足部

筆者長年以來，看診過不分男女老少

的許多膝關節，從其臨床經驗，逐漸了解膝關節的旋轉與距骨的內旋、外旋之間擁有高度關聯性。**所謂距骨的內旋、外旋並非表示距骨的空間位置，而是以內旋、外旋的狀態表示與脛骨下部之間的關係**（圖2-64）。尤其許多高齡者都有膝關節的過外旋，筆者認為作為主因，必須牢記也有距骨的外旋變形（參照第131頁）的情況。

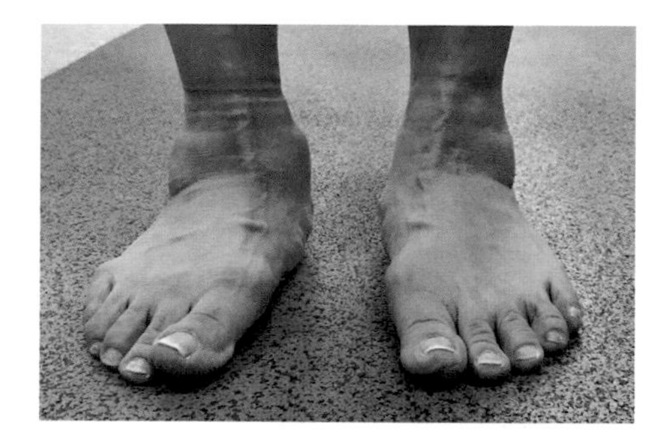

圖2-65：常見於變形性膝關節炎的足部形態

如圖2-65介紹的足部，經常在高齡者身上見到，這種足部可說是伴隨扁平的距骨外旋。由於**距骨的外旋變形與膝關節疾患之間的關聯性極高，因此在第5章會仔細講解**（參照第295頁）。

距骨的內旋、外旋的評估，筆者也會用肉眼判斷評估。把平均的健康足設為基準1到10中的5，從前方觀察足部時，距骨比起基準值5（健康足）更為外旋的情況就調大數值，有距骨內旋的情況就調小數值註明（圖2-66）。這種評估方法的問題是，倘若沒有看過一定數量的腳，會難以判斷當作基準的足部，同時也會不曉得如何註明數值，不過筆者會用這種方法對足弓做定性的評估[註6]。如這種方法的益處，是透過累積從前方診斷距骨外旋的經驗，看診時能可時常聯想到距骨的內旋、外旋排列為原因的負荷對於臨床症狀帶來的影響。

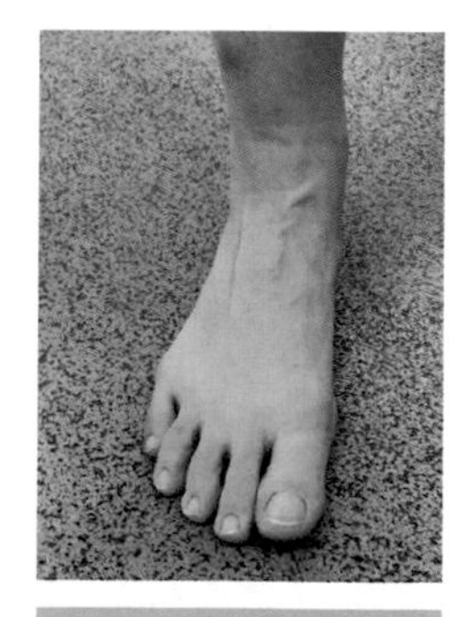

a：正常（5）

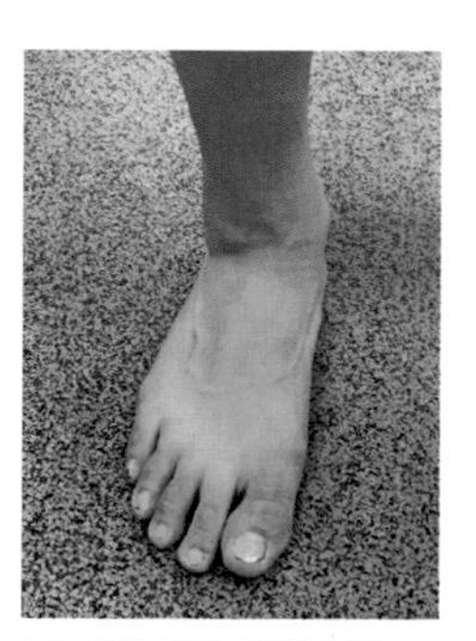

b：輕微的距骨外旋（6～7）

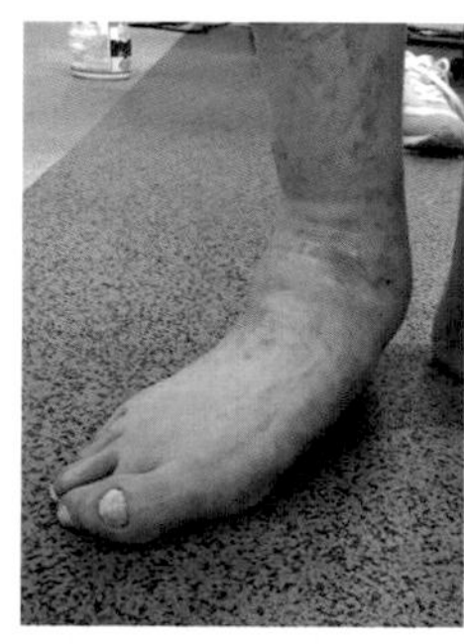

c：嚴重的距骨外旋（8～10）

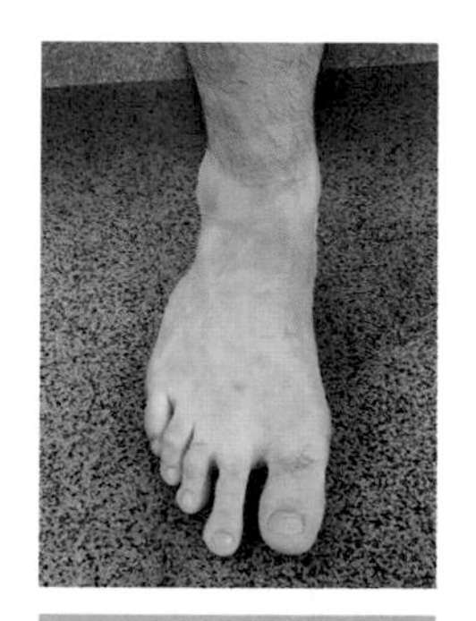

d：距骨內旋（3～4）

圖2-66：距骨的內旋、外旋的評估

[註6]　也許有批評指出「無重現性」，不過筆者長達約30年的臨床經驗中，感受到此評估方法的實用性。在筆者的臨床上，所有患者的評估結果都會用這種方法註明數值。

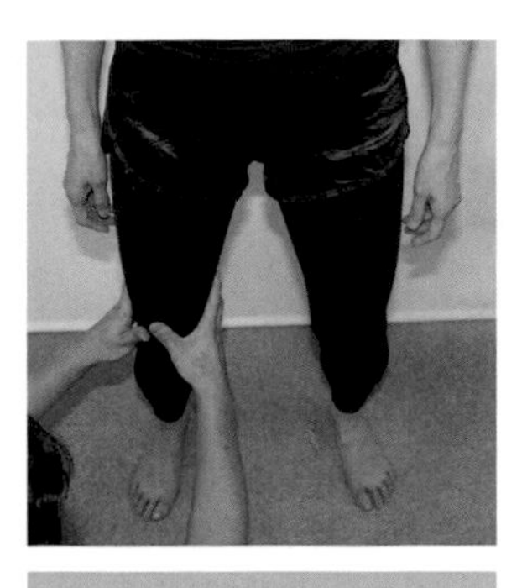

a: 起始擺位

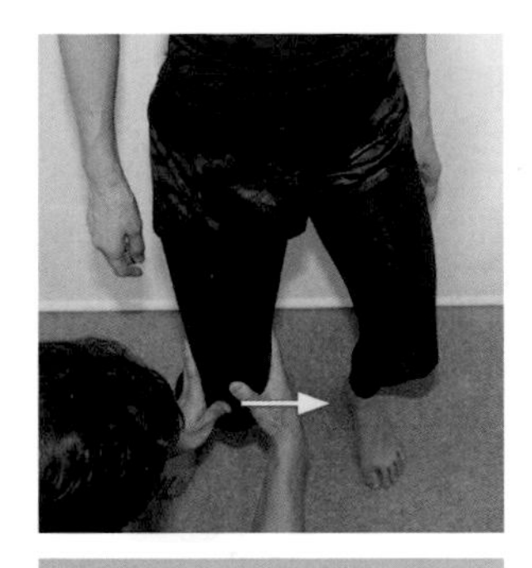

b: knee-in試驗
（膝關節的外翻、外旋、屈曲）

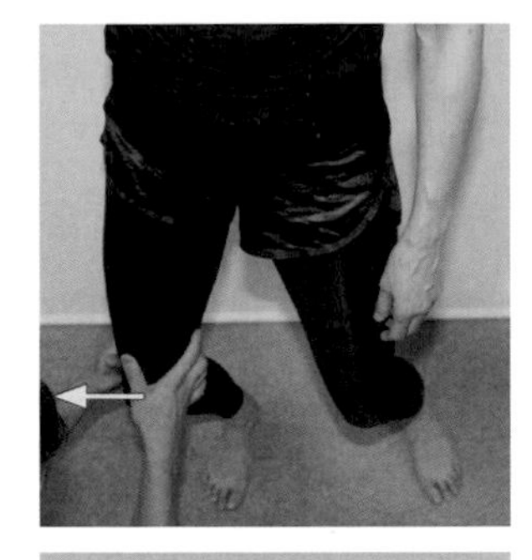

c: knee-out試驗
（膝關節的內翻、內旋、屈曲）

圖2-73: 雙腳站立的knee-in・knee-out試驗

雙腳與肩同寬站立，膝蓋微微屈曲的狀態，對於膝蓋施加往內側（knee-in）與外側（knee-out）的負荷，引發疼痛及異樣感的試驗。

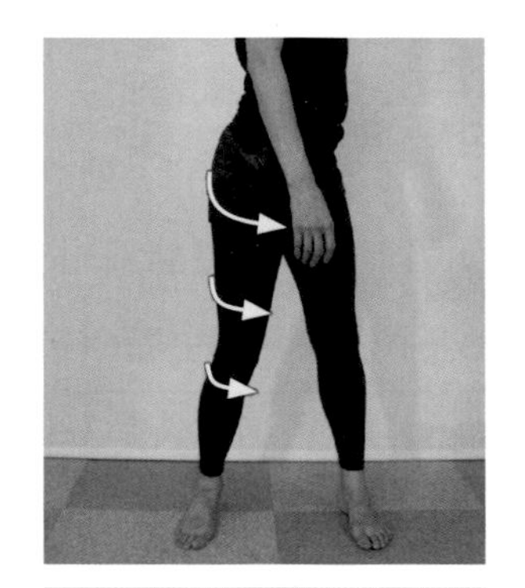

a: 前向旋轉
（膝關節的外旋、外翻、屈曲）

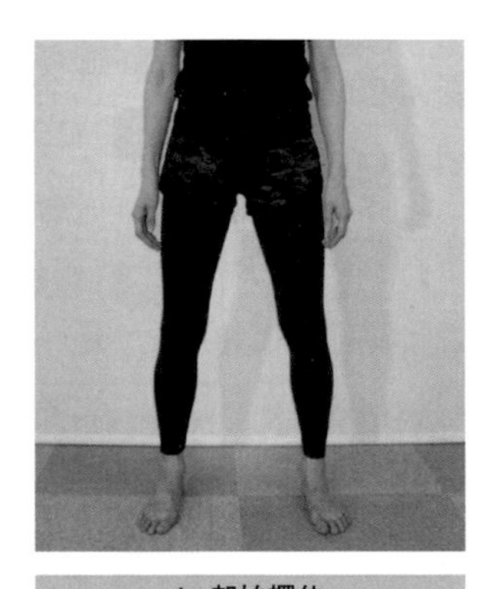

b: 起始擺位
（與肩同寬站立）

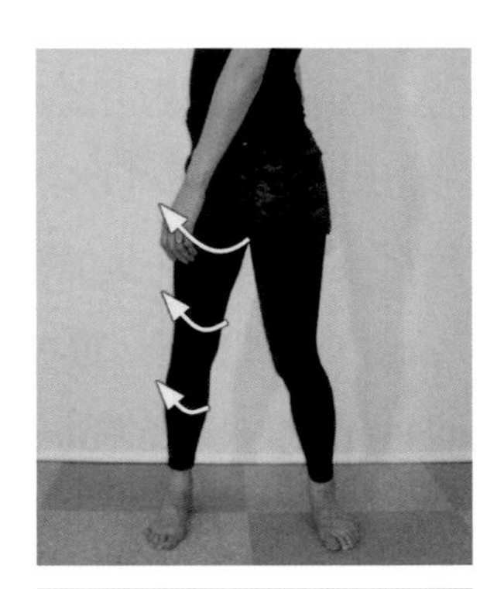

c: 後向旋轉
（膝關節的內翻、內旋、伸展）

圖2-74: 旋轉試驗（前向及後向）

雙腳與肩同寬站立，膝蓋打直的狀態做前向旋轉、後向旋轉，引發疼痛及異樣感的試驗。

②旋轉試驗

旋轉試驗，是雙腳與肩同寬站立，膝蓋伸直的狀態往前面旋轉、後面旋轉，以引發疼痛及異樣感的試驗（圖2-74）。以右腳思考的情況，前向旋轉（往左旋轉），伴隨膝關節外旋及外翻、屈曲。反過來說，後向旋轉，伴隨膝關節內旋及內翻、伸展。這種試驗也會加入膝關節往三個平面的關節運動，不過主要的負荷為旋轉負荷造成的。譬如說，前向旋轉時會伴隨膝關節外旋、外翻、屈曲，但主要還是外旋。基於這些現象，與試驗時的症狀對照，以推測疼痛原因的力學負荷。

如前述，膝關節的旋轉障礙大多由外旋造成，內旋造成的障礙相對罕見。因此，進行這種試驗時的大多疼痛都在前向旋轉時發生。譬如說，即使為變形性膝關節炎及內側半月板損傷的案例，儘管伴隨外翻、屈曲，前向旋轉時會引發疼痛。理由並非是外翻、屈曲造成的反應，而是因為外旋負荷而有所反應。

另外，後向旋轉時有時也會引發疼痛，不過大多為過度伸展造成的疼痛。因此後向旋轉會痛的情況，常有稍微彎曲膝蓋進行這種試驗，就不會引發疼痛的情況。即使如此仍引發疼痛的情況，推測疼痛的原因是內翻負荷，採取綜合性檢證。

③交叉繞圈及側步繞圈試驗

交叉繞圈及側步繞圈試驗，如圖2-75在定點周圍往右、往左繞圈以對下肢施加力學負荷，引發疼痛及異樣感的試驗。以右腳為基點向右繞圈時，與交叉步同樣對下肢施加力學負荷，筆者因此命名為交叉繞圈；向左旋轉時與側步同樣對下肢施加力學負荷，因此命名為側步繞圈試驗，在臨床上予以執行。乍看之下只單純在繞圈子，不過兩種試驗在步態週期的前期、後期中承受的力學負荷不同，因此是臨床上泛用性最高

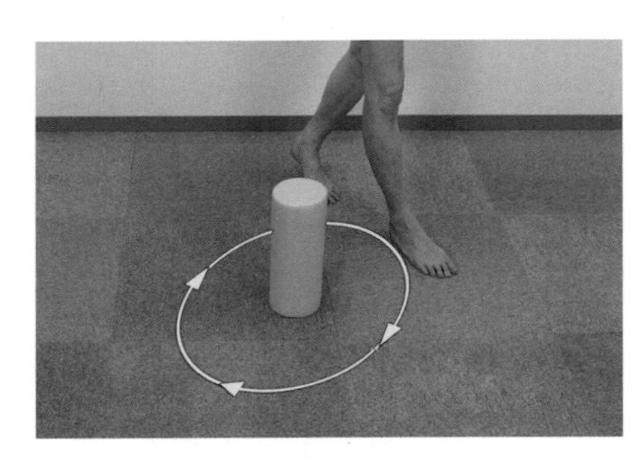

圖2-75: 交叉繞圈及側步繞圈試驗

在定點的周圍往右繞圈、往左繞圈以給予下肢力學負荷，誘發疼痛及異樣感的試驗。

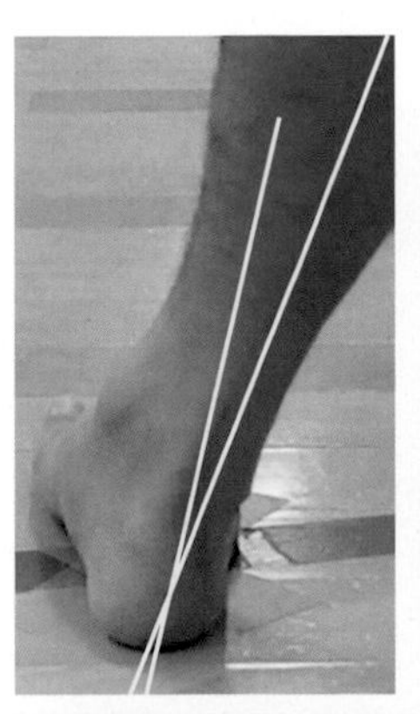

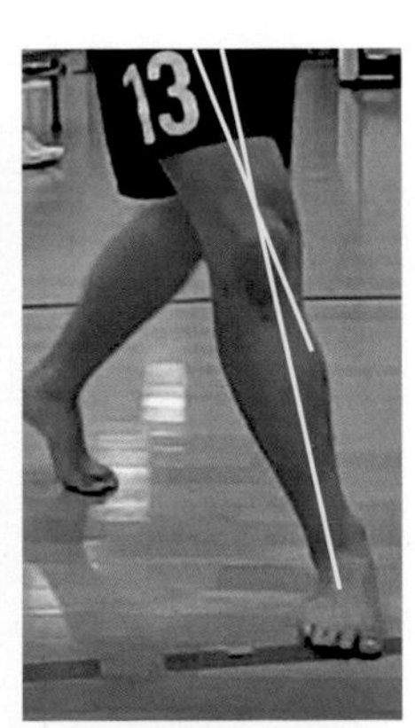

a: 交叉繞圈（前期）

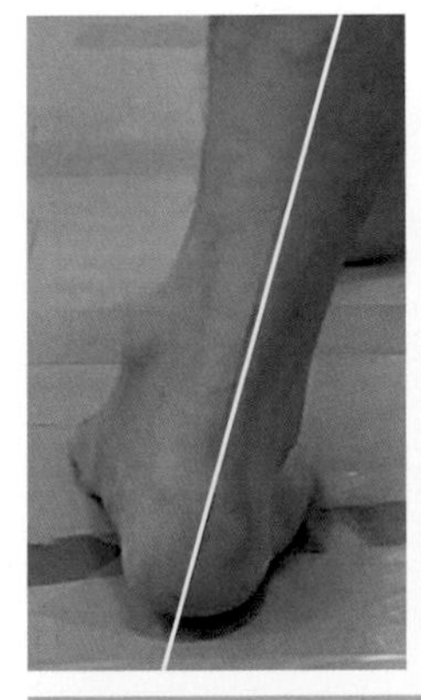

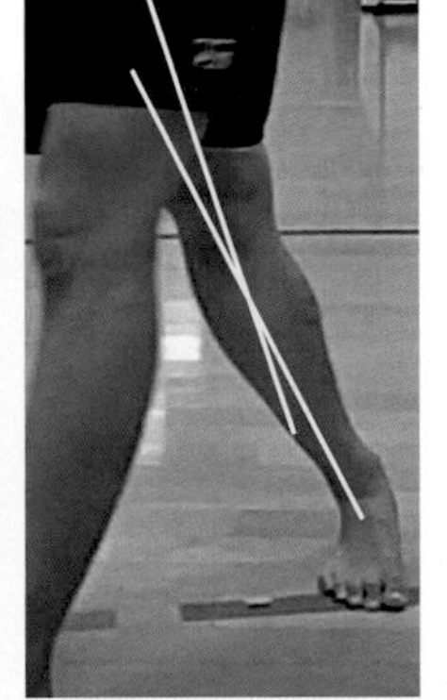

b: 交叉繞圈（後期）

圖2-76: 交叉繞圈試驗

前期：足壓中心外移，距骨下關節旋前，膝關節外旋、外翻。
後期：足壓中心外移，距骨下關節旋前，前足部內翻，足關節背屈（明顯），膝蓋內翻。

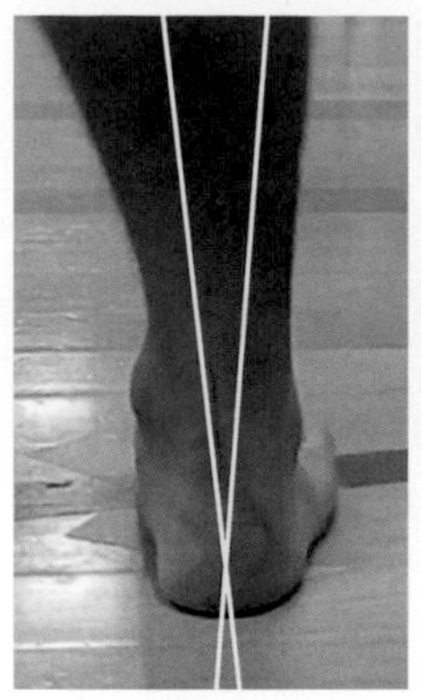
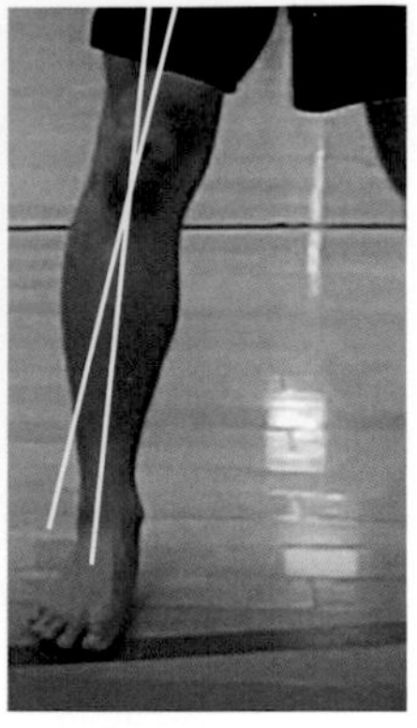
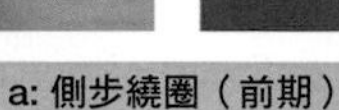

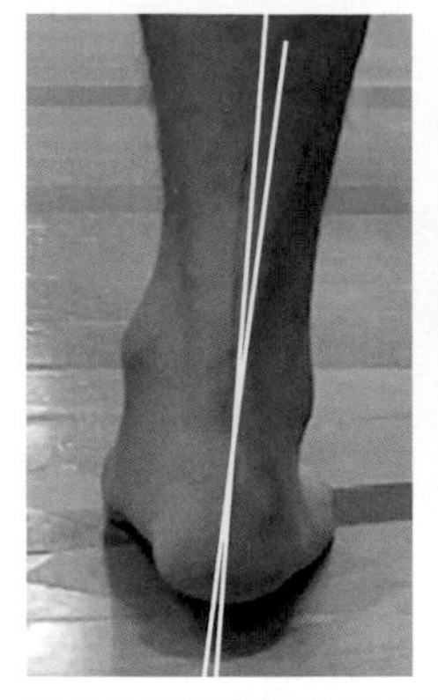
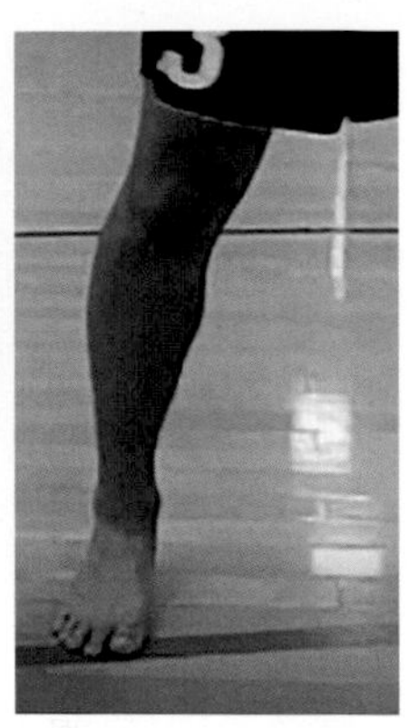
b: 側步繞圈（後期）

圖2-77：側步繞圈試驗

前期：足壓中心內移，距骨下關節旋後，膝關節內旋、內翻。
後期：足壓中心內移，距骨下關節旋後，前足部外翻，足關節背屈（不明顯），膝蓋外翻。

的試驗。

交叉繞圈的前期，伴隨膝關節的外旋、外翻，足壓中心（COP）外移及距骨下關節（subtalar joint:STJ）旋前。此外，後期則伴隨膝關節內翻、COP外移及STJ旋前，加上伴隨前足部內翻，足關節背屈變大（圖2-76）。在側步繞圈的前期，伴隨膝關節外翻、COP內移及STJ旋後。另外，在後期則伴隨膝關節外翻、COP內移及STJ旋前，以及前足部外翻，足關節蹠屈角比起交叉繞圈還小（圖2-77）。

基於施加這種力學負荷，留意哪種旋轉的哪種時機會疼痛，以推測造成疼痛原因的力學負荷。一般而言，在交叉繞圈疼痛的案例較多。筆者的感覺的其理由是，交叉繞圈的外旋負荷大是最主要的原因〔註9〕。

Pass: KJ2304

網路影片5 **交叉繞圈及側步繞圈試驗**

觀賞交叉繞圈及側步繞圈試驗的影片。

[註9]　交叉繞圈中的站立前期，側步繞圈中的站立後歧，會產生膝關節外旋負荷，不過側步繞圈時的負荷並不強。

4）動作分析

對於膝關節疾患的案例進行動作分析時，只關注膝蓋也看不清楚本質。重要的是綜合性地評估步行時的體幹、重心的移動等，從其中解讀對於膝關節施加的力學負荷（圖2-78）。

其實筆者的真本事在於動作分析。只不過，動作分析極其難以用言語說明。另外，僅憑書籍提供的資訊，或許令人難以理解動作分析的精髓也說不定。話雖如此，盡可能口頭說明，理解能言語化的要素很重要。尤其**在臨床上進行動作分析時，最好可以理解「倒擺理論」、「體幹的觀察方式」、「關節排列」**。理解這些知識以後再實踐動作分析，與在渾然不知的情況下實踐，分析的意義和結果將截然不同。基於這些想法，筆者在本節彙整最重視的事項。

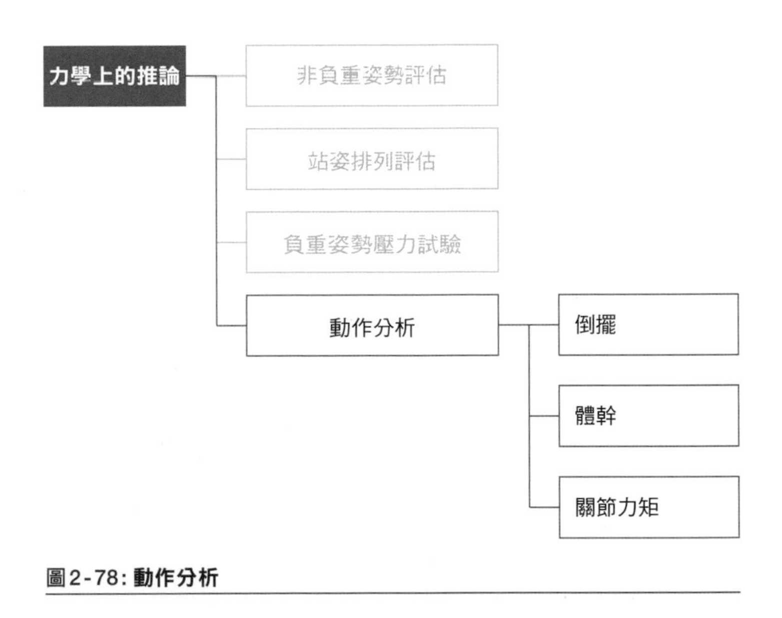

圖2-78：動作分析

①容易犯下的三種過錯

由於膝關節為中間關節（譯註：日本治療師有時會如此稱呼膝關節。），常有以力學思考，以力學治療的作法。另外，這類講習也很常舉辦。不過，筆者認為這麼做在臨床的過程上完全不夠。此外，幾乎沒有僅憑力學而在臨床上大幅提昇成果的人。至少筆者不曾見過。這並非表示力學的推論是徒然的。力學推論在臨床上很重要，但筆者認為倘若不了解其過程中關於接下來所述的「容易犯下的三種過錯」，便難以將力學推論活用在臨床上。

下述為在臨床上容易犯下的三種過錯。

●找到異常，對其異常進行治療。

●掌握動作的狀態，對其狀態的異常進行治療。

●由於膝蓋有異常，只觀察膝蓋。

為什麼會犯下這種過錯呢？列舉易懂的例子，進行說明。

不可以只找出異常

為了理解第一項「容易犯下的過錯」的意思，舉個淺顯易懂的例子。首先請閱讀下述案例。

案例：

從步行時膝蓋內側疼痛的 16 歲女性的動作分析來看，可看出如圖 **2-79**a 伴隨斜膝的情況。

因此，為了維持足弓內移，製作足弓墊，同時為了讓斜膝改善，進行髖關節外旋肌及膝關節內旋肌的肌力運動。

其結果，大幅改善步行時的斜膝，步行時的疼痛也緩解了。

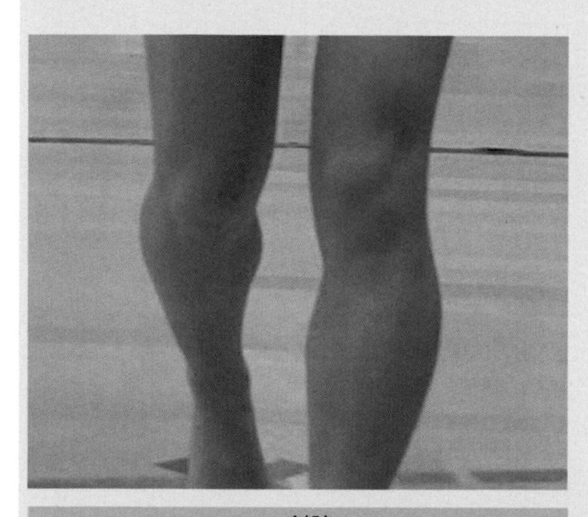

a: 斜膝

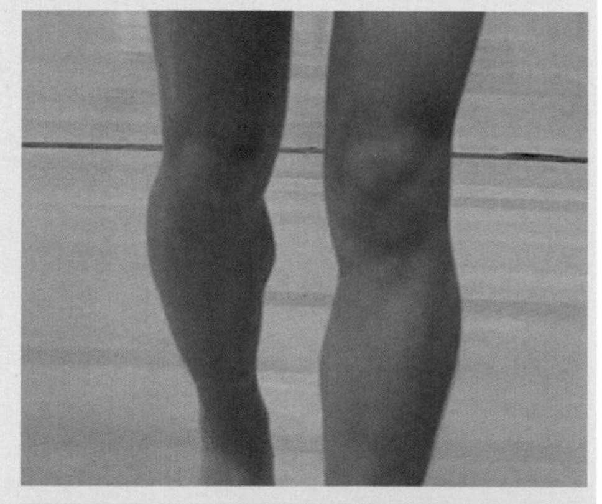

b: 斜膝獲得改善

圖2-79: 乍看之下正確的力學評估

這一連串的流程，乍看之下是正確的。不過筆者認為僅憑這個過程絲毫不足夠。同時，可推測按照此力學推論過程進行治療的治療人員，不會得到良好的臨床結果。因為，**僅憑這個推論過程不曉得「疼痛的發生源為何」**。也就是說，光靠這個過程，就像在打一場不曉得敵人是誰的戰鬥。

來思考一下這個案例吧。倘若是與斜膝有關的組織發生疼痛，僅憑這個過程就能就得以改善。不過，若是與斜膝無關的組織發生疼痛的情況，症狀就不會改善了。這個案例是16歲女性，不過這個年齡的女性超過一半有斜膝。不過大多數16歲女性都沒有膝蓋疼痛的症狀（至少問題不會嚴重到得看醫生）。

從上述說明，是否能讓人了解**光改善從動作分析發現「不尋常」的異常並不足夠**呢？加上筆者反覆強調的「臨床上，進行組織學的推論以後再做力學上的推論」步驟上原則的重要性，讀者想必能再度理解。從這個情況來看，從動作分析找出「不尋常」的異常，對於其異常進行治療，是力學上推論容易犯下的錯誤之一，請牢記。

不可以只掌握動作的狀態

筆者覺得，從以往的動作分析，大多只對於站立期的某種狀態分析姿勢變化及身體各處的局部變化。譬如說，關於步態的文獻及書籍中記載的「裘馨氏步態（Duchenne gait）」、「全碟倫伯格氏現象（Trendelenburg sign）」、「臀大肌步態（gluteus maximus gait）」、「骨盆上揚（hip hiking）」、「膝關節後頂（back knee）」等特徵，終究只是步態週期中剎那間引起的姿勢變化及動作特性。

從動作分析找出異常部位施加的力學負荷的過程中，端看其力學負荷出現於步態週期的何種時期，在臨床上代表的意義截然不同。因此在臨床上，必須掌握實際的動作中各種姿勢變化及局部變化在何種時期出現。同時，端看步態及步行的時期，會承受截然不同的力學負荷。譬如說，在站立前期膝關節過度外翻，後期則過度內翻的情況並不少見。因此進行動作分析時，必須觀察步態及步行的每個時期。

接下來說明關於步態及步態週期的重點。**圖2-80**是步態各期。筆者至今約對10萬人進行案例的步態分析。從此臨床經驗來看，**與障礙相關的力學負荷大多在站立前期的承重反應期（Loading Response）與站立後半期的站立末期（TSt）發生**。因此，觀察對於障礙局部造成影響的力學負荷，是在承重反應期（LR）與站立末期（TSt）的其中哪一個時期發生是很重要的。

從上述說明可了解，請牢記從動作分析只掌握「動作的狀態」，對其異常進行治療，是用力學推論容易犯下的過錯之一。

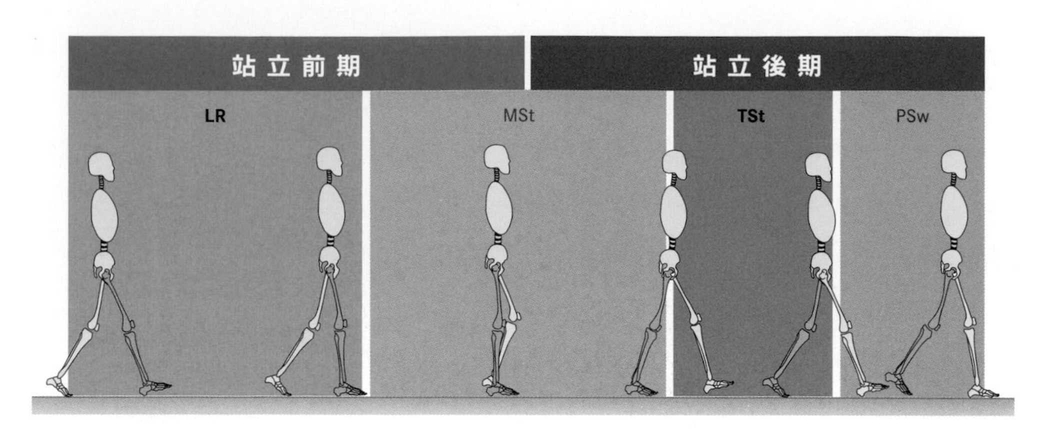

圖2-80：步態週期

感受、牢記步態週期。

不可以只觀察膝蓋

對於膝關節疾患的案例進行動作分析時，總是容易把注意力放在膝關節上。只不過，即使疼痛要因的力學負荷施加於膝關節的情況確實存在，必須了解只觀察膝關節的動作是無法改善疼痛的。因為，約占70%的體重、骨盤以上的質量[11)]「以何種形式、在何處承重」這種情況，就算說力學負荷在支配也不為過。因此，必須經常聯想全身與障礙部位，以掌握障礙的部位。

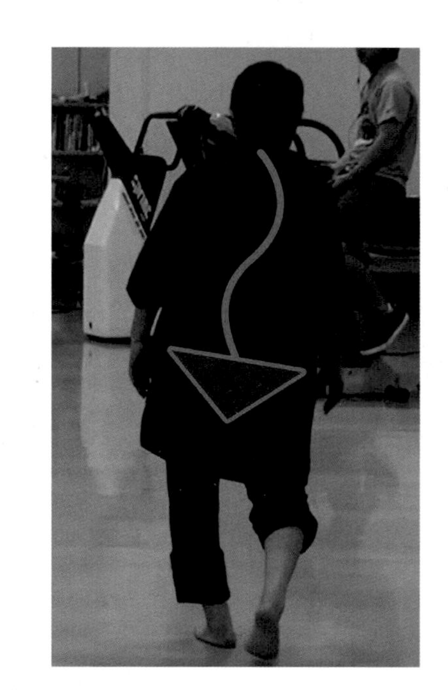

圖2-81：體幹過度位移的高齡者

譬如說，如圖2-81，有些高齡者的體幹嚴重歪斜。假設您的體幹歪斜得如此嚴重，若是被要求「請走10公里」，會有什麼結果呢？想必不可能有精神地走完全程吧。身體一定會感到某個地方疼痛。因為，倘若以體幹歪斜的姿勢持續活動，力矩會對於下肢及腰部施加莫大的負擔〔註10〕。因此，在膝蓋疼痛的案例中，從全身找出疼痛原因的力學負荷發生的理由是很重要的。

[註10]　關於體幹姿勢與力矩之間的關係，在後述的「倒擺理論（第91頁）、體幹的觀察方法（第98頁）、關節力矩（第102頁）」各節會詳細說明。

從以上說明可了解，即使膝蓋有障礙，只觀察膝蓋的推論過程難以導出結果，要牢記這個情況是力學上的推論容易犯下的過錯之一。

另外，「診斷疼痛部位（膝關節）的動作分析」與「找出疼痛原因之惡化因子的動作分析」，兩者的目的截然不同，仔細理解這點以後再進行動作分析非常重要。

②根本的概念（倒擺理論）

筆者認為改善步行動作，達成下列三種功能很重要。

【站立前期】體幹正好位於支撐基底面中心（入谷式「桿子理論」）。

【站立後期】髖關節、膝關節伸展。

【整體步態】身體以擺錘運動的形式順暢地讓重量轉移。

接下來針對每一個項目仔細說明。

◆站立前期，體幹筆直地位於支撐基底面的中央（入谷式「桿子理論」）

第一項是在站立前期，體幹筆直地位於支撐基底面的中央。

如圖2-82a，從桿子正上方施加重量，桿子不會承受彎曲及旋轉的負重。相對而言，如圖2-82b，倘若並非從桿子正上方施加重量，桿子就會承受各式各樣彎曲及旋轉的負荷。這就叫做「入谷式『桿子理論』」。

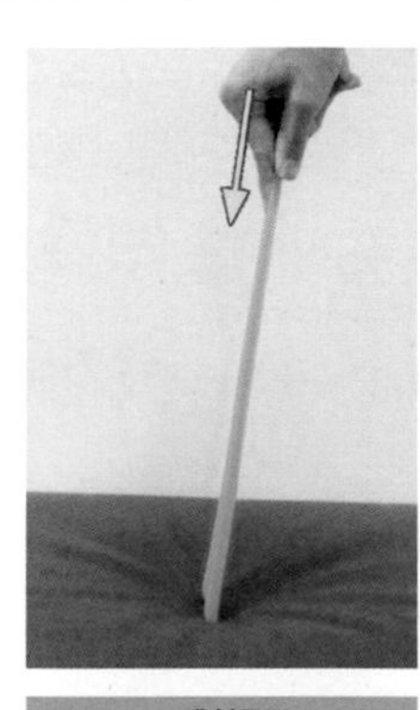

a: 對桿子
筆直地施加負重

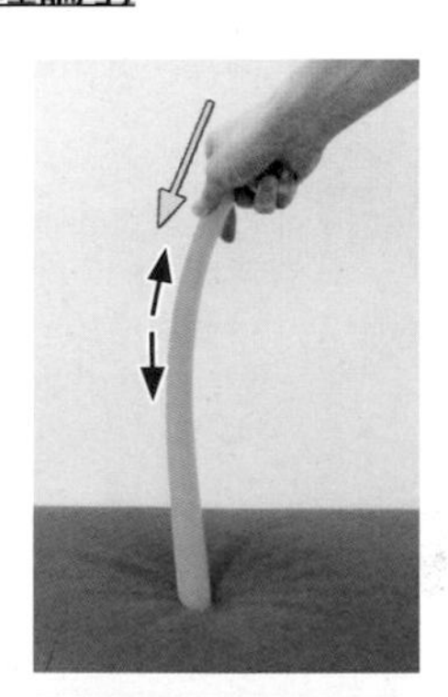

b: 對桿子
斜向施加負重

圖2-82: 入谷式「桿子理論」

筆直地施加負重，桿子不會彎曲（a）。但如果斜向施加負重，桿子就會彎曲或旋轉（b）。

人的下肢也可說是同樣的情況。倘若重量沒有恰好位於腿的上方，也就是位移，也會對身體造成異常的力學負荷。因此，在最容易產生衝擊的站立前期，重量佔最多的體幹筆直地位於支撐基底面的中央是很重要的。

Pass: KJ2304

網路影片 6　單腳平衡的學習運動

只要體幹位於支撐基底面，身體重心的位置就會在最高處。由於這件事在臨床上也具有重大意義，因此觀賞影片，學習關於站立方式的運動吧（圖2-83）。

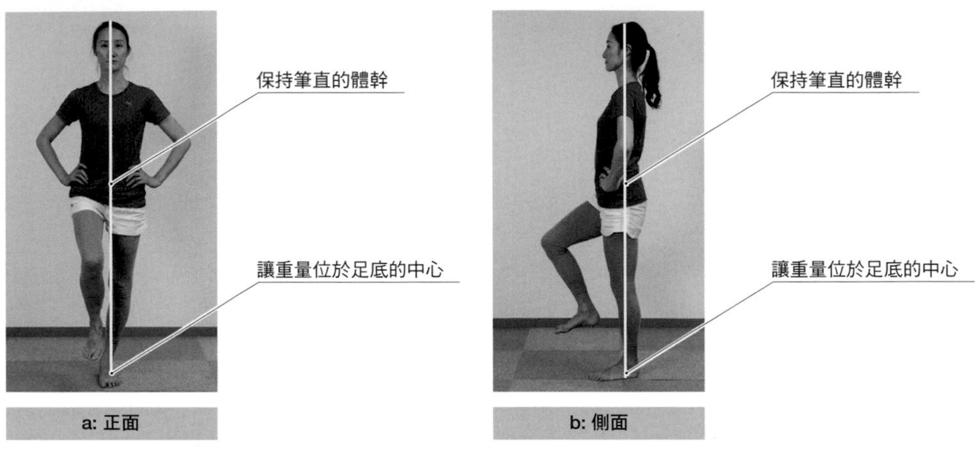

圖2-83: 單腳平衡的動作學習運動

看鏡子實行。

學習①：保持筆直的體幹。
重點在於治療師評估體幹的擺位、如何指導。
學習②：以重量位於足底中央的想像站立。
重點也在於治療師評估體幹的擺位、如何指導。

◆站立後期，髖關節、膝關節伸展

第二項是在站立後期，髖關節、膝關節會伸展。

所謂「步行」，歸根究柢是讓位於雙腳上的體幹即重量往前方推進的動作。在站立前期的承重反應期（LR）支撐體重以後（圖2-84a），體幹位於腳的正上方，此時身體重心也達到最高的位置（圖2-84b）。接下來，一邊讓達到最高處的身體重心往下移動，一邊讓體幹往前移位（圖2-84c）。這是效率最佳的步行。

為了讓達到最高處的身體重心往下移動，同時有效率地讓體幹往前方推進，於站立末期（TSt）髖關節伸展、膝關節伸展很重要。這種「一邊讓身體重心向下移動，一邊讓體幹往前方推進」的概念，似乎有許多治療師難以理解。希望您能確實理解這種功能，請看圖2-85。如右側插圖所示，身體重心達到最高處且身體能筆直站立，就能一邊利用位能，一邊以最低的能量往前方移動。接下來，站立末期（TSt）

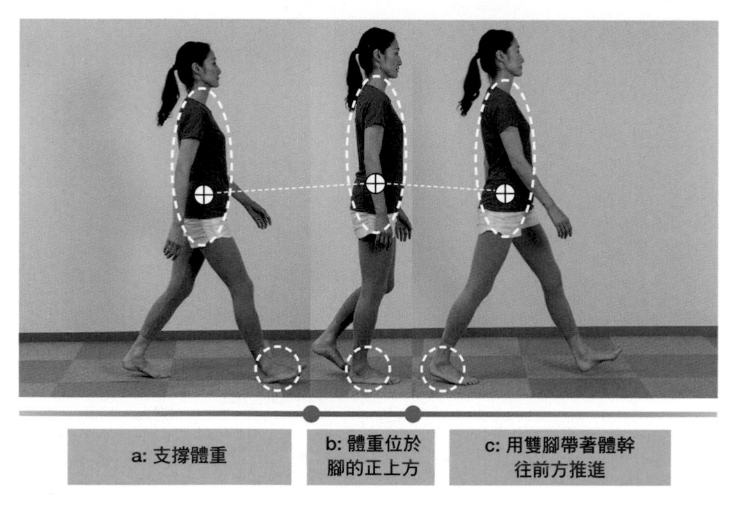

圖2-84: 所謂步行

所謂「步行」，歸根究柢是讓位於雙腳上的體幹即重量往前方推進的動作。

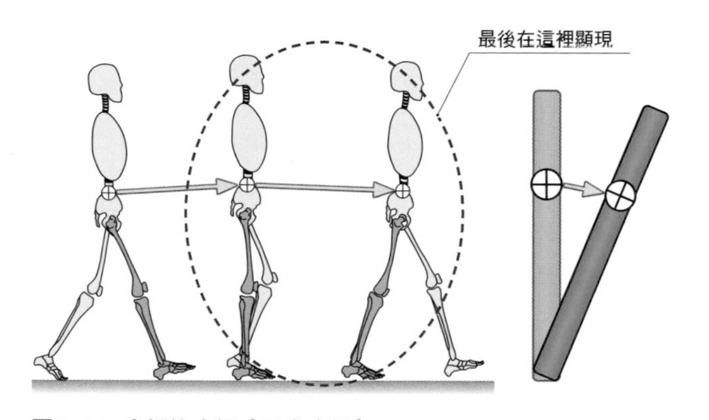

圖2-85: 良好的步行（正常步行）

讓體幹流暢且有效率地移動，可說是良好的步行（正常步行）。

伴隨髖關節伸展、膝關節伸展的離地，可達成更進一步提升的效率性推進功能。

達成此第二種功能，可說是最為重要的力學上治療也不為過。原因是，要達成這種功能，並不只要改善站立末期（TSt）即可。因為第一項「站立前期，體幹筆直位於支撐基底面的中央」之功能，與其後說明的第三項「身體以擺錘運動的形式順暢地讓重量轉移」功能，這兩者都非得改善不可。

由於在站立前期的體幹沒有位於恰好的位置，身體重心就無法達到最高處，因此在站立後期就無法利用位能有效率地向前方移動。麻痺性疾患的步行就是最容易瞭解的例子（圖2-86）。典型的麻痺性疾患的步態，在站立前期體幹向後負重。這是因為身體重心無法達到最高處。同時，於站立後期無法利用位能，因此身體無法往前位移。再者，由於腳從這個擺位離地，因此擺盪期無法做擺錘運動，演變成抬高運動，因而無法順利地踏出腳步。

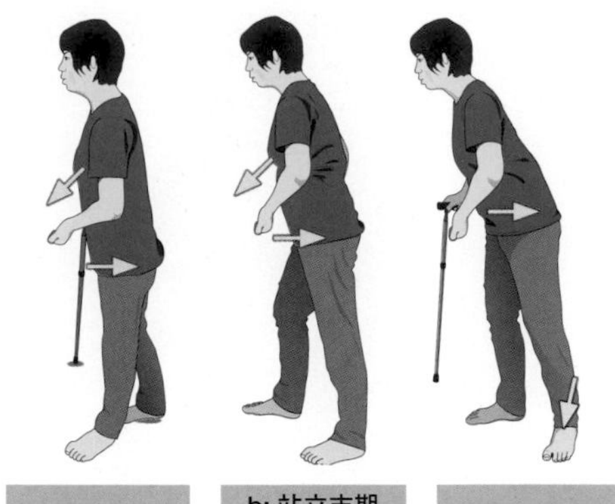

圖2-86：典型的麻痺性疾患的步態

Pass: KJ2304

網路影片7 站立後期的髖關節、膝關節的伸展

達成第二項「站立後期髖關節、膝關節的伸展」的功能，不問骨骼肌肉系統疾患、中樞神經疾患，在臨床上非常重要。來觀賞影片吧。

◆在整體步行，作為擺錘運動，身體流暢地讓重量轉移。

第三項是身體以擺錘運動的形式順暢地讓重量轉移（weight shift）。

如同庫爾特・麥聶爾（Kurt Meinel）以「流動性的動作」表示[12)]，**在步行動作中，空間上、時間上、動力學上的過程，身體以擺錘運動的形式流暢地讓重量轉移**。筆者的老師入谷誠先生（譯註：日本知名的治療師，已故。入谷式足底板療法的創始者。）也相當重視此「流動性的動作」的定義。因此在分析動作之際，邊考察妨礙流動性的原因邊進行分析很重要。

由於步行是前進運動，尤其在矢狀面的空間性過程中，掌握運動的流動性是重點。倘若在矢狀面獲得空間上的流動性，其他兩種身體平面也較容易有流動性的動作。另外，在律動、時機等時間上的過程中，流動性的動作也是不可或缺的。如果喪失時間上的流動性，身體重心往前方移動就會遭受妨礙，此時會產生彎曲力及旋轉力等力學負荷。倘若喪失空間上、時間上的流動性，由於欠缺效率，同時身體予以修正，因此會發生緊繃，在動力學的過程中也喪失流動性。經驗老道的治療師也會仔細觀察力學的過程。因此，很清楚異常姿勢肌肉緊繃發生的動作會妨礙有效率的動作。

筆者把此處說明的達成三種功能的動作，稱之為**「倒擺」**。同時，達成三種功能，在所有的案例中都相當重要。

符合「倒擺」的步行動作，在「疼痛的改善、運動功能的改善、健康壽命的延長」，在臨床上極為重要的意義。理由如下。

【疼痛的改善】

假如達成倒擺，在承重反應期（LR）中施加筆直的負重，在站立末期（TSt）便可能順暢地讓重量轉移，力學負荷會因而減少。因此只要達成倒擺，大多案例的疼痛就會當場改善。

【運動功能的改善】

由於倒擺是最有效率的運動，因此只要達成倒擺，包含運動的動作表現的身體功能就可獲得改善。因此，許多職業的運動選手造訪筆者，目的並非改善疼痛，而是為了改善動作。

【健康壽命的延長】

高齡者典型的姿勢，是體幹彎曲，髖關節、膝關節屈曲的擺位（圖2-87）。由於這種姿勢無法達到倒擺的條件，因此施加力學負荷便容易產生疼痛，或者運動功能降低，以至於行動會很辛苦。因此達成倒擺、持續下去，對於延長健康壽命是有幫助的。

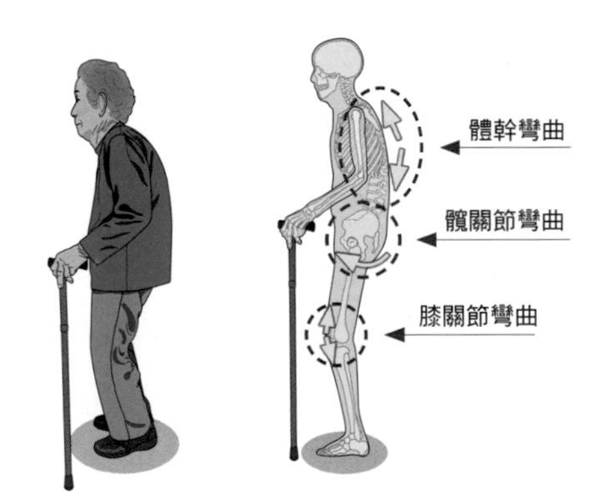

圖2-87：典型的高齡者的姿勢

達成倒擺，有助於「疼痛的改善」、「運動功能的改善」、「健康壽命的延長」一切，基於這件事，理解倒擺真正的意義，予以實踐，可說具有重大意義。

在本書的「序」當中，曾提過「我身為臨床人員感受到飛躍性成長，是在40歲以後。好幾個契機有助於成長，而最主要的契機則分為三點」。這三種契機之一，就是**「能理解倒擺真正的意義，變得能實際掌握精髓」**。

Pass: KJ2304

網路影片 8 **倒擺的三種功能**

請比較看看，沒有達到倒擺的三種功能是什麼情況，同時，達成以後會產生何種變化。

這支影片的案例，是91歲男性接受椎管狹窄症手術以後的情況。

雖然有一點麻痺的情況，不過從最初的影片，可了解患者能以令人無法想像年齡的安定性行走。這是治療步態動作以後的影像。

接下來的影片是治療以前的影像，以前的步行就像快要跌倒一樣。

來分析治療以前的步態吧。可看出沒有達到第一項功能「站立前期，體幹會正好立於支撐基底面中央」，以及第二項功能「站立後期，髖關節、膝關節會伸展」嗎？由於體幹偏移，無法將身體重心帶到最高處，就以後移姿勢進入站立末期（TSt）。因此，髖關節伸展及擺盪期的自然擺錘運動都無法做到。這種步態動作，容易發生疼痛，也會使人步履蹣跚。同時，由於也用到錯誤的肌肉功能，因此如果持續這種步態動作，將難以維持肌力吧。僅僅思考這些情況，就讓人可清楚了解達成倒擺的功能，對於此案例健康壽命具有重大意義。

此案例在2020年現在已經94歲了，每年會持續進行三次的治療。現在也幾乎每天會出門散步，保持身體健康。正如同對於此案例進行的治療，持續從組織學及力學的觀點提升患者的QOL（quality of life）的治療，有助於「對社會有貢獻的醫療」，是筆者的想法。

專欄：步行的力學特性（位能與動能）

將步行從能量的觀點以倒擺思考的情況，把足部當作支點，下肢當作桿子，身體重心當作重量看待。

在重力環境下倒擺的旋轉運動，是將位能轉換成動能而產生。重量在最高的位置（桿子垂直）時，位能為最大。從這裡傾斜重量，位能會轉換成動能，桿子以支點為中心旋轉，慢慢倒下。身體重心在最低點時，利用最大的動能，再次把身體重心提升至高處，以準備做下一個動作。

這種推進方式，淺顯易懂的例子就是雲霄飛車。雲霄飛車在一開始的階段會升到最高點，啟動以後就不會用到動力。在高處的雲霄飛車具有非常大的位能。雲霄飛車下降時，位能會逐漸減少，當位能越來越少，動能會逐漸增加。也就是說，位能會轉換成動能，以提昇速度，予以推進（圖2-88）。

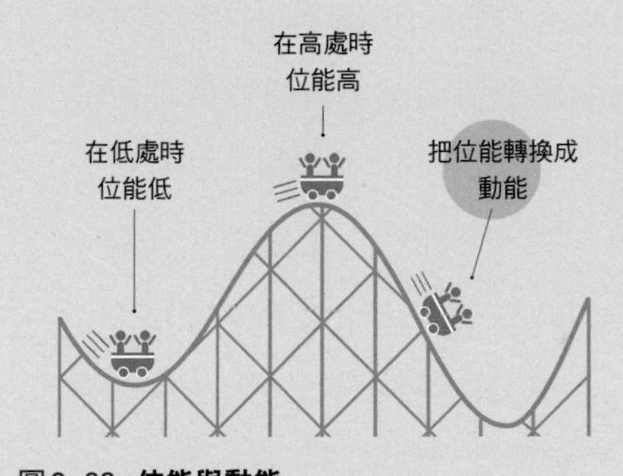

圖2-88：位能與動能

實際的步行也是邊交互進行這種推進運動以前進，動能不足的部分，則以最低限度的肌肉活動補充。

2

臨床推論上的評估

③體幹的觀察方式

從步行時身體各處的功能，將身體分類成被搬運的部位與搬運的部位。被搬運的部位由頭部、頸部、上肢、體幹、骨盆組成，搬運的部位由骨盆、下肢組成。體幹所占的質量最多，也對約占70％體重的被搬運的部位整體帶來最大的影響[11)]（圖2-89）。

思及此，就可了解體幹在步行時，對膝關節首次造成的下肢的力學負荷帶來莫大影響。同時，體幹「以何種形式」、「對於何處施力」的情況，在臨床上意義重大，在力學上的推論過程中必須牢記。因此，儘管本書並非體幹的書籍，也會提及治療膝關節時，體幹的評估與治療的要點。

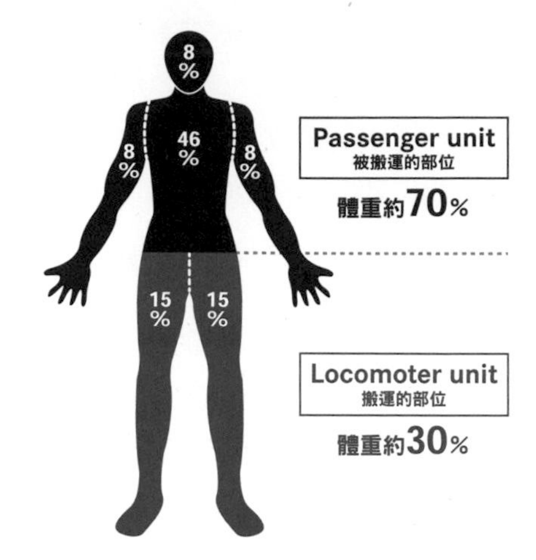

圖2-89：身體各部位的質量

從負重姿勢身體各部位的功能作用來看，身體可分類為被搬運的部位與搬運的部位。
被搬運的部位由頭部、頸部、上肢、體幹、骨盆組成，搬運的部位由骨盆、下肢組成。
被搬運的部位約占體重的70%，同時，由於其中質量最大的的體幹受到重力最大的影響，因此可了解直立時體幹的位置與形態，對身體運動造成莫大的影響。

i）冠狀面

筆者把冠狀面的體幹排列（脊柱的彎曲）分類為「C彎曲」與「S彎曲」。取決於脊柱往左右任何一側彎曲，基本上可把脊柱彎曲分成四種類型（圖2-90）。

進行分類時，需要一點評估的技術。首先從後方觸診脊柱，找尋每個案例特徵性的彎曲開始。譬如說，縱使難以判斷腰椎的彎曲，檢查出胸椎嚴重向右突出、彎曲的情況，可在病歷上只註明胸椎的右突、彎曲即可（圖2-91）。

同時，骨盆往側邊偏移，對於在冠狀面的各種關節力矩有重大影響，因此筆者會確認站立姿勢及步行姿勢中的骨盆位移。此時重要的是，避免僅憑站立及步行的動作分析判斷骨盆的位移。筆者在觀察步行以後，對骨盆施加往左右兩個方向的調整以後，再次觀察步行姿勢。譬如說，骨盆往左側位移的情況，如圖2-92a因主動運動讓肌肉收縮，使骨盆往右側移動。倘若再次觀察步行姿勢以後，體幹變得更加直立，就能判斷骨盆往左側位移。再加上，如圖2-92b，因主動運動讓肌肉收縮，使得骨盆往左側移動，步行時的體幹位移變大的話，就能肯定骨盆往左側位移。

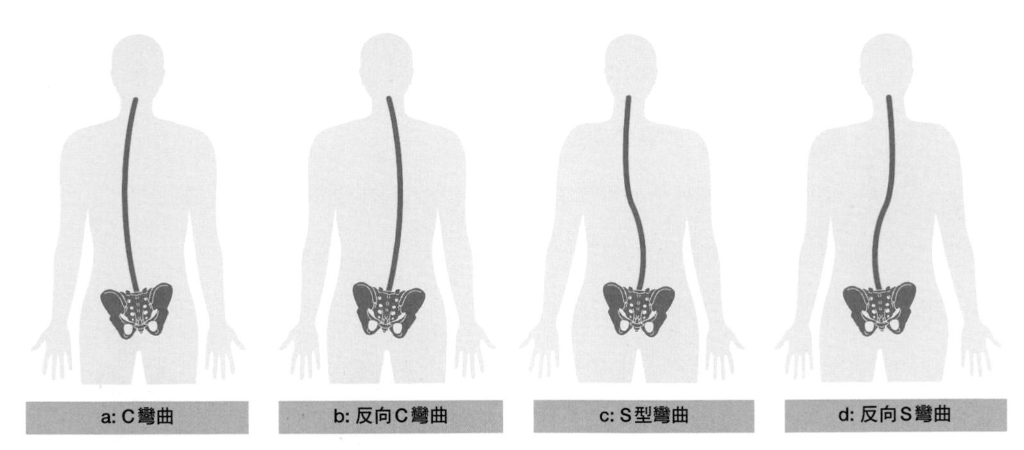

圖2-90：冠狀面體幹排列的分類（脊柱的彎曲）

冠狀面的體幹排列，可分類為脊柱整體往單側彎曲的「C彎曲」，以及腰椎與胸椎往不同方向彎曲的「S彎曲」。

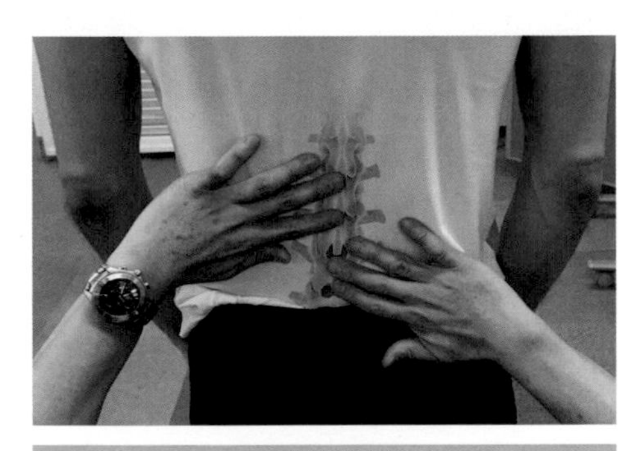

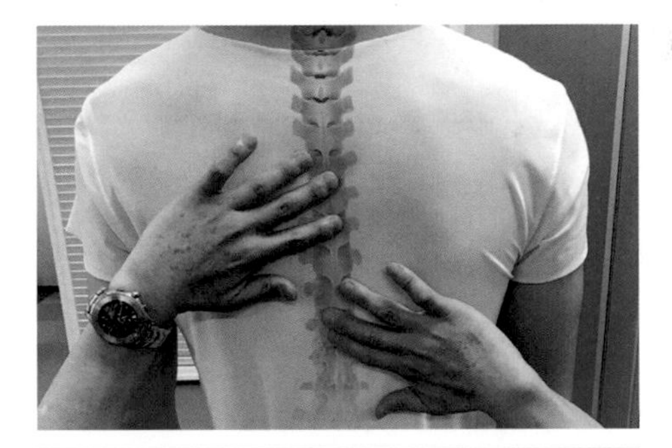

圖2-91：從後方觸診脊柱

可從後方觸診脊柱，尋找明顯彎曲的部位。

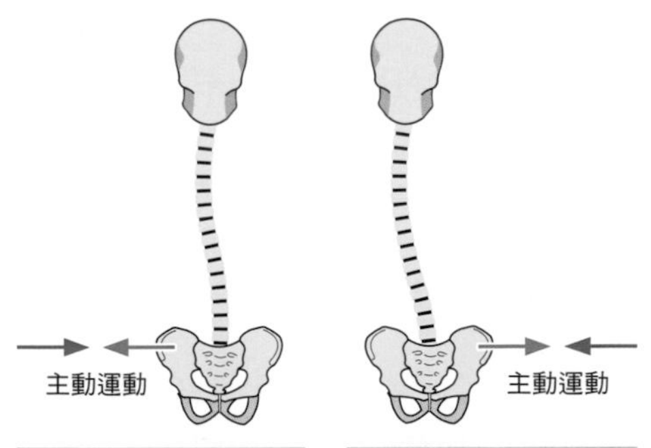

圖2-92：筆者做骨盆的徒手引導評估

骨盆的位移，避免只在直立及步行的動作分析判斷，引導骨盆以後檢查是否有步行的體幹位移很重要。

網路影片9 骨盆側向位移的評估

這種徒手引導評估，只閱讀說明或許令人難以理解。看影片確認吧。

Pass: KJ2304

不只限於體幹排列，在骨骼肌肉系統的評估中的要點，並非有位移所以予以矯正，而是考察其位移與障礙的部位有無關聯性，倘若有關連性，便嘗試予以改善。

關於體幹位移的力學方面關聯事項，也會在下一節〈④基於關節力矩進行動作分析〉說明，請參照。

說到實際的改善方法，譬如說，需要改善骨盆側向位移的情況，由於與肩帶的位置重疊，進行如圖2-93的運動療法。

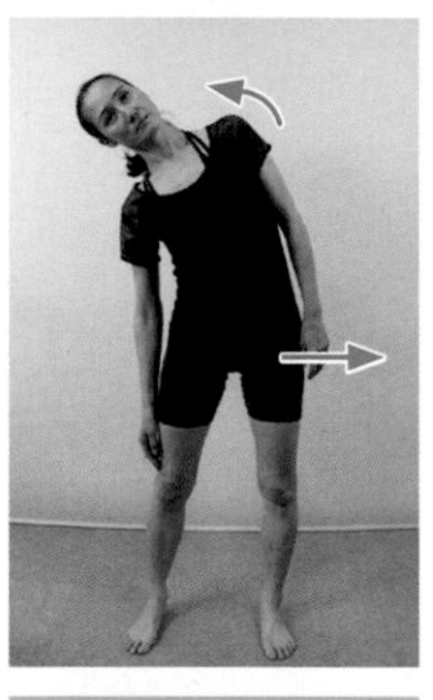

a: 骨盆往右方位移，左肩帶下降情況的運動療法

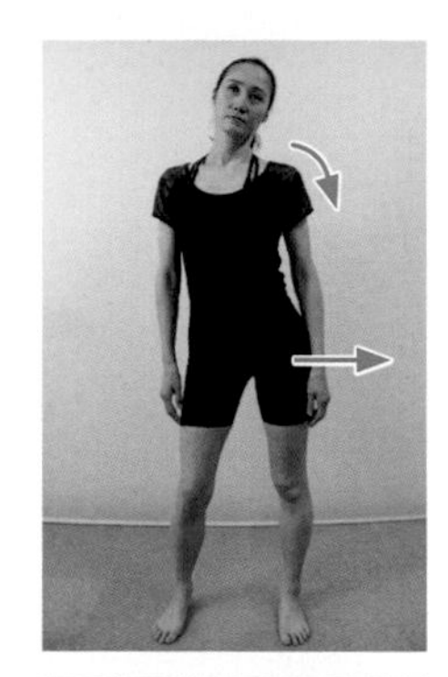

b: 骨盆往右方位移，右肩帶下降情況的運動療法

圖2-93: 針對骨盆位移進行的運動療法

讓患者腳踏地，可讓運動的效果更好。

ii）矢狀面

矢狀面的體幹排列，參照肯德爾（Kendall）的姿勢分類[13]（圖2-94），分成四種類型進行評估。肯德爾的分類表示理想型（ideal），不過筆者認為所有人除了理想型，可分類成四種形態（圖2-95）。

由於筆者為了分類矢狀面的體幹排列而做的評估方法難以用文字傳達，此處先說明姿勢分類的概念。

搖擺背（sway back）與脊柱後彎腹凸（kyphosis-lordosis），如圖2-96a所示，這種姿勢在放鬆站立時，具有下方體幹比起上方體幹容易向前移位的特徵。另一方面，脊柱前凸（lordosis）與平背（flat back）正好方反，如圖2-96b所示，擁有下方體幹比起上方體幹容易向後移位的特徵。

筆者稱之為「駝背型」的搖擺背與脊柱後彎腹凸姿勢，是維持下方體幹向前位移姿勢的代償，導致胸椎的後彎增強。因此治療駝背型，**除了骨盆往後方引導，胸椎**

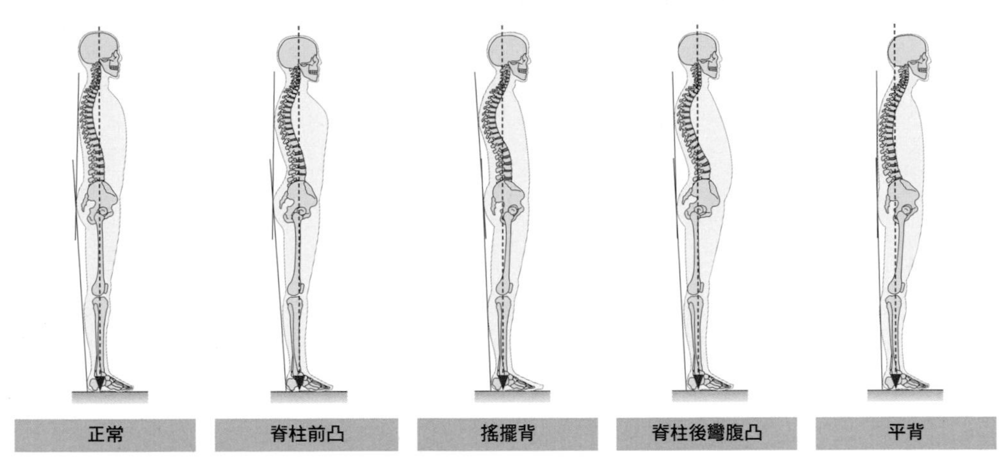

圖2-94: 肯德爾的姿勢分類

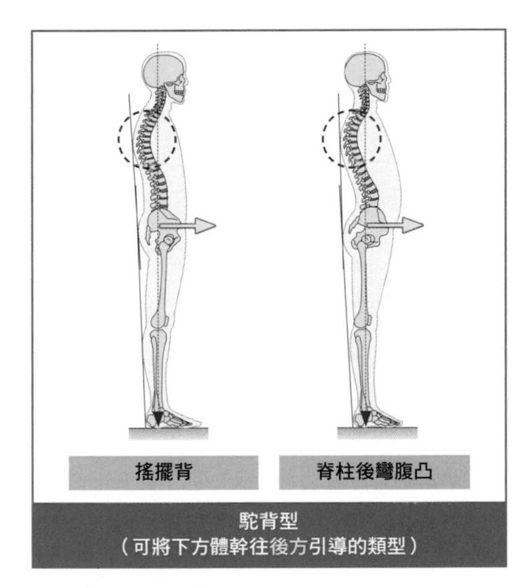

脊柱前凸
平背
翹臀型
（可將下方體幹往前方引導的類型）

圖2-95: 筆者的姿勢分類

的伸展、肩胛骨的後傾、內側移動都是運動療法基本的方向。

另一方面，筆者稱之為「翹臀型」的脊柱前凸與平背，和駝背型相反，胸椎會伸展，腰椎容易後彎（筆者認為脊柱前凸的腰椎在年輕人身上前彎，隨著老化會後彎）。因此治療翹臀型，**骨盆往前引導及腰椎的伸展，是運動療法基本的方向。**

姿勢的改善並非一朝一夕就有成果。因此，容易持續的運動及運動指導非常重要。筆者針對「駝背」與「翹臀」的類型，如圖**2-96**個別進行指導。

在本書的「序」，筆者曾經說過「我身為臨床人員感受到飛躍性成長，是在40歲

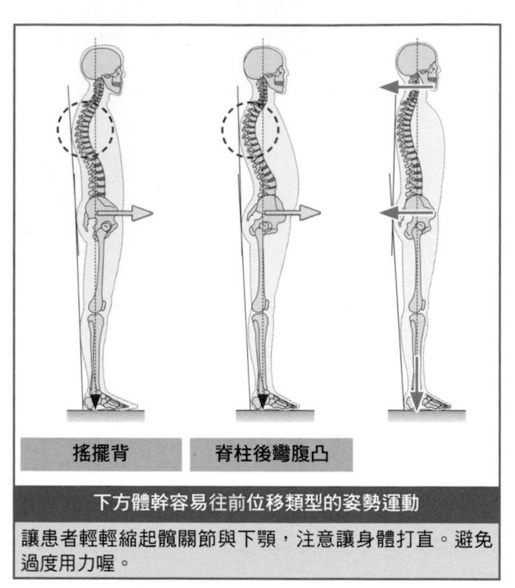

脊柱前凸
平背
下方體幹容易往後位移類型的姿勢運動
讓患者抬高上腹部，注意讓身體打直。避免過度用力喔。

圖2-96：不同類型的姿勢改善運動

以後。好幾個契機有助於成長，而最主要的契機則分為三點。」其中之一，就是了解這種體幹功能。也就是**「理解組織學上推論的重要性」、「理解倒擺真正的意義，變得能實際掌握精髓」，以及「了解體幹功能」這三項，是我身為臨床人員飛躍性成長的契機**。其中，真正理解「倒擺」與「體幹功能」的概念很困難，同時也耗時。不過關於「組織學上的推論」，透過反覆學習與臨床上的實踐，能確實讓自己成長。因此筆者建議，在最初的階段，可把理解組織學上的推論當成目標。

④基於關節力矩進行動作分析

截至目前為止，已說明觀察動作時的基礎。進行動作分析時，只觀察膝關節在臨床上是不通用的，不過膝關節承受了膝蓋疼痛原因的力學負荷是不爭的事實。從這種情況來看，基於掌握整體情況，進而掌握局部的障礙「膝關節的狀態」、「膝關節承受的力學負荷為何」是必要的。接下來，從這個觀點掌握臨床上的動作，以了解「膝關節的關節力矩是由什麼原因造成的」一事，絕對是必要的。

已經有膝關節的關節力矩的研究及彙整其研究的文獻大量發表。儘管那些內容為我們帶來有益的資訊，在臨床上難以當作依據。接著舉膝關節的伸展力矩說明這種情況的意義。

對於膝關節的伸展力矩增大帶來影響的因子種類繁多。不過，膝關節伸展組織障礙的膝肌腱炎脛骨粗隆炎的案例當中，關於「膝關節現在的狀況」、「為什麼會產生膝關節承受的力學負荷（伸展力矩）？」，在臨床上沒有累積這些疾患的治療經驗的臨床人員就不會明白。即使實際上蒐集許多膝關節伸展組織障礙的資料，仍顯示多個伸展力矩的影響因子有關聯性。因此，倘若不明白該改善多個影響因子之中的哪一個因子才會緩解症狀，表示不了解真正意義上臨床伸展力矩的影響因子，是筆者的想法。

從這種情況來看，比起資料的證據，臨床人員從實踐經驗陳述膝關節伸展力矩增強的影響因子是有意義的。基於上述想法，在本節，筆者將以骨骼肌肉領域當中世界最厲害的臨床人員、已故的入谷誠先生的力學上解釋為依據，彙整了從筆者的臨床經驗引導出的膝關節力矩增強的影響因子。此處陳述的力矩增強的影響因子，按照其影響的大小說明。因此，當各位讀者理解膝關節的關節力矩，將更容易理解因應各種病態，該觀察什麼地方才好。也就是說，對於每種病態，「觀察全身的何種部位才好」、「觀察膝關節的何種地方」將變得容易理解，對於讀者的臨床工作是有用的資訊吧。請閱讀下述內容，拋棄舊有的思路，在臨床的實踐中與讀者的臨床相互對照。

同時，於下述的圖表內描述的「COM」，意指體幹的質量中心。由於體幹佔了最主要的重量，在動作分析當中，把體幹視為一個塊狀體，其質量中心位於支撐基底面的何處之觀點是必要的。

i）膝關節伸展力矩增強的影響因子

「膝肌腱炎」、「股直肌遠端的疼痛」、「脛骨粗隆炎」、「髕骨關節障礙」、「髂脛束炎」等膝關節伸展組織障礙，是由於過度的膝關節伸展力矩而引起的。

膝關節伸展力矩，主要在站立前期發生。因此，在做擁有膝關節伸展機構障礙的動作分析時，於步行站立前期，依「①膝關節屈曲姿勢負荷，②骨盆後傾，③COM後移」的順序觀察，可分析最主要的影響因子為何。筆者，具有膝關節伸展組織障礙的多數案例，都與這三種力學影響因子有關（**圖2-97**）。

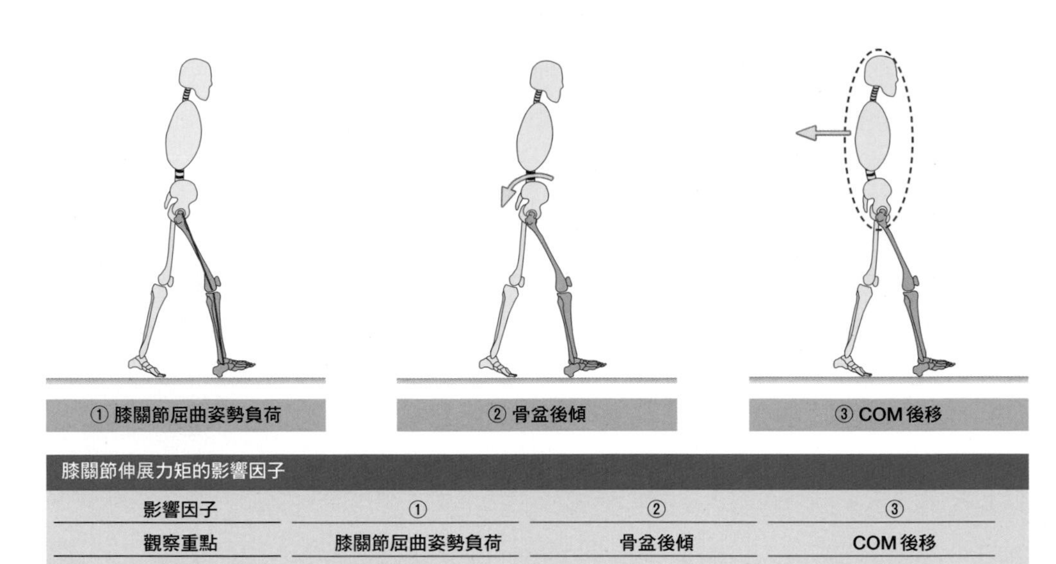

膝關節伸展力矩的影響因子			
影響因子	①	②	③
觀察重點	膝關節屈曲姿勢負荷	骨盆後傾	COM 後移

圖2-97：膝關節伸展力矩的增強因子

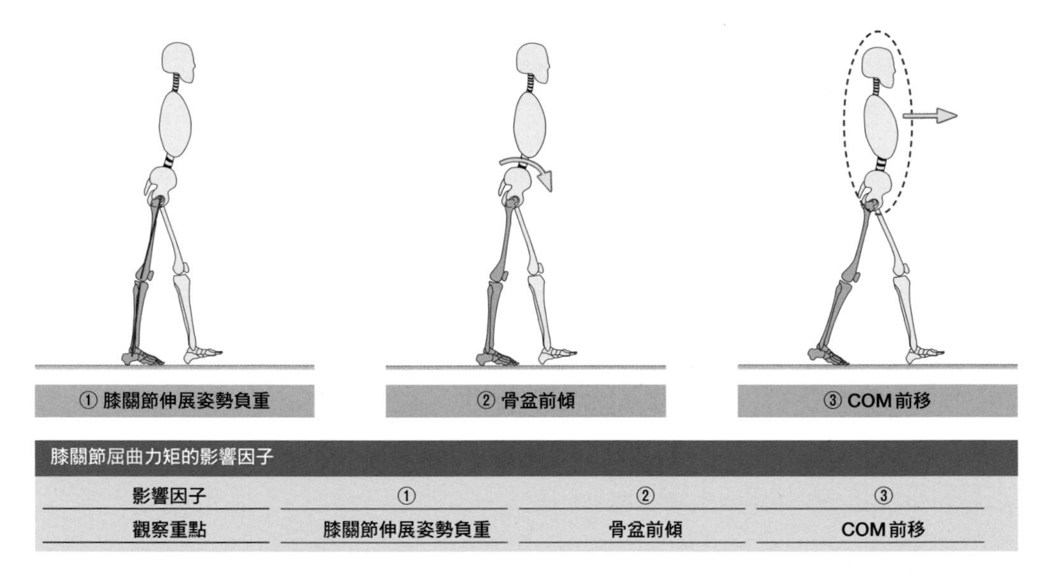

膝關節屈曲力矩的影響因子			
影響因子	①	②	③
觀察重點	膝關節伸展姿勢負重	骨盆前傾	COM 前移

圖2-98：膝關節屈曲力矩的增強因子

ii）膝關節屈曲力矩增強的影響因子

「腿後肌群遠端的緊繃感及分離的反覆發生」、「鵝足炎」等，是產生過度的膝關節屈曲力矩而引起。

膝關節屈曲力矩主要在站立後期發生。因此，在這些案例的動作分析當中，對於步行站立前期，按照「①膝關節伸展姿勢負重，②骨盆前傾，③COM前向移位」的順序觀察，分析最主要影響因子為何。筆者認為，具有膝關節的屈曲肌群障礙的許

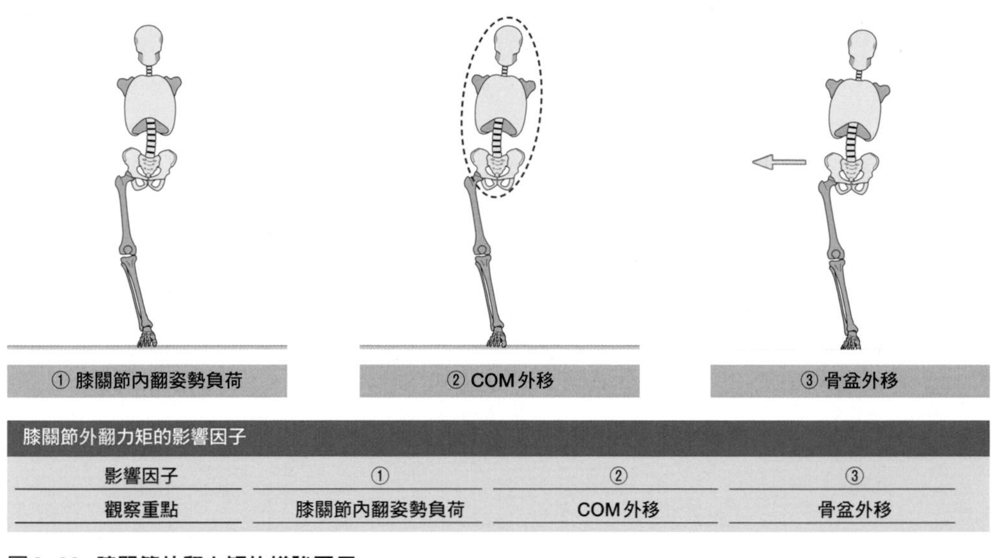

膝關節外翻力矩的影響因子			
影響因子	①	②	③
觀察重點	膝關節內翻姿勢負荷	COM外移	骨盆外移

圖2-99：膝關節外翻力矩的增強因子

多案例，與這三種力學的影響因子有關（圖2-98）。

iii）膝關節外翻力矩增強的影響因子

「變形性膝關節炎」、「髂脛束炎」、「髕骨關節障礙」、「膝肌腱炎」等，是產生過度的膝關節外翻力矩的情況所引起。

膝關節外翻力矩主要在站立前期發生。因此，在這些案例的動作分析當中，對於步行站立前期，按照「①膝關節內翻姿勢負重，②COM外移，③骨盆外移」的順序觀察，分析最主要影響因子為何。筆者認為，具有膝關節內翻障礙的許多案例，與這三種力學的影響因子有關（圖2-99）。

iv）膝關節內翻力矩增強的影響因子

「鵝足炎」、「亨特管症候群（Hunter's canal syndrome）[註11]及隱神經異常」、「膝肌腱炎」等，是產生過度的膝關節內翻力矩的情況所引起。

膝關節內翻力矩主要在站立後期發生。因此，在這些案例的動作分析當中，對於步行站立後期，按照「①膝關節外翻姿勢負重，②COM內移，③骨盆內移」的順序觀察，分析最主要影響因子為何。筆者認為，具有膝關節外翻障礙的許多案例，與這三種力學的影響因子有關（圖2-100）。

[註11]　亨特管（內收肌管）是位於大腿中央筋膜的管，其中有股動脈、股靜脈、隱神經分布。亨特管症候群是分布於亨特管內的隱神經因某種原因遭受壓迫、擠壓，使得支配領域發生麻痺及疼痛的障礙。

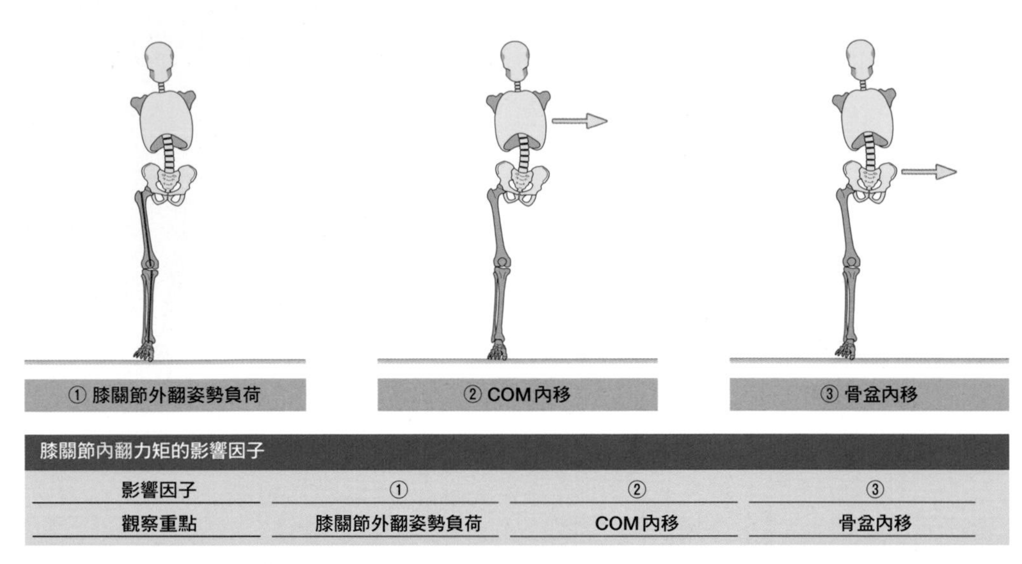

膝關節內翻力矩的影響因子			
影響因子	①	②	③
觀察重點	膝關節外翻姿勢負荷	COM內移	骨盆內移

圖2-100：膝關節內翻力矩的增強因子

v）膝關節內旋力矩增強的影響因子

「髕下脂肪體炎」、「變形性膝關節炎」、「鵝足炎」、「半膜肌障礙」、「膕肌炎」、「亨特管症候群及隱神經障礙」、「膝關節後外側支撐組織障礙」等，是產生過度膝關節內翻力矩所引起的。

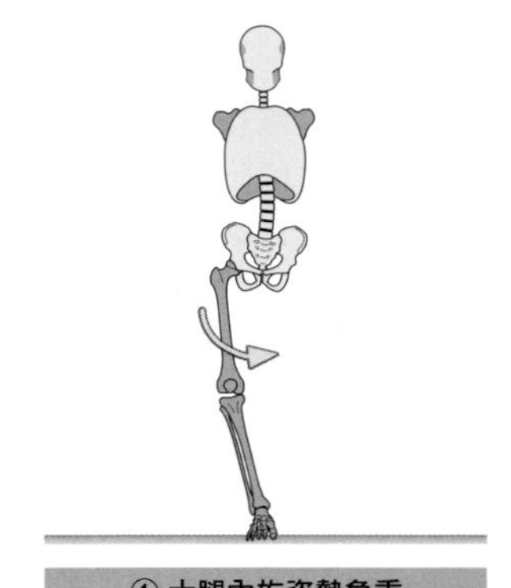

膝關節內旋力矩的影響因子	
影響因子	①
觀察重點	大腿內旋姿勢負重

圖2-101：膝關節內旋力矩的增強因子（步行站立前期）

膝關節內旋力矩，分成站立前期發生類型與後期發生的類型。膝關節外旋，由於是大腿與小腿之間的相對旋轉關係所定，因此即使大腿內旋、小腿外旋，膝關節也會外旋。因此在站立前期產生的類型，由於大腿內旋讓膝關節發生外旋；在站立後期發生的類型，由於小腿外旋使得膝關節外旋。因此在步行站立前期要觀察「大腿內旋姿勢負重」（**圖2-101**）。

另一方面，在步行站立後期，觀察「①足部對於小腿的外翻，②熄菸式步態（Cigarette twist，也稱abductory twist），③足弓塌陷，④小腿往外傾斜」，分析最主要的影響因子為何。大概有許多人不曉得熄菸式步態是什麼。這是在站立末期

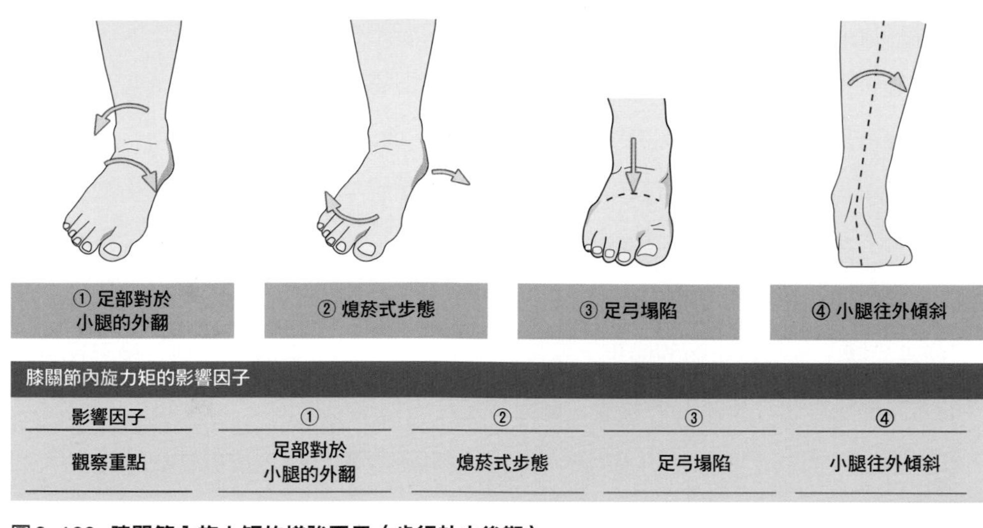

膝關節內旋力矩的影響因子				
影響因子	①	②	③	④
觀察重點	足部對於小腿的外翻	熄菸式步態	足弓塌陷	小腿往外傾斜

圖2-102: 膝關節內旋力矩的增強因子（步行站立後期）

(TSt) 產生的動作，是以前足部為軸心、腳跟往內旋轉，使得足部外展的現象。在第3章及第5章會提到細節，不過這種動作與膝關節外旋大大有關，因此是在診斷膝關節疾患時，最好了解的動作之一。關於膝關節與足關節、足步之間的關聯性，請參照〈站姿排列評估（第73頁）〉及〈膝關節過外旋症候群（第297頁）〉。

筆者對於大腿外旋的變形性膝關節炎也會膝關節外旋的案例，長年以來百思不得其解，不過察覺與足部之間的關聯性時便解惑而感到興奮一事，現在也記憶猶新（**圖2-102**）。

⑤何謂筆者思考的動作分析

筆者感覺，許多醫療人員的想法是「所謂動作分析，意指分析患者自然步行及快走、各種運動的動作」。這種看法並沒有錯，不過在臨床上並不充分。如前所述，由於沒有任何人的步態及動作是完全正常的，只是找出**「不尋常的異常」**，在臨床上是沒有用處的。

筆者所想的動作分析，並非停留在從自然步態的分析找出異常的階段。在筆者的臨床，**對身體做出基於假說的引導，之後讓患者步行，分析步行結果發生的變化。**

譬如說，舉個容易了解的例子，以具有德倫台連堡氏病徵（Trendelenburg's sign）的步態思考看看。患者具有德倫台連堡氏病徵，筆者認為與障礙有關聯性的情況，肯定會基於假設施加引導。譬如說，後足部的內翻、外翻之引導，膝關節的內翻、外翻及內旋、外旋之引導，下方體幹往前後、左右的引導，上方體幹往前後、左右的引導等，對於一名患者的身體全身各處皆施加引導。接下來檢查基於假說施加的引導，檢查是否對於德倫台連堡氏病徵與障礙往正面的方向產生變化。

進行截至目前的評估，就可了解「如果施加這種引導，德倫台連堡氏病徵有改善的跡象」、「如果施加這種引導，症狀有緩解的跡象」等情況。也就是說，可分析至如果針對每一名患者的身體各部位往何種方向引導，得以掌握「應當改善的動作」、「疼痛等症狀」是否有正面的變化。就像這樣，筆者認為**檢查原本的動作是否往更正面的方向產生變化，正是我們醫療人員應當進行的動作分析**。

掌握截至目前為止的作法再進行治療，與沒有這麼做，會對治療結果帶來極大的差異。這種評估方法，從直接對於身體施加引導時的步態評估，稱之為「直接介入評估（關於「直接介入評估」的具體方法，請參照書籍《入谷誠的物理治療（暫譯）[2)]》」。

此處的重點，並不在於基於假說施加引導以後，動作是否會產生變化。重點在於是否有正向的變化。因此，我們時常需要看清步行動作的變化是否為正面變化之能力。筆者認為這種「判斷」，如「②根本的概念（倒擺理論）」所示進行，不過比起找出有無變化，判斷該變化是否為正面的變化更為困難。因此說到變化的判斷基準，牢記下一段說明，可讓人更容易掌握動作分析的本質。

所謂動作的正面變化，當體幹排列的位移緩解，體幹位於支撐基底面的中央，隨著髖關節伸展被引發，重心流暢地移動，當姿勢肌的緊繃變得適切時，則判斷為產生正面的變化。

當然，儘管了解定義，也不代表能立刻做到。不過牢記定義以後，在臨床上反覆進行其引導與評估，提高動作分析的能力才是捷徑。正因為這種技巧難以說明，筆者認為特地說明是很重要的。日後筆者也會反覆改善動作分析的說明，同時讓動作分析成為任何人都可實行的技術。

在筆者的臨床上，進行組織學上的推論以後，再做力學上的推論。進行力學上的推論之際，主要對動作分析進行評估，接下來開始進行治療。同時，進行力學上的推論時，動作分析是不可或缺的評估。希望本書的各位讀者，也能透過臨床理解動作分析的精隨，從這個階段以後開始做治療。

為了**真正理解力學上的推論**，推薦這個講座。請觀賞。

第3章
容易產生疼痛的組織評估與實際的治療狀況

Knee Joint

透過問診與觸診，把疼痛的部位篩選到一定程度以後，對於組織做各種評估。觸診的主要目的是鎖定壓痛部位，以篩選出疼痛發生的組織，不過就算發現特定的部位有壓痛，僅憑觸診無法鎖定疼痛發生的組織。因此，疼痛發生的組織不要僅憑觸診判斷，要從理學觀察、非負重姿勢及負重姿勢的壓力試驗等做綜合的判斷。

「問診～觸診～非負重及負重姿勢的各種評估」的流程，不只限於膝關節，在所有負重部位的評估中都是必要的流程。經過這個流程，最後進行到第3階段的評估，逐漸釐清疼痛發生的組織。

疼痛發生的組織不只限於一個地方。這種情況，首先從主疼痛的組織的評估進行。因為，能改善主要的疼痛，也能跟著改善其他的疼痛的情況很常見。

在第3章，將介紹容易讓膝關節疼痛的組織，具體說明關於其評估與治療的方法。

1. 髕下脂肪體

如果膝關節前面疼痛，疼痛的原因最為重要的是髕下脂肪體。髕下脂肪體是膝關節疼痛最常見的原因，且根據筆者的臨床經驗，患者最常感受到主疼痛的部位也是這個組織。同時，在髕下脂肪體並非主疼痛的情況當中，主疼痛合併髕下脂肪體疼痛的案例也很常見。因此，可說髕下脂肪體是診斷膝關節疾患時最應當關注的組織。

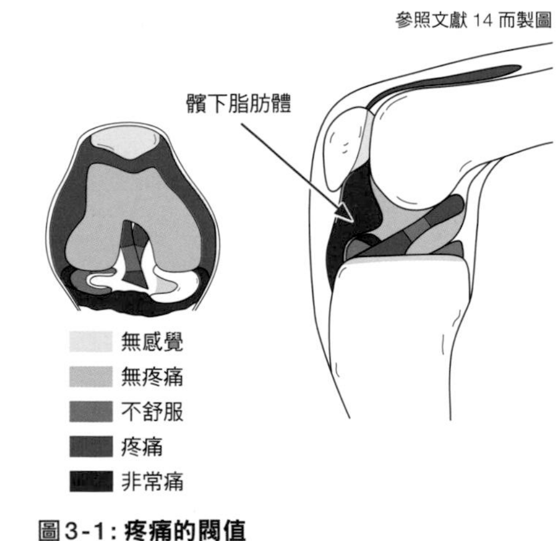

圖3-1：疼痛的閾值

達伊（Dye）[14]曾對自己的膝關節施打局部麻醉以後，直接刺激各處組織，檢證何處的疼痛感覺受器較多（**圖3-1**）。這張圖中顯示，■色是感覺不到疼痛的組織，顏色越濃，越容易感受疼痛的組織。紅色箭頭指示的位置（■色）是最容易感到疼痛的組織，即「髕下脂肪體」。從這個檢證結果，也可讓人了解髕下脂肪體是相當容易發生疼痛的組織。

髕下脂肪體疼痛在臨床上被忽略的情況似乎相當常見，不過關注髕下脂肪體，應該就會為這個組織疼痛的案例之多而感到吃驚才對。由於髕下脂肪體能以相對簡單的評估進行檢查，因此接下來基於這種情況，對於髕下脂肪體的評估與治療進行說明。

1）組織學上的評估

關於髕下脂肪體發生疼痛的原因，如前述達伊的檢證結果所知，許多疼痛感覺受器分布於此，以及容易纖維化。關於疼痛的發生機制較少受到討論，不過筆者認為，**髕下脂肪體疼痛的主要發生機制，是摩擦負荷的反覆發生所致**。基於這個前提，讀者閱讀本節內容，想必可以了解許多事情。

①從問診了解的事情

許多髕下脂肪體的疼痛都在沒有外傷的情況下發病，不過有時受傷機轉顯而易見。另外，也有以膝關節腫脹及手術為契機而產生疼痛的情況。其理由是，由於髕下脂肪體位於滑膜外且關節囊內，因此隨著關節腫脹，髕下脂肪體容易纖維化。另外，由於膝關節手術會從髕下脂肪體置入關節鏡及手術器具，因此術後肯定會纖維維化。

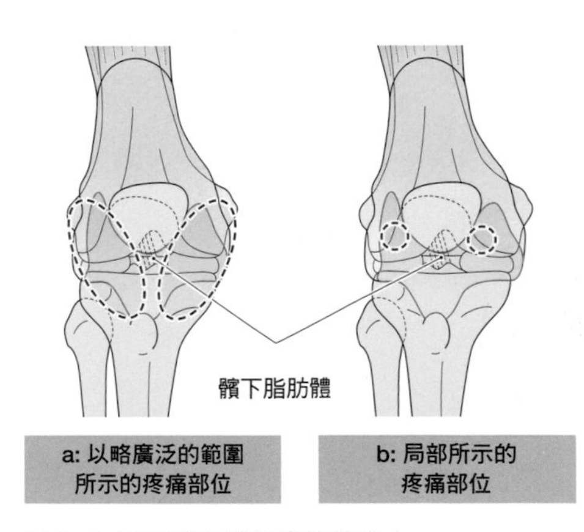

圖3-2：髕下脂肪體的疼痛部位

疼痛的呈現方式，較常如圖**3-2**a的範圍所示，在髕骨內側下方或者外側下方。有時也會在圖**3-2**b圈選的範圍發生。

②透過伸展、屈曲壓痛試驗法進行評估

具有髕下脂肪體疼痛的案例，如圖3-3，髕骨內側下方及外側下方，關節面的邊界附近壓痛。這個部位是疼痛的好發部位。髕下脂肪體在膝關節屈伸時，貼附在這個部位滑動，因此一般認為也是磨擦負荷最主要的部位。

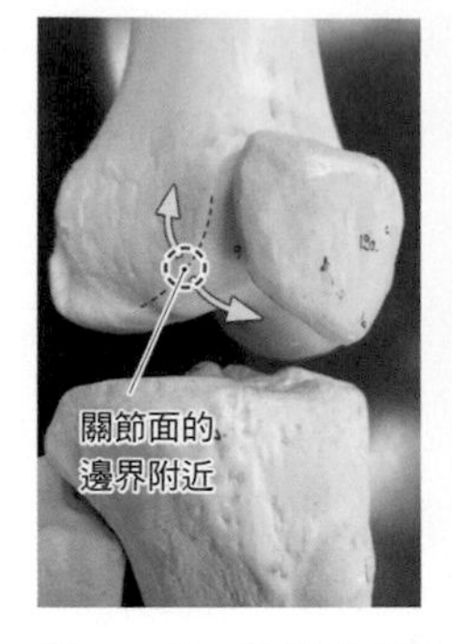

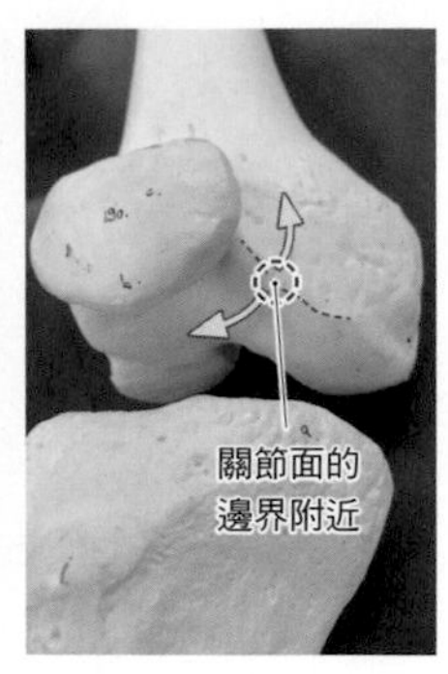

圖 3-3: 髕下脂肪體的壓痛好發部位

由於脂肪體會貼在關節面邊界附近滑動，髕骨的內側下方及外側下方的關節面邊界附近容易發生疼痛。

請看圖3-3。介紹判斷這個部位的疼痛是否為髕下脂肪體發生的「伸展、屈曲壓痛試驗法」(圖3-4)。讓患者坐在床上雙腳伸直或者躺下，在膝關節伸展姿勢按壓上述的壓痛好發部位，患者會皺臉表示疼痛。不過讓膝關節屈曲[註1]以後按壓同一個部位，幾乎所有案例的壓痛都會消失或者獲得顯著緩解。

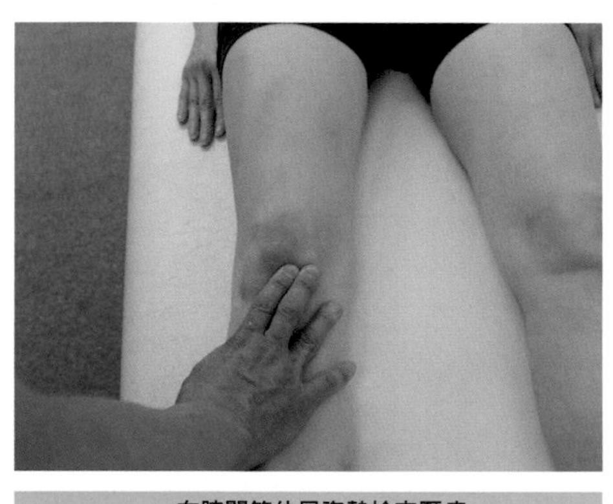

a: 在膝關節伸展姿勢檢查壓痛

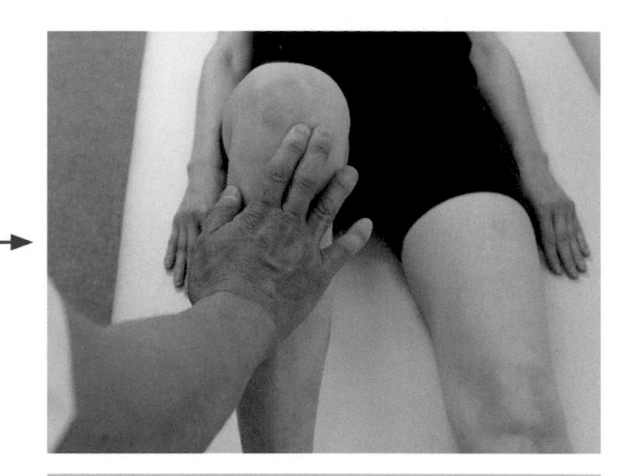

b: 在膝關節屈曲姿勢檢查壓痛

圖 3-4: 伸展、屈曲壓痛試驗

【起始擺位】坐姿，雙腿伸直

【方　　法】①在膝關節伸展姿勢按壓患者表示疼痛的部位，檢查有無疼痛。②讓膝關節屈曲約60度，在伸展姿勢再次按壓曾經壓過的同一個地方，檢查有無壓痛。

【評　　估】在伸展姿勢有強烈壓痛，在屈曲姿勢舒緩或者消失的情況，能以高正確率判斷髕下脂肪體是疼痛發生的組織。

Pass: KJ2304

網路影片10 屈曲、伸展壓痛試驗（髕下脂肪體）

觀賞影片可加深對於這個試驗的理解。請一定要看看。

[註1]　若屈曲角過大，髕下脂肪體會隨髕骨移動被推到表層。因此膝關節的屈曲角約60度最合適。

從這個試驗，可讓人了解在膝關節屈曲姿勢不存在、在伸展姿勢顯現的組織疼痛。這個組織正是髕下脂肪體。

那麼，為什麼只在伸展膝蓋時會痛呢？從髕下脂肪體的名稱，會讓人認為是位於髕骨下方的組織，實際上卻如圖3-5a所示，在膝關節伸展姿勢不只分布在髕骨的下方，也廣範圍分布在髕骨的內側、外側（分布至髕骨上端附近）。不過在膝關節屈曲姿勢，髕下脂肪體會滑入膝蓋的關節內，原本位於壓痛部位的髕下脂肪體變得無法從體表觸摸（圖3-5b）。這種髕下脂肪體的移動，就是在伸展姿勢會感到壓痛、在屈曲姿勢壓痛消失的理由。不覺得這種思路合乎條理嗎？

接下來說明從體表觀察時，髕下脂肪體的觀察方法。在膝關節伸展姿勢，如圖3-6a可看見較大的髕骨。這是因為髕下脂肪體覆蓋在髕骨周圍（圖3-6b）。不過在

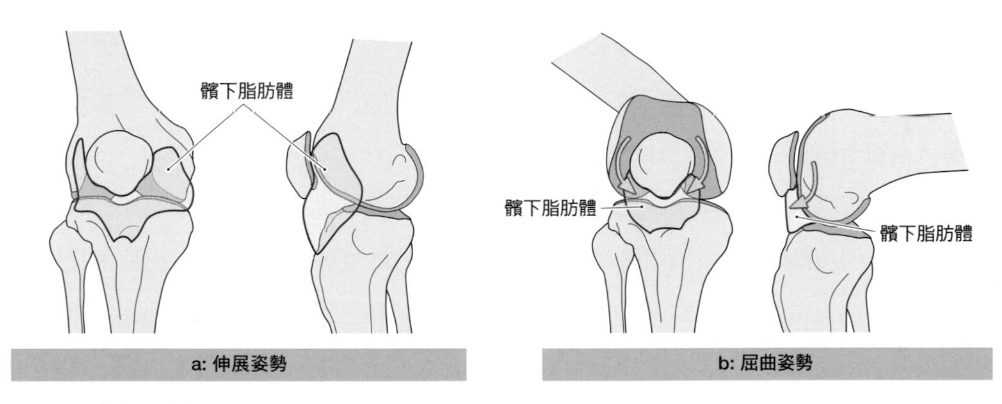

圖3-5: 髕下脂肪體的位置變化

髕下脂肪體在膝關節伸展姿勢，不僅位於髕骨下方，也位於包含髕骨內外側在內的廣範圍內，不過在膝關節屈曲姿勢，髕下脂肪體會滑入膝蓋的關節內。

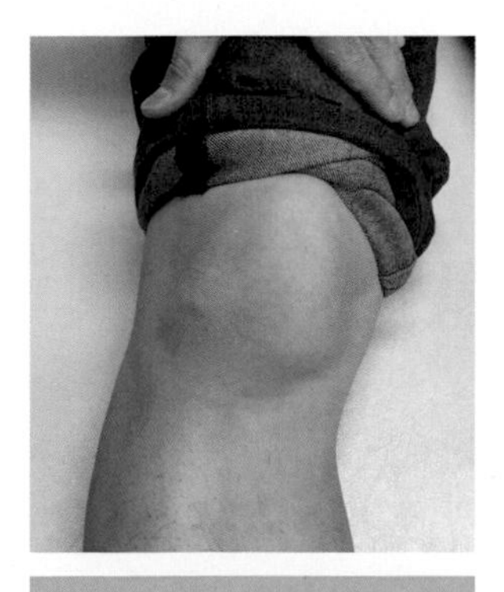
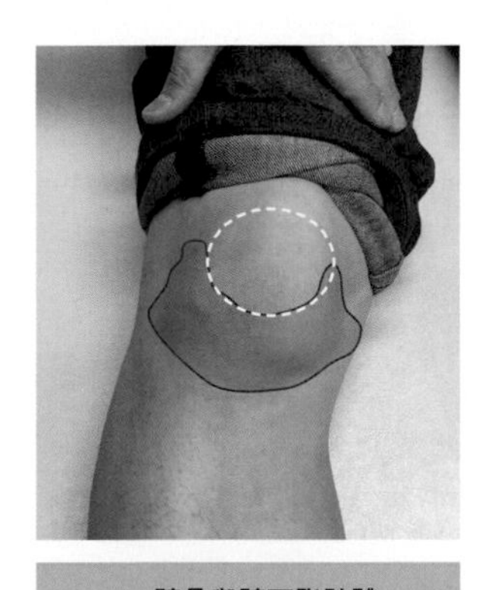
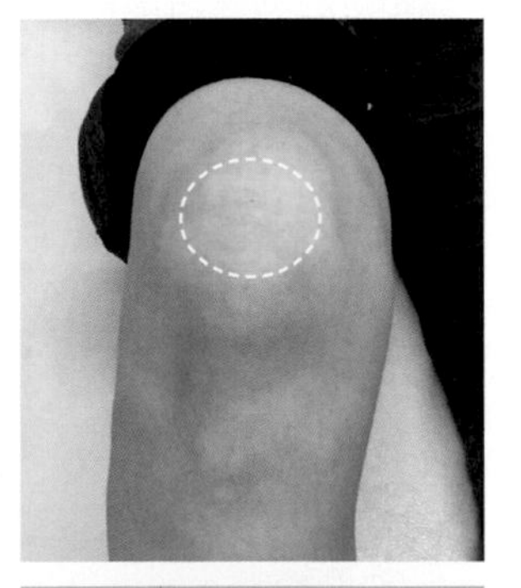

a: 從體表看見的髕骨　b: 髕骨與髕下脂肪體　c: 膝關節屈曲姿勢的髕下脂肪體

圖3-6: 髕下脂肪體的觀察①

髕骨從體表觀察看起來較大（a），不過那是因為髕骨周圍有脂肪體覆蓋，實際上比想像中的還小（b）。由於髕下脂肪體在膝關節屈曲姿勢會滑入膝蓋的關節內，因此彎曲膝蓋，看起來就像消失不見（c）。

膝關節屈曲姿勢，由於髕骨周圍的髕下脂肪體往關節內滑動，如圖3-6c髕骨及膝肌腱明顯浮出，與伸展姿勢相比，髕骨看起來較小。

同時，用手指按壓髕骨周圍，便能摸到在伸展姿勢彈性又柔軟的髕下脂肪體，不過已知在屈曲姿勢無法碰到（圖3-7）。

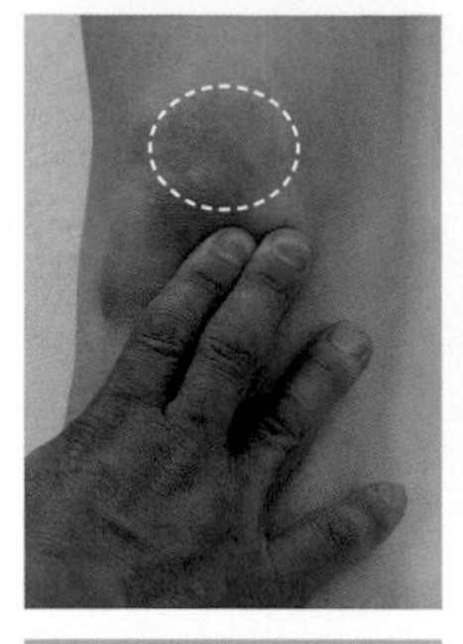

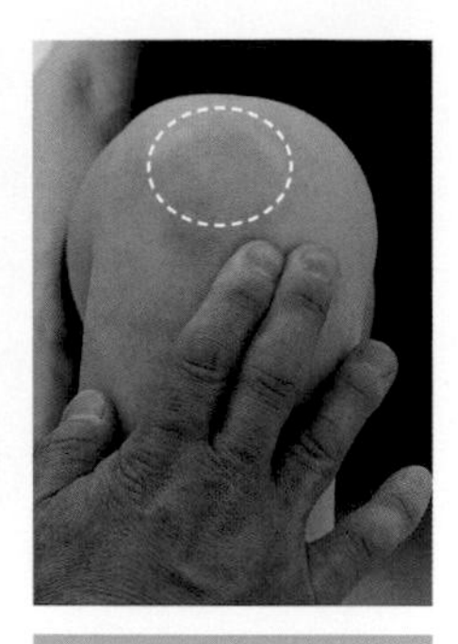

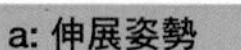

a: 伸展姿勢　b: 屈曲姿勢

圖3-7: 髕下脂肪體的觀察 ②

用手指按壓髕骨周圍，在伸展姿勢能摸到有彈性又柔軟的，不過在屈曲姿勢就摸不到了。

就像這樣，由於髕下脂肪體能用肉眼確認，進行「伸展、屈曲壓聽試驗法」應該不困難。另外，進行這種壓痛試驗時，如果在伸展姿勢檢查出壓痛，可以跟患者說明「手指沒有移動喔」。這麼一來，患者得以認知「在碰觸同樣的地方」。明明一直摸著同樣的部位，**患者、檢者能一起查看，只在伸直膝關節時浮出的組織會發生疼痛。**

另外，由於髕下脂肪體與膝韌帶及支持帶分布在同一個部位，必須與這些組織區分。不過，由於膝韌帶及髕支持帶會因為膝關節的屈曲被拉長，因此主因在這些組織的壓痛，在屈曲姿勢會更嚴重。膝韌帶及髕支持帶的壓痛，即使在伸展姿勢與屈曲姿勢同樣程度，在屈曲姿勢也不會緩解，因此可說壓痛的原因在髕下脂肪體還是膝韌帶或髕支持帶的判斷很簡單。

③膝關節伸展可動範圍的左右差異之評估

作為非負重的評估，一定要評估膝關節伸展可動範圍的左右差異。如果伸展可動範圍有左右差異，一定要檢查其限制因子是否為髕下脂肪體（圖3-8）。筆者會強制做伸展，詢問患者「膝蓋的前面和後面哪裡感覺受限？」。倘若患者回答「膝蓋前面感覺緊緊的」等情況，一定要當場治療，讓脂肪體變柔軟，檢查是否改善了伸展限制。如果進行這種治療而改善，便得以判斷限制因子就是髕下脂肪體。

之後，對患者「請走路看看」，讓患者步行，幾乎所有案例的案例會當場緩解。從這種案例檢查出殯下脂肪體就是膝關節伸展的限制因子的情況，可讓人了解與膝關節的疼痛有關。

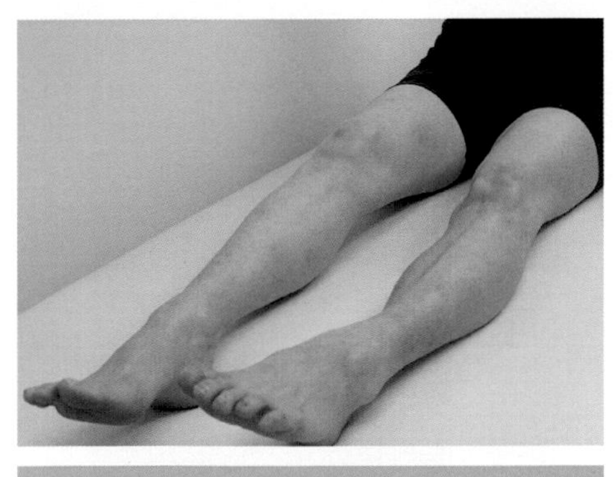

a: 檢查膝關節伸展可動範圍的左右差異

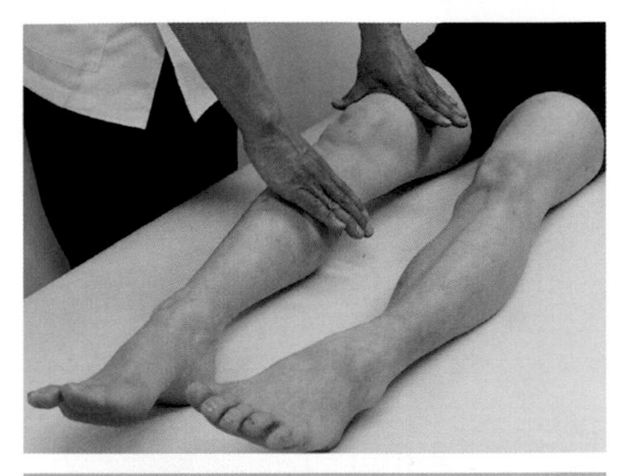

b: 透過強制伸展，
檢查髕下脂肪體是否有限制因子

圖 3-8: 膝關節伸展可動範圍左右差異的評估

假如髕下脂肪體是膝關節伸展的限制因子，髕下脂肪體就與膝關節疼痛有關。

④影像檢查（超音波檢查）

一般認為，用X光影像、MRI掃描難以檢查與疼痛之間的關聯性。筆者認為，在此疾患中，用超音波檢查的成效最佳。

用超音波檢查髕下脂肪體的纖維化（圖3-9），以及往關節內滑動的狀況是可行的。與健康的髕下脂肪體（圖3-9b）比較，纖維化的部位會呈現高回音性（看起來較白）（圖3-9a）。

另外，從壓痛好發部位的髕骨內側下方部位及外側下方部位的超音波影像，可看出纖維化的髕下脂肪體比健康的脂肪體肥厚（圖3-10）。用探頭碰觸這個部位，讓膝關節屈曲，健康的髕下脂肪體會有如「液體果凍」一樣流暢地滑動，相對而言纖維化的髕下脂肪體會以黏稠的形態移動，看起來無滑動性。

接下來就觀賞 網路影片11 ，觀察髕下脂肪體在關節內移動的樣子。如圖3-11所示，可清楚看見覆蓋髕骨周圍的髕下脂肪體伴隨屈曲，往關節內移動，伸展又會回到原本的位置。

Pass: KJ2304

網路影片11 正常的髕下脂肪體的滑動

能觀察到如果是膝關節健康的案例，伴隨膝關節的屈伸，髕下脂肪體會沿著髕骨內側邊緣滑動；如果是膝關節具有壓痛的的案例，由於髕下脂肪體纖維化，滑動性會降低的模樣。

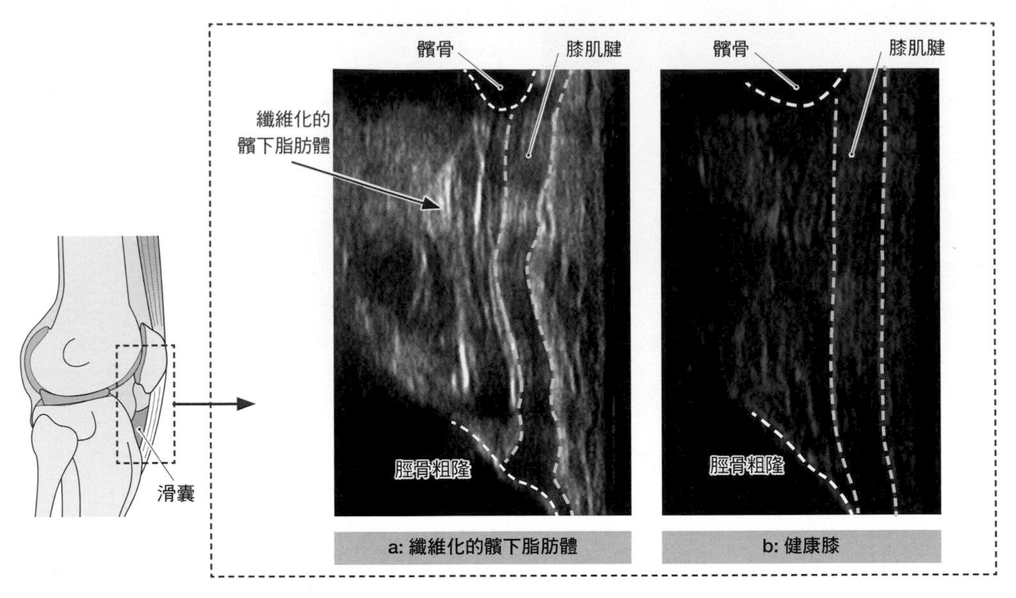

圖3-9: 髕下脂肪體纖維化

髕下脂肪體貼附在膝肌腱上。因此若髕下脂肪體僵硬、纖維化，膝肌腱會失去生理性的張力。另外，由於纖維化的髕下脂肪體會妨礙髕骨往上移動，造成膝蓋難以使力。

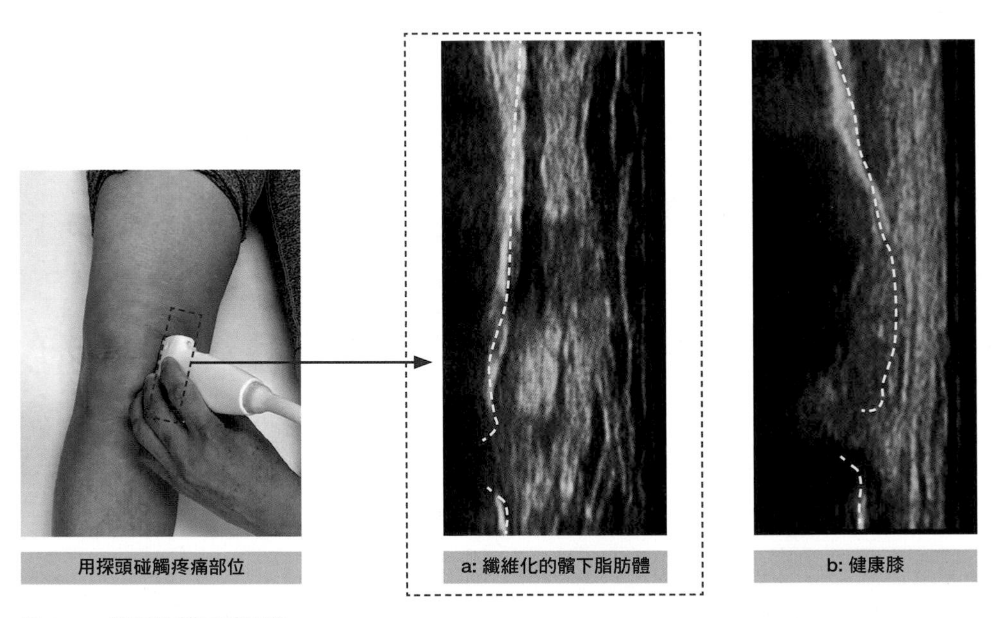

圖3-10: 肥厚的髕下脂肪體

用超音波影像檢查疼痛好發部位，可看出髕下脂肪體比起健康膝變得纖維化、肥厚。

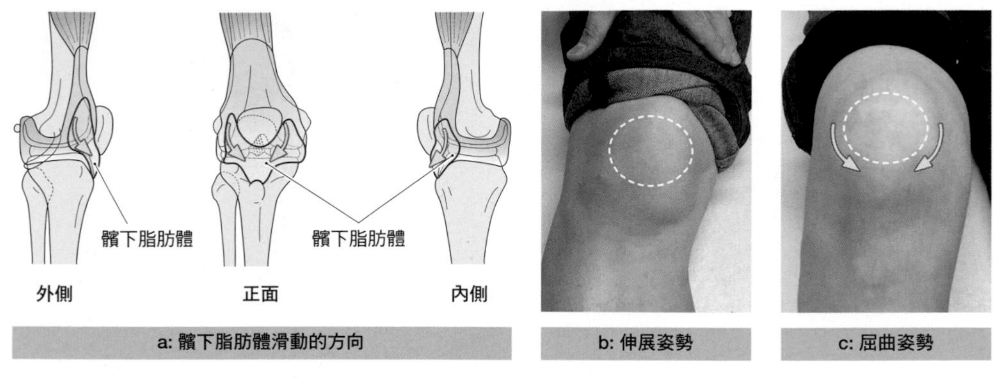

圖3-11：膝關節伸展姿勢到屈曲時，髕下脂肪體的滑動

包覆髕骨周圍的髕下脂肪體，伴隨屈曲往關節內滑動，伸展時回到原本的位置。

2）力學上的評估

①非負重姿勢的形態評估

從組織學上的評估能判斷是髕下脂肪體在痛的情況，檢查「高位髕骨」與膝關節的「扭轉」。

a）高位髕骨

由於髕下脂肪體纖維化以後變硬，這個組織會貼附在膝肌腱上，髕骨位置會呈現低位（圖3-12）。因此，尤其在有單側疼痛的情況，檢查高位髕骨的左右差異。許多髕下脂肪體纖維化的案例，可觀察到髕骨的低位。雖然髕下脂肪體會廣範圍滑動，不過筆者認為，低位髕骨會妨礙髕下脂肪體滑動，成為助長纖維化的因子，引起伸展限制。呈現低位髕骨的情況，如果進行後述的拉高髕骨的運動療法（圖3-26：拉高髕骨運動，參照第126頁），髕下脂肪體的柔軟度提升、伸展限制當場獲得改善的情況常見。

b）膝關節「扭轉」

由於髕下脂肪體與膝關節外旋在力學觀點上，與臨床方面有密切的關聯性，因此膝關節「扭轉」的評估很重要。

如前述，筆者認為髕下脂肪體疼痛的主要發生機制是反覆摩擦負荷。髕下脂肪體在膝關節伸展姿勢，位於如圖3-13a所示的位置，不過屈曲時大多面積會往膝關節

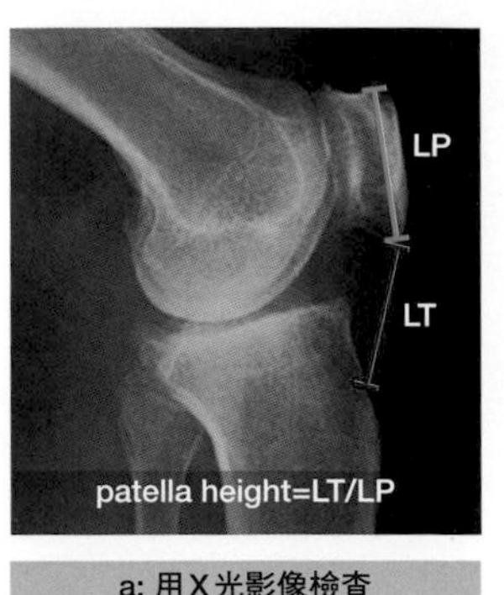

a: 用X光影像檢查

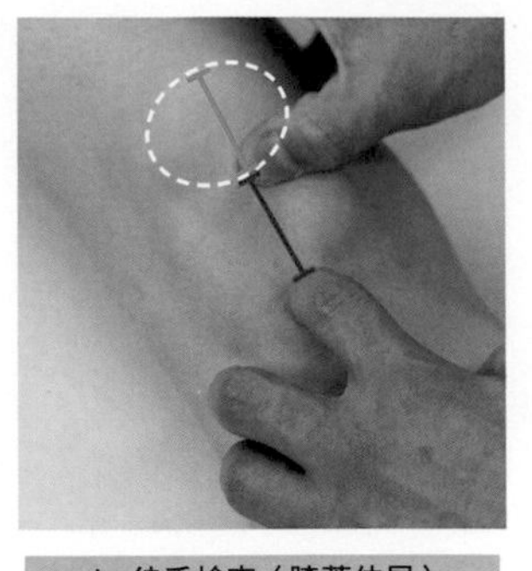

b: 徒手檢查（膝蓋伸展）

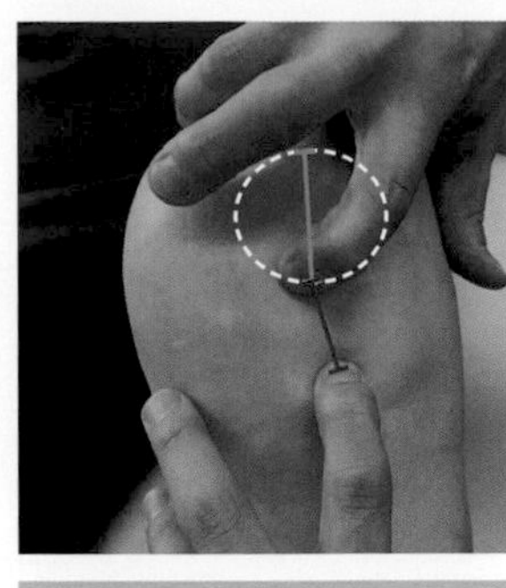

c: 徒手檢查（膝蓋屈曲）

圖3-12: 高位髕骨的評估

一般認為髕骨的低位會妨礙髕下脂肪體滑動，同時為助長纖維化的因子，引起伸展限制。

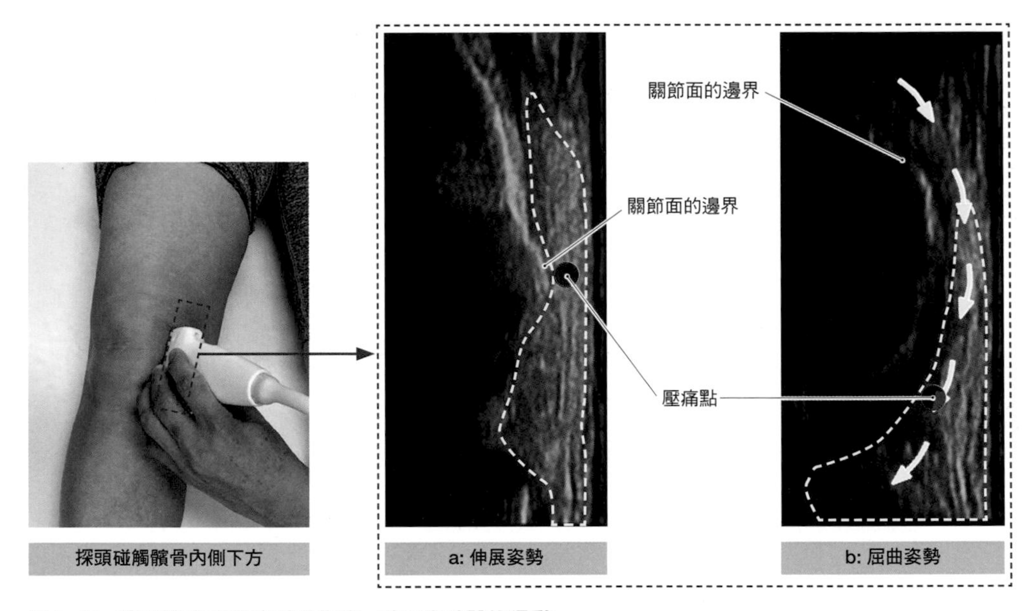

探頭碰觸髕骨內側下方

a: 伸展姿勢

b: 屈曲姿勢

圖3-13: 膝關節伸展姿勢到屈曲時，髕下脂肪體的滑動

位於髕骨側面的髕下脂肪體，會伴隨屈曲往前下方滑動頗長的距離。

內滑動。**圖3-13**a、b的紅色圓圈的附近為壓痛好發部位，這個部位伴隨屈曲會往下方移動，滑入關節內側。也就是說，髕下脂肪體是隨著膝關節的屈伸縱向移動的組織，這種思路在臨床上較容易想像。另外，觀賞**網路影片11**，可再次學習冠狀面與矢狀面的髕下脂肪體滑動的模樣，能讓人更容易想像吧？

大多髕下脂肪體發生疼痛的案例，都會呈現膝關節的過度外旋。膝關節扭轉，圍繞膝關節的滑膜、關節囊、韌帶、肌腱等組織為被拉長的狀態（圖3-14）。因此，

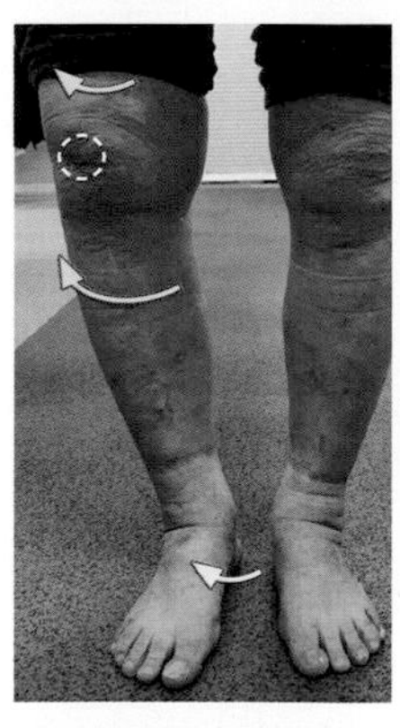
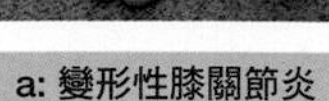

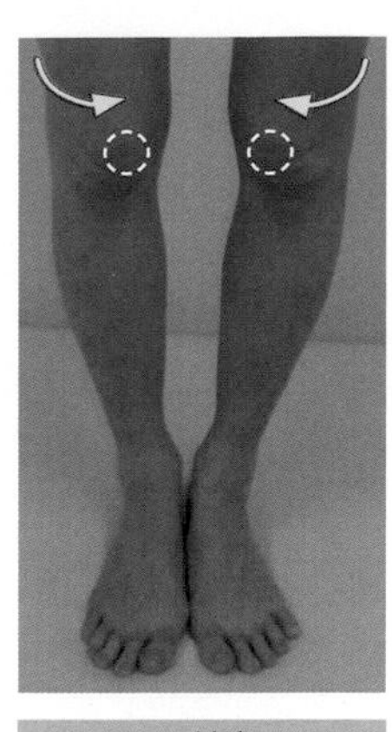

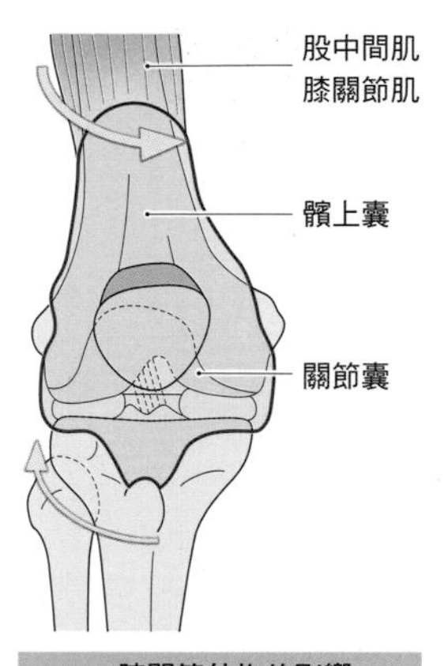

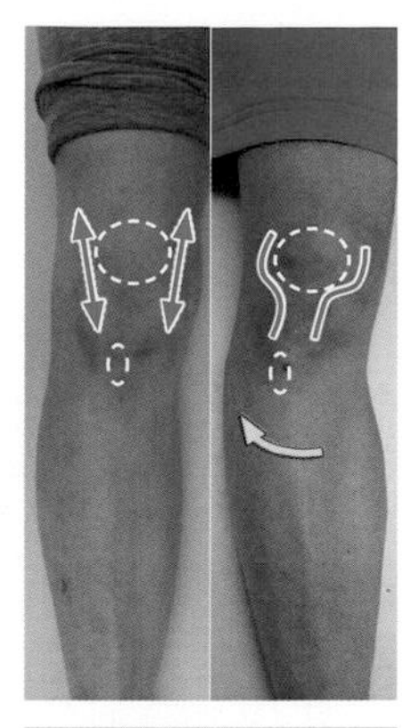

a: 變形性膝關節炎　b: 斜膝　c: 膝關節外旋的影響　d: 髕下脂肪體的路徑

圖3-14：膝關節外旋對髕下脂肪體的影響

大腿外旋及距骨外旋造成小腿外旋合併所謂的變形性膝關節炎，和合併大腿內旋的斜膝案例，都會發生膝關節的過外旋。
膝關節的過外旋會導致關節囊被旋轉，造成於其中滑動的髕下脂肪體的摩擦負荷變大。

伴隨膝關節的屈伸而縱向移動的髕下脂肪體，不得不在狹窄的通路上滑動，而滑動時反覆施加的莫大摩擦負荷引起了髕下脂肪體疼痛，是筆者的推測。

另外，髕下脂肪體常會由於外傷及機械性刺激遭受的些微損傷而纖維化，失去柔軟性。失去柔軟性的髕下脂肪體，反覆在狹窄的路徑上滑動，會變得如何呢？摩擦負荷會比平常來得大。因此，髕下脂肪體因纖維化而失去柔軟性，疼痛會變得更加容易引起。

從上述內容，能檢查出是髕下脂肪體發生疼痛的情況，膝關節的「扭轉」，也就是外旋位移的評估就變得重要。接下來筆者將說明膝關節外旋位移的評估方法。筆者會對所有罹患膝關節疾患的患者進行這種評估。對許多患者做過這種評估，便能當下了解膝關節外旋位移的程度。

起初檢查髕骨的活動度。倘若股四頭肌緊繃，髕骨變得難以移動，髕骨會往外側位移。由於這種評估是用來診斷髕骨與脛骨粗隆的位置關係的評估，因此在髕骨往外側位移的狀態無法正確評估。所以，一定要檢查髕骨的活動度以後再進行評估。

健康人的膝關節，在伸展姿勢會透過鎖扣運動（screw home movement）稍微外旋，不過通常脛骨粗隆會位在髕骨寬度之內（**圖3-15**a）。另一方面，如**圖3-15**b所示，脛骨粗隆與髕骨寬度的外側線相接的情況為「過外旋」，脛骨粗隆位於這條線上的情況，能判斷是「超過外旋膝」。從這個觀點評估變形性膝關節炎的案例，可得知具有疼痛的大多案例都有超過外旋膝的情況。

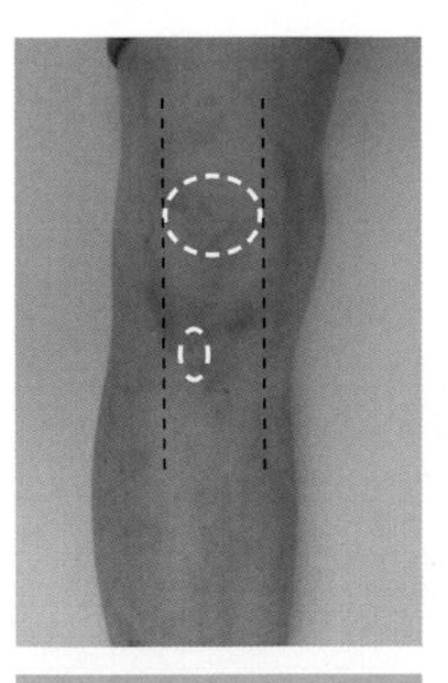

a: 正常

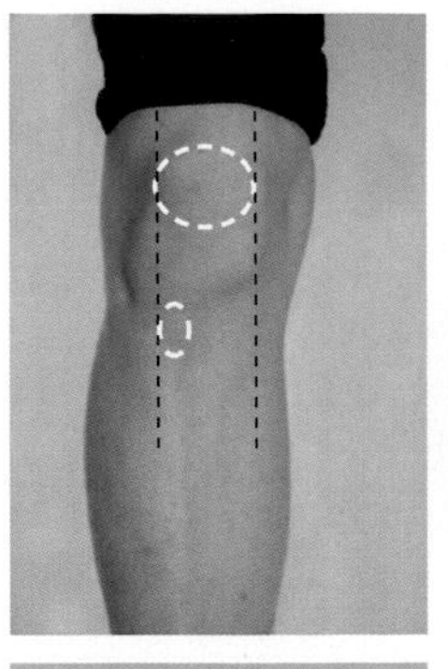

b: 過外旋膝

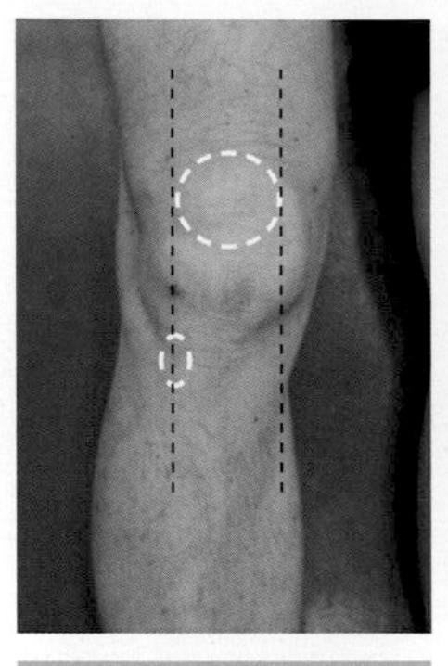

c: 超過外旋膝

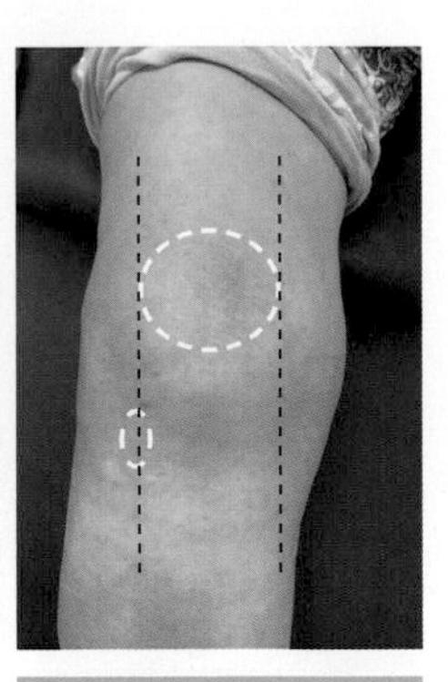

d: 嚴重超過外旋膝

圖3-15: 膝關節扭轉的評估

【起始擺位】臥姿
【方　　法】檢查髕骨可動以後進行。
【評　　估】脛骨粗隆位於髕骨寬度延長的兩條垂直線內為正常，脛骨粗隆與外側垂直線接觸的情況為「過外旋」，脛骨粗隆位於垂直線上的情況則評估為「超過外旋膝」。

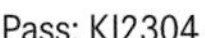

Pass: KJ2304

網路影片12 膝關節扭轉的評估

觀賞影片可加深對於這個評估的理解。請一定要看看。

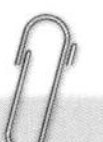

專欄：髕下脂肪體與膝關節的力學負荷

能檢查出髕下脂肪體在痛的情況，即使用力學治療改善膝關節的伸展力矩及過度的內外翻，也幾乎不會改善疼痛（圖3-16）。目標的力學負荷是膝關節外旋。假如不改善影響髕下脂肪體的力學負荷，疼痛就不會獲得改善。也就是說，**重點在於改善對疼痛發生組織施加負擔的力學負荷。因此，首先釐清疼痛發生源的組織非常重要。**

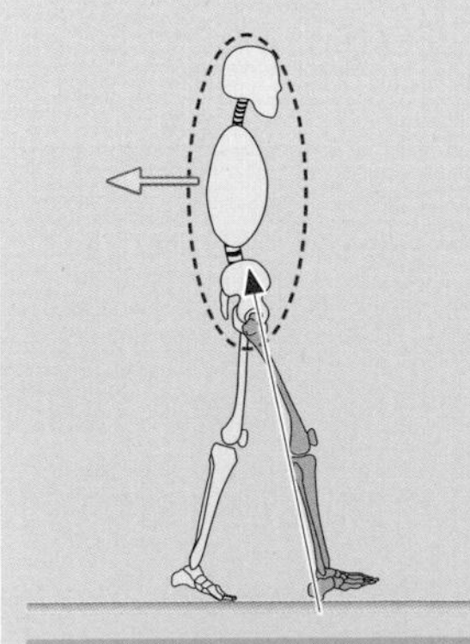

a: 過度伸展力

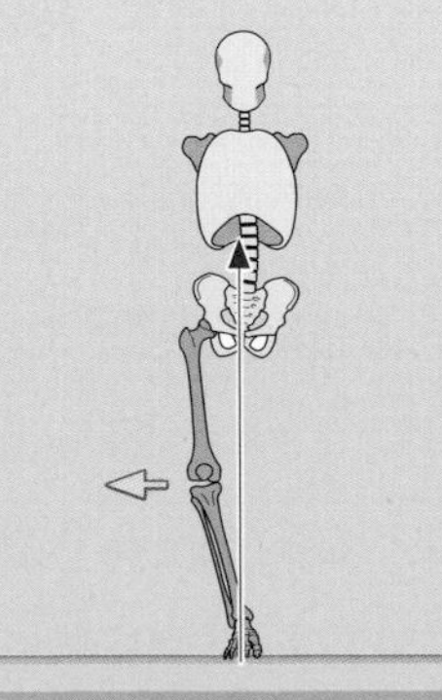

b: 過度內翻

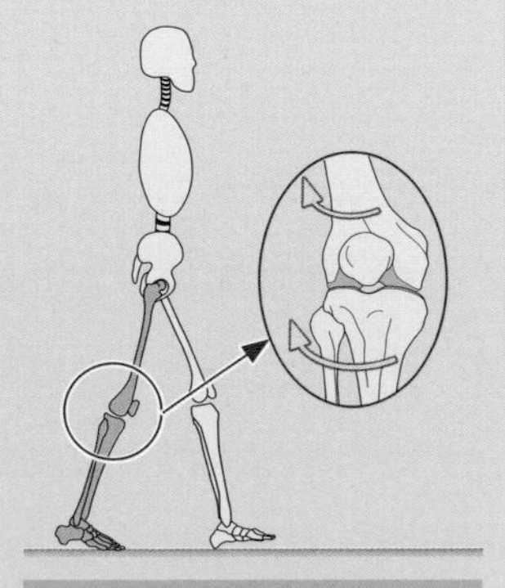

c: 過度外旋

圖3-16: 在膝關節產生的各種不同的力學負荷

②站姿排列評估

在非負重姿勢檢查出過度膝關節外旋的情況，接下來檢查負重姿勢的站姿排列。透過這個步驟，可讓人了解在膝關節的外旋當中，大腿內旋與小腿外旋哪一項作用的關聯性較明顯。

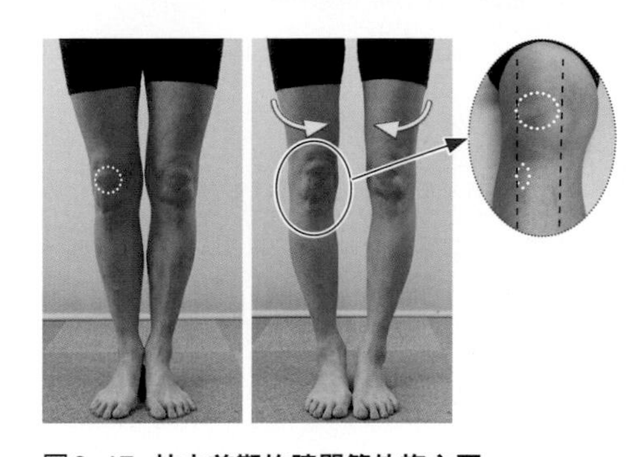

圖3-17：站立前期的膝關節外旋主因

若呈現斜膝，站立前期的膝蓋會相對外旋。

在站姿排列的評估當中，首先從前方觀察站姿，評估髕骨的位置（圖3-17）。一般而言，髕骨會朝向正面，不過若朝向內側，要評估內翻的程度。髕骨過度內翻的情況（斜膝），膝關節毫無例外都會呈現過外旋。儘管大腿內旋、小腿外旋都會引起膝關節的外旋，不過這種情況，一般認為膝關節的外旋是大腿內旋影響而造成的（參照第298頁）。

接下來從前方觀察站姿，評估距骨外旋[註2]（圖3-18）。比起從後方觀察小腿踵骨角，從前方觀察距骨外旋的程度與膝關節外旋較有關聯性，筆者從臨床經驗如此判斷。距骨過度外旋的情況，一般認為首先是小腿外旋而影響膝關節發生外旋（參照第299頁）。若為變形性膝關節炎等，大多高齡者的膝關節過外旋，是小腿外旋嚴重而使得膝關節發生外旋。

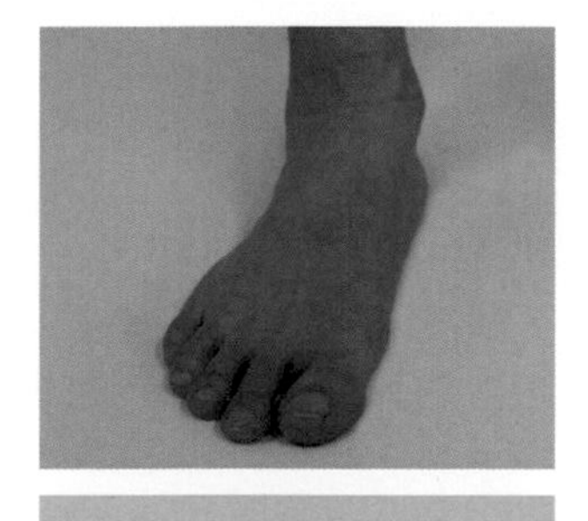

a：自然

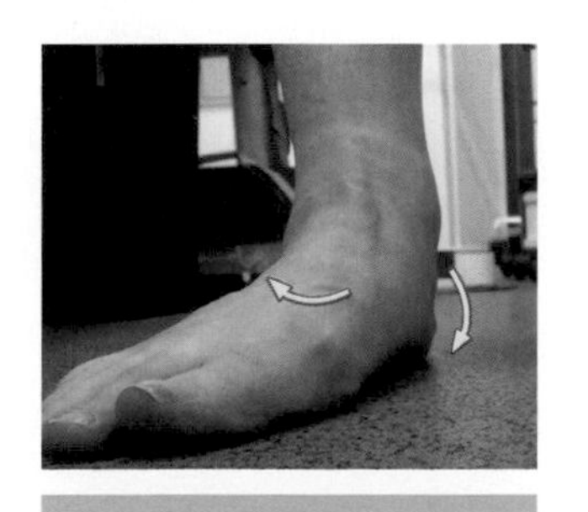

b：合併足部外翻的距骨外旋

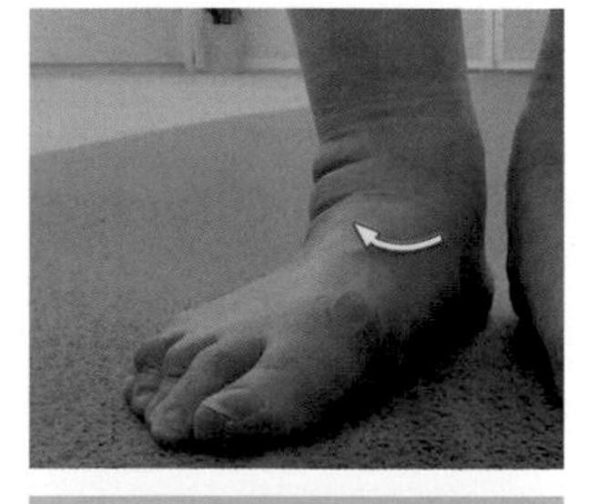

c：變形性膝關節炎常見的足部形態

圖3-18：距骨外旋

距骨外旋嚴重的情況，一般認為是小腿外旋而導致膝關節外旋。

[註2]　關於距骨外旋的評估，請參照第76頁。

③負重姿勢的壓力試驗

負重姿勢的壓力試驗中，進行下樓梯的動作試驗、交叉繞圈試驗、雙腳支撐的knee-in、knee-out試驗。

呈現過外旋的膝關節當中，若膝關節伸肌的活動與膝關節屈曲造成前膝伸展同時發生，髕下脂肪體會在比健康時遭受更大的擠壓負荷的情況下滑動。因此，膝關節在這種狀況下反覆屈伸，疼痛會更加容易發生。尤其在下樓梯時，由於膝關節的屈曲角度變大，伸展力矩〔註3〕變大，同時，與上樓梯時比較，髖關節伸展，因此股直肌被拉長。因此，許多案例表示「下樓梯時會痛」，是此疾患的特徵之一（圖3-19）。

負重姿勢的壓力試驗，進行交叉繞圈試驗時經常誘發疼痛及異樣感。一般認為原因是交叉繞圈時，膝關節會承受過度的外旋負荷（圖3-20）。

在雙腳支撐的knee-in、knee-out試驗中，knee-in試驗經常誘發疼痛及異樣感，不過若為內翻膝，容易在knee-out試驗中誘發（圖3-21）。

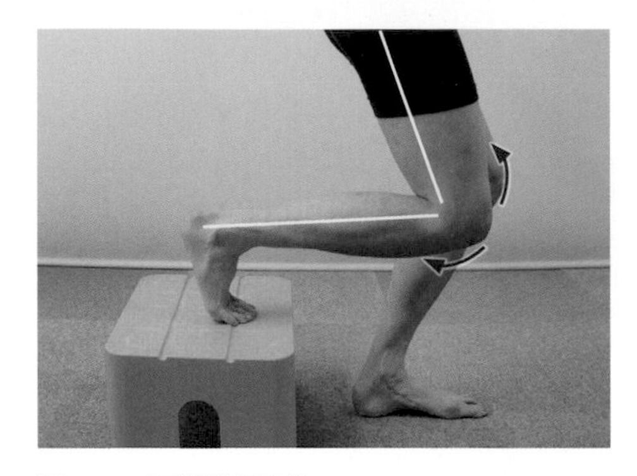

圖3-19: 下樓梯的動作

下樓梯的動作，由於膝關節屈曲角度變大，伸展力矩增大。
另外，與上樓梯比較時髖關節伸展，因此股直肌被拉長。

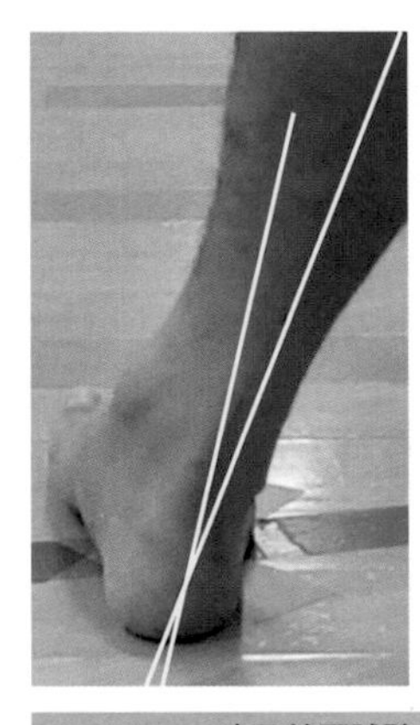

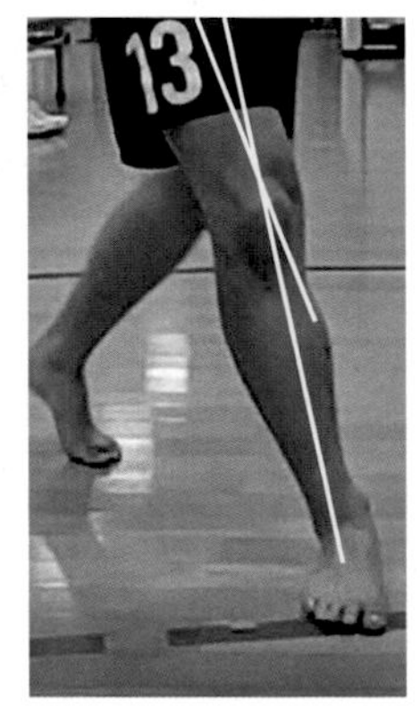

交叉繞圈試驗（右腳踏地時）

圖3-20: 交叉繞圈試驗

在交叉繞圈試驗中，膝關節會出現過度的外旋負荷。

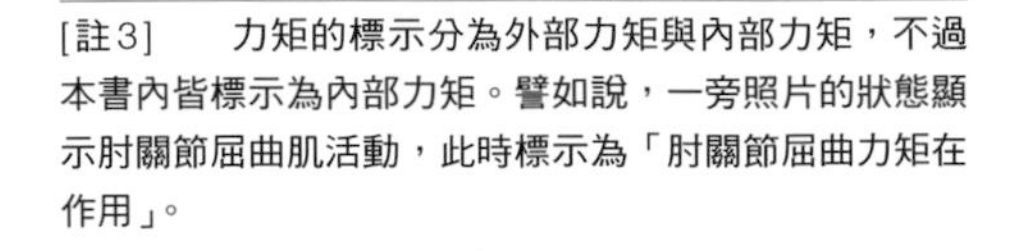
[註3]　力矩的標示分為外部力矩與內部力矩，不過本書內皆標示為內部力矩。譬如說，一旁照片的狀態顯示肘關節屈曲肌活動，此時標示為「肘關節屈曲力矩在作用」。

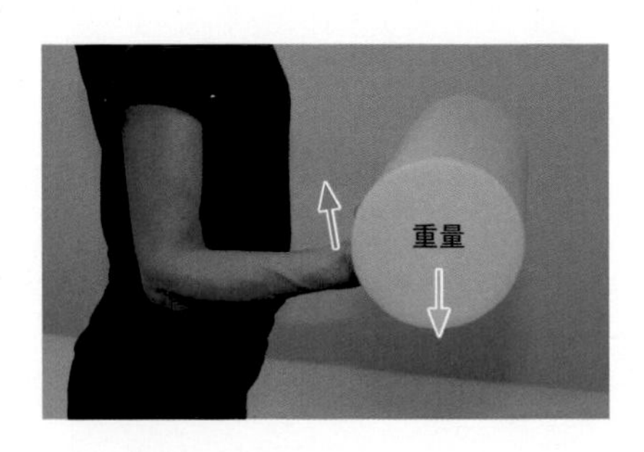

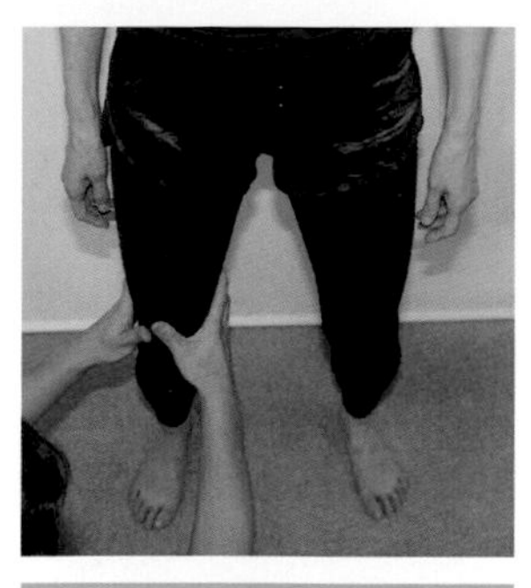

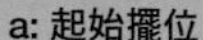

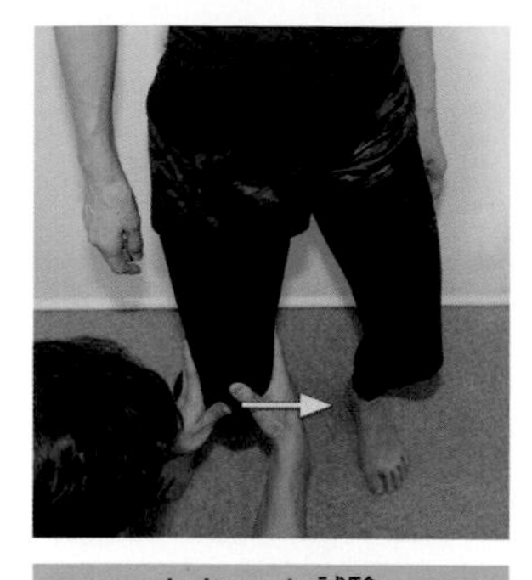

b: knee-in 試驗

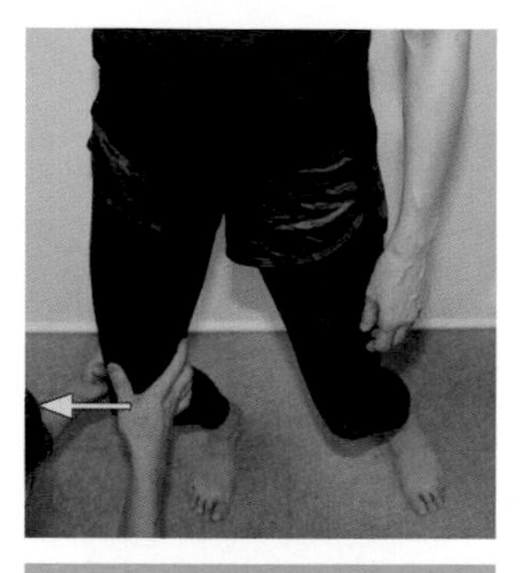

c: knee-out 試驗

圖3-21：雙腳支撐的knee-in、knee-out試驗

【起始擺位】站姿，與肩同寬，讓膝關節屈曲。

【方　　法】這個試驗讓患者雙腳站立，檢者如圖a輕輕握住膝蓋，並使膝蓋彎曲（這麼一來，負荷自然會施加在患側）。從這個姿勢讓患者把膝蓋拉直（knee-straight）、往內側（knee-in）、外側（knee-out）三個方向踏地，檢查疼痛及異樣感。

【評　　估】檢查knee-straight、knee-in、knee-out的試驗中疼痛及異樣感最嚴重的試驗。譬如說，在knee-in時疼痛最強烈的情況，表示在伸展力矩增強的狀態，膝關節往內側伸展而引發了疼痛。

④動作分析

此疾患的動作，重要的是思考與膝關節內旋力矩之間的關聯性並觀察。膝關節過外旋，分成站立前期出現的類型與後期出現的類型。

站立前期出現的類型，是大腿內旋造成膝關節外旋；站立後期出現的類型，是小腿外旋造成膝關節外旋（圖3-22）。因此，可在步態站立前期觀察「大腿內旋姿勢負重」。另一方面，在步態站立後期，觀察「①足部外翻，②熄菸式步態[註4]，③足弓塌陷，④小腿向外傾斜」，分析最主要的影響因子為何。關於膝關節與足關節、足部之間的關聯性，請參照〈站姿排列評估（第73頁及第121頁）〉及〈膝關節過外旋症候群（第297頁）〉。

[註4]　關於這個動作在之後的治療，於〈②藉由改善膝關節的扭轉，拓寬髕下脂肪體的移動路徑〉進行說明。

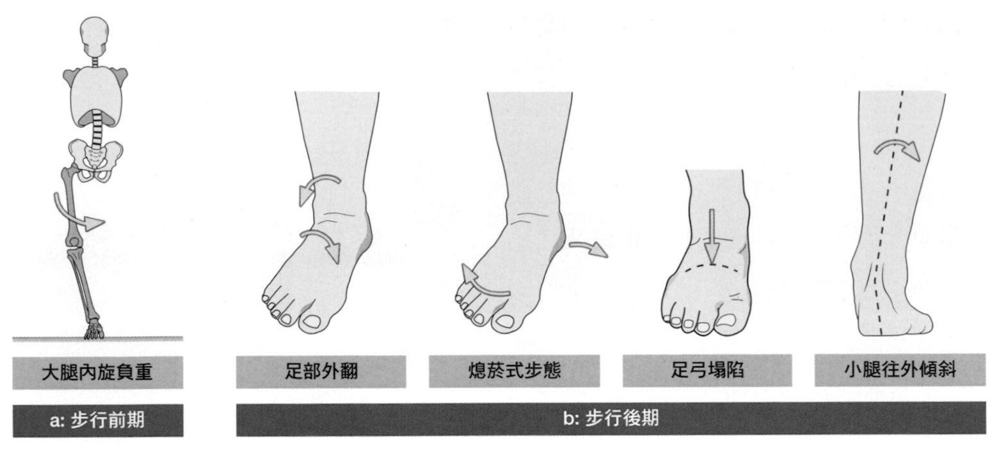

圖3-22: 膝關節內旋力矩的影響因子

3) 實際的治療狀況

筆者從組織學與力學兩者的觀點診療患者的經驗，將髕下脂肪體的疼痛變嚴重的原因，分為軟性不全型、路徑不全型、混合型三種。

【軟性不全型】 髕下脂肪體的纖維化導致滑動性降低的狀態。

【路徑不全型】 由於股骨與脛骨的相對位置偏移，使得髕下脂肪體的移動路徑變狹窄的狀態。大多由於膝關節的過外旋引起，不過有時脛骨往後偏移及往外側偏移才是主因。

【混　合　型】 軟性不全型與路徑不全型的兩種混合的類型。

筆者認為若發生上述的狀態，就會對**髕下脂肪體施加摩擦負荷，引起疼痛。**

如此思考後，對髕下脂肪體會疼痛的案例進行治療，便可舉出三大要點。

①讓髕下脂肪體恢復柔軟性。

②藉由改善膝關節的扭轉，拓寬髕下脂肪體的移動路徑。

③髕下脂肪體的移動路徑的牆壁變柔軟。

接下來便針對這些要點逐一進行說明。

①讓髕下脂肪體恢復柔軟性

倘若髕下脂肪體因纖維化變硬，即使髕下脂肪體的移動路徑的構造正常，對於髕下脂肪體的摩擦負荷也會比一般情況還要大。若用超音波影像觀察，擁有正常柔軟的髕下脂肪體就像您也會品嘗的果凍一般滑順地滑動。另一方面，失去柔軟性的髕下脂肪體比起正常情況，以高回音性（白色）顯示，有如黏稠的沼澤般滑動，可看出失去了滑順性（參照第115頁）（**圖3-23**）。因此，首先必須讓變硬的髕下脂肪體變得柔軟。光只是讓髕下脂肪體變柔軟，疼痛就容易舒緩。

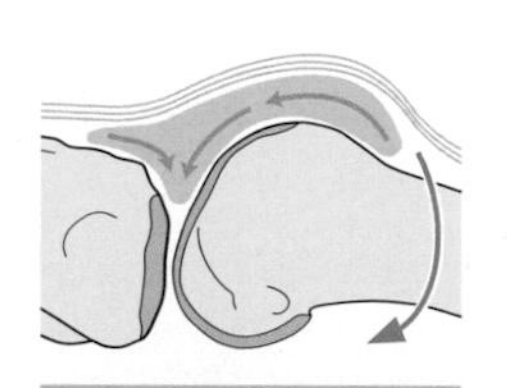

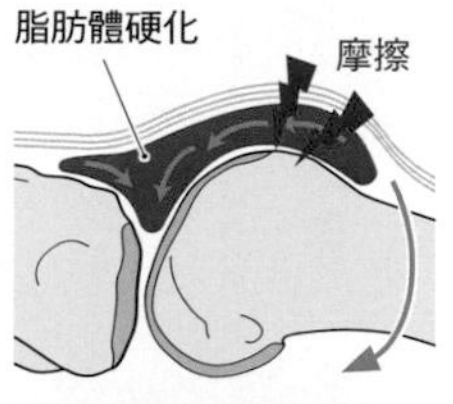

a: 正常 髕下脂肪體的滑動

b: 失去柔軟性的 髕下脂肪體的滑動

圖3-23: 纖維化髕下脂肪體的影響

每次屈伸時，髕下脂肪體會在滑膜與關節囊之間滑潤地移動（a）。
若髕下脂肪體變硬、失去柔軟性，髕下脂肪體的摩擦負荷會比通常更大（b）。

讓髕下脂肪體恢復柔軟性的具體方法，筆者會做下述三件事。

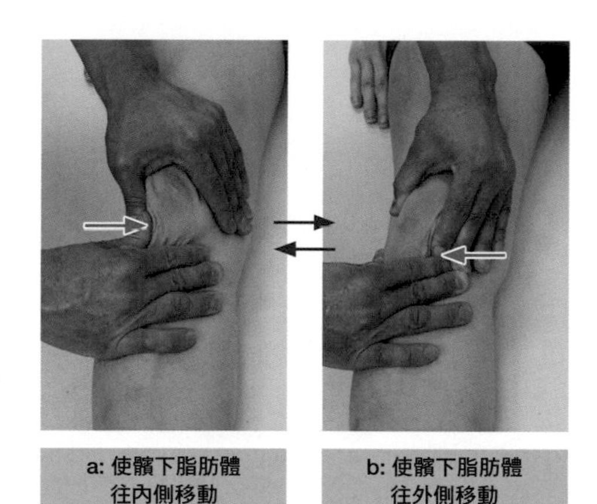

a: 使髕下脂肪體往內側移動

b: 使髕下脂肪體往外側移動

圖3-24: 徒手讓僵硬的地方變軟

徒手找出髕下脂肪體僵硬的部位，反覆使那個部位從內側往外側、再往內側移動，由於髕下脂肪體呈現果凍狀的形態，這個操作能增加柔軟性。
操作時疼痛變嚴重的情況，從疼痛部位的前面開始操作，較不易引起疼痛。

a）找出僵硬的地方，徒手治療使其變柔軟

用觸診找尋髕下脂肪體僵硬的地方。髕骨下側是好發處。髕下脂肪體容易積在這個部位，也是頻繁發生異音的部位。如**圖3-24**一般徒手鬆弛。具體而言，找出僵硬的部位，徒手反覆讓該部位由內側往外側、再往內側移動。由於脂肪體具有徒手揉捏就會變柔軟的特性，用這種方法治療，會逐漸增加柔軟性。

另外，治療時患者表示強烈疼痛的情況，從疼痛部位的前面著手操作，可讓疼痛稍微舒緩。

b）促進髕下脂肪體的上下運動

由於髕下脂肪體貼附在膝肌腱，透過髕骨的上下運動，髕骨也會一起上下活動。

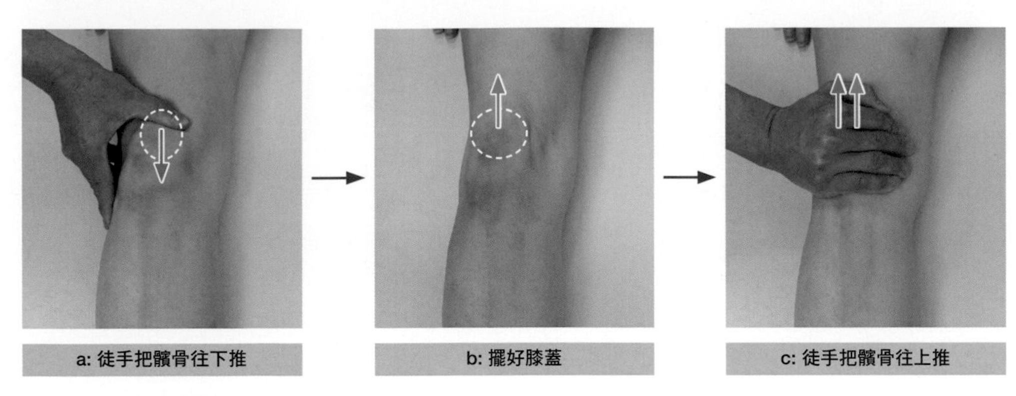

圖3-25：髕下脂肪體的上下運動

直到習慣徒手操作為止，反覆進行a～c的運動。指導患者學會做這種自主運動。

藉由這種反覆的活動，可讓髕下脂肪體變得柔軟。如圖3-25，下肢鬆弛時徒手將髕骨下推後，利用肌肉收縮使髕骨往體幹方向活動。由於若髕下脂肪體僵硬，髕骨會無法整個往上活動，此時就徒手把髕骨往上推並做主動輔助運動，可讓髕下脂肪體有效地變柔軟。

Pass: KJ2304

網路影片13 髕下脂肪體的上下運動

看影片可加深對於這種運動進行方法的理解。請一定要看看。

c）髕骨的上提運動

前述「髕下脂肪體的上下運動」難以做主動運動的情況，可進行髕骨的上提運動（圖3-26）。尤其在髕下脂肪體纖維化、髕骨呈現下移的案例中有成效。就算只做這運動，也能讓髕下脂肪體確實往上拉伸，因此可有效地改善伸展限制。

檢查比較進行這三種運動前後的伸展角度，在大多案例中，都可見膝蓋的伸展角度明顯獲得改善。

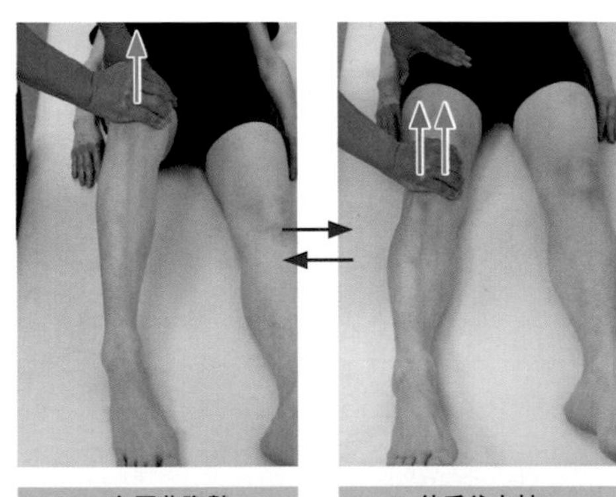

圖3-26：髕骨的上提運動

若圖3-25所示的「髕下脂肪體的上下運動」難以做自主運動的情況，也可以只進行髕骨的上提運動。由於光做這種運動也能確實把髕下脂肪體往上推拉，因此可有效改善伸展限制。

②藉由改善膝關節的扭轉，拓寬髕下脂肪體的移動路徑

伴隨膝關節的過外旋，即使髕下脂肪體的柔軟性正常，也會因為髕下脂肪體的移動路徑變狹窄，使得摩擦負荷比一般情況來得大（圖3-27）。因此，改善膝關節的過外旋以後，必須拓寬髕下脂肪體的移動路徑。

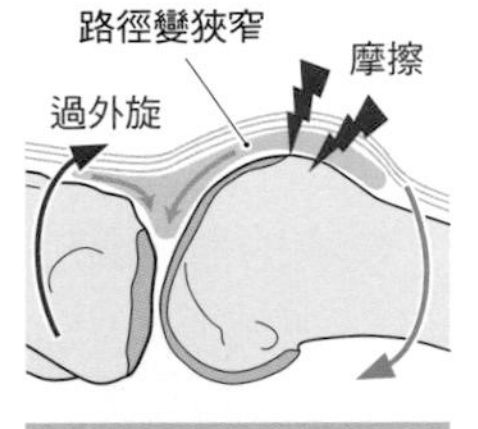

圖3-27：膝關節過外旋對髕下脂肪體帶來的影響

每次屈伸時，髕下脂肪體都會在滑膜與關節囊之間順暢地滑動（a）。
膝關節因過外旋而扭曲，髕下脂肪體的移動路徑變狹窄，髕下脂肪體的摩擦負荷比通常來得大（b）。

a）反鎖運動

這個運動可對呈現膝關節過外旋的所有案例進行。由於膝關節正常的情況，在伸展最終區域會引起鎖扣運動，因此與正常情況反向的這種運動，或許會讓治療師覺得有恐懼感。不過在筆者的臨床經驗上，儘管有許多促使鎖扣運動以後，膝蓋痛到無法步行的患者，但幾乎沒有見過進行反鎖運動以後膝蓋會痛的患者。

接著說明反鎖運動的具體方法。如圖3-28握住小腿外側，讓腳尖隨意朝向內側，徒手施加內旋。接下來，把股骨往外旋方向引導，維持這個狀態，擺好膝關節以後，反覆讓膝關節輕度屈曲。筆者見過許多每天進行這種運動，而逐漸改善過外旋的案例。

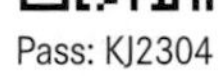
Pass: KJ2304

網路影片14 反鎖運動

觀看影片可加深做這種運動的方法的理解。請一定要看看。

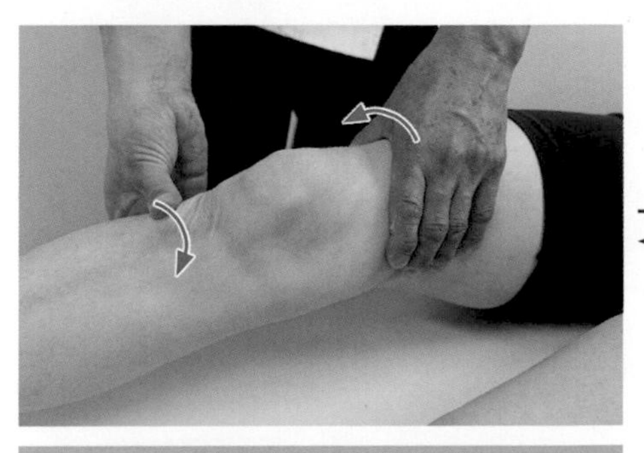
a: 大腿外旋、小腿內旋的引導

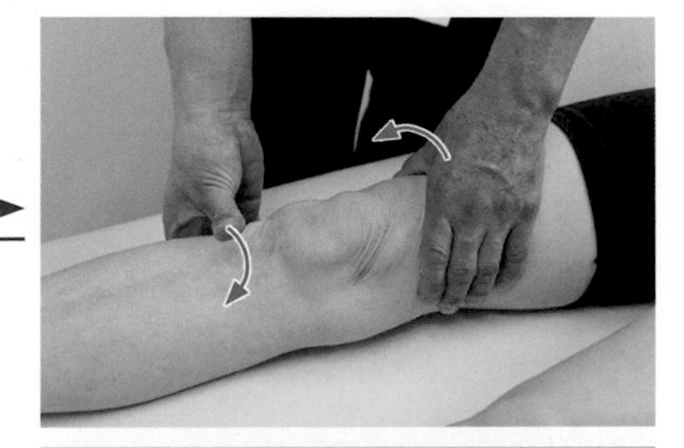
b: 一邊施加a的操作一邊擺好膝蓋

圖3-28：反鎖運動

b）抑制大腿內旋的運動

如同斜膝，由於大腿內旋嚴重使得膝關節呈現過外旋的情況，進行膝關節的外旋可動性擴大運動（圖3-29）以及站姿的髖關節主動外旋運動（圖3-30）。

站姿的髖關節主動外旋運動由雙腳直立開始實行，目標是最後恢復到單腳也能控制動作。因為在實際的動作當中，必須在單腳支撐時也能做到這個活動。

Pass: KJ2304

網路影片 15 站姿的髖關節主動外旋運動

觀看影片可加深做這種運動的方法的理解。請一定要看看。

c）抑制距骨外旋的運動

儘管沒有呈現斜膝、卻合併膝關過外旋的案例中，經常在步行時呈現距骨外旋。關於為什麼會發生距骨外旋，將在第5章膝關節過外旋症候群〈②主要由小腿外旋產生的過外旋〉（第299頁）詳細解說，請一定要參考。

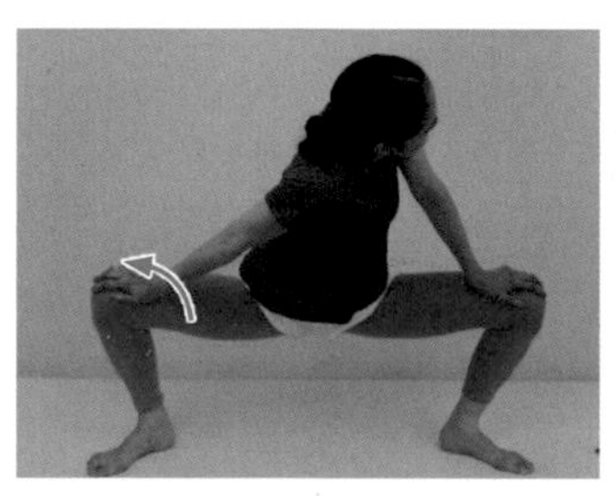

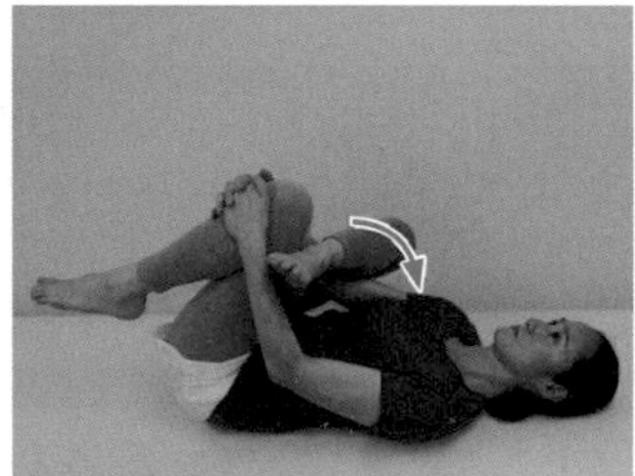

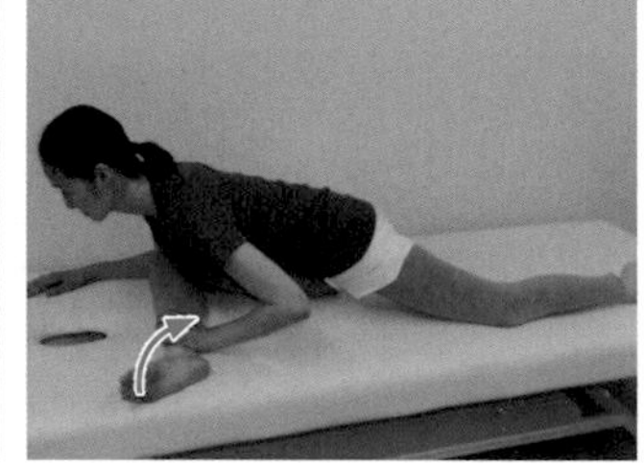

圖3-29：髖關節的外旋可動性擴大運動

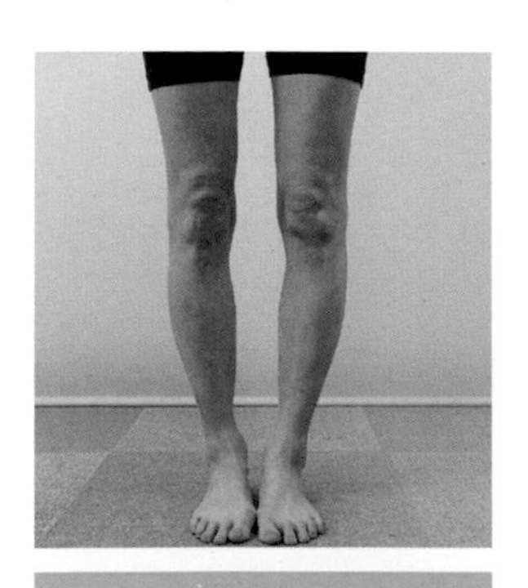

a: 大腿內旋的狀態

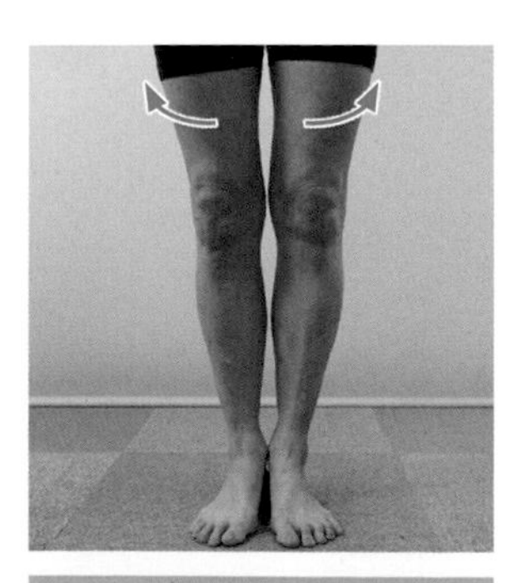

b: 讓髖關節外旋後站立的運動

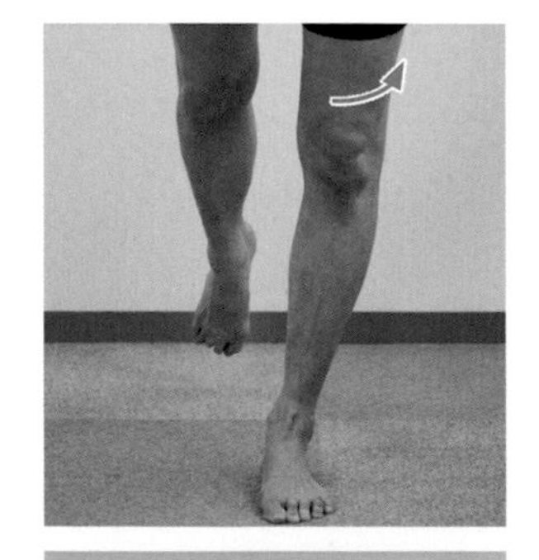

c: 髖關節外旋的單腳支撐運動

圖3-30：站姿的髖關節主動外旋運動

a～c一連串的運動，單腳反覆進行。在圖c，支撐腳維持外旋，另一隻腳往後抬高。

筆者為了改善距骨外旋，進行「屈拇長肌的牽拉」、「距骨內旋貼紮」、「足弓墊」、「足部內收運動」等治療。關於「距骨的外旋抑制」，本章會在後述的各組織的治療之中適時說明，此處先詳細講解。

◆屈拇長肌的牽拉

請見圖3-31a。屈拇長肌通過距骨後內側的屈拇長肌腱溝。倘若屈拇長肌欠缺伸長性，會妨礙距骨內側部位往後活動，因此造成距骨外旋。因此，藉由屈拇長肌的牽拉改善伸長性，能舒緩在站立末期（TSt）出現的距骨外旋。

牽拉屈拇長肌時，不僅讓拇趾伸展，要讓足關節背屈，由於此時足部外翻會讓距骨外旋，因此在讓足部輕度內翻的擺位進行是要點。

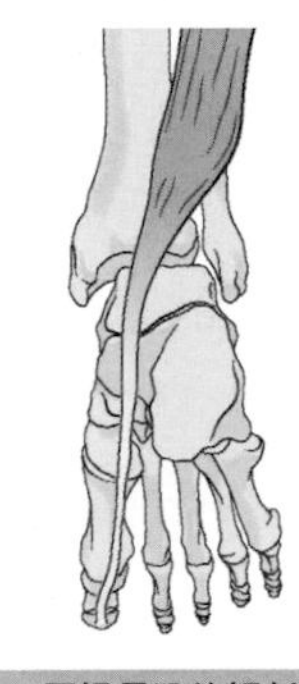

a: 屈拇長肌的解剖圖

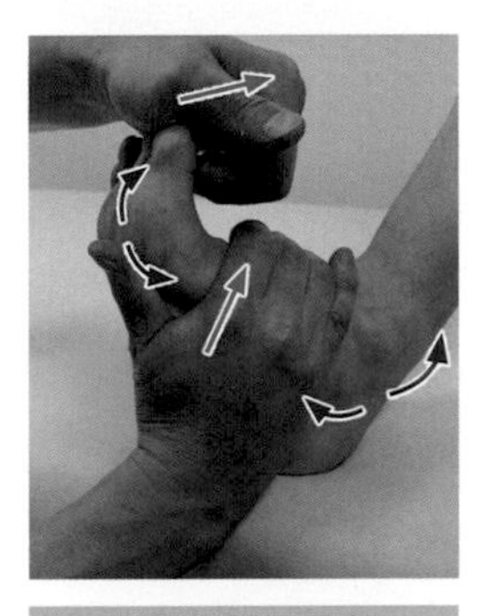

b: 屈拇長肌的牽拉

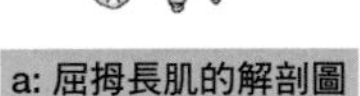

圖3-31：屈拇長肌的解剖圖與牽拉

若藉由牽拉改善屈拇長肌的伸長性，能舒緩站立末期（TSt）發生的距骨外旋。

Pass: KJ2304

網路影片16 屈拇長肌的牽拉

由於這種牽拉有點難度，請觀看這支影片練習吧。

◆距骨內旋貼紮

筆者會用膠布貼紮，以讓距骨內旋。此時有兩個地方要留意。

第一點，膠布太寬會連同其他部位一起被引導內旋，因此要挑選偏細的膠布（約2.5㎝寬），從距骨往內踝下面的方向貼附（圖3-32a）。

第二點，由於在足關節貼紮會妨礙背屈，因此注意膠布不要貼在足關節背屈時出現的皺摺處（圖3-32b）。

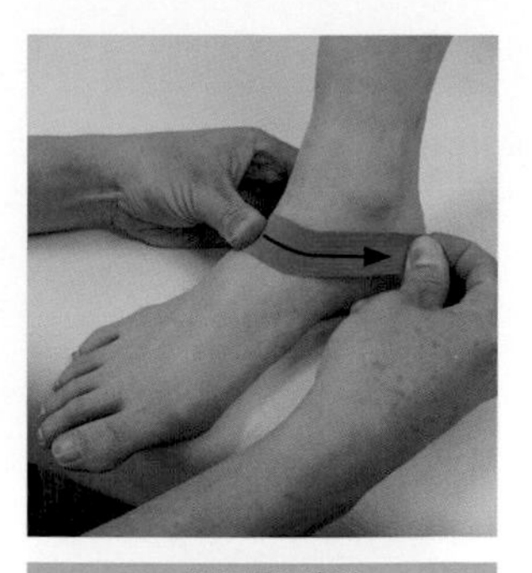

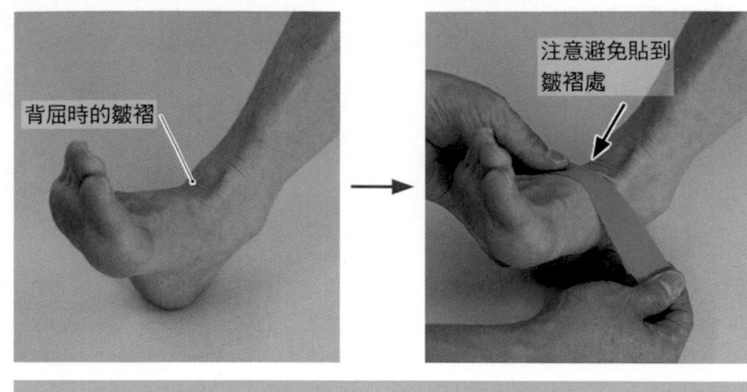

圖3-32：距骨內旋的貼紮

貼紮的目的是讓距骨內旋。

◆足部內收運動

進行這種運動的目的是藉由足部內收，引導小腿對於大腿內旋。不論讓腳尖往內側活動，腳跟往外側活動，足部都會內收，不過讓腳跟往外側活動，能提高步行動作的流暢性。因此讓腳跟往外側活動，以引出足部的內收運動。另外，可用彈性帶施加阻力，作為內收肌的運動會更加有成效（圖3-33）。

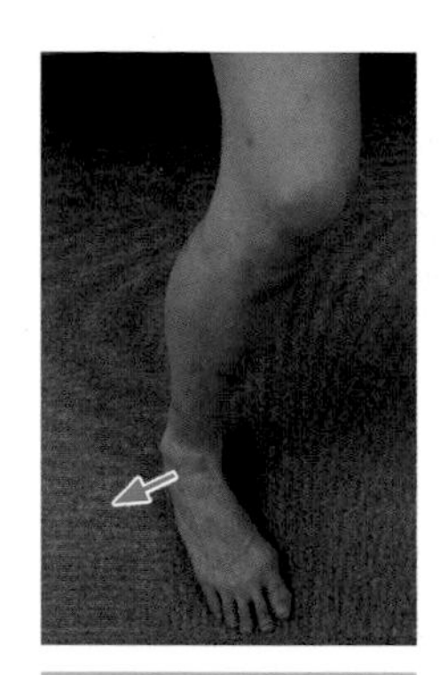

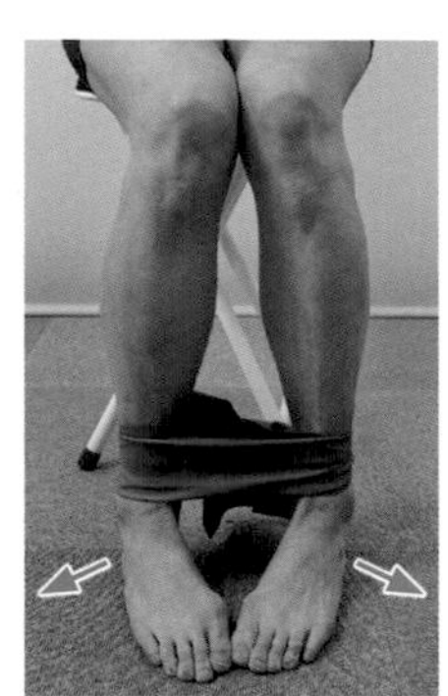

圖3-33：足部內收運動

進行的目的是引導小腿對於大腿內旋。
要點是把拇趾當作支點，腳不要離開地面，讓後足部活動。

◆足弓墊

足弓墊對於抑制足部外翻，以及抑制妨礙腳跟流暢離地的橫足弓下降都有成效（圖3-34）。

觀察步行動作的倒擺運動，要點在於調整足弓墊高度，以促進讓重量前向移動更加順暢。

Pass: KJ2304

網路影片17 抑制膝關節內翻力矩的足弓墊

關於足弓墊的實際處置方法，光靠說明或許令人難以理解，因此分成「內側縱足弓的處方」與「橫足弓的處方」影片。請參照。

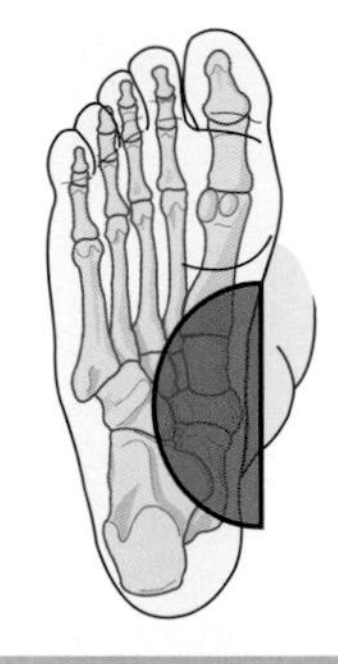

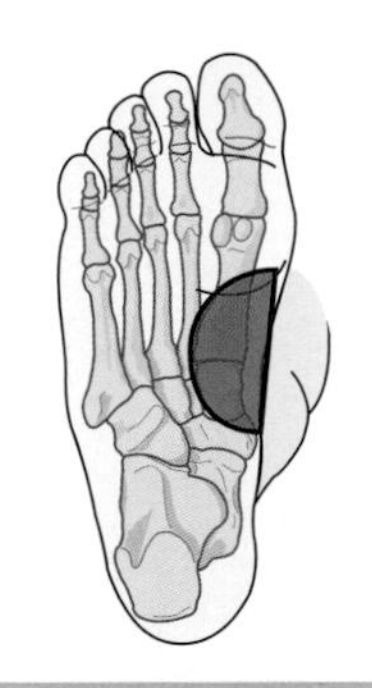

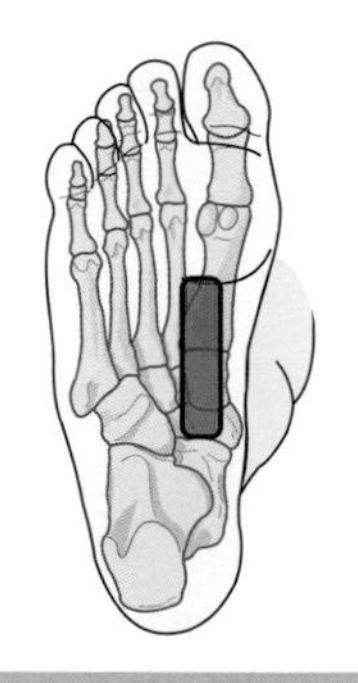

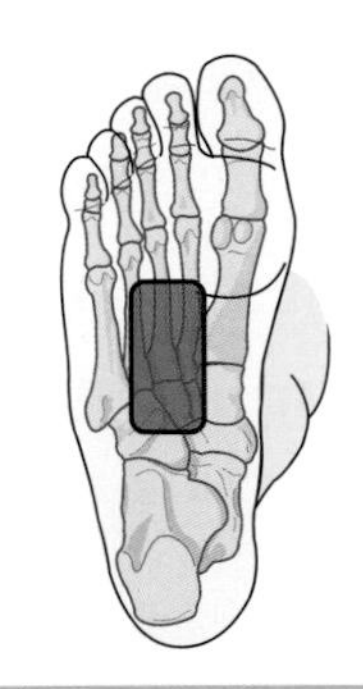

距骨下關節內翻引導墊（2-4 mm）	第1趾背屈引導墊（2-4 mm）	內側縱足弓矯正足弓墊（1-2 mm）	橫足弓墊（2-6 mm）
a: 內側縱足弓墊的處方			b: 橫足弓墊的處方

圖3-34: **抑制膝關節內翻力矩的足弓墊**

用足弓墊的要點是，觀察步行動作的倒擺運動，調整到促進身體重量可更順暢地往前面移動的高度。

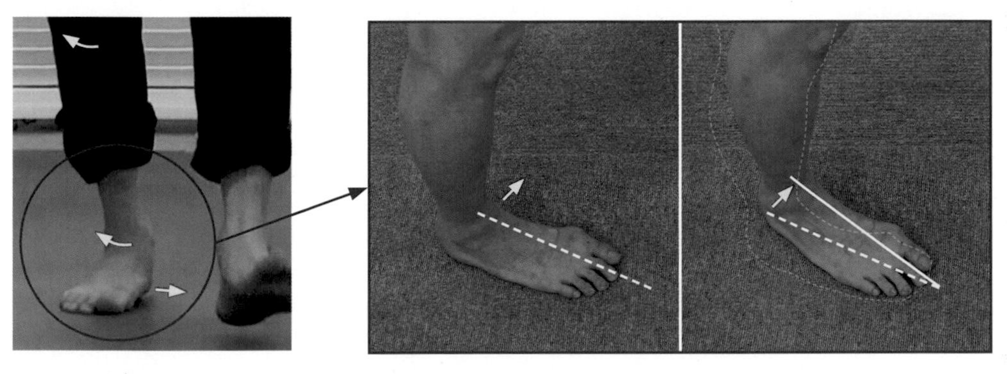

圖3-35: **站立末期（TSt）的熄菸式步態**

名為熄菸式步態，以腳尖為支點，腳跟往內側扭轉的活動產生距骨外旋，助長膝關節的過外旋。

d）負重姿勢足部內收運動

步行站立後期呈現膝關節過外旋案例當中，特徵是站立末期（TSt）腳跟往內側強烈扭轉（圖3-35）。這種以腳尖為支點，腳跟往內側擺動的活動，在美國的足病醫學中稱之為熄菸式步態。這種活動會造成距骨外旋，助長膝關節的過外旋。

Pass: KJ2304

網路影片18 站立末期（TSt）中的熄菸式步態①

在步行站立後期出現，腳尖為支點、腳跟往內側扭轉的活動（熄菸式步態），僅用照片及文字說明或許令人難以理解。注意患者的右腳，觀賞影片吧。站立末期（TSt）腳跟離地的前一刻，腳跟往內側扭轉，可看見腳踝外側出現皺褶。這個動作就是距骨外旋。

為了抑制站立末期（TSt）的熄菸式步態，在負重姿勢進行足部內收運動（圖3-36）。這種運動的要點，並非讓腳尖往內側活動，而是讓腳跟往外側活動。藉由這種活動，能進行與熄菸式步態相反的運動。

負重姿勢足部內收運動不只讓足部，也會同時使大腿內旋，因此要對站立後期會膝關節外旋的類型進行，而非站立前期會膝關節外旋的類型。

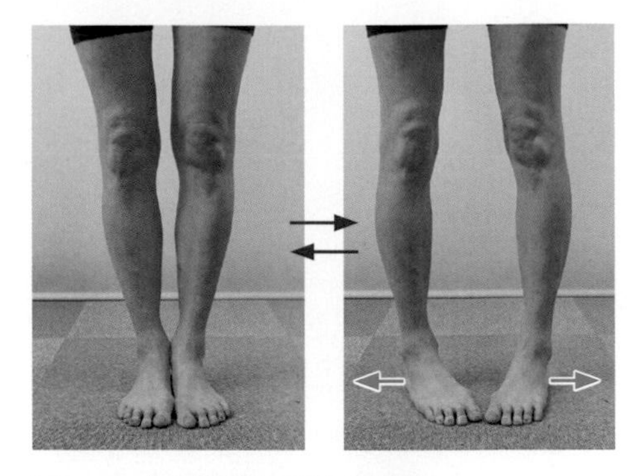

圖3-36：負重姿勢足部內收運動

進行的目的是引導小腿對於大腿內旋。
要點是以拇趾為支點，腳不要移開地面，只活動後足部。

Pass: KJ2304

網路影片19 負重姿勢足部內收運動（雙腳輪流運動）

由於這種運動有一點困難，看影片確認吧。

③髕下脂肪體的移動路徑的牆壁變柔軟

髕下脂肪體的移動路徑的牆壁僵硬的情況，髕下脂肪體的摩擦負荷變得比通常來得大（圖3-37）。因此，不只是髕下脂肪體，必須改善周邊組織的柔軟性。

他動的徒手操作是從體表碰觸目標部位進行，人體就像千層派一樣有好幾層重疊，因此難以只對單獨一層進行操作。因此就像圖3-38，筆者大面積握住目標部位，一起拉長筋膜、關節囊等部位。由於光做這種運動就可改善組織的柔軟性，可當場緩解步行時的疼痛。

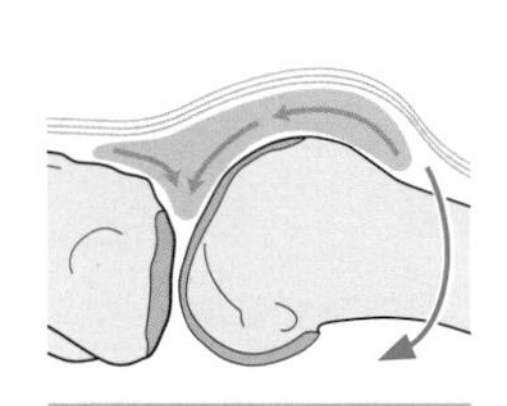

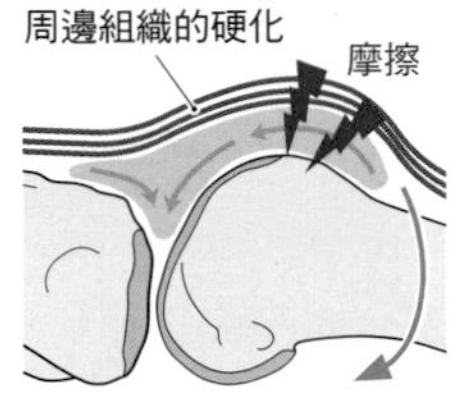

圖3-37：髕下脂肪體周邊組織變硬導致的影響

每當屈伸，髕下脂肪體會滑順地往滑膜與關節囊之間移動（a）。
若髕下脂肪體的移動路徑變硬，髕下脂肪體的摩擦負荷會比通常來得大（b）。

4）髕下脂肪體的評估與治療彙整

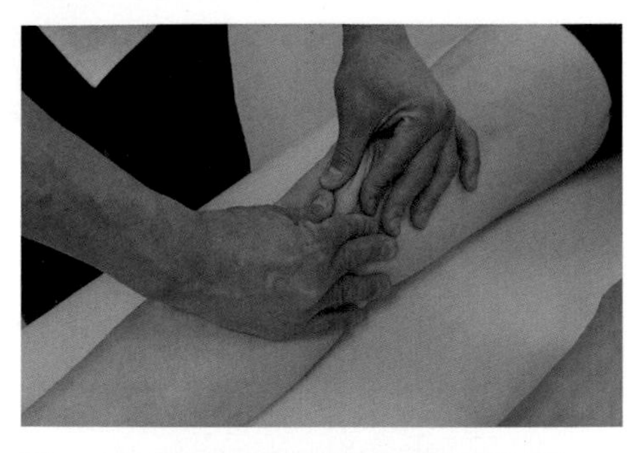

圖3-38：髕下脂肪體周邊組織柔軟性的改善

大面積握住目標部位，一起拉長筋膜、關節囊，改善髕下脂肪體周邊組織的柔軟性。

〈第3章　容易產生疼痛的組織評估與實際的治療狀況〉提到的九個組織之中，膝關節前面疼痛的情況，疼痛的原因中最為重要的是髕下脂肪體。透過至今為止的說明，您已經了解對於髕下脂肪體疼痛的評估及治療的方法嗎？

「知道」、「理解」、「能實施」、「熟練」，這些全都不一樣。因此，反覆透過臨床的實踐，可進一步加深理解。基於上述內容，筆者把髕下脂肪體的疼痛「組織學上的評估～力學上的評估」的注意事項整理成表**3-1**，希望能當作讀者臨床上的參考。

表3-1：**髕下脂肪體評估的注意事項**

評估	注意事項
受傷原因	・大多無外傷發病，不過有時可鎖定受傷原因 ・有時會因為關節的腫脹及手術而發生疼痛
屈曲、伸展壓痛試驗法	・在膝關節伸展姿勢及屈曲姿勢檢查壓痛
可動範圍的評估	・評估伸展限制的左右差異
影像檢查	・難以透過X光、MRI檢查確認與疼痛之間的關聯性，超音波是最有成效的檢查 ・用超音波能檢查伴隨纖維化、膨脹部位屈伸的活動
非負重姿勢的形態 與可動特性的評估	・檢查「高位髕骨」與膝關節的「扭轉」
站姿排列評估	・在膝關節的外旋，檢查大腿內旋與小腿外選哪一項較有關係
負重姿勢壓力試驗	・下樓梯的動作試驗 ・交叉繞圈試驗 ・雙腳支撐的knee-in、knee-out試驗
動作分析	・評估膝關節過外旋的原因

2. 膝肌腱及髕骨支持帶

擁有膝肌腱及髕骨支持帶（圖3-39）疼痛的案例活動以運動為主，大多是由於反覆的伸長負荷所致。只不過，儘管運動以外發生的情況並不常見，倘若仔細評估運動以外的活動、被診斷為膝肌腱及髕骨支持帶相關名稱的案例中，筆者認為常有前述髕下脂肪體疼痛的情況。因此，膝肌腱及髕骨支持帶的評估和診斷當中，與髕下脂肪體的疼痛進行鑑別很重要。

接下來逐一確認評估膝肌腱及髕骨支持帶時的重點吧。

1）組織學上的評估

①從問診了解的事情

膝肌腱及髕骨支持帶的疼痛發病時大多沒有外傷，但有時受傷原因相當明確。由於有時候輕傷會成為讓疼痛持續的契機，因此問診時要質問「是否有明顯的原因？」，確認有無受傷的原因。

另外，訊問發病的期間也很重要。若為急性期，大多是靜養及投藥（抗炎症藥劑）為主的治療，讓患者回歸原本的活動，因此要避免無理的負擔。另一方面，若為慢性期，由於力學負荷是疼痛的主因，因此必須進行治療以減輕力學負荷。

疼痛部位的呈現為局部性（圖3-40）。檢查疼痛是位於膝肌腱及髕骨支持帶的內

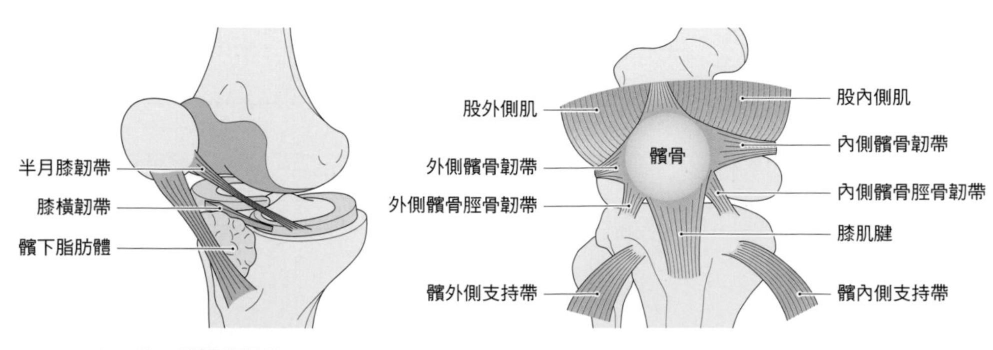

圖3-39：膝肌腱及髕骨支持帶

側、中央、外側，或是上方、中央、下方哪個部位後，再作詳細的評估[15]。類似的疾患有脛骨粗隆炎，筆者認為這是膝肌腱止點的疼痛，因此膝肌腱下端的疼痛也是為同樣情況，治療時用的也幾乎是同樣的方法。

膝肌腱及髕骨支持帶疼痛常會出現在活動開始時、活動量逐漸增強時，特徵是持續同樣的動作會導致疼痛發生。

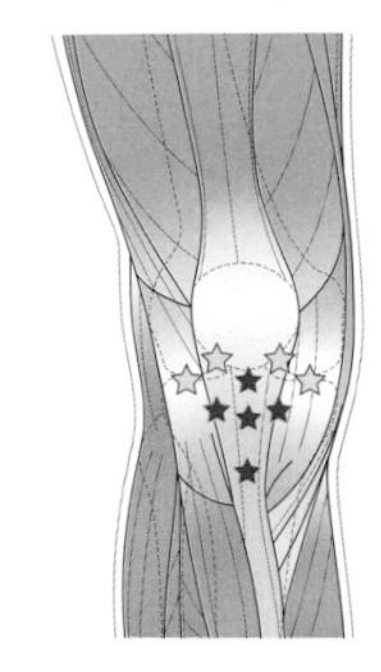

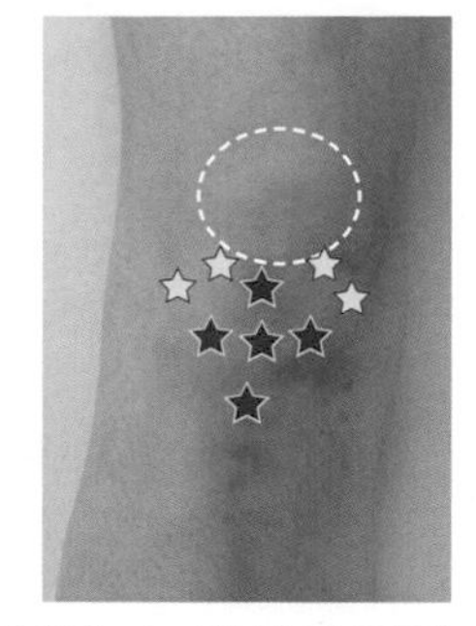

☆ 好發點　★ 尤其常見的好發點

圖3-40：膝肌腱、髕骨支持帶以及脛骨粗隆的壓痛好發點

②透過伸展、屈曲壓痛試驗法進行評估

屈曲、伸展壓痛試驗法的評估（**圖3-41**），伸展姿勢、屈曲姿勢同樣出現疼痛的情況，以及屈曲姿勢的疼痛較強烈的情況，懷疑膝肌腱及髕骨支持帶是疼痛發生的組織，而非髕下脂肪體。

由於髕下脂肪體伴隨膝關節的屈曲往關節內滑動，因此在屈曲姿勢壓痛會消失或者顯著緩解。然而，由於膝肌腱及髕骨支持帶在屈曲姿勢會更為拉長，因此在屈曲姿勢的壓痛會更強烈。有時屈曲姿勢和伸展姿勢同樣會發生壓痛，這種情況在屈曲姿勢也不會緩解。因此，屈曲姿勢的疼痛較強烈的情況，以及屈曲姿勢合併相同疼痛的情況，膝肌腱及髕骨支持帶發生疼痛的可能性增加。

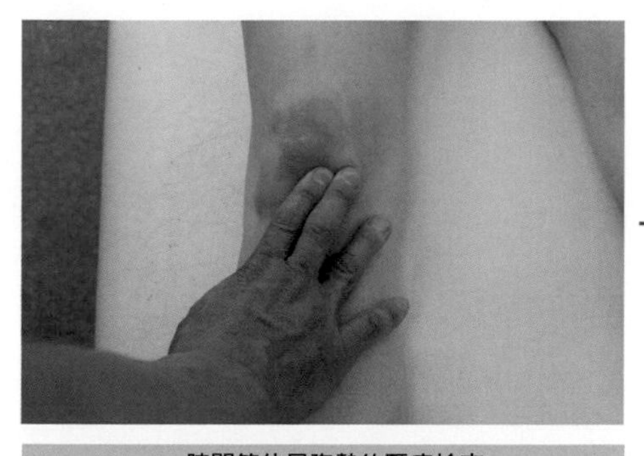

a: 膝關節伸展姿勢的壓痛檢查

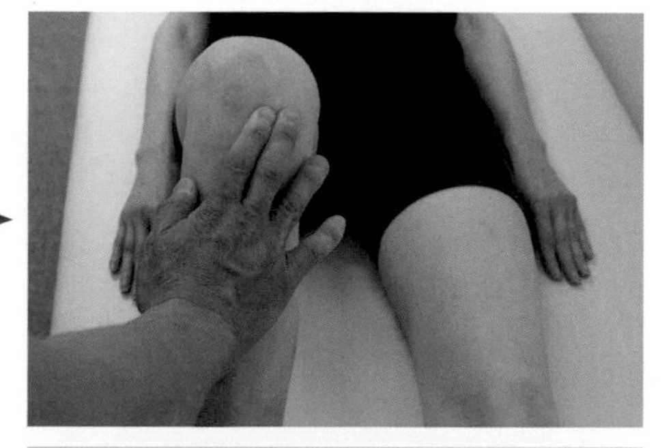

b: 膝關節屈曲姿勢的壓痛檢查

圖3-41：伸展、屈曲壓痛試驗

【起始擺位】坐姿，腿伸直
【方　　法】①按壓膝關節伸展姿勢會痛的部位，檢查有無疼痛。
②使膝關節屈曲約60度，再次按壓在伸展姿勢按壓的疼痛處，檢查有無疼痛。
【評　　估】在伸展姿勢、屈曲姿勢同樣出現疼痛的情況，以及屈曲姿勢疼痛較強烈的情況，懷疑膝肌腱及髕骨支持帶是疼痛發生的組織。

網路影片 20 屈曲、伸展壓痛試驗（膝韌帶）

看影片可加深對於這種試驗的理解。請一定要看。

Pass: KJ2304

③透過股直肌的伸長試驗（Ely's test衍生法）進行評估

a）股直肌的伸展試驗

由於此疾患的大多案例的股直肌僵硬，因此進行股直肌的伸長試驗（圖3-42）。這個試驗與評估股直肌僵硬一樣，檢查壓痛部位有無疼痛。

股直肌的伸展試驗，讓患者趴在床上進行，儘管乍看之下從腳跟到臀部呈現陰性，其實如下圖經常有骨盆前傾造成的代償（圖3-43）。因此，筆者會做股直肌伸長試驗的衍生法，讓非檢查肢的髖關節屈曲，使得骨盆呈現難以前傾的狀況以後再作評估。

這種試驗，每次讓非檢查肢的髖關節屈曲角度一樣非常重要。如果用不同的屈曲角度測量，就無法判斷運動的效果是否改善了柔軟性。

由於人在視覺上且容易再現的角度是0度、90度（譬如說60度的再現精準度會降低），筆者會讓非檢查肢的髖關節屈曲90度的姿勢進行試驗，用手指數測量腳跟與臀部之間的距離，譬如說有三根指頭寬，像這樣做測量、評估。

這種試驗，壓痛部位出現伸長痛的情況，當場對股直肌做牽拉（圖3-44）。藉由牽拉改善股直肌的伸長性，倘若伸

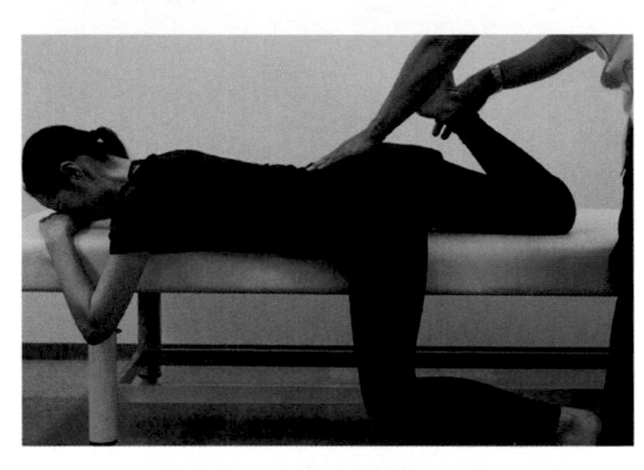

圖3-42：股直肌的伸長試驗（Ely's test衍生法）

【起始擺位】趴姿，讓非檢查肢的下肢放下床鋪，依抑制骨盆前傾的代償為目的，使髖關節屈曲90度（使對側的髖關節屈曲，能引導骨盆後傾）。

【方　法】檢者讓膝蓋逐漸屈曲，腳跟能接觸臀部為陰性。無法接觸的情況為陽性。

【評　估】腳跟無法接觸臀部時，測量腳跟至臀部的距離。
筆者會用手指數測量（譬如：腳跟與臀部距離為4根指頭）。

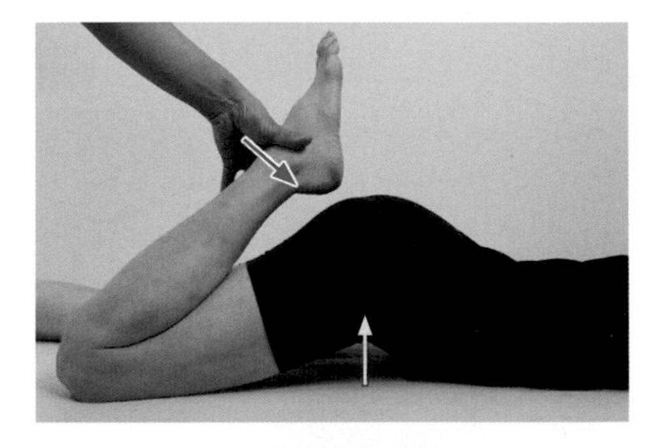

圖3-43：骨盆前傾而出現的代償

若股直肌的緊繃提高，就會因骨盆前傾顯現代償的反應。

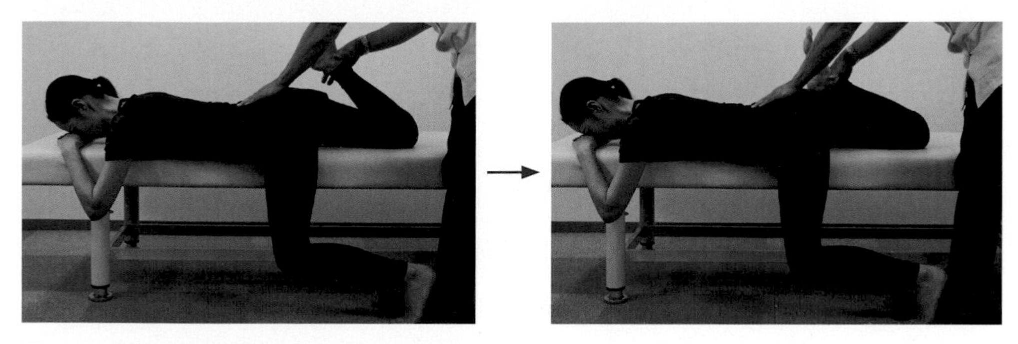

圖3-44：對於膝肌腱及髕骨支持帶伸長痛的第3階段評估

壓痛部位出現疼痛的情況，當場對股直肌進行牽拉。藉由牽拉，檢查伸長性是否改善，疼痛是否消失或者顯著緩解（第3階段的評估）。

長痛消失，便可高機率判斷疼痛發生的組織是膝肌腱，或者是髕骨支持韌帶。就像這樣，經常提醒自己執行直到第3階段評估為止的過程（參照第28頁），就能將疼痛發生組織的鎖定，從推測轉變為確信。

b）腿後肌群的伸長試驗

若腿後肌群的柔軟性降低，容易合併骨盆後傾，是膝關節伸展力矩增加的主因。因此也要檢查腿後肌群的柔軟性，如果僵硬會反映在治療上。

④影像檢查

倘若膝肌腱及髕骨支持帶的嚴重，能用MRI掃描及超音波檢查炎症（圖3-45）。尤其從超音波影像當中，可看出低回音的肌腱肥厚及輝度微弱。

由於也有位於膝肌腱後側的滑囊引起炎症的情況，因此要查看影像以作鑑別。

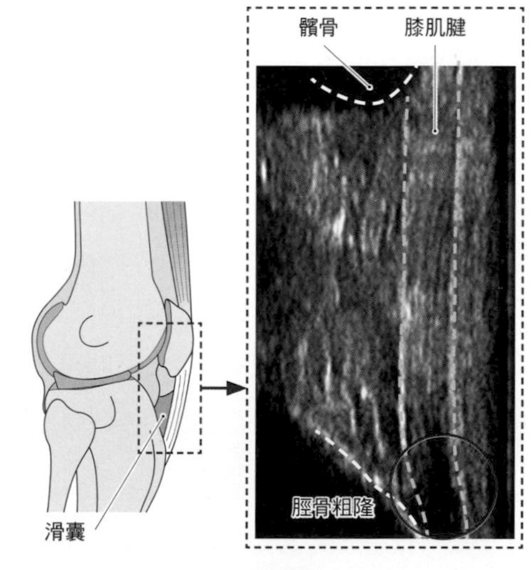

圖3-45：膝肌腱的炎症影像

膝肌腱下方顯示低回音。

2）力學上的評估

①非負重姿勢的形態評估、可動特性的評估

從組織學的評估能判斷膝肌腱及髕骨支持帶發生疼痛的情況，逐一檢查膝關節的「伸展可動特性」、「脛骨前向位移」、「高位髕骨」、「扭轉」。

從力學上的視點觀察，膝肌腱及髕骨支持帶的疼痛是過度的伸展力矩造成伸長負荷反覆發生。施加過度伸展力矩案例的特徵，有膝關節的伸展可動範圍變小〔註5〕，另外脛骨前向位移、高位髕骨也常見。

在仰躺姿勢使髖關節、膝關節90度屈曲時，觀察髕骨與脛骨近側，評估脛骨前向位移（**圖3-46**b）。此外，高位髕骨則與髕骨和膝韌帶的長度相比後測量（參照第72頁）。正常範圍是1.02±0.13，1.2以上為高位髕骨，0.8以下為低位髕骨。筆者基本上不會用X光影像檢查，而是徒手進行評估（**圖3-46**c），在臨床試著觀察這種情況，可了解具有髕下脂肪體纖維化的案例當中，常見低位髕骨，膝關節伸展力矩過剩的案例當中，則常見高位髕骨。

因此檢查伸展可動特性、脛骨的前後移動、高位髕骨以及膝蓋的「扭轉（旋轉）」，能讓人掌握對於膝肌腱及髕骨支持帶的影響。在非負重姿勢當中的這些評估，也有助於進行動作分析時的預測。

②站姿排列評估

膝肌腱及髕骨支持帶疼痛案例的站姿排列，除了〈站姿排列評估（參照73頁）〉所提到的的五個項目外，也一定要檢查是否呈現骨盆後傾及膝關節屈曲姿勢。詳情

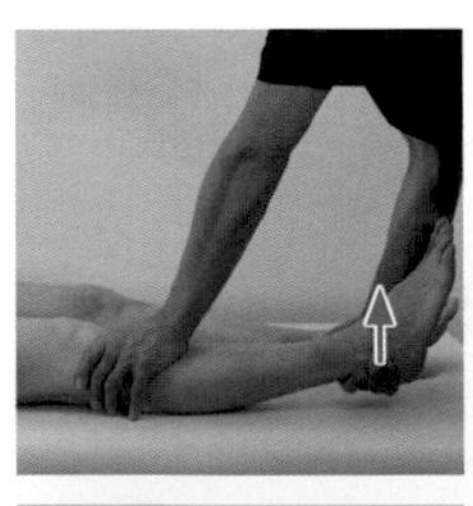
a: 伸展的可動特性

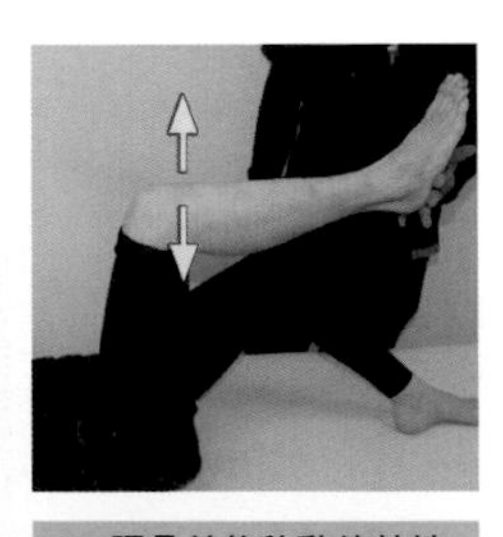
b: 脛骨前後移動的特性

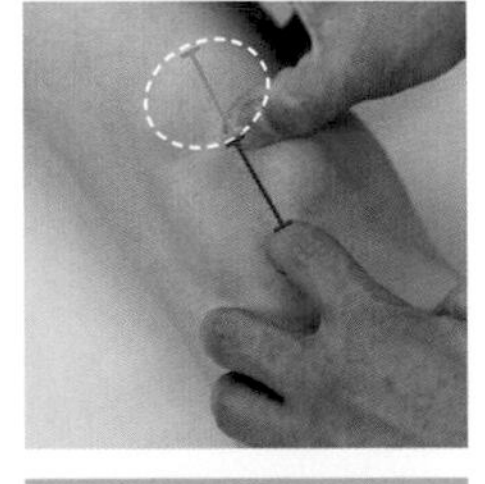
c: 高位髕骨

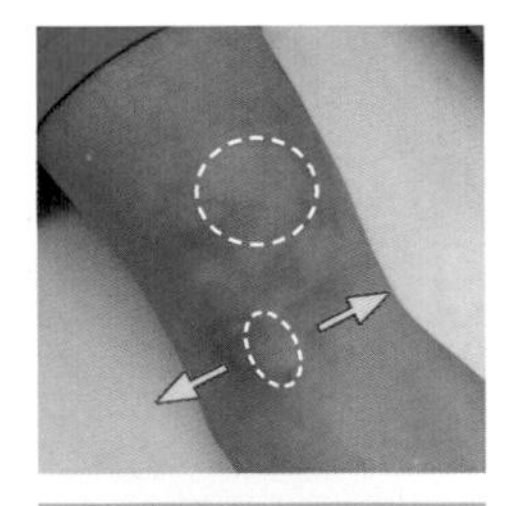
d: 旋轉特性

圖3-46: 膝關節的形態及可動性評估

具有膝肌腱及髕骨支持帶疼痛的案例中，常見脛骨前向位移及高位髕骨。

[註5]　並非異常，每個人的特性不同。

參見〈④動作分析（140頁）〉，這些情況與膝關節伸展力矩有所關聯（圖3-47）。

③負重姿勢的壓力試驗

膝肌腱及髕骨支持帶等膝關節伸展組織會疼痛的案例，用使伸展力矩增加的負重姿勢進行壓力試驗，可能誘發疼痛。

筆者首先為了檢查是否有影響伸展力矩的膝關節的內翻、外翻及內旋、外旋，進行「雙腳支撐的knee-in、knee-out試驗」（圖3-48）。

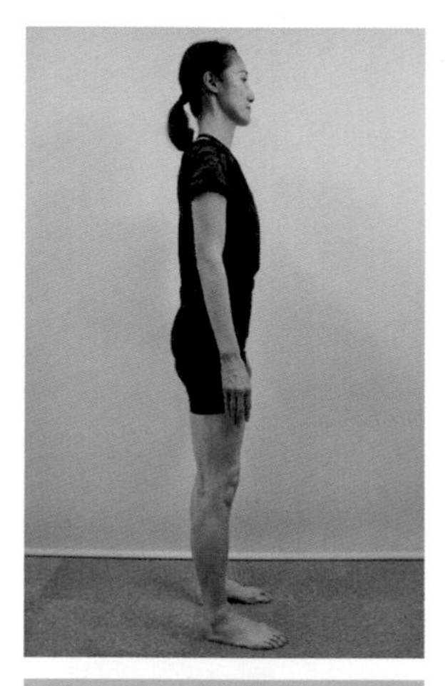

a: 正常

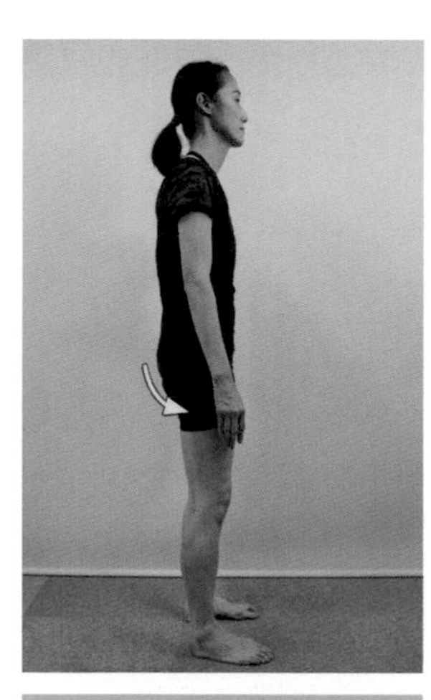

b: 站姿骨盆後傾

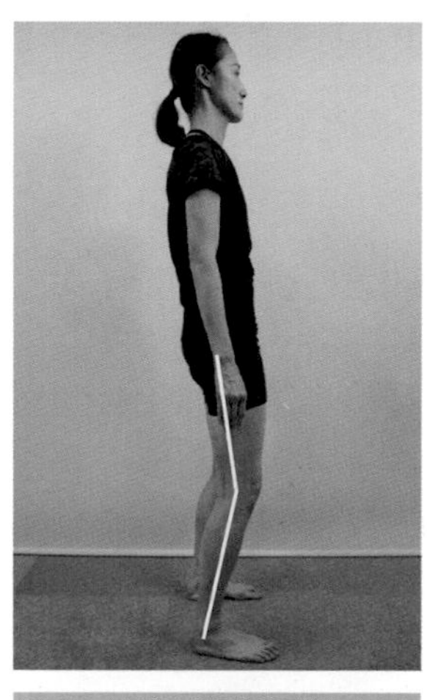

c: 站姿膝關節屈曲

圖3-47: 站姿排列評估

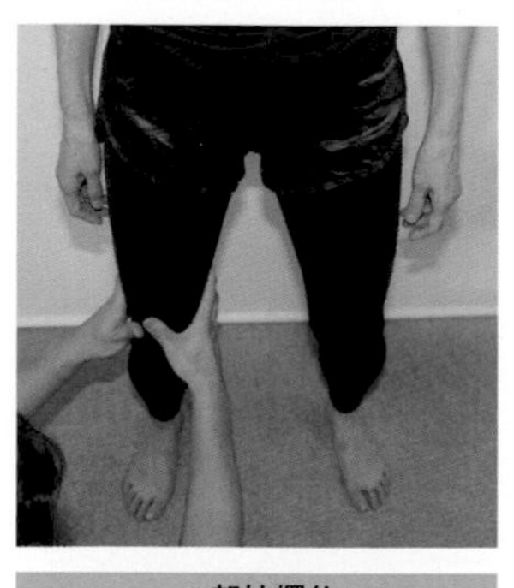

a: 起始擺位

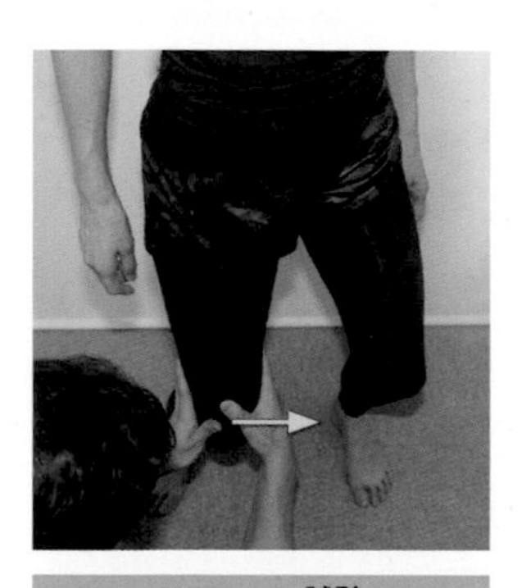

b: knee-in試驗

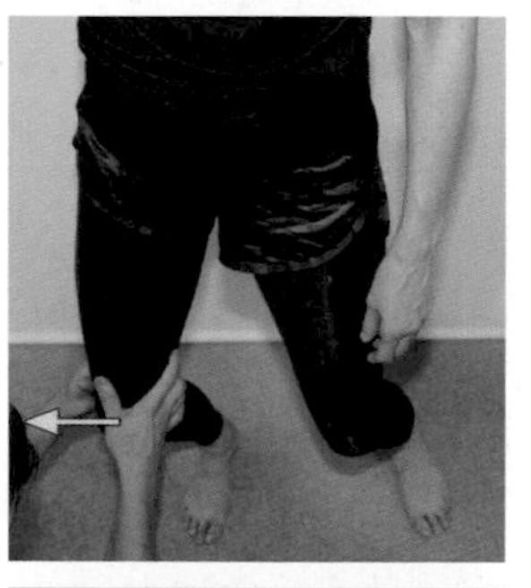

c: knee-out試驗

圖3-48: 雙腳支撐的knee-in、kenn-out試驗

【起始擺位】站姿。雙腳與肩膀同寬，讓膝關節屈曲。

【方　　法】這個試驗讓患者雙腳站立，檢者如圖a輕握住膝蓋，使膝蓋彎曲（如此一來，負重自然傾向患側）。從這個擺位讓膝蓋打直（knee-straight）、往內側（knee-in）、往外側（knee-out）三個方向踏地，檢查疼痛及異常感。

【評　　估】knee-straight、knee-in、knee-out的試驗中，找出疼痛及異常感最強烈的試驗。譬如說，knee-in時疼痛最強烈的情況，可得知是伸展力矩增加的狀態下，使得膝關節內側伸長，引發了疼痛。

倘若做這種試驗，疼痛最強烈的是knee-in時，可了解伸展力矩增強且膝關節內側伸長的狀況會使疼痛被誘發。另一方面，疼痛最強烈是在knee-out時，可了解伸展力矩增強且膝關節外側伸長的狀態會使疼痛被誘發。

假如用knee-in、knee-out試驗沒有誘發疼痛，便進行能使伸展力矩更大的單腳蹲坐試驗及單腳跳躍試驗（**圖3-49**），檢查是否誘發疼痛。

④動作分析

此疾患的動作，重要的是一邊思考與膝關節伸展力矩之間的關聯性，一邊觀察。由於膝關節伸展力矩在步行站立前期發生，因此觀察前期的動作。

膝關節伸展力矩受到「膝關節屈曲姿勢負重」、「骨盆後傾」、「體幹的質心（COM）後移」等影響而增加（**圖3-50**）。因此，檢查這些影響因子並觀察動作，分析疼痛原因的力學負荷。

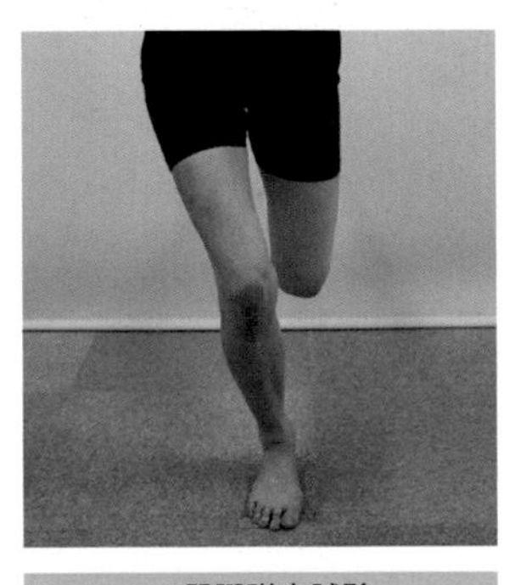

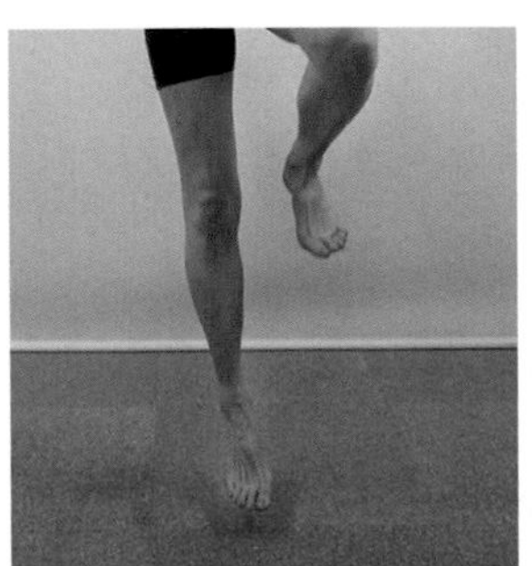

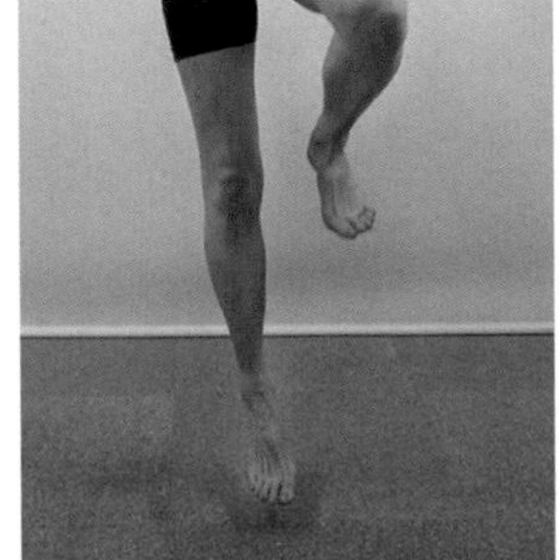

a: 單腳蹲坐試驗

b: 單腳跳躍試驗

圖3-49: 單腳蹲坐與單腳跳躍試驗

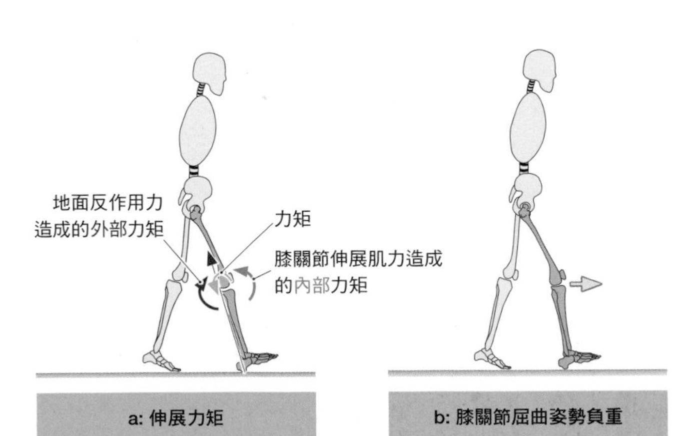

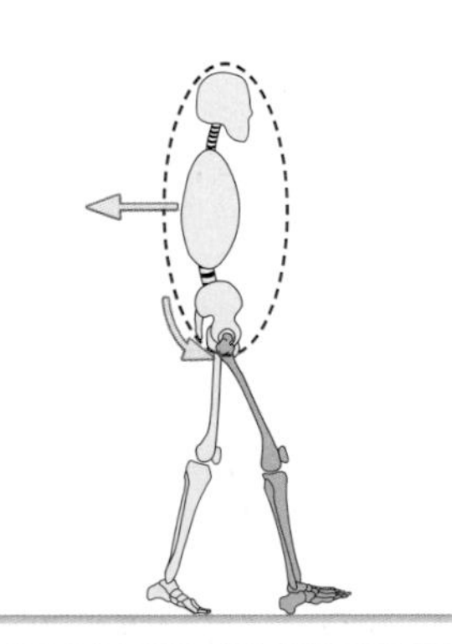

a: 伸展力矩

b: 膝關節屈曲姿勢負重

c: 骨盆後傾
及COM後移

圖3-50: 膝關節伸展力矩增加的影響因子

3）實際的治療狀況

此疾患的急性期，以安靜與投藥、RICE處置〔註6〕為中心進行，以抑制炎症為主。只不過，由於此疾患大多因運動而發生，取決於狀況，有時無法讓活動的強度降低。這種情況，就進行後述的貼紮及促進股四頭肌滑動性的運動，嘗試讓疼痛部的負擔降低到最低限度。

急性期以外的情況，膝肌腱及髕骨支持帶的疼痛，是過度的膝關節伸展力矩產生，造成同一個部位反覆發生的伸長負荷而導致，是筆者的推測。

如此一想，此疾患的治療，可列舉下述三個項目。

①改善股直肌的緊繃及股四頭肌的滑動性

②改善膝關節的過度伸展力矩

③其他力學上負荷的改善

接下來逐一解說每一個項目。

①改善股直肌的緊繃及股四頭肌的滑動性

a）股直肌的牽拉

假如股直肌的伸長試驗（Ely's test衍生法）陽性，用牽拉改善股直肌的伸長性。

進行股直肌的牽拉時，重點不是拉長肌腱，而是肌肉的部位。因此要讓患側的膝蓋完全屈曲[16)]。維持完全屈曲，使髕骨對於股骨關節面充分往下移動以後進行牽拉，可拉長肌肉部位。

若在沒有充分屈曲下進行牽拉，將如**圖3-51**b所示，由於肌肉沒有充分拉長，無法發揮成效。另外，有時膝肌腱拉長會引起疼痛，因此必須找到合宜的方法進行。

倘若股直肌牽拉以後，再次進行股直肌的伸長試驗，結果呈現陰性，儘管膝肌腱及髕骨支持帶的疼痛殘留，也一定緩解了。因此指導患者習慣這種牽拉，促使患者做運動。

b）股四頭肌的滑動性改善運動

由於此疾患時常施加過度的伸展力矩，因此若股四頭肌的滑動性有異常，髕骨往下移動會受限，容易引起高位髕骨。

[註6]　外傷時在現場進行的應急處置，取rest（安靜）、ice（冷卻）、compression（擠壓）、elevation（抬高）的第一個字母。

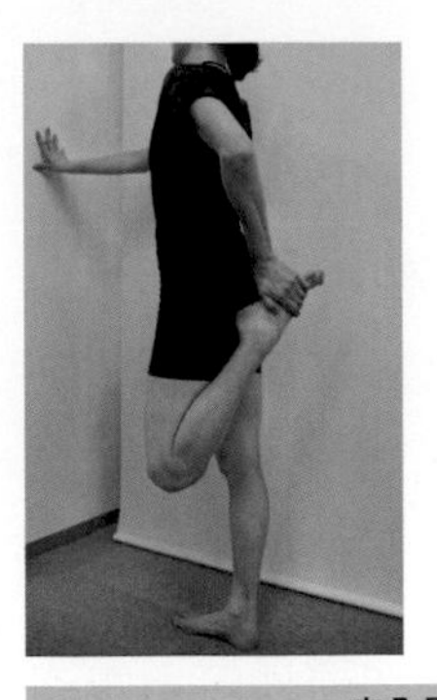
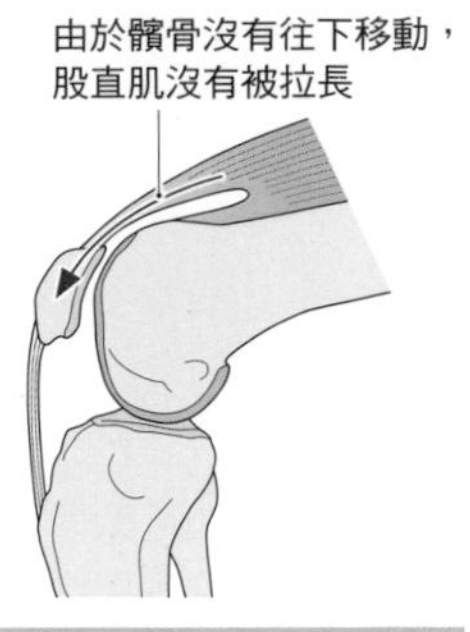
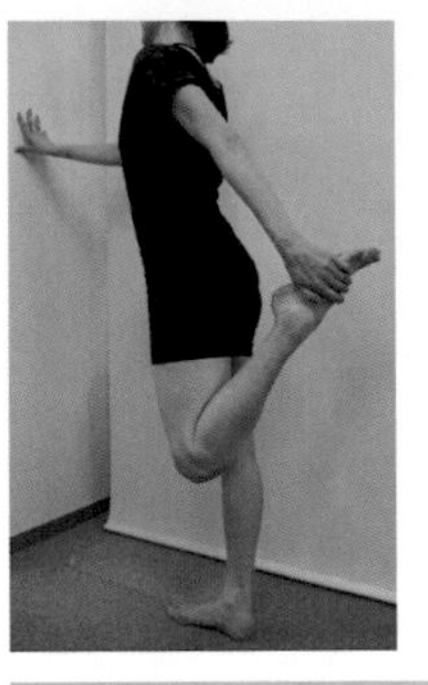

a: 完全屈曲姿勢的牽拉　b: 不完全屈曲姿勢的牽拉

圖3-51：股直肌的牽拉

做股直肌的牽拉時，重點在於拉長肌肉部位，而非膝肌腱。若膝關節的屈曲不完全就牽拉，有時膝肌腱會伸長而引起疼痛。

髕骨在正常位置，膝肌腱會更為筆直地受到牽引，不過**若有高位髕骨，膝肌腱的腹側與後側會出現偏移的牽引力，成為引發疼痛的主因**（圖3-52）。這種情況不太為人所知，不過可說是此疾患所需的知識。

筆者會檢查股四頭肌的滑動性，假如滑動性異常，便做運動予以改善（圖3-53）[9]。這種運動尤其可促進股四頭肌往下滑動，很重要。

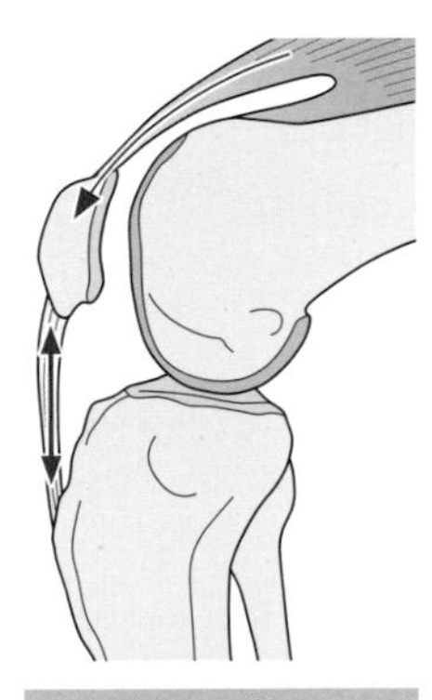
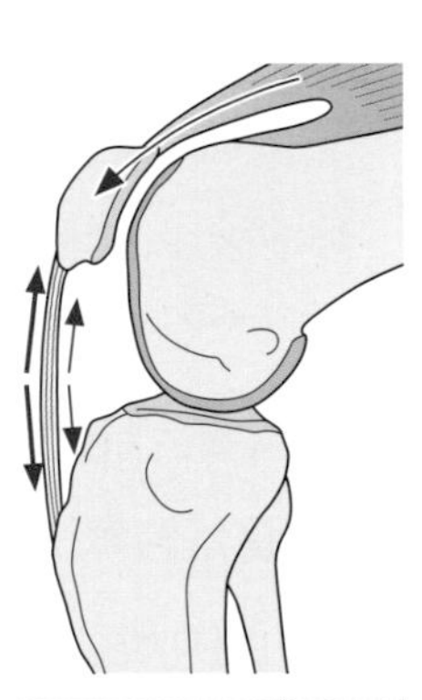

a: 正常　b: 高位髕骨

圖3-52：高位髕骨的影響

若髕骨在正常位置，膝肌腱會更筆直地被牽引。不過若位於較高的位置，膝肌腱的腹側與後側發生的偏移牽引力會成為疼痛主因。

②改善膝關節的過度伸展力矩

讓膝關節伸展力矩增加的因子，一般認為主要是站立前期的「膝關節屈曲姿勢負重」、「骨盆後傾」、「體幹的質心（COM）後移」（圖3-54）。改善這些因子的方法有很多種，筆者主要施行下述的治療。

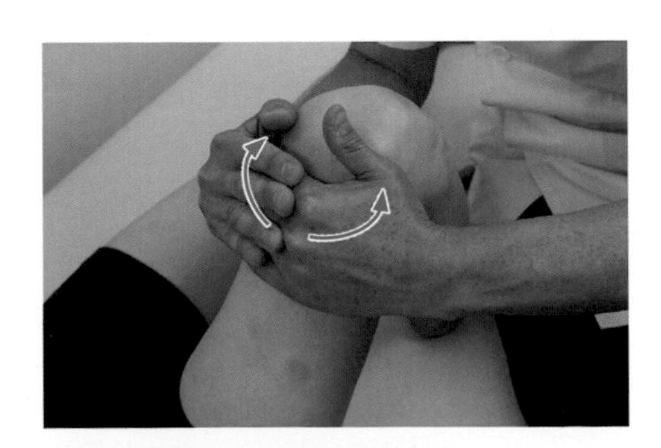

圖3-53：股四頭肌的滑動性改善

引導股四頭肌往下方移動。

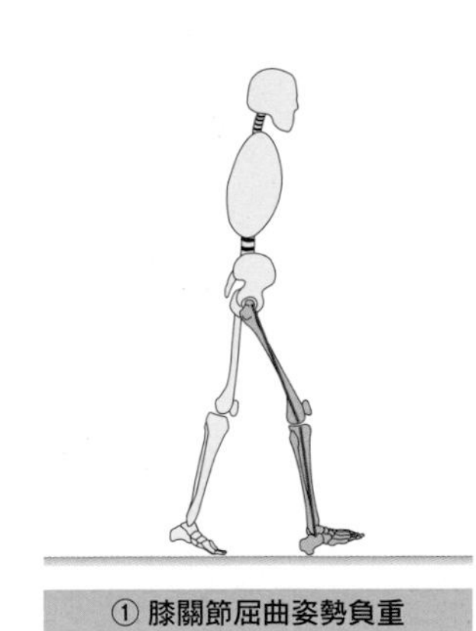

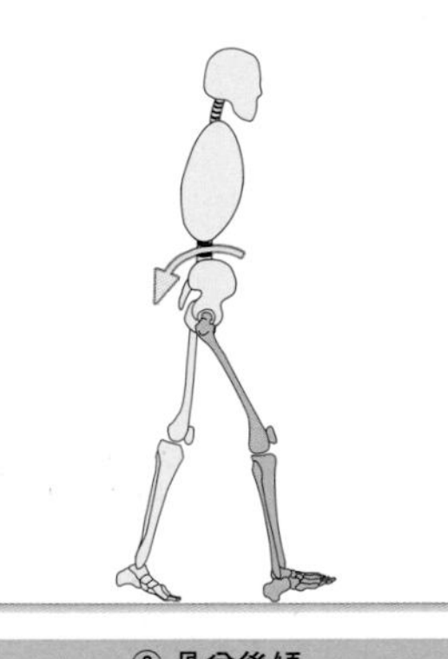

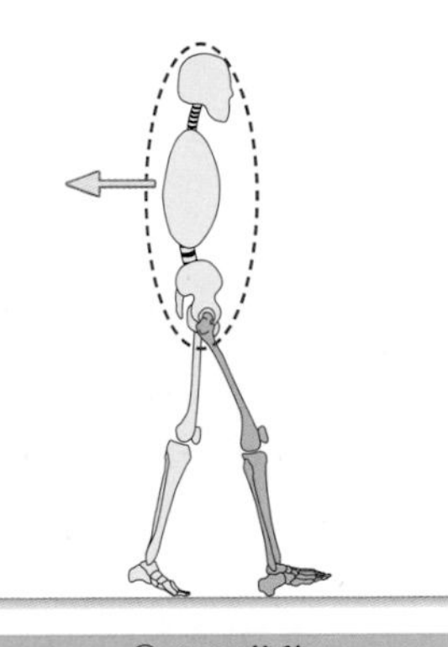

膝關節伸展力矩的影響因子			
影響因子	①	②	③
觀察要點	膝關節屈曲姿勢負重	骨盆後傾	COM 後移

圖3-54: **膝關節伸展力矩的增加因子**

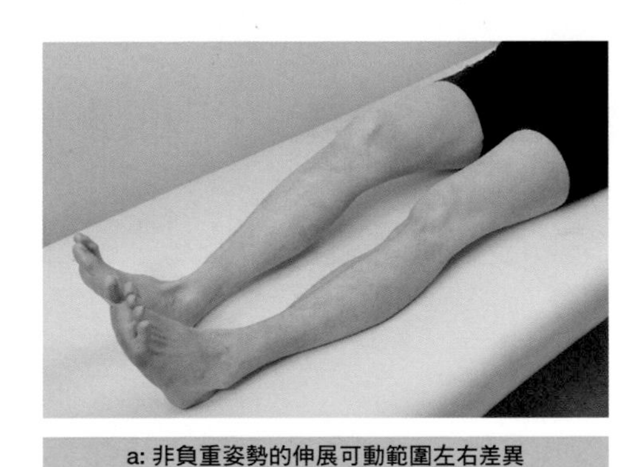

a: 非負重姿勢的伸展可動範圍左右差異

b: 站姿的伸展可動範圍左右差異

圖3-55: **膝關節伸展可動範圍的左右差異**

a）膝關節伸展限制的改善

假如此疾患的患者膝關節的伸展可動範圍有左右差異，就必須改善這種左右差異（圖3-55a）。關於改善方法，請參照第4章。

另外，此疾患有時儘管伸展可動範圍沒有受限，站姿評估會呈現膝屈曲（圖3-55b），不過這種情況要檢查足關節背屈及髖關節伸展的可動性是否有左右差異，若有左右差異就要予以改善（圖3-56）。

b）單腳的髖關節屈曲時骨盆後傾改善之控制運動

假如運動等抬腳的動作時伴隨骨盆後傾，由於骨盆後傾造成負重嚴重位移，因

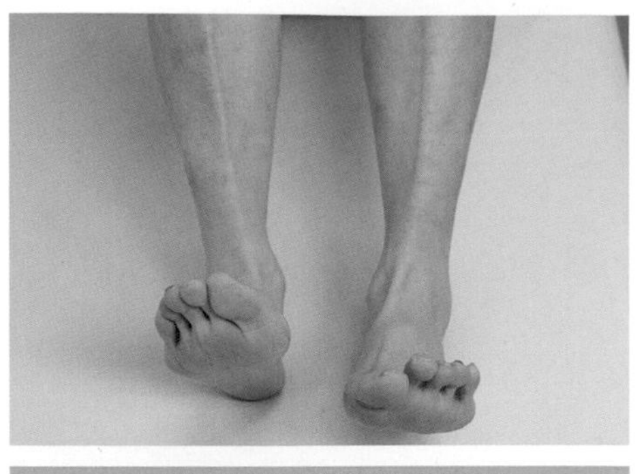

a: 足關節背屈可動範圍的左右差異

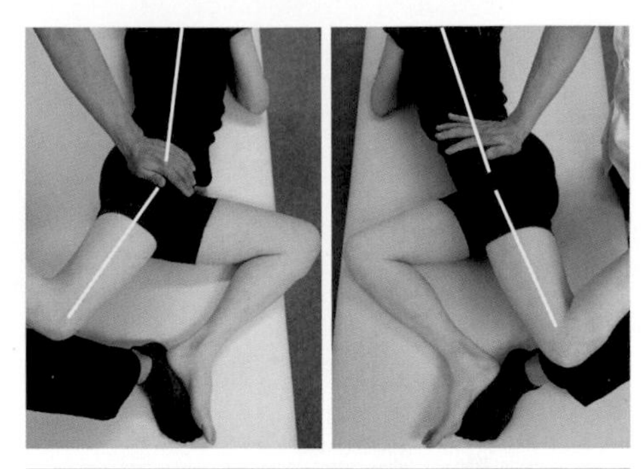

b: 髖關節伸展可動範圍的左右差異

圖3-56: **站姿時膝關節伸展可動範圍左右差異的原因**

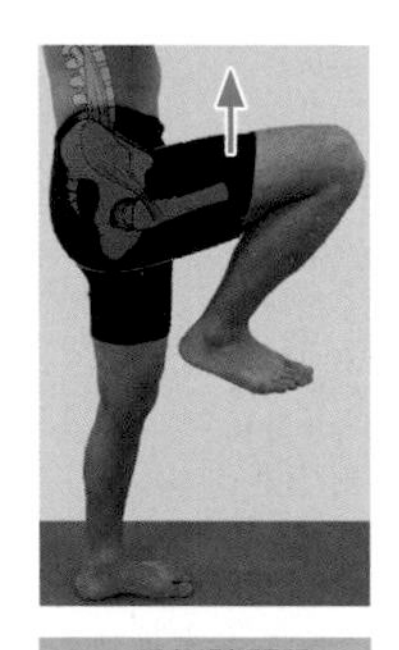

a: 單側髖關節屈曲動作

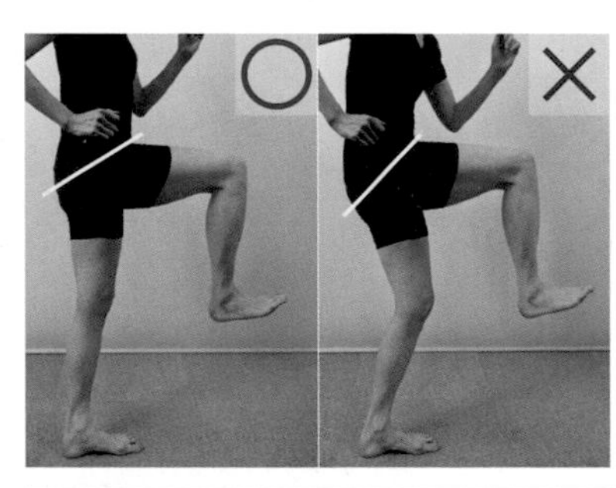

b: 行走動作

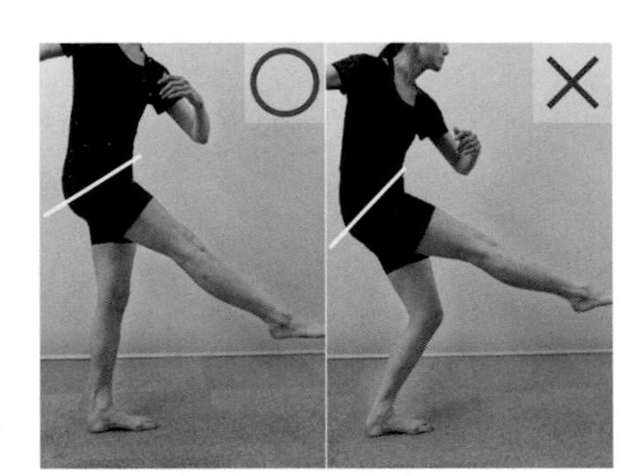

c: 踢腳動作

圖3-57: **單腳的髖關節屈曲動作**

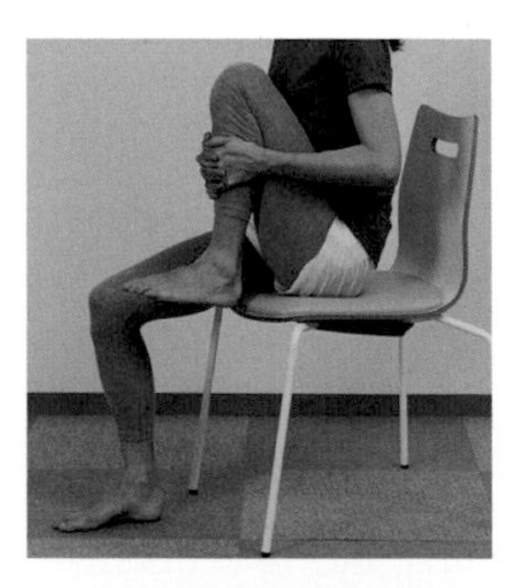

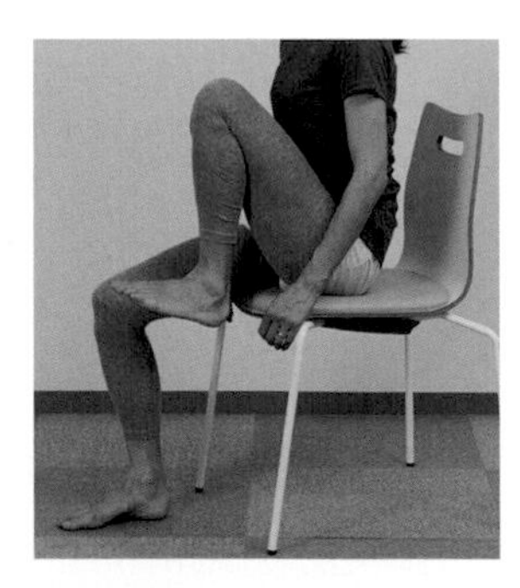

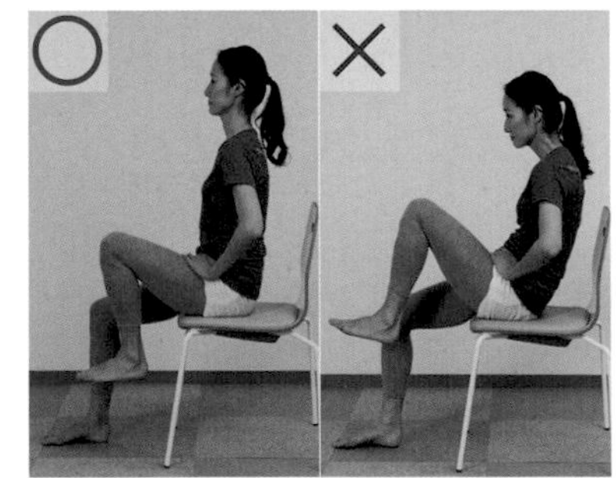

圖3-58: **單腳的髖關節屈曲時骨盆後傾改善之控制運動**

維持骨盆前傾，抬腿進行。
還不習慣時用手輔助，同時讓髖關節最大屈曲，之後練習到放手也能做到這個動作，左右輪流做這種擺位，持續運動。

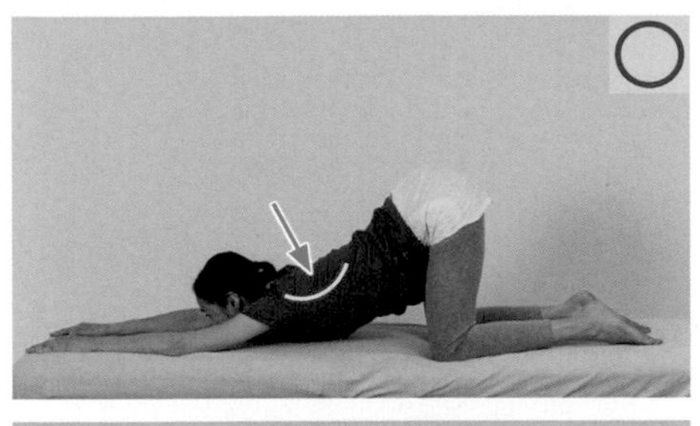
a: 使胸椎後仰的運動

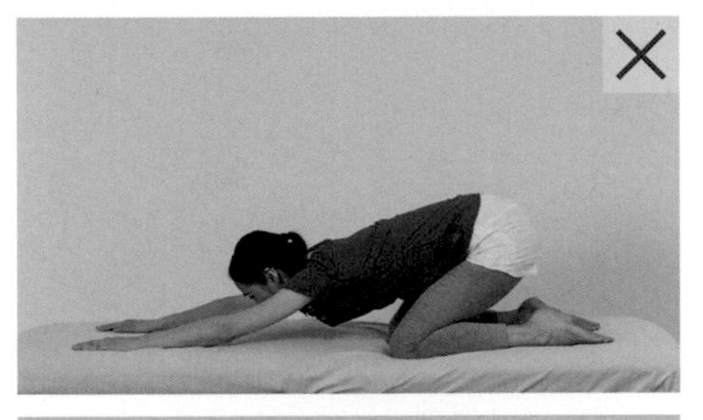
b: 注意避免縮起臀部

圖3-59: 胸椎後彎的情況，改善柔軟性的運動

如貓「伸展」一般，胸口抵住床鋪，使胸椎後仰（a）。
若縮起臀部，就無法順利使胸椎後仰（b）。
假如順利進行，只有胸椎會感到緊繃感。

此單腳的膝關節伸展力矩會增強（圖3-57）。

因此，必須做單腳的髖關節屈曲時骨盆後傾改善之控制運動[17)(註7)]。筆者用圖3-58的方法進行改善。

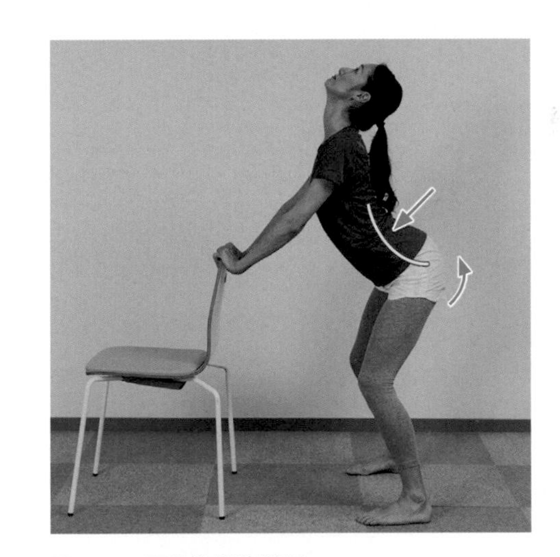
圖3-60: 腰椎後彎的情況 做改善柔軟性的運動

站姿使腰椎後仰的運動。臀部上抬，使腰椎前彎。如果做不好，看著天花板就能做好。

c）將體幹的質心往前方引導（姿勢不良、體幹的柔軟性低落）

姿勢不良及體幹的柔軟性低落，是體幹的質心（COM）往後移動的因子。因此，為了讓COM更往前移動，必須對於不良姿勢及體幹柔軟性低落進行改善。

關於冠狀面的不良姿勢，如第2章〈④體幹的觀察方式〉（參照第98頁）的內容進行評估，嘗試改善。或許令人難以想像，不過改善冠狀面的不良姿勢，光這麼做就能讓COM的移動變順暢，成功往前方誘導。

另外，若合併胸椎及腰椎後彎，COM就難以往前方移動。關於這種情況，只要想像成腰背彎曲的高齡者便令人容易理解。筆者會從站姿評估區分合併胸椎後彎的

[註7]　控制運動，意指統括運動根本的機制或者指揮的能力。簡單來說，人為了運動會調整必要的各式各樣組織，就是指控制組織的能力。

類型與合併腰椎後彎的類型，假如位移嚴重，就指導患者做改善柔軟性的運動（圖3-59、圖3-60）。

d）腿後肌群的牽拉

若腿後肌群的柔軟性降低，容易合併骨盆後傾，成為膝關節伸展力矩增加的因子。因此要做肌肉的伸長試驗，假如僵硬就嘗試予以改善（圖3-61）。

e）深蹲的動作控制

運動的動作之中，大多「準備動作」的狀態都會沉下腰，使膝關節屈曲、體幹前傾。因此，要嘗試用深蹲改善「準備動作」。由於運動會重複從「準備」開始的動作，因此可說改善「準備動作」的意義重大吧。

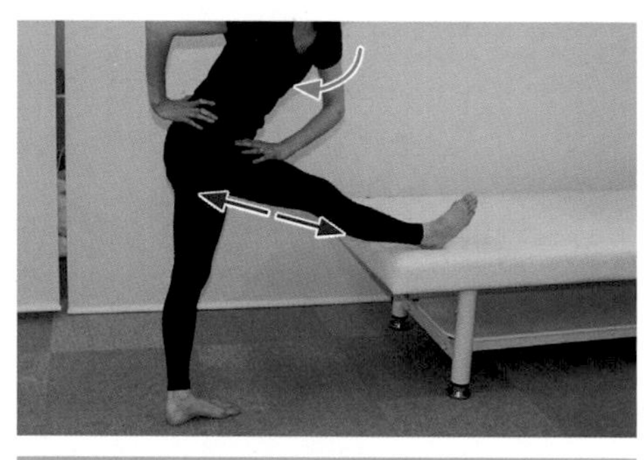
a: 站姿的開腳牽拉

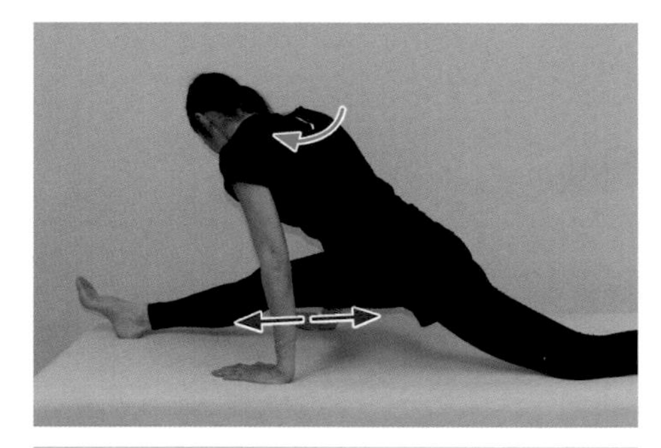
b: 體幹前屈的開腳牽拉

圖3-61：腿後肌群的牽拉

進行腿後肌群的牽拉時，身體前屈的牽拉當中，常有體幹做出代償，使腿後肌群無法順利被拉長的情況。因此，做腿後肌群的牽拉時，可把雙腳往前後拉開後進行。開腳時體幹往前腳旋轉，就能更拉長腿後肌群。

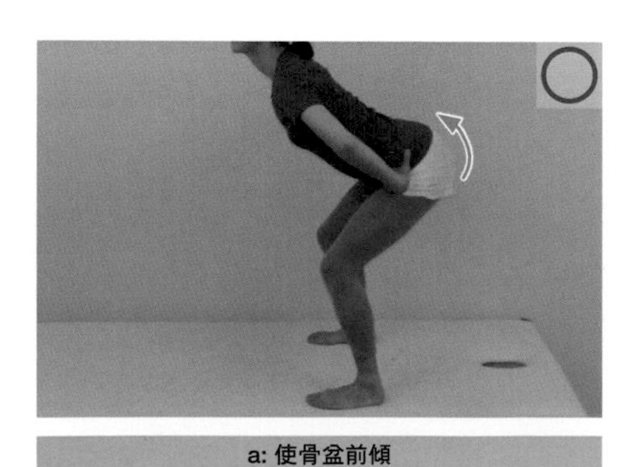

a: 使骨盆前傾

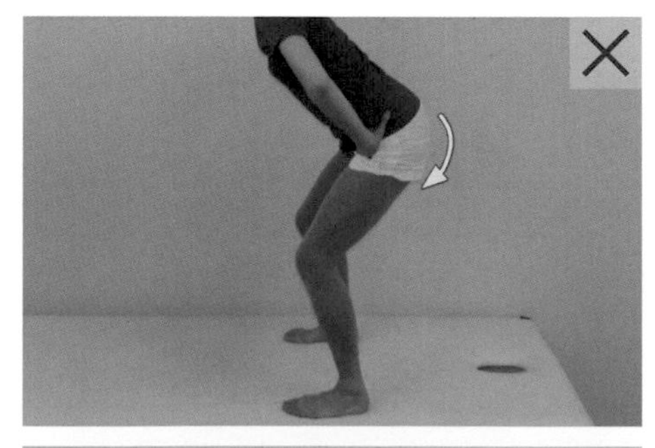

b: 注意避免使骨盆後傾

圖3-62：深蹲的動作控制

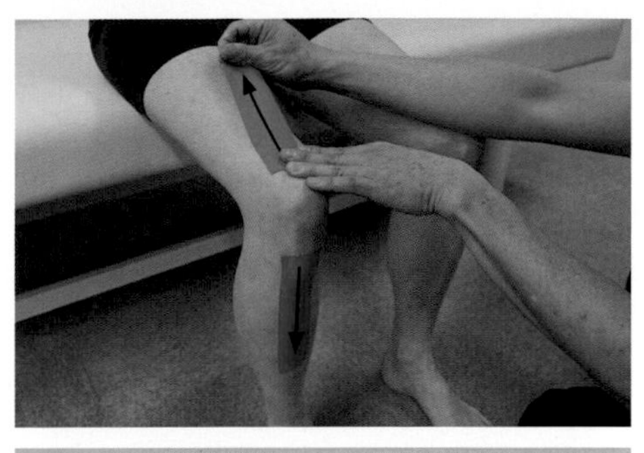
a: 減少膝關節伸展力矩的貼紮例子

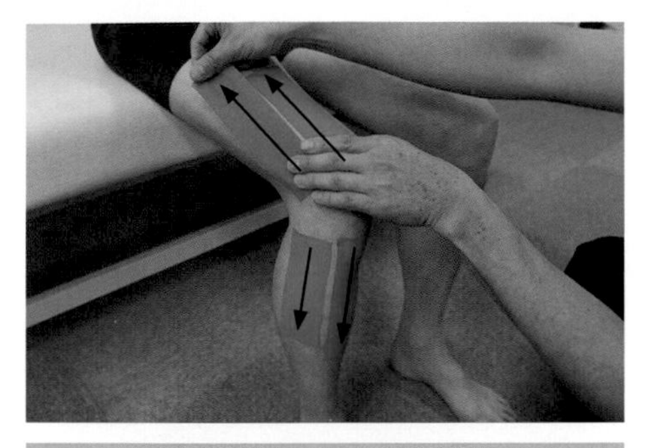
b: 合併膝內翻位移的貼紮例子

圖3-63: 膝肌腱及髕骨支持帶的疼痛之貼紮

由於這種貼紮不需要高超技術，患者本身可自行學習黏貼。

為了改善，使骨盆前傾，進行深蹲，使身體重量位於比起足部中央稍微往前的位置（圖3-62）。或許令人感到意外，不過連不少運動選手也感到這個動作有難度。因此，只要讓患者能確實做到作為運動控制的這種動作，在運動時便能無意識做出這種動作。

f）貼紮

貼紮用福井建議的皮膚貼紮術[18]（圖3-63）。這種貼紮的優點是不需要高超的技術，患者本身也可和治療師用同樣的方法執行。也能發揮超乎想像的成效。

③其他力學負荷的改善

a）膝關節過外旋的改善

假如推測膝關節的過外旋影響了此疾患，參照〈1.髕下脂肪體〉介紹的方法，改善大腿內旋及距骨外旋（參照第128頁）。

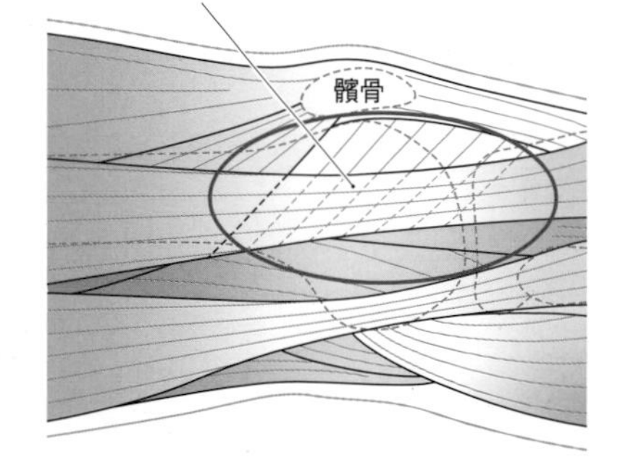

圖3-64: 連結髂脛束與髕外側支持帶的纖維束

b）膝蓋內翻、外翻位移的改善

假如推測是膝蓋的內翻、外翻位移影響了此疾患，使用下述方法改善位移。假如是內翻位移，對於包含髂脛束在內的外側支持組織進行評估，做所需的伸長操作。尤其髂脛束僵硬的情況，連結髂脛束與髕外側支持帶的纖維束會使髕骨從外側牽引，因此對於膝肌腱的伸長負荷與髕骨的位移也會造成影響（圖3-64）。

另外，若為外翻位移，進行包含鵝足在內的內側支持組織的評估，做必要的伸長操作。

4）膝肌腱及髕骨支持帶的評估與治療彙整

〈第3章　容易產生疼痛的組織評估與實際的治療狀況〉列舉的九個組織之中，在膝肌腱及髕骨支持帶的評估與治療的章節，重點在於鑑別與髕下脂肪體的疼痛的不同。透過至今為止的說明，您已經了解對於膝肌腱及髕骨支持帶的疼痛之評估以及治療方法了嗎？

「知道」、「理解」、「能實施」、「熟練」，這些全都不一樣。因此，反覆透過臨床的實踐，可進一步加深理解。基於上述內容，把膝肌腱及髕骨支持帶疼痛的「組織學上的評估到力學上的評估」的注意事項整理成表3-2，希望能當作讀者臨床上的參照。

評估	注意事項
受傷原因	・常見無外傷發病的情況，但有時也能鎖定原因及過程
屈曲、伸展壓痛試驗法	・檢查膝關節伸展姿勢及屈曲姿勢的壓痛
可動範圍的評估	・評估股直肌的柔軟性
影像檢查	・用MRI及超音波能檢查炎症的影像 ・用X光檢查有無高位髕骨及脛骨粗隆炎
非負重姿勢的形態 與可動特性的評估	・檢查膝關節的「伸展可動特性」、「脛骨前向位移」、「高位髕骨」、「扭轉」
站姿排列評估	・尤其要檢查是否呈現骨盆後傾及膝關節屈曲姿勢
負重姿勢壓力試驗	・雙腳支撐的knee-in、knee-out試驗 ・單腳蹲坐試驗 ・單腳跳躍試驗
動作分析	・評估膝關節伸展力矩增加的主因

3. 內側副韌帶

膝內側副韌帶（Medial collateral ligament：MCL）受傷，在膝關節的韌帶受損當中最常發生，尤其常見於運動的活動。內側副韌帶只要在初期做合宜的處置，大多只進行保守治療，就得以不留下後遺症、返回原本的活動。

由於關於急性期的治療已有許多觀點被提出，因此**本節將以受傷後及手術以後，即使經過急性期、及急性期也殘留疼痛的案例為中心，說明內側副韌帶的評估與治療的重點。**

1）組織學上的評估

①從問診了解的事情

內側副韌帶的疼痛幾乎不會因為障礙而發生，大多是由於外傷所造成。因此問診時，必須訊問患者「是否有清楚的原因？」。

疼痛的範圍是局部性，除了急性期，靜養時不會痛。疼痛主要是轉方向及屈伸動作等必要的動作引起，開始動作及不小心的動作有時也會引發疼痛。

②透過壓痛進行評估

如圖**3-65**所示，內側副韌帶分布於脛骨前內側至股骨內上髁（以下稱內上髁）的後方。因此在膝關節內翻、內旋時鬆弛，外翻、外旋時被拉長。

另外，在伸展姿勢，內側副韌帶的後方部位被拉長，在屈曲姿勢，內側副韌帶往後方移動的同時，被內上髁附著處的前側捲起來而被拉長[19)]。內側副韌帶受傷大多在股骨側發生，只要具備功能解剖的知識，就能說明其理由（圖**3-66**）。

儘管臨床上常見內側副韌帶有壓痛的案例，但由於內側副韌帶周邊有許多組織，因此要避免「內側副韌帶有壓痛等於內側副韌帶會痛」的成見（圖**3-67**）。

內側副韌帶的壓痛，要評估伸長時與縮短時。韌帶的壓痛一般而言比起縮短時，伸長時要更嚴重。因此縮短時感受到強烈壓痛的情況，必須懷疑是其他組織在痛的

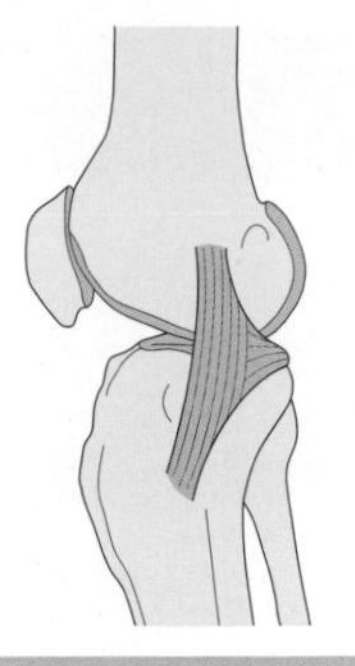
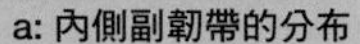

a: 內側副韌帶的分布

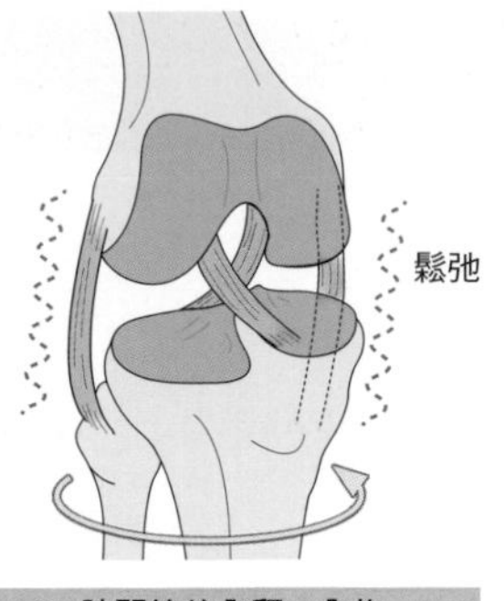

b: 膝關節的內翻、內旋

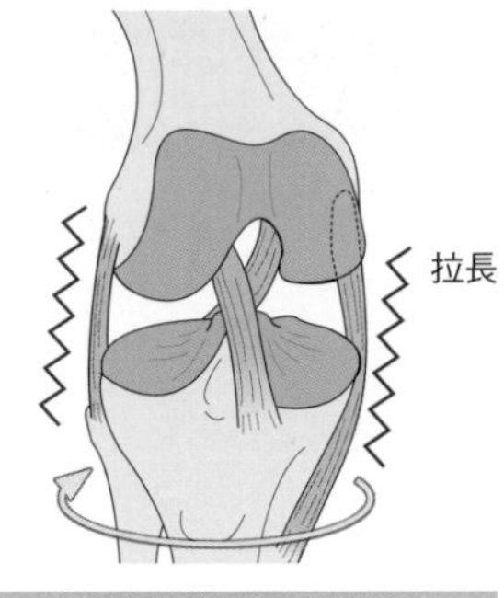

c: 膝關節的外翻、外旋

圖3-65: 內側副韌帶的功能解剖

內側副韌帶，分布於從脛骨前內側至股骨內踝後方（a）。
膝關節的內翻、內旋使內側副韌帶鬆弛（b）。
膝關節的外翻、外旋使內側副韌帶伸長（c）

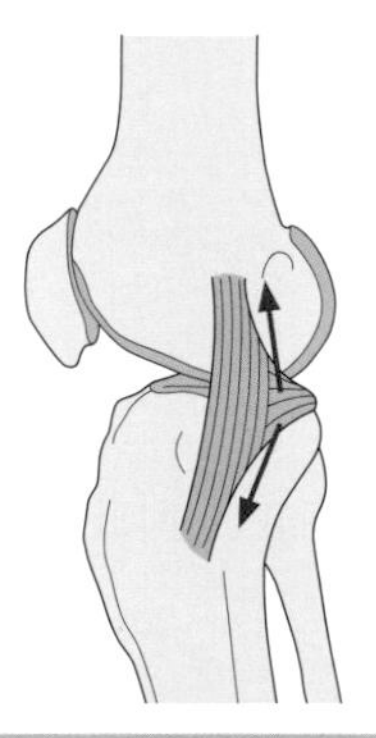

a: 膝關節伸展姿勢

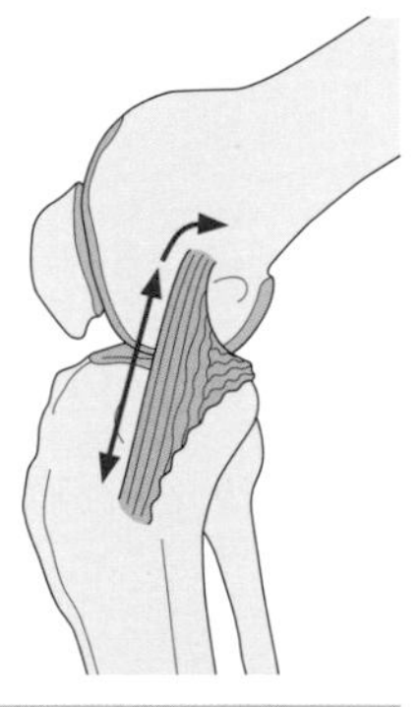

b: 膝關節屈曲姿勢

圖3-66: 伸展姿勢、屈曲姿勢的內側副韌帶的特徵

在膝關節伸展姿勢中，內側副韌帶的後方部位被拉長（a）。
在膝關節屈曲姿勢中，內踝的貼附部位被往上拉，前方部位被拉長（b）。

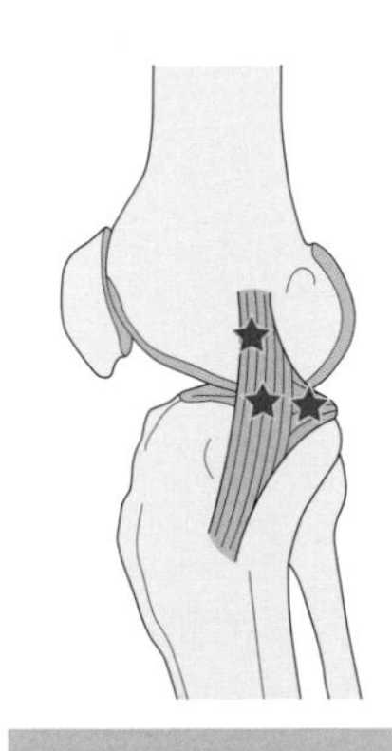

a: 壓痛好發點

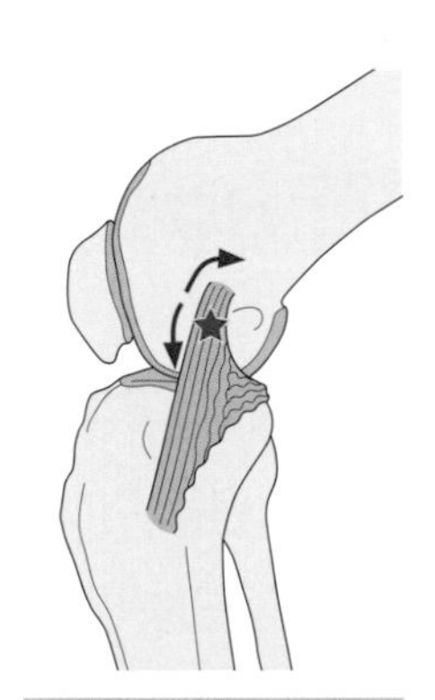

b: 上方部位
有壓痛的情況

圖3-67: 內側副韌帶的壓痛好發部位

假如上方部位有壓痛，使膝關節屈曲，該部位會被拉長，因此壓痛會更加強烈（b）。

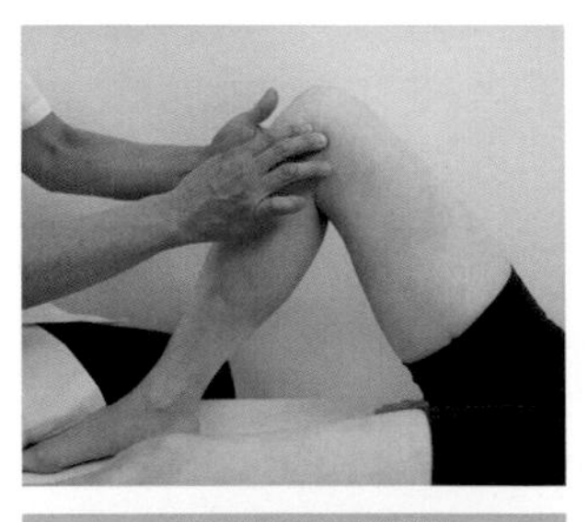

a: 正中擺位的壓痛評估

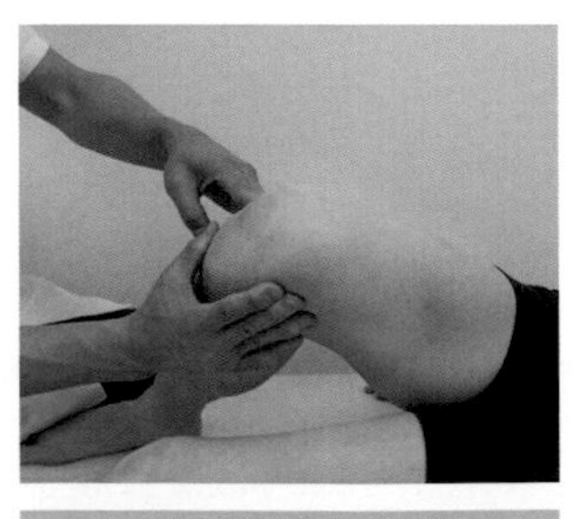

b: 伸長狀態的壓痛評估

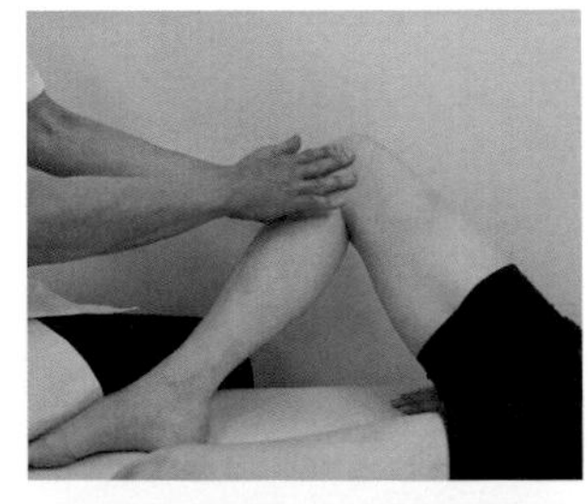

c: 縮短狀態的壓痛評估

圖3-68: 內側副韌帶拉長及縮短時的壓痛評估

韌帶的壓痛，一般情況下縮短時比起拉長時更強烈。因此假如是縮短時的壓痛感覺強烈，必須懷疑其他組織發生疼痛的可能性。

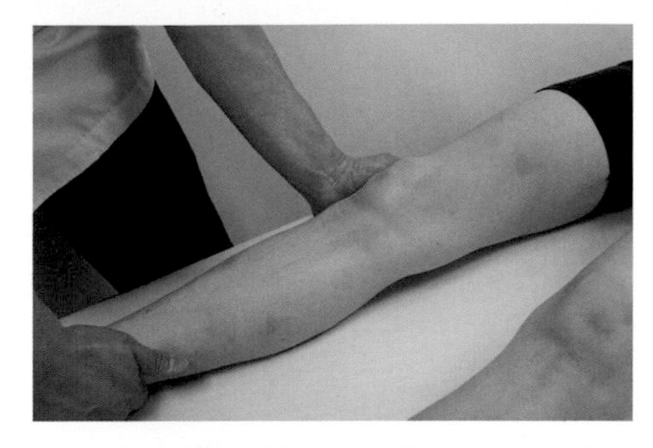
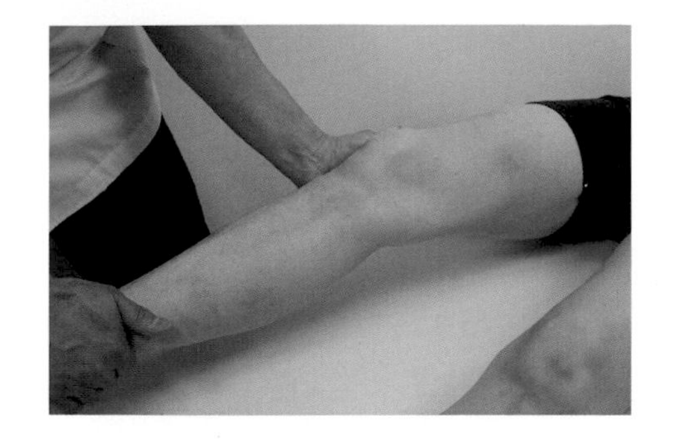

圖3-69：內側副韌帶的伸長試驗

【起始擺位】仰躺，使膝關節屈曲及伸展。
【方　　法】①檢者一手握住膝蓋外側，另一隻手握住小腿遠端內側。
②使髕骨維持正中擺位，對內側副韌帶施加外翻負荷（為了順利執行，重點在於維持髕骨正面朝上以避免膝蓋軸心偏移）。
【評　　估】評估內側副韌帶的鬆弛及伸長痛。儘管內側副韌帶有壓痛卻無伸長痛的情況，要思考是其他組織在痛，抑或是與周圍組織的滑動障礙。
鬆弛的標準，分為伸展姿勢與屈曲姿勢評估，只在屈曲姿勢鬆弛時為中等程度（Ⅱ度）受傷，在伸展姿勢也會鬆弛時則判斷為重度（Ⅲ度）受傷。

可能性（圖3-68）。

③透過伸長試驗進行評估

由於對於內側副韌帶施加外翻負荷能讓其拉長，因此從受傷後經過四週左右，便進行緩和的伸長試驗，評估內側副韌帶的鬆弛與伸長痛兩者情況（圖3-69）。

假如內側副韌帶有壓痛卻沒有伸長痛，要考慮是其他組織在痛，或者與周圍組織發生滑動障礙。譬如說，常有儘管內側副韌帶有壓痛，疼痛源在於半月板的情況。

另外，關於鬆弛的標準，分為膝關節伸展姿勢與屈曲姿勢評估，在屈曲姿勢鬆弛時，判斷為中等程度（II度）受傷。在伸展姿勢與屈曲姿勢兩者皆鬆弛時，判斷為重度（III度）受傷。

④影像檢查

能用MRI檢查內側副韌帶受傷的程度及高位型受傷，用超音波檢查炎症。另外，也能用影像檢查找出合併症（圖3-70）。

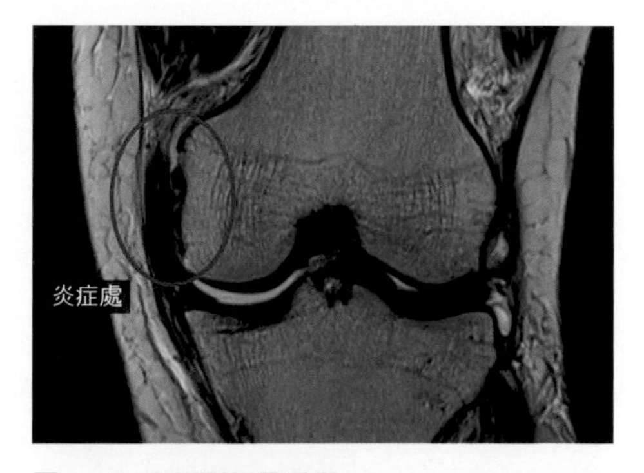

圖3-70：內側副韌帶受傷

與半月板損傷做區別，要仔細診斷。

假如用超音波照出炎症的影響，也為了與半月板損傷做區別，要仔細診斷。

⑤可動範圍評估

儘管內側副韌帶受傷，構造上不會影響膝關節屈伸的可動範圍。不過若內側副韌帶受傷，周圍組織發生沾黏及滑動障礙，結果上（**圖3-71**）。因此必須檢查膝關節伸展及屈曲最終可動範圍。

如**圖3-67**所示（參照第150頁），最終可動範圍的壓痛部位疼痛的情況，要思索與內側副韌帶之間的關聯性。筆者會促進內側副韌帶與周邊組織之間的滑動，接著再一次檢查最終可動範圍。倘若疼痛及可動範圍限制獲得改善，就得以高機率判斷內側副韌帶與周邊組織之間有滑動障礙。

具有膝關節伸展時疼痛的情況，實施內側副韌帶前方的髕下脂肪體的滑動性改善，以及半膜肌的肌肉緊繃舒緩等操作，檢查疼痛及伸展可動範圍限制是否獲得改善。這種方法經常可改善疼痛及可動範圍限制，假如改善了，便評估內側副韌帶周邊是哪種組織發生滑動障礙，以助於治療。關於治療方法的細節，在〈實際的治療狀況〉章節中（參照第156頁）後述。

一般而言，膝關節從伸展姿勢到屈曲最終可動範圍為止會內旋約20到40度，但假如內側副韌帶與周邊組織之間有滑動障礙，屈曲時小腿就會被妨礙內旋。因此，膝關節屈曲時會痛的情況，要用力促使小腿內旋，在屈曲最終可動範圍前反覆屈伸的動作，以促進內側副韌帶與周邊組織的滑動（**圖3-72**）。假如用這種方法改善疼痛與可動範圍限制，便能更加促進與周邊組織之間的滑動。

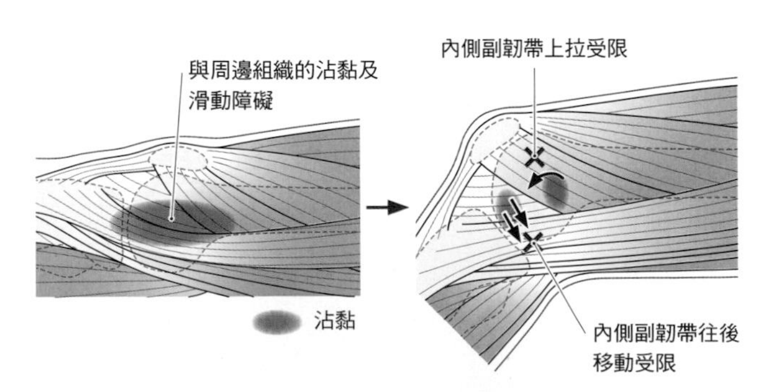

圖3-71：內側副韌帶與周邊組織之間的滑動障礙

若內側副韌帶受傷，周邊組織就會發生沾黏及滑動障礙，結果經常造成可動範圍受限。

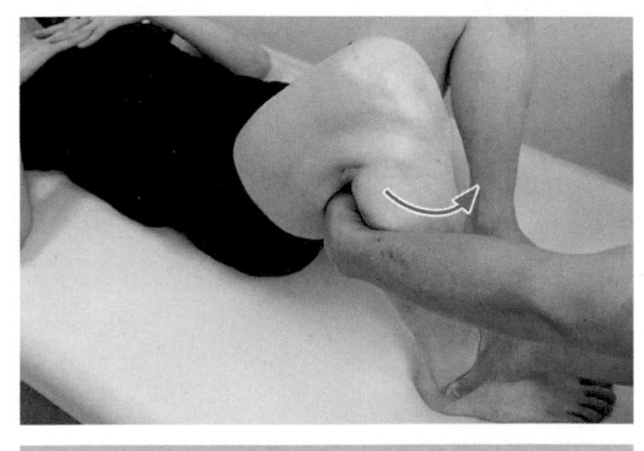

a: 用力促使脛骨內旋

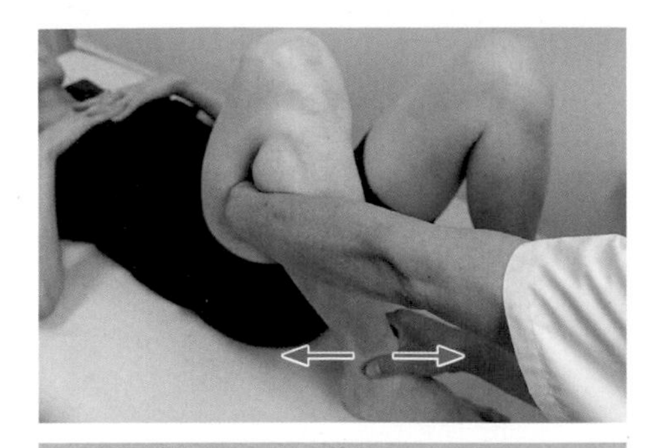

b: 重複最終屈曲可動範圍前的屈伸動作

圖3-72：用小腿內旋改善屈曲可動範圍

若內側副韌帶與周邊組織有滑動障礙，屈曲時小腿會被妨礙內旋。因此用力促使脛骨內旋，重複最終屈曲前的屈伸動作，能促使內側副韌帶與周邊組織之間的滑動性。

2）力學上的評估

①非負重姿勢的形態評估、可動特性的評估

從組織學上的評估得以判斷內側副韌帶發生疼痛的情況，評估膝關節的過外旋。如前所述，內側副韌帶主要因為膝關節的外翻及外旋而伸長。尤其呈現外旋位移時，步行當中肯定會產生外旋負荷，因此要從非負重姿勢的形態評估檢查有無過外旋（圖3-73）。評估方法的詳細內容請參照第117頁。

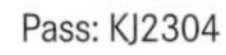

Pass: KJ2304

網路影片12 膝關節扭轉的評估

看影片可加深對於這種評估方法的理解。請一定要看看。

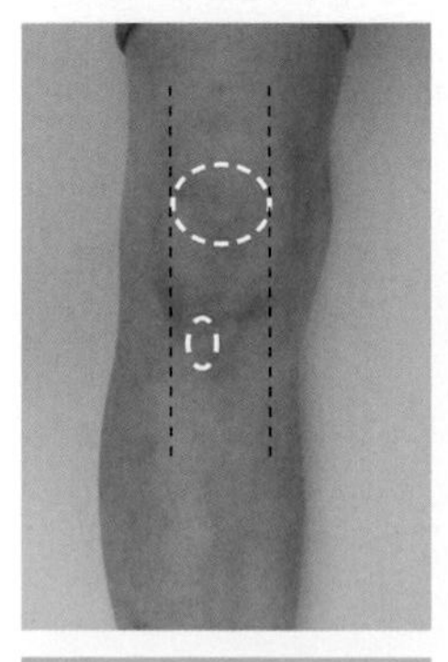

a: 正常

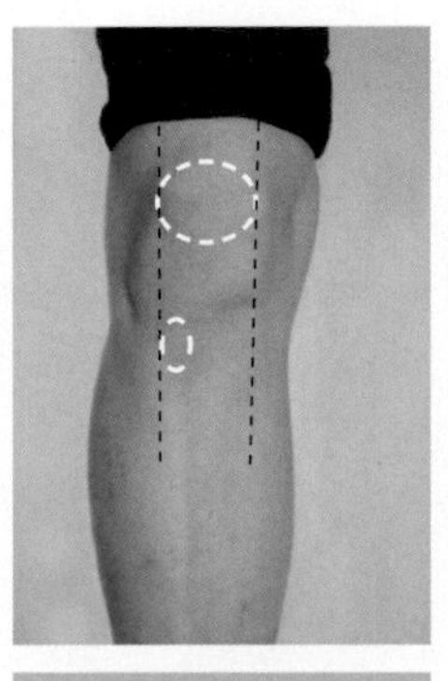

b: 過外旋膝

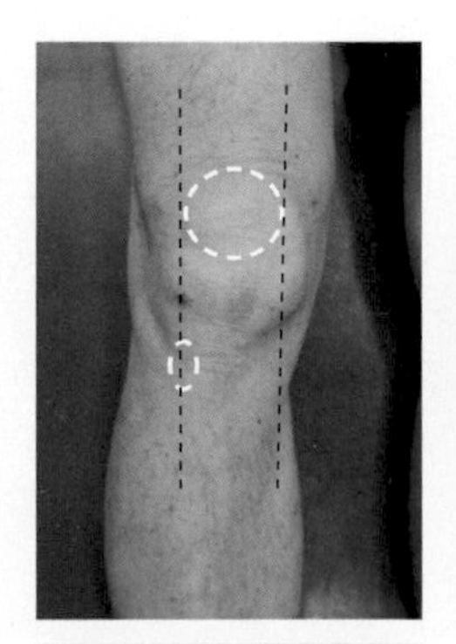

c: 超過外旋膝

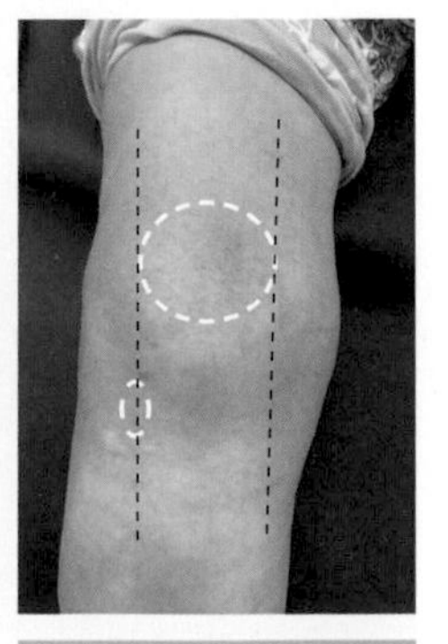

d: 嚴重的超過外旋膝

圖3-73：膝關節扭轉的評估

②站姿排列評估

站姿排列用〈站姿排列評估（參照第73頁）〉說明五個項目評估。由於內側副韌帶殘留疼痛的案例經常呈現外翻膝或者過外旋，因此一定要檢查這兩個項目（圖3-74）。

尤其關於過外旋，要檢查大腿內旋與小腿外旋哪一項的影響較大。

③負重姿勢壓力試驗

由於內側副韌帶會因為膝關節外翻及外旋而產生伸長負荷，因此進行雙腳支撐的knee-in試驗、前向旋轉試驗、交叉繞圈試驗（圖3-75）。從這些試驗結果檢查哪一種動作使得疼痛誘發，推測疼痛原因的力學負荷。

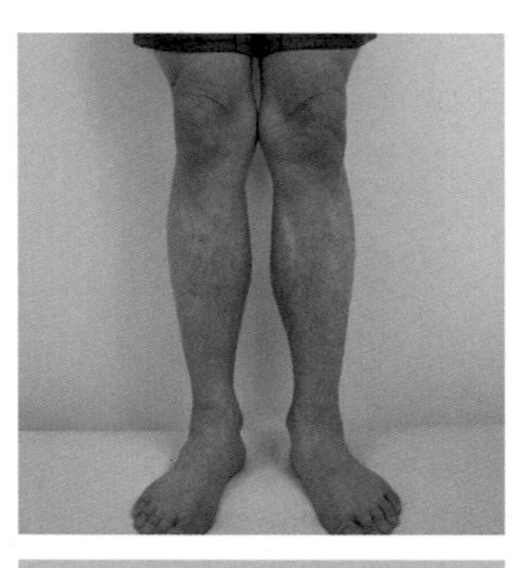
a: 外翻膝

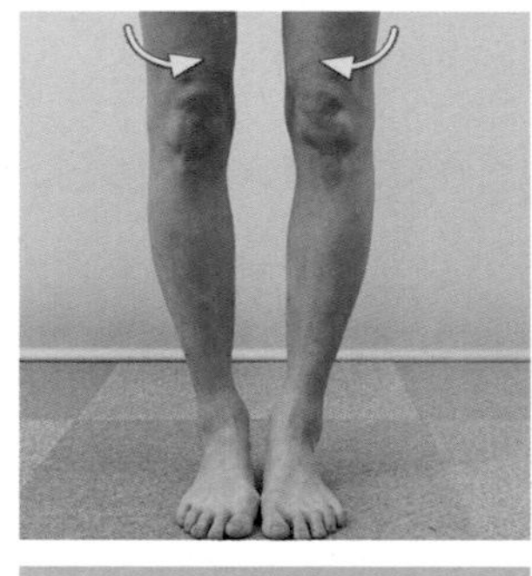
b: 斜膝

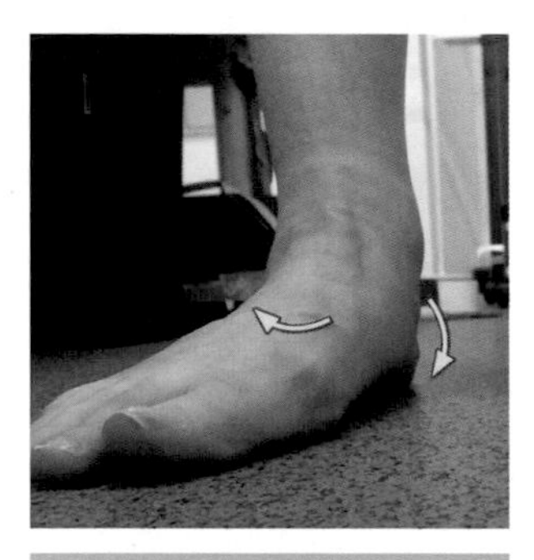
c: 距骨外旋

圖3-74: 外翻膝與過外旋膝

若有外翻膝，膝關節內側的組織經常處於容易伸長的情況（a）。
若髕骨過度內翻（斜膝），膝關節毫無例外地呈現過外旋（b）。這種情況，可說是大腿內旋的作用影響膝關節的外旋。若為距骨過外旋，一般認為是小腿外旋的作用影響膝關節的外旋（c）

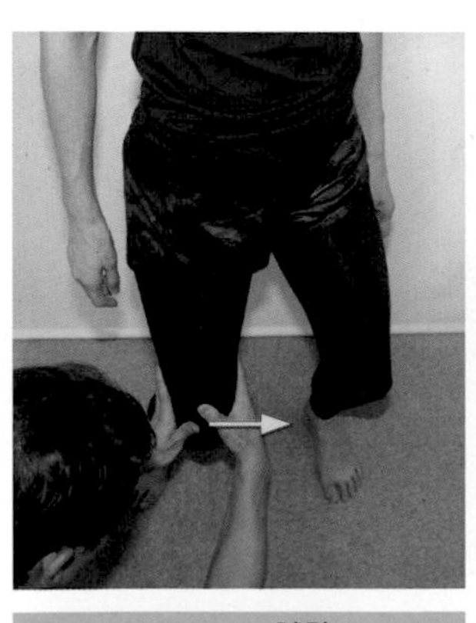
a: knee-in試驗

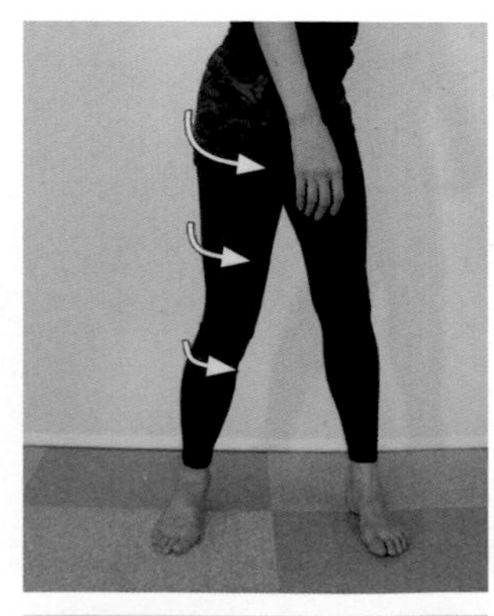
b: 前向旋轉試驗

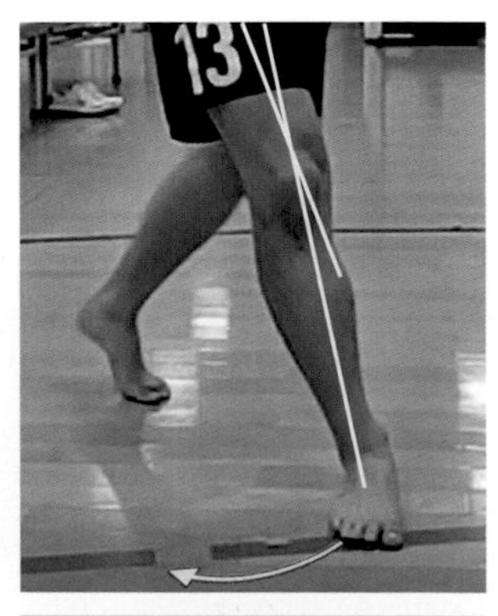
c: 交叉繞圈試驗

圖3-75: 負重姿勢壓力試驗

④動作分析

此疾患的動作，重點在於思考並觀察膝關節內翻及與內旋力矩之間的關聯性。

膝關節內翻力矩是「膝關節外翻姿勢負重」、「體幹的質心（COM）內移」、「骨盆內翻」等因子而增加。因此，檢查這些影響因子並觀察動作（**圖3-76**）。

膝關節內旋力矩分為站立前期發生類型與後期發生的類型。站立前期發生的類型是因為大腿內旋使得膝關節外旋，站立後期發生的類型是小腿外旋使得膝關節外旋（**圖3-77**）。因此，觀察步行站立前期的「大腿內旋負重」。另一方面，在步行站立後期，可觀察「①足部外翻，②熄菸式步態，③足弓塌陷，④小腿朝外傾斜」，分析最主要的影響因子為何。

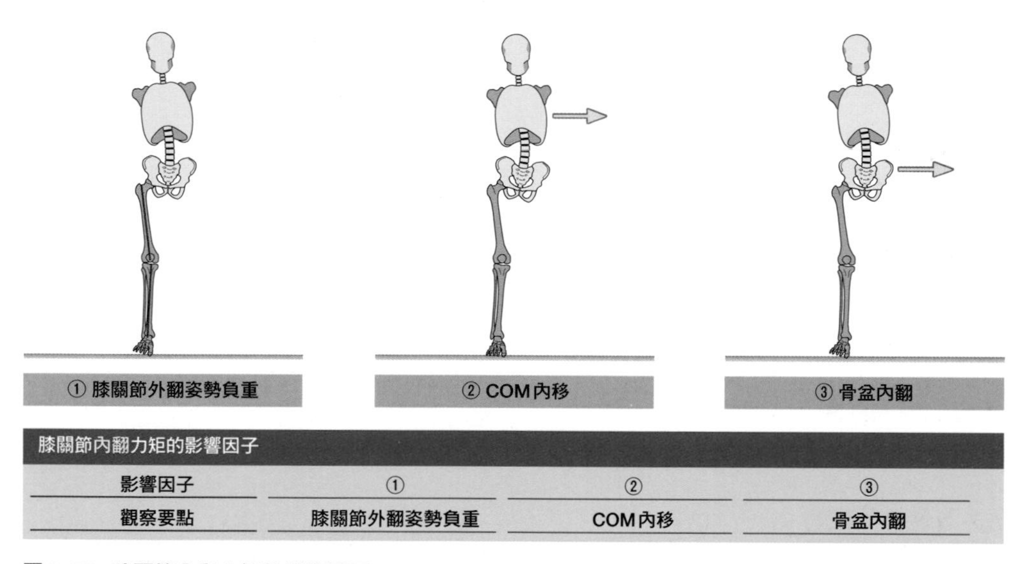

膝關節內翻力矩的影響因子

影響因子	①	②	③
觀察要點	膝關節外翻姿勢負重	COM內移	骨盆內翻

圖3-76: 膝關節內翻力矩的增強因子

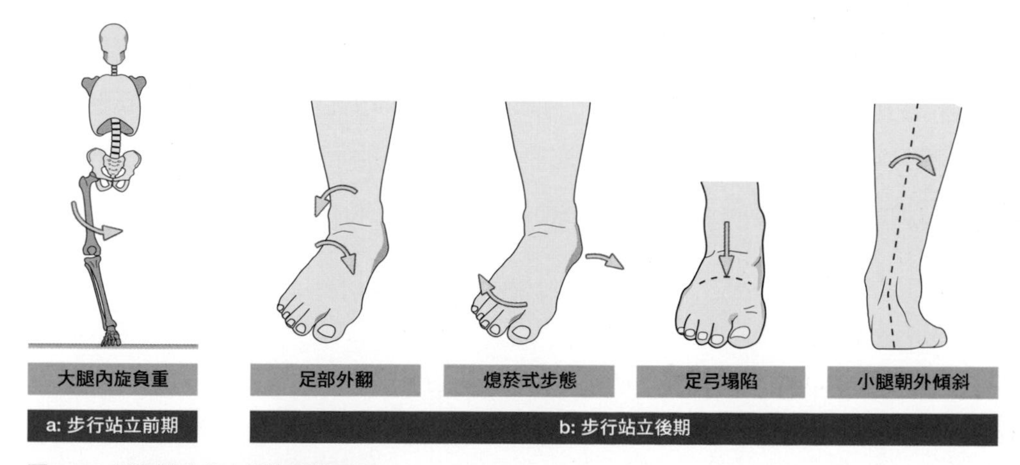

圖3-77: 膝關節內旋力矩的影響因子

3）實際的治療狀況

內側副韌帶受傷，除了重度（III度）受傷，大多只做保守療法就能恢復以往的活動。假如抗拒保守療法，疼痛長期延續，筆者認為有兩個原因。

◆內側副韌帶與周邊組織之間有滑動障礙或沾黏。

◆作為動作特性，呈現膝關節外翻或過外旋。

如此思考後，此疾患的治療可舉出下列兩種方法。接下來一一進行說明。

①改善滑動障礙，擴大可動範圍

由於內側副韌帶受傷會伴隨腫脹，周圍組織會纖維化，引起滑動障礙（有時是沾黏）。尤其半膜肌介於內側副韌帶的淺層與深層之間（圖3-78），此外，這個部位也有滑囊分布，以減少摩擦負荷[20]。表層甚至有隱神經、前面則有髕下脂肪體分布。因此，有時內側副韌帶受傷後的纖維化造成這些周邊組織之間發生滑動障礙，必須注意。

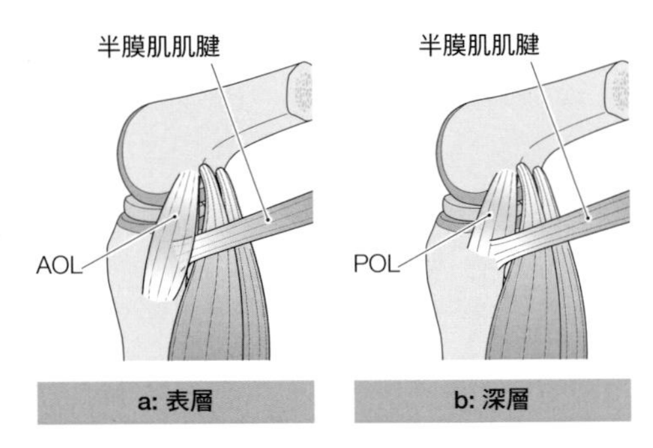

圖3-78：內側副韌帶與半膜肌肌腱

半膜肌肌腱介於內側副韌帶的表層（AOL）與深層（POL）之間。

a）改善伸展限制

假如伸展可動範圍有左右差異、強制伸展造成內側副韌帶會痛及緊繃感的情況，懷疑是與周邊組織的滑動障礙。

假如強制伸展時，內側副韌帶的前方部位會痛及緊繃感，就促進位於內側副韌帶前方的髕下脂肪體滑動（圖3-79a）。透過這種治療而改善疼痛與可動範圍限制的情況，便得以推測內側副韌帶與髕下脂肪體的滑動障礙是伸展限制的主因，因此要繼續做滑動性改善及可動範圍的運動，逐漸擴大伸展可動範圍（圖3-79b）。

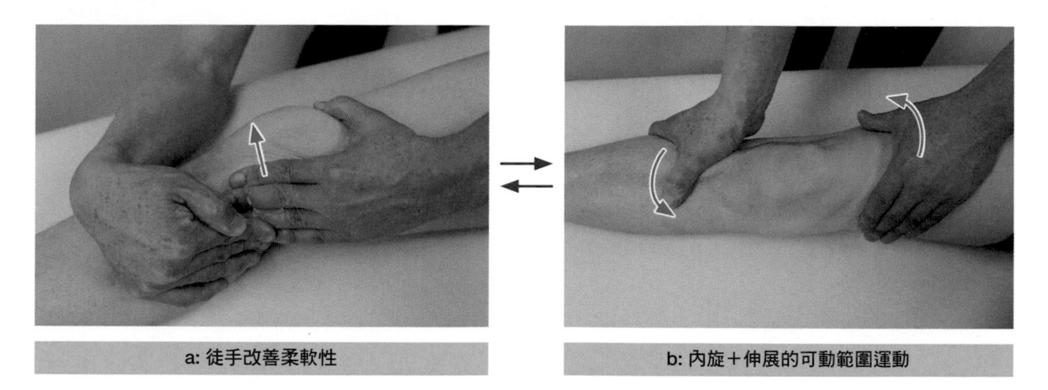

a: 徒手改善柔軟性

b: 內旋＋伸展的可動範圍運動

圖3-79：內側副韌帶前方的髕下脂肪體滑動性的改善

反覆進行使髕下脂肪體從內側往前方移動的徒手操作，改善柔軟性（a）。
之後，徒手使膝關節內旋並伸展（b）。
反覆進行這些動作，改善內側副韌帶前方的髕下脂肪體的滑動姓。

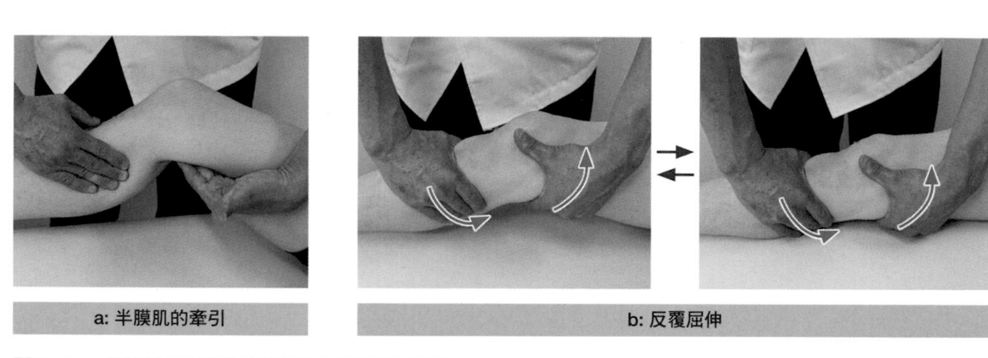

a: 半膜肌的牽引

b: 反覆屈伸

圖3-80：半膜肌的肌緊繃緩和及滑動性的改善

半膜肌的肌肉緊繃緩解及滑動性的改善，要使半膜肌肌鍵往分布的垂直方向牽引（a），反覆做膝關節的屈伸（b）。

假如強制伸展使得內側副韌帶的後方部位產生疼痛及緊繃感，筆者會如圖3-80，促進半膜肌的肌肉緊繃緩解及滑動，檢查可動範圍及疼痛的變化。假如疼痛獲得改善，便可推測內側副韌帶與半膜肌的滑動障礙是伸展限制的主因，進一步進行治療。

b）改善屈曲限制

假如屈曲可動範圍受限，強制屈曲使得內側副韌帶會痛及緊繃感，懷疑是與周邊組織之間的滑動障礙。筆者會如圖3-81，徒手把周邊組織往後推，改善滑動性。此時重要的是，用力促使膝關節內旋。能更促進膝關節內旋造成的滑動。

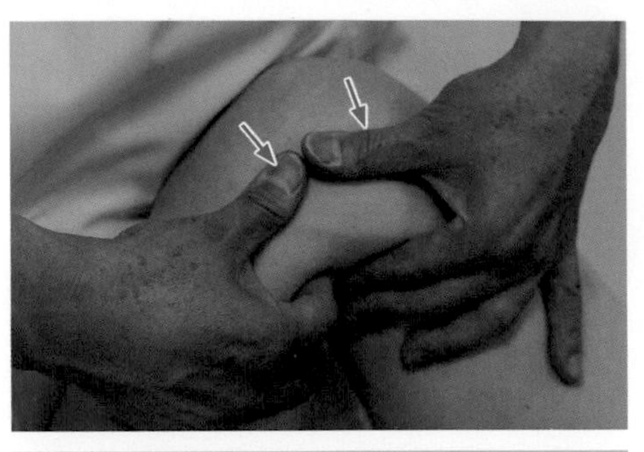
a: 徒手將周邊組織往後方推動

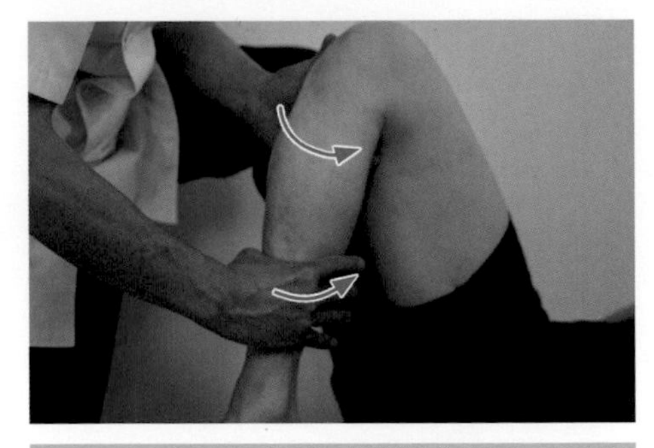
b: 用力促使膝關節內旋

圖3-81：屈曲時滑動性的改善

假如屈曲可動範圍有限制，藉由強制屈曲使得內側副韌帶感到疼痛及緊繃的情況，可徒手把週邊組織往後方推動，以改善滑動性（a）。使膝關節內旋，能進一步促進滑動性（b）。

c）改善其他限制因子

儘管內側副韌帶會疼痛，可動範圍限制是由於其他組織為起因造成的情況並不少見。這種情況只要解決限制因子，內側副韌帶周邊的滑動性就得以逐漸改善。細節請參照〈第4章　可動範圍、柔軟度的改善（第249頁）〉。

②改善膝關節的內翻及內旋力矩

人的身體，關節比正常情況還過度外旋、外翻等，每個人都具有獨特的動作。沒有人百分之百正常。筆者稱這種情況為「動作特性」。若與動作特性有關的組織受傷，儘管受傷以前不曾疼痛，由於**對於原本具有動作特性的持續施加力學負荷，因此會引起難以緩解疼痛的狀況**。因此，內側副韌帶受傷以後疼痛長期未緩解的情況，必須從動作的觀察，檢查膝關節是否過度施加內翻及內旋的力矩。

a）膝關節內翻力矩的改善

透過貼紮及輔具，能直接抑制膝關節外翻（圖3-82）。另外，假如有外翻足及扁平足，足弓墊也能有效抑制膝關節外翻（圖3-83）。

Pass: KJ2304

網路影片17 **抑制膝關節內翻力矩的足弓墊**

關於足弓墊實際的處方，光靠說明令人難以理解，因此分成「內側縱足弓的處方」與「橫足弓的處方」拍成影片。請一定要看看。

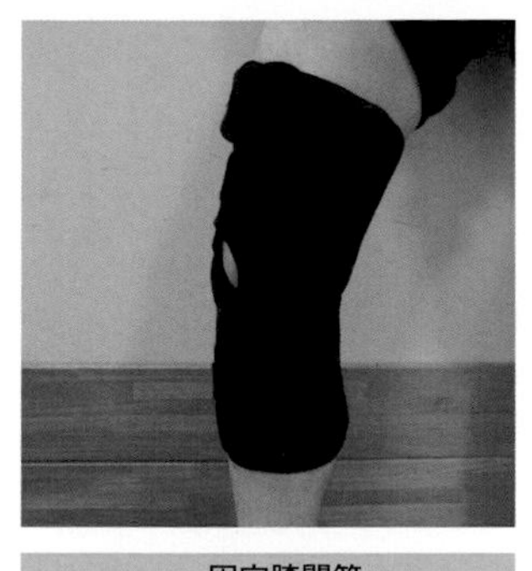

a: 固定膝關節

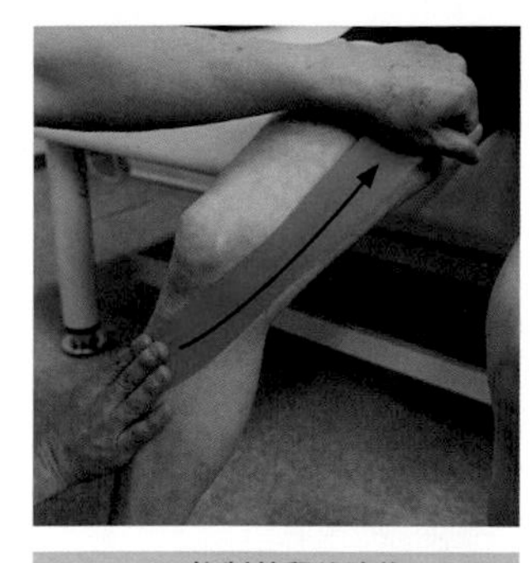

b: 抑制外翻的貼紮

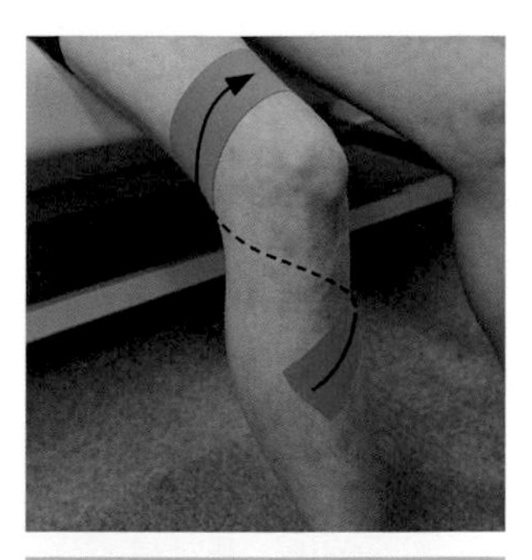

c: 抑制外旋的貼紮

圖3-82: **抑制膝關節內翻力矩的貼紮**

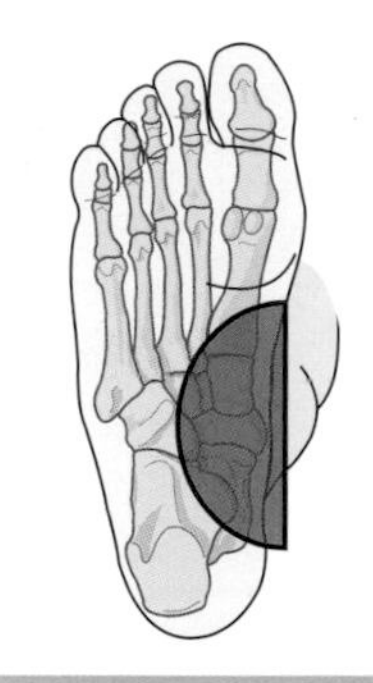

距骨下關節內翻引導墊（2-4 mm）

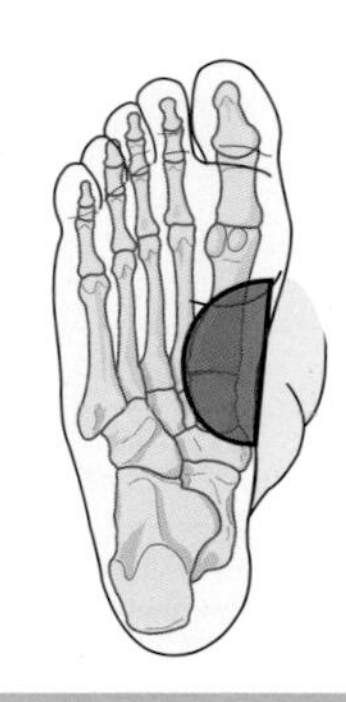

第1指背屈引導墊（2-4 mm）

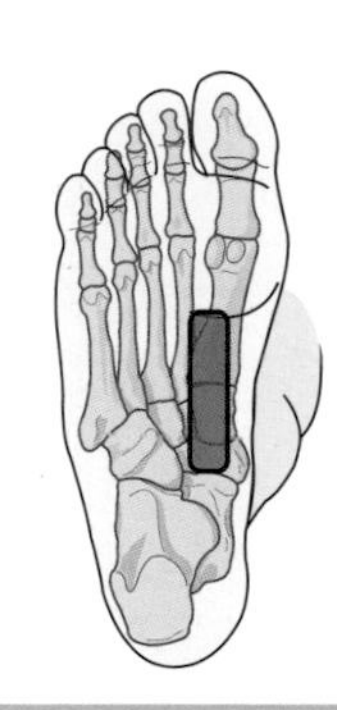

內側縱足弓矯正墊（1-2 mm）

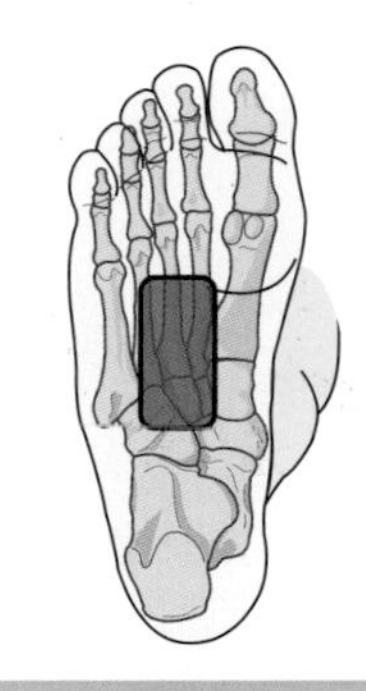

橫足弓墊（2-6 mm）

a: 內側縱足弓墊的處方　b: 橫足弓墊的處方

圖3-83: **抑制膝關節內翻力矩的足弓墊**

重要的是觀察步行動作中的倒擺運動，把足弓墊的高度調整到可使身體重量流暢地往前移動。

b）膝關節內旋力矩的改善

改善膝關節的內旋力矩時，必須從動作分析評估，大腿或小腿哪一項的作用是造成過外旋的主因。評估以後，執行本章〈1.髕下脂肪體〉介紹的抑制大腿內旋的運動及抑制距骨外旋的運動（皆參照第128頁）。

c）運動的動作控制

儘管能毫無窒礙地度過日常生活，許多案例從事運動時都會殘留疼痛。假如因從事運動而嚴重殘留疼痛，筆者會做動作控制的治療，避免膝關節發生過度外翻、外旋。

膝關節的內翻、外翻及旋轉的動作，一般認為容易受到與足部和膝關節之間相對位置的影響。因此，為了避免產生與足部和膝關節之間過度扭轉的位置關係，必須讓患者熟悉動作。其中一個例子，就是筆者經常指導的正面旋轉、背面旋轉的運動（圖3-84）。讓患者熟悉這些動作，指導患者從事運動時也能抑制膝關節的內翻、外翻及旋轉的動作。

網路影片21 **正面旋轉、背面旋轉**

觀看影片可加深對於這種動作的理解。請一定要看看。

Pass: KJ2304

18
a: 正面旋轉可抑制膝關節的過度內翻、內旋

18
b：背面旋轉可抑制膝關節的過度外翻、外旋

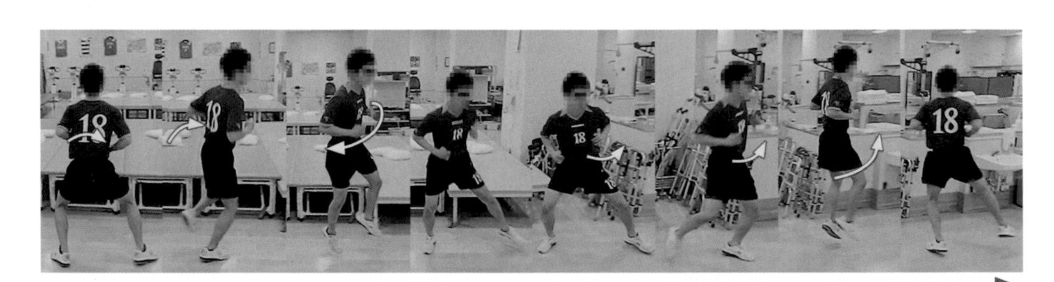

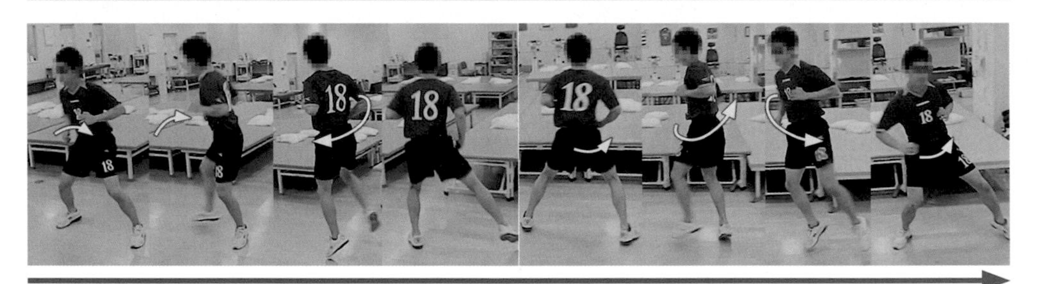

圖3-84: 正面旋轉、背面旋轉

兩種運動都是練習讓腳尖與膝蓋方向一致以後動作。透過練習，能運動從事運動時的內翻、外翻及旋轉。

4）內側副韌帶的評估與治療彙整

〈第3章　容易產生疼痛的組織評估與實際的治療狀況〉提到的九個組織之中，內側副韌帶受傷常見於從事運動的情況。透過至今為止的說明，您已經了解對於內側副韌帶疼痛的評估及治療的方法嗎？

「知道」、「理解」、「能實施」、「熟練」，這些全都不一樣。因此，反覆透過臨床的實踐，可進一步加深理解。基於上述內容，筆者把內側副韌帶的疼痛「組織學上的評估～力學上的評估」的注意事項整理成**表3-3**，希望能當作讀者臨床上的參考。

表3-3: **內側副韌帶評估的注意事項**

評估	注意事項
受傷原因	・由於多發於運動活動，基本上有受傷原因 ・與周邊組織的沾黏及滑動障礙為疼痛原因
壓痛	・仔細觸診內側副韌帶 ・檢查在縮短姿勢中壓痛是否變強烈
內側副韌帶的伸長試驗	・檢查內側副韌帶的鬆弛及伸長痛
影像檢查	・可用MRI拍到傷口 ・能用超音波檢查出斷裂及炎症 ・用超音波檢查出炎症的情況，要與半月板損傷做區分
可動範圍試驗	・檢查膝關節的「伸展最終可動範圍」及「屈曲最終可動範圍」 ・假如在最終可動範圍會痛，改善與周邊組織的滑動障礙
非負重姿勢的形態 與可動特性的評估	・檢查有無膝關節過外旋
站姿排列評估	・過外旋的案例中，評估大腿內旋與小腿外旋哪一項作用較強、和膝關節外旋有關
負重姿勢壓力試驗	・雙腳支撐的knee-in、knee-out試驗 ・前向旋轉試驗 ・交叉旋轉試驗
動作分析	・評估膝關節內翻力矩、內旋力矩增加的原因

4. 半月板

半月板受損大多因為外傷造成。障礙也會造成半月板受傷，但除了盤狀半月板[21)][註8]的情況，無外傷卻疼痛的情況並不常見。

現已知儘管無外傷，一到中高年以上的年齡，不少人具有半月板受損的情況（參照第21頁**圖1-5**）。不過這種類型的半月板受損，一般而言不會合併疼痛，假設會痛，透過合宜的評估，應該可了解疼痛源於半月板的情況並沒有那麼多。此外，筆者也診察過許多半月板手術後的案例，儘管中高年、高齡者沒有外傷史卻接受手術的案例中，幾乎沒有人表示過「幸好有動手術」。包含這種情況在內，每個臨床人員的看法都不同，不過筆者的見解是，會痛的半月板受損基本上都有外傷史。

有無半月板受損，用MRI掃描能高機率檢查出。不過此時重要的是，有時儘管半月板有傷口，半月板並非疼痛發生源的組織（參照第22頁）。由於筆者曾隸屬於國內半月板手術件數最多的醫院，包含保守案例在內，診察過為數不少的半月板受損的案例。從這些經驗，排除感覺搖擺、卡卡的情況，以及用迴旋擠壓試驗有強烈陽性反應的情況，半月板是否為疼痛發生的組織，若沒有多方面診斷是無法判斷的。

基於上述內容，接下來解說半月板受損的評估與治療。

1）組織學上的評估

①從問診了解的事情

半月板的疼痛，不只是外傷，也會因為反覆的輕微外力而引起。只不過，推測半月板是疼痛發生源的案例當中，大多數有外傷史。因此，問診時必須詢問患者「是否有清楚的原因？」。

此外，雖然半月板受損的主症狀是疼痛與腫脹，不過詢問是否有搖擺及卡卡的感覺很重要。假如頻繁出現搖擺及卡卡的感覺，保守療法大多無效，適合手術的可能性增加。

儘管疼痛的範圍大多顯示為局部性的傷口，由於合併腫脹，有時也會有大範圍的

[註8]　一般而言，半月板呈現月牙狀，不過盤狀半月板的中央也被覆蓋，呈現幾乎是圓形且厚實的板狀。據說日本人盤狀半月板的發生率為3～7%，大多發生於外側。

疼痛。

取決於受損的形態，導致疼痛的動作各式各樣，不過在膝關節屈曲姿勢伴隨旋轉的動作，一般認為與疼痛的關聯性最大。

②透過壓痛進行評估

為了多方面對半月板進行評估，首先仔細檢查有無壓痛。壓痛要從關節面的前方至後方仔細確認。半月板在大多情況，是中段至後段受損，因此壓痛也是從中段至後段為中心檢查（圖3-85、圖3-86）。

即使關節縫隙的壓痛部位與MRI影像當中的受損部位一致，半月板是否為疼痛的發生源，在這個階段尚不明確。因為感知到的可能是外緣部周邊的痛覺神經大量分布的滑膜組織所引起的疼痛，或者周邊的韌帶、肌腱、脂肪體等組織疼痛。因此，要基於其他的評估及治療的結果，進一步做檢查。

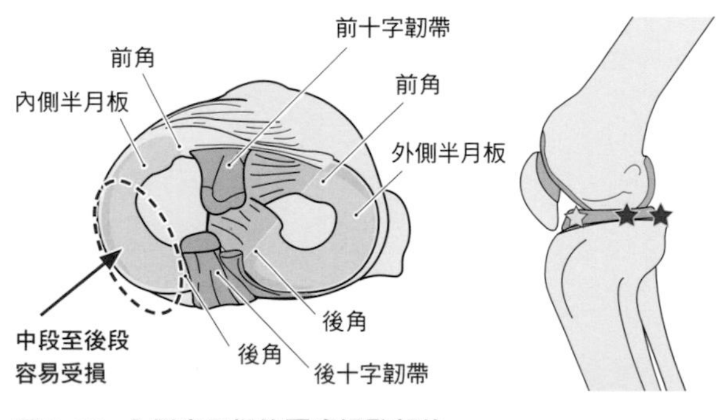

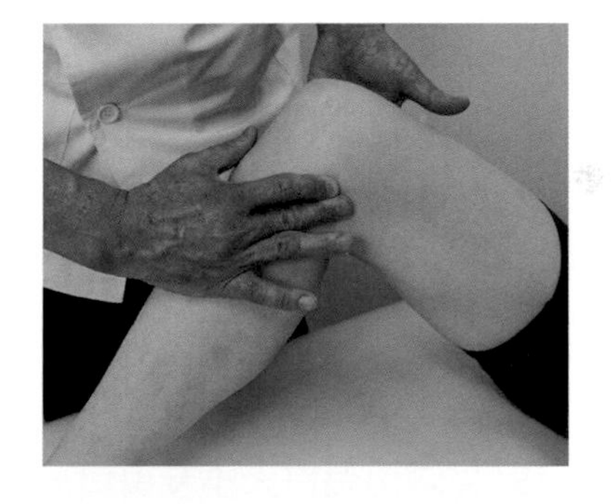

圖3-85：內側半月板的壓痛好發部位

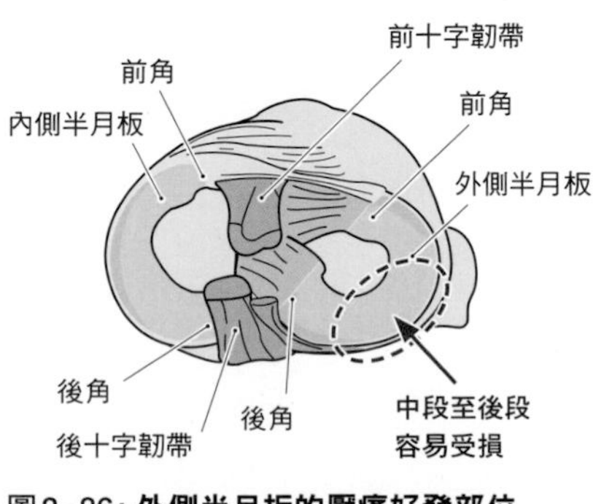

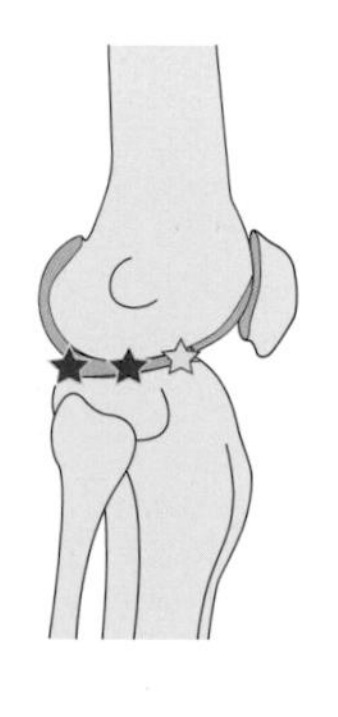
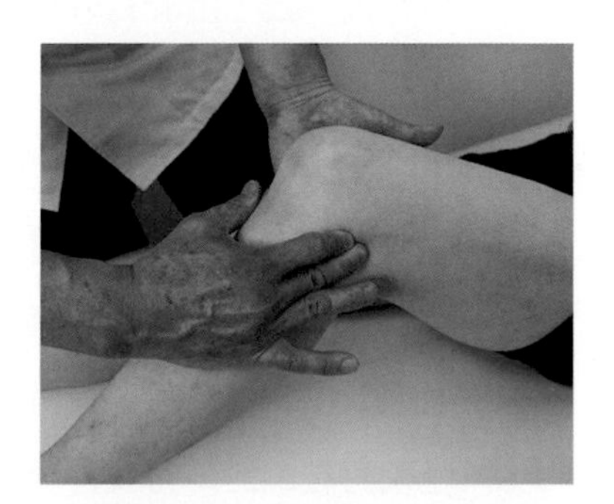

圖3-86：外側半月板的壓痛好發部位

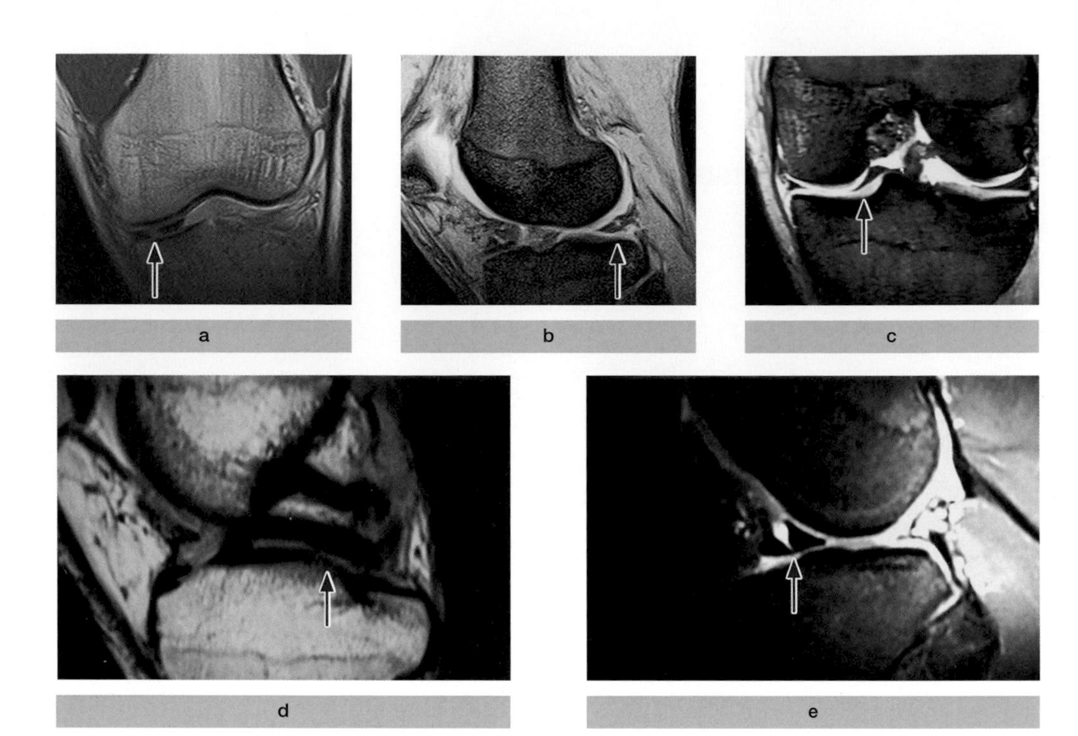

圖3-87：半月板受損的MRI影像

a：冠狀面的斷裂處（縱向斷裂）
b：矢狀面的斷裂處
c：搖擺的狀態（被夾住的半月板往中央上捲）
d：雙PCL徵兆（半月板往上捲，後十字韌帶（PCL）看起來像有兩條）
e：快轉徵兆（半月板大大裂開，外表有如影片快轉鍵符號▶▶）

③影像檢查

假如懷疑半月板受損，必須做MRI檢查。倘若受傷，大多案例都可用MRI掃瞄出傷口大小及傷口形態（圖3-87）。只不過，即使MRI的高亮度變化與壓痛部位一致，由於有時難以難判斷是受損還是退化，必須多加留意。

此外，評估半月板的疼痛時，必須擁有盤狀半月板的知識。盤狀半月板能用MRI檢查出（圖3-88）。盤狀半月板的形態、構造上的特徵，與一般半月板不同，承受相對輕微的外力就會受傷。因

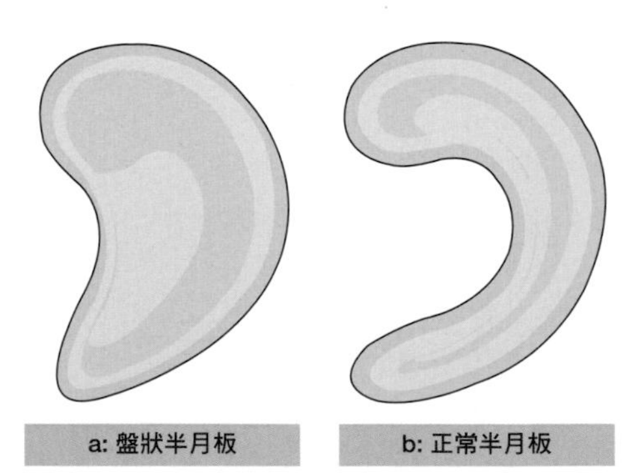

圖3-88：盤狀半月板

據說盤狀半月板的發生率為3～7%，大多發生於外側。盤狀半月板（a）的形態及構造上的特徵，使得它比起一般半月板（b）會以較輕微的外力受傷。

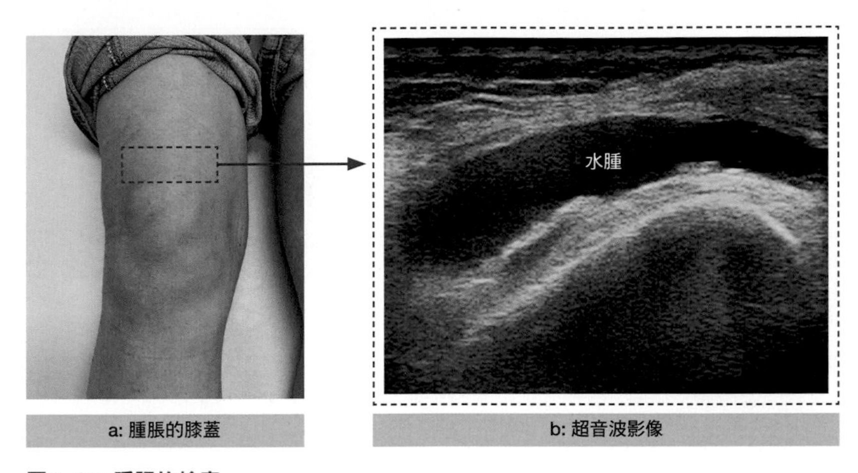

圖3-89: **腫脹的檢查**

髕上囊照出低回音性水腫。

此有時候沒有外傷史也會疼痛。

假如有壓痛，用超音波檢查壓痛部位及周邊組織。透過檢查壓痛部位的周邊組織，也可找出半月板以外的原因。

④腫脹的確認

假如關節縫隙有壓痛，一定要檢查腫脹。此外，若半月板具有手術適應的受損，由於經常合併腫脹，要透過膝蓋跳動檢查水腫。假如院所內有超音波儀器，便能確實檢查。筆者會如圖3-89的作法，從鬆弛的狀態擺正膝蓋，關節內的積水會因而集中於髕上囊，可看出腫脹。這種方法簡單，能確實評估出有無腫脹與大小。假如幾乎沒有腫脹，即使半月板受損了，只憑保守治療也能舒緩症狀的可能性便增加了。

⑤可動範圍試驗

假如半月板發生疼痛，許多案例在膝關節的屈曲、伸展最終區域會伴隨疼痛。尤其從中段到後段時常受損，因此常見於屈曲的最終區域合併疼痛與可動範圍受限的案例。假如在屈曲最終範圍不會伴隨疼痛，半月板並非疼痛發源的可能性便提升了。

筆者所尊敬、聞名遐邇的運動骨科外科醫內山英司醫師也重視伸展時的疼痛，因此筆者也仿效內山醫師，診斷時關注伸展的疼痛。即使半月板受損大多發生在中段到後段，為何疼痛會在伸展最終區域產生，從圖3-90的說明便可理解。膝關節過伸展時會與關節面的前方接觸，但由於半月板相連接，股骨前推後壓迫到前面的半月

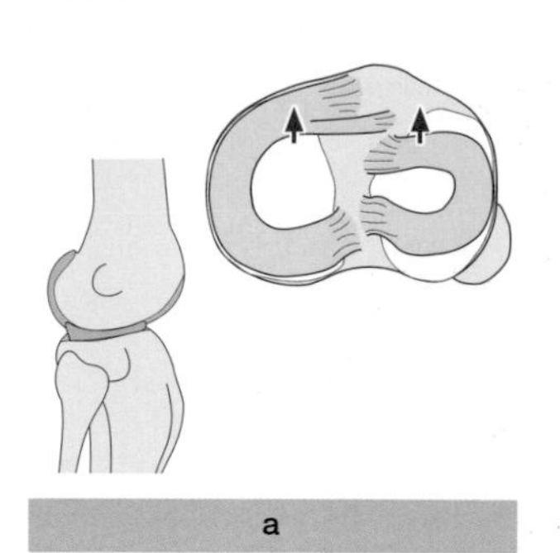

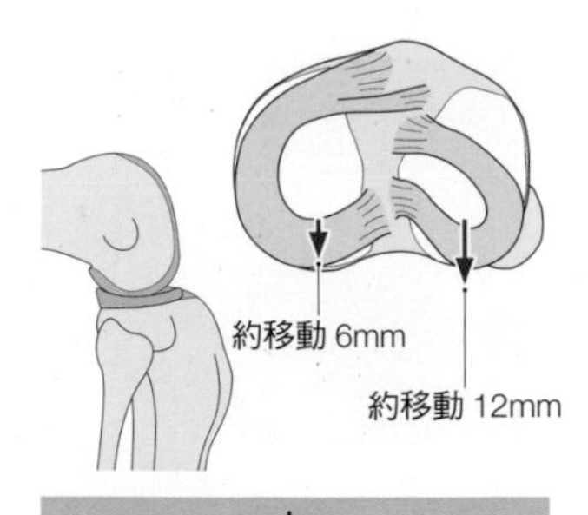

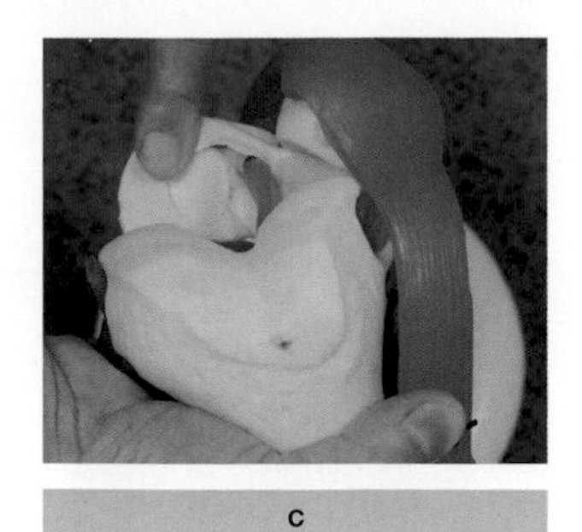

圖3-90：膝關節的運動學與最終伸展區域的疼痛機制

a：股骨前推，壓迫前段的半月板。
b：股骨後推，壓迫後段的半月板。
c：股骨前推使得半月板被往前牽引。

板，半月板被往前方拉扯。由於半月板與前後方組織都相連，若被往前拉，後方的半月板也會跟著被拉動，結果而言成為疼痛的原因。由這種情況來看，過伸展造成壓痛部位的疼痛嚴重殘留的情況，可當作手術適應的判斷材料之一。

⑥迴旋擠壓試驗

利用關節運動對半月施加負荷以誘發疼痛的試驗種類繁多，筆者認為迴旋擠壓試驗是最簡便，且在臨床上實用性極佳的試驗。

使膝關節深屈曲，股骨會後推、接觸後方。直接內翻，膝關節內側會施加壓力，若進一步外旋，內側半月板會邊承受壓力邊退向後方，承受撕裂般的負荷（**圖3-91**）。

關於外側半月板的方法也一樣。從膝關節的深屈曲姿勢外翻、內旋，外側半月板會邊承受壓力邊退向後方，承受撕裂般的負荷（**圖3-92**）。就像這樣，基於理解膝關節的功能解剖以後，進行迴旋擠壓試驗，即可了解內側半月板外旋、外側半月板內旋之意義。

由於內側半月板及外側半月板皆從中段到後段容易受損，因此試驗時想像用股骨踝壓迫半月板且往後方牽引，便能順利執行此試驗。

根據筆者的經驗，進行迴旋擠壓試驗時，半月板發生疼痛的情況，大半患者都會痛到皺起眉頭。無關乎疼痛的程度，能一臉平靜地接受試驗的案例，別的組織為疼痛發生源的可能性極高，或者半月板並沒有發生需要動手術的問題，是筆者的判斷。這種情況，要思考其他組織發生疼痛的可能性，進行多方面的評估。

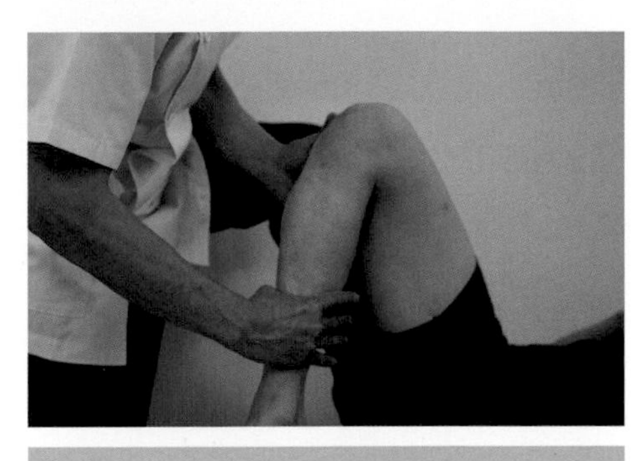

a: 檢查屈曲可動範圍

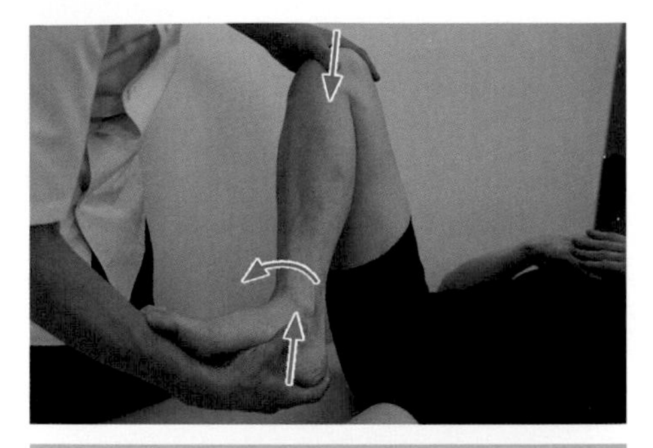

b: 以比疼痛發生的屈曲角度更淺的角度施加內翻、外旋的負荷

圖3-91：內側半月板的迴旋擠壓試驗

【起始擺位】仰躺
【方　　法】使膝關節深屈曲，操作膝關節內翻、外旋。
【評　　估】檢查壓痛的同部位是否有疼痛或異音。假如會強烈疼痛，半月板是疼痛發生源的可能性增加。

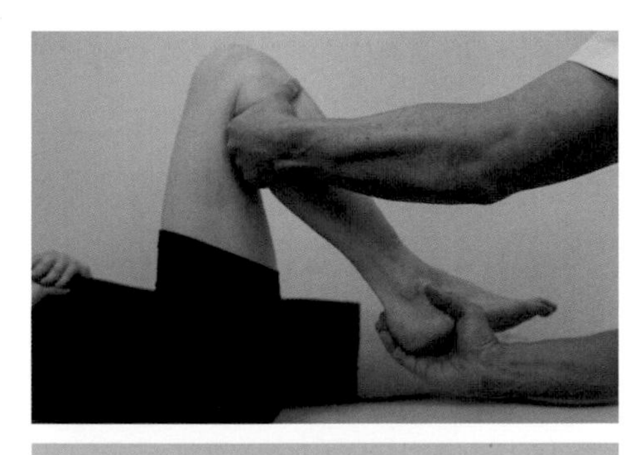

a: 檢查屈曲可動範圍

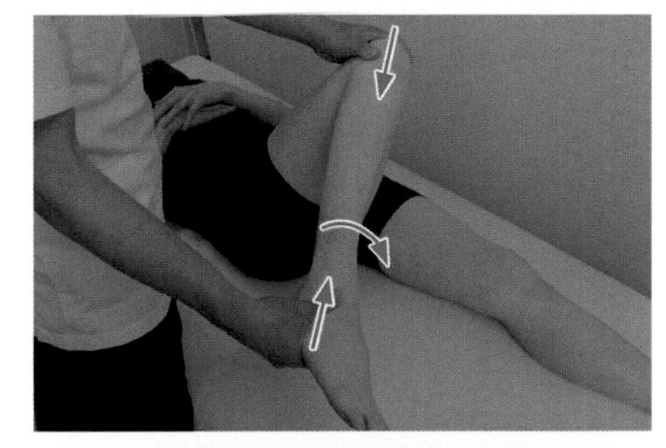

b: 以比疼痛發生的屈曲角度更淺的角度施加外翻、內旋的負荷

圖3-92：外側半月板的迴旋擠壓試驗

【起始擺位】仰躺
【方　　法】使膝關節深屈曲，操作膝關節外翻、內旋。
【評　　估】檢查壓痛的同部位是否有疼痛或異音。假如會強烈疼痛，半月板是疼痛發生源的可能性變大。

專欄：進行迴旋擠壓試驗時的注意事項

假如使患者膝關節屈曲時合併疼痛，讓疼痛出現的屈曲角度進一步加深屈曲的話，儘管施加內外翻及旋轉，卻出現劇烈疼痛。因此做迴旋擠壓試驗以前，必須評估屈曲可動範圍，用比致痛的屈曲角度還淺的屈曲角進行這種試驗（圖3-93）。

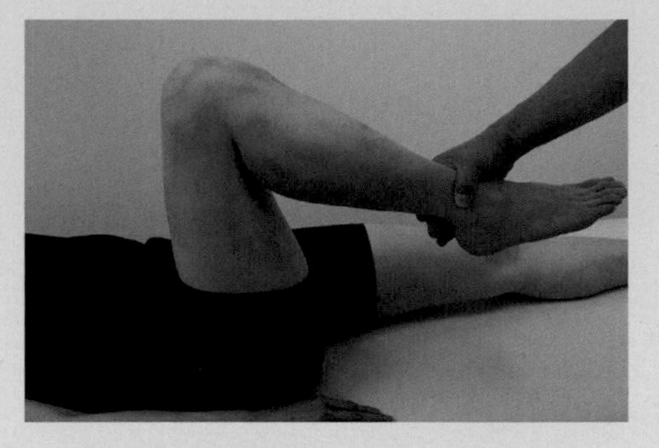

圖3-93：進行迴旋擠壓試驗的注意事項

進行迴旋擠壓試驗以前，評估屈曲可動範圍，必須以發生疼痛的屈曲角度更淺的屈曲角做這種試驗。

2）力學上的評估

①站姿排列評估

站姿排列評估用〈站姿排列評估（參照第73頁）〉介紹的五個項目進行評估，以內翻膝、外翻膝及膝關節過外旋的因子為中心做評估。尤其關於過外旋，要檢查大腿內旋與小腿外旋哪一項的作用影響較大（圖3-94）。

筆者從自身的臨床經驗判斷，內側半月板的疼痛比起膝關節的內翻，與過外旋更有關聯性。然而，外側半月板的疼痛與膝關節內旋是否有關還不明白。應該說與外翻的關聯性更重要。

②負重姿勢壓力試驗

負重姿勢試驗中，knee-in、knee-out試驗、旋轉試驗、交叉繞圈試驗及側步繞圈試驗全都進行（圖3-95）。

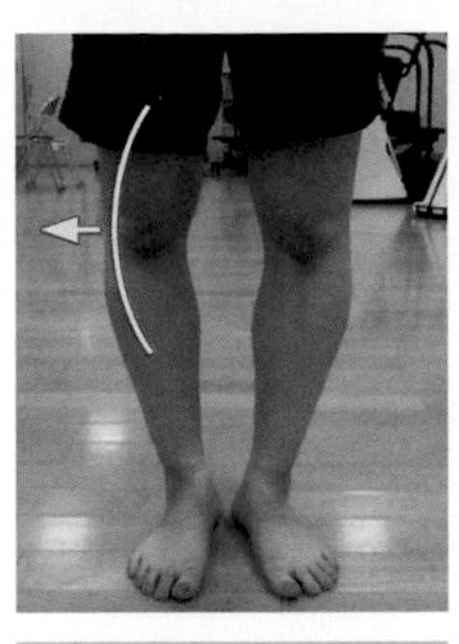

a: 內翻膝

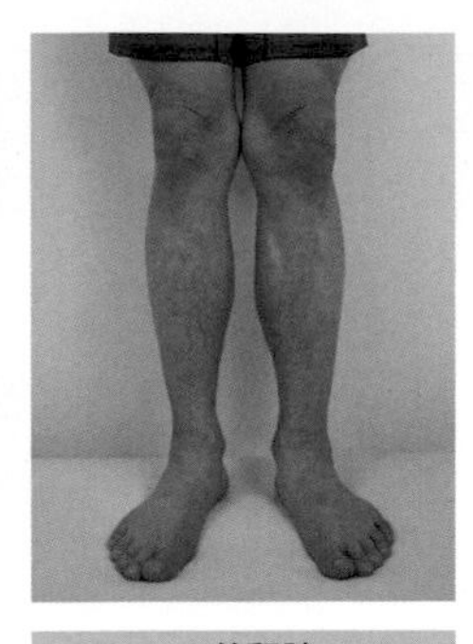

b: 外翻膝

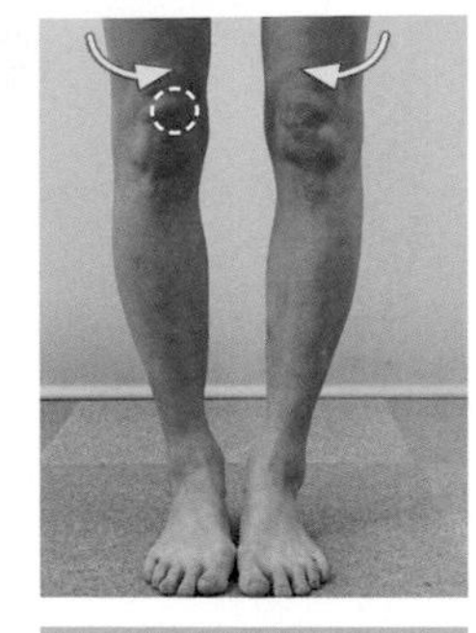

c: 斜膝

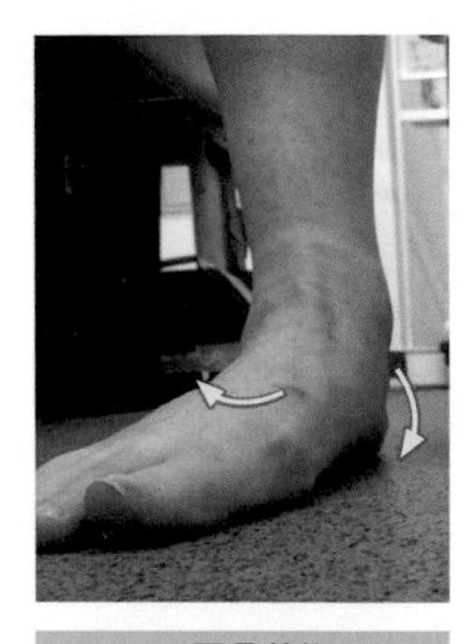

d: 距骨外旋

圖3-94: 站姿排列評估

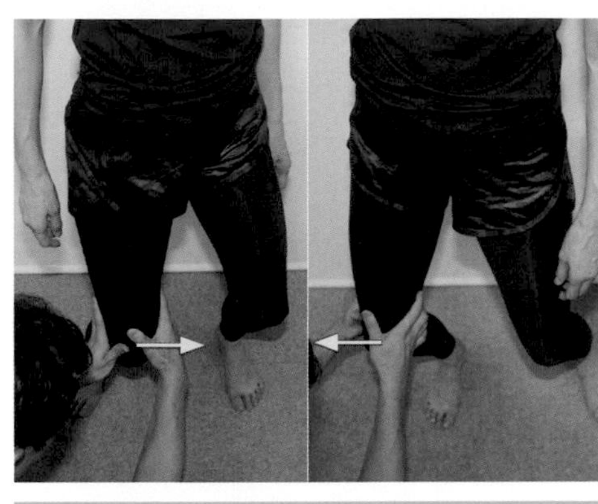

a: knee-in、knee-out試驗

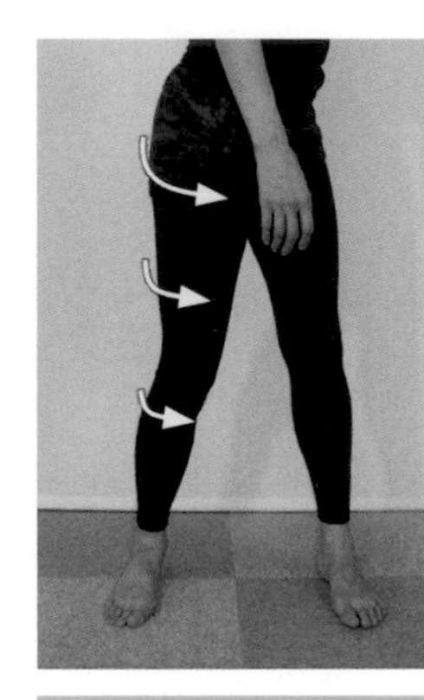

b: 前向旋轉試驗

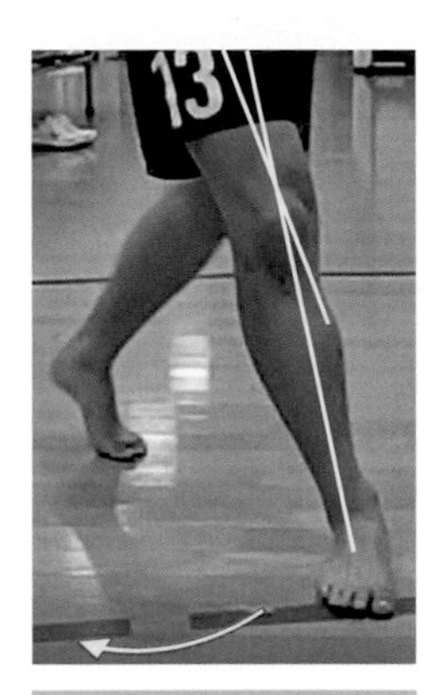

c: 交叉繞圈試驗

圖3-95: 負重姿勢壓力試驗

內側半月板受傷的情況，雙腳支撐的knee-out試驗、前向旋轉試驗、交叉繞圈試驗大多能誘發疼痛。knee-in試驗也會誘發疼痛，不過內側半月板的疼痛並非對膝關節的外翻，而是對外旋有反應而發生。

外側半月板受傷的情況，雙腳支撐的knee-in試驗、前向旋轉試驗、交叉繞圈試驗大多能誘發疼痛。外側半月板的疼痛是膝關節外翻有反應而發生。

③動作分析

此疾患的動作，重要的是思考膝關節內翻、外翻及內旋力矩之間的關聯並觀察。

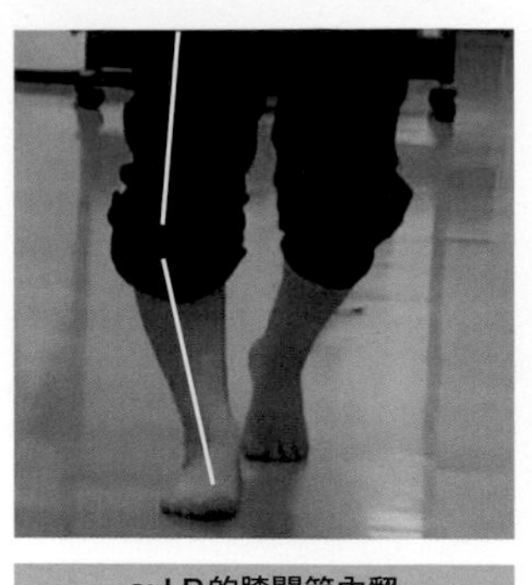

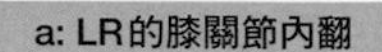

a: LR的膝關節內翻

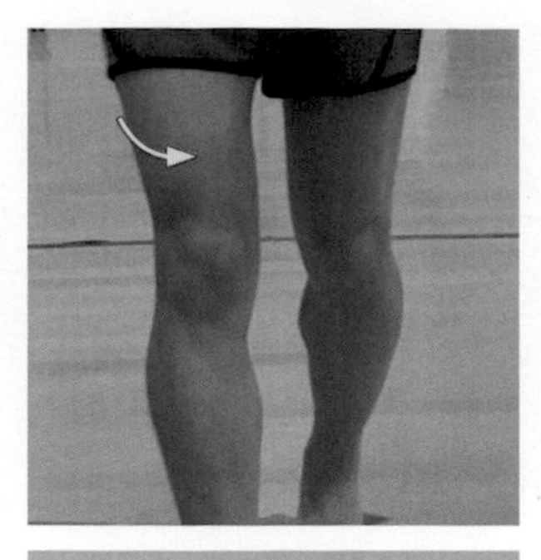

b: 斜膝

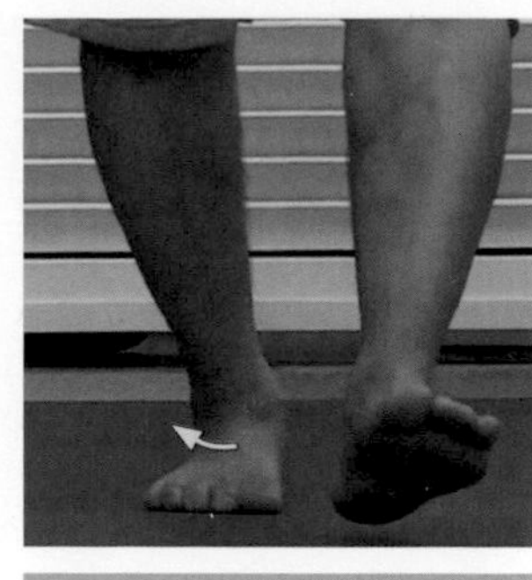

c: TSt的距骨外旋

圖3-96: 動作分析的要點（內側半月板）

內側半月板疼痛的情況，注意承重反應期（LR）的膝關節內翻及斜膝，和站立末期（TSt）的距骨外旋，觀察動作。

內側半月板疼痛的情況，筆者會注意承重反應期（LR）的膝關節內翻及斜膝，和站立末期（TSt）的距骨外旋，觀察動作（**圖3-96**）。

另一方面，若為外側半月板疼痛，則注意承重反應期（LR）的膝關節外翻，和站立末期（TSt）的膝關節外翻、距骨外旋，觀察動作（**圖3-97**）。

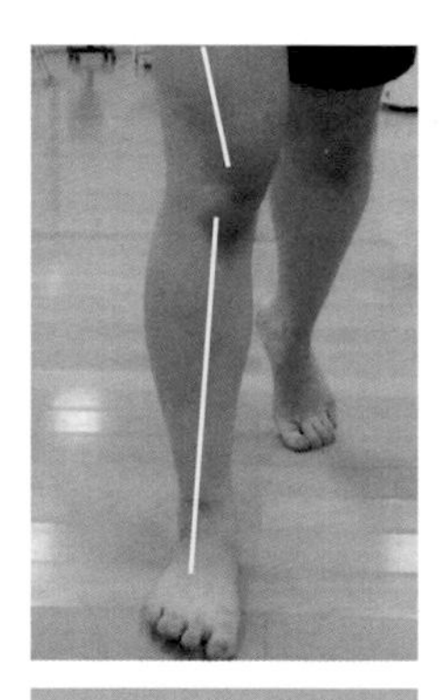

a: LR及TSt的膝關節外翻

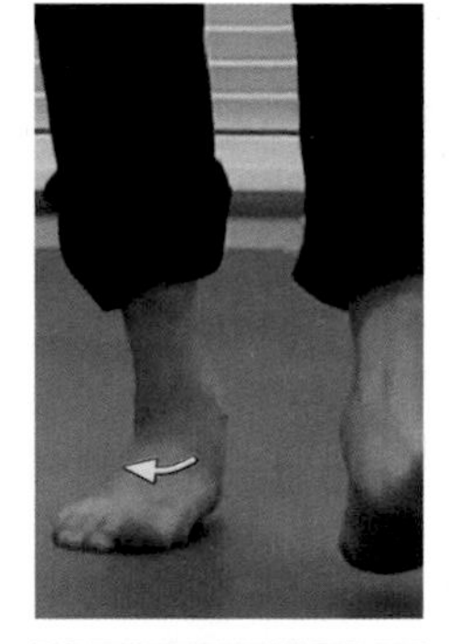

TSt的距骨外旋

圖3-97: 動作分析的要點（外側半月板）

外側半月板疼痛的情況，注意承重反應期（LR）的膝關節外翻，和站立末期（TSt）的膝關節外翻、距骨外旋，並觀察動作。

3） 實際的治療狀況

用MRI檢查出半月板受損時，倘若符合下述情況，保守療法大多無效，適應手術。

◆反覆出現搖擺及卡卡的感覺。

◆迴旋擠壓試驗中持續強烈的陽性反應。

◆持續腫脹。

◆儘管能恢復到能從事運動的狀態，一旦回到現場，症狀會反覆復發。

經由說明至此的評估，懷疑半月板是疼痛發生源的情況，縱使上述症狀不多，若疼痛為主症狀，也能期待做保守療法緩解症狀。筆者認為，我們治療師的評估及治療才是手術適應與否的判斷工具。也就是說，假如在保守療法的期間，我們治療師的假說檢證可成為醫師判斷的工具的話，便有助於營造半月板友善的醫療環境。

懷疑半月板為疼痛發生源時的保守療法，筆者認為下列兩點很重要。

①改善可動範圍。

②半月板的評估與治療彙整。

接下來逐一說明此疾患的治療。半月板受損的手術後的復健也很重要，關於這個情況，請參照拙作《對於運動外傷、障礙的術後復健（暫譯）》[22)]。手術後的復健所需的一切知識，都在這本書內。

①改善可動範圍

由於半月板受損的急性期合併炎症，其周圍組織產生纖維化，引起滑動障礙。由於半月板周圍有韌帶、關節囊、脂肪體、滑囊、肌腱附著部等，因此會頻繁發生滑動障礙引起的可動範圍限制。

若在可動範圍受限的狀態下反覆做運動，力學負荷會比一般情況來得大，成為疼痛的原因。因此可動範圍限制的改善，可說在任何骨骼肌肉疾患中都是我們首先應該進行的治療。此外，即使可動範圍的限制因子與壓痛部位迥異，改善其限制因子，進而讓可動範圍限制獲得改善，關節活動便可變得順暢，疼痛也容易緩解。

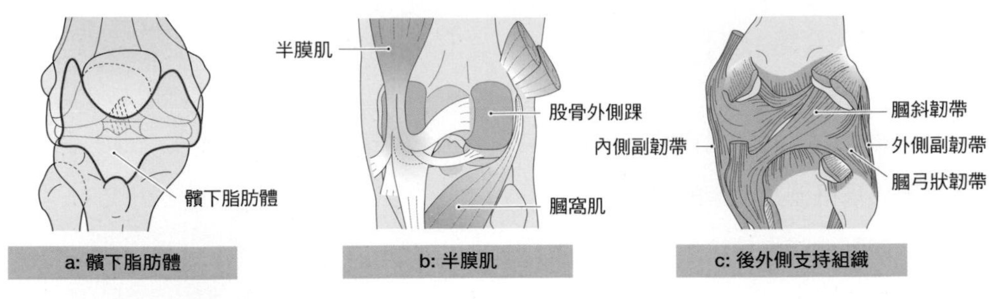

圖3-98：常見的伸展限制的限制因子

髕下脂肪體尤其常因為炎症及腫脹而纖維化，是伸展限制的限制因子當中首先得考量不可的組織。

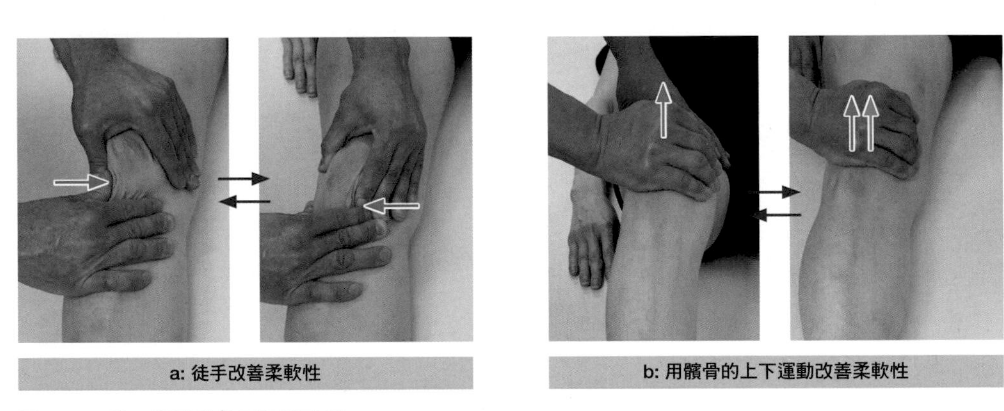

圖3-99：髕下脂肪體的柔軟性改善

假如髕下脂肪體的柔軟性改善使得疼痛與可動範圍獲得改善，便可認為髕下脂肪體是伸展限制的主因。

a）改善伸展限制

假如伸展可動範圍有左右差異，便強制伸展，尋找限制因子。伸展限制的改善方法將在第4章詳細說明，常見的限制因子，有髕下脂肪體、半膜肌、後外側支持組織等（圖3-98）。

尤其髕下脂肪體時常因為炎症及腫脹而纖維化，因此作為伸展的限制因子，是首先必須列入考慮的組織。因此，假如強制伸展時膝關節前方有緊繃感，筆者首先會改善髕下脂肪體的柔軟性（圖3-99）。倘若藉此改善疼痛與可動範圍，便推測髕下脂肪體是伸展限制的主因，便進行柔軟性的改善及可動範圍的運動，以擴大伸展可動範圍。關於其他組織，請參照第4章，著手改善可動範圍。

關節縫隙附近為限制因子的情況，一般認為是半月板與其周圍組織的膝冠狀韌帶、關節囊、韌帶、肌腱等發生了滑動障礙。這種情況，如圖3-100的方法，促進關節縫隙周邊組織的滑動，檢查是否得以改善可動範圍。假如獲得改善，便進行滑動性的改善及可動範圍的運動，緩慢擴大伸展可動範圍。

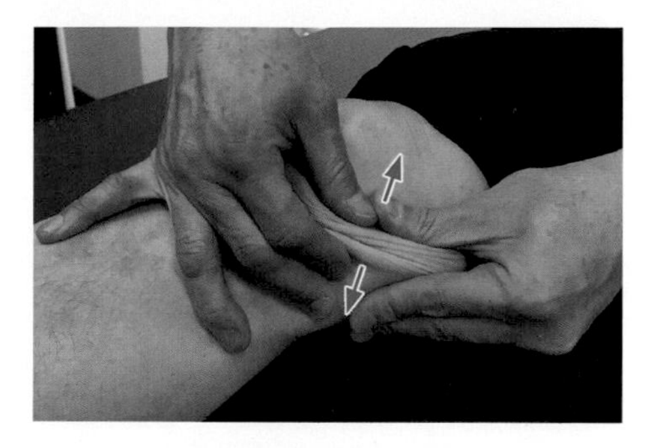

圖3-100：關節縫隙周邊組織的滑動性促進

關節縫隙附近為限制因子的情況，一般認為會發生半月板與其周邊組織的膝冠狀韌帶、關節囊、韌帶、肌腱之間的滑動障礙。

b）改善屈曲限制

屈曲可動範圍受限，強制屈曲使得膕窩周邊感覺疼痛及緊繃的情況，可懷疑半月板與周邊組織之間有滑動障礙。筆者會如**圖3-101**所介紹的，用力促使膝關節內旋，以改善半月板與周邊組織之間的滑動性。關於其他組織，請參照第4章，改善可動範圍。

②半月板的評估與治療彙整

假如從動作分析預測了半月板承受的力學負荷，接著做改善其力學負荷的治療。

a）貼紮、輔具

貼紮及輔具能直接抑制膝關節外翻、內翻。此外，具有外翻足及扁平足的情況，足弓墊也能有效抑制膝關節外翻及外旋（**圖3-102**、**圖3-103**）。

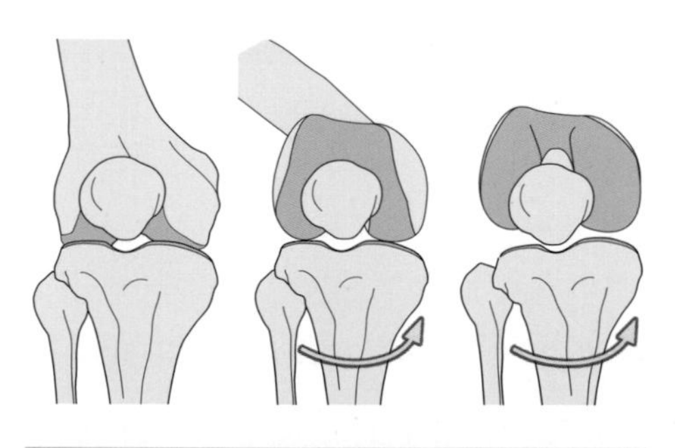

a: 屈曲伴隨脛骨內旋

b: 用力促使膝關節內懸

圖3-101：屈曲時滑動性的改善

屈曲可動範圍有限制，透過強制屈曲使得膕窩周邊感覺疼痛及緊繃感的情況，藉由用力促使膝關節內旋，可改善半月板與周邊組織之間的滑動性。

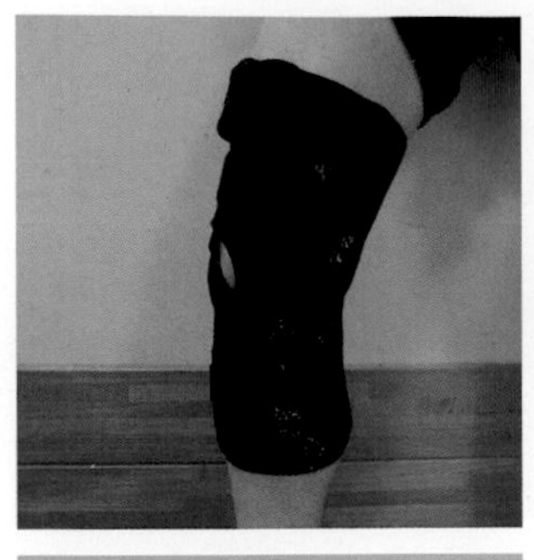

a: 固定膝關節

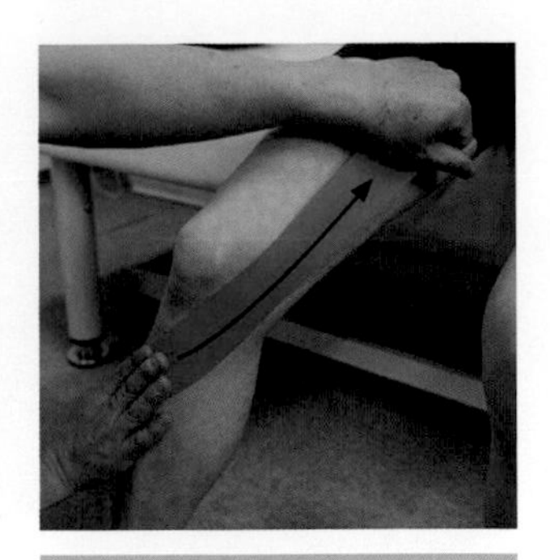

b: 抑制外翻的貼紮

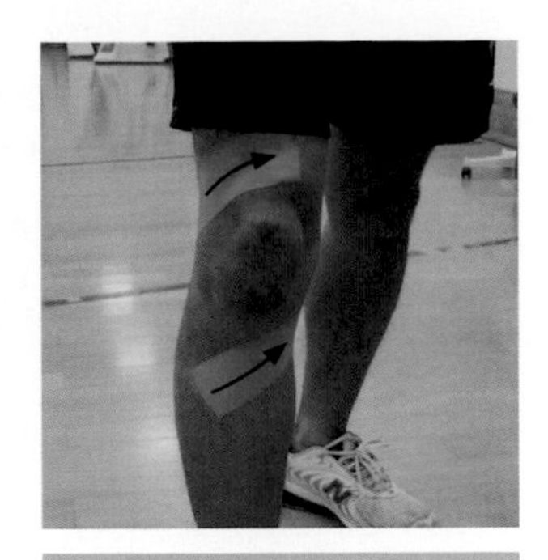

c: 抑制外旋的貼紮

圖3-102: **抑制膝關節內翻力矩的輔具、貼紮**

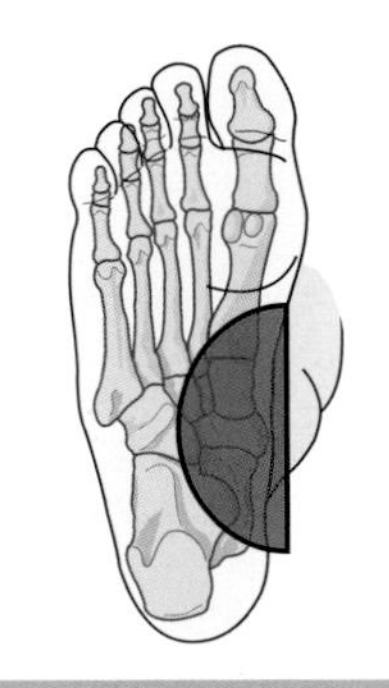

距骨下關節內翻引導墊（2-4 mm）

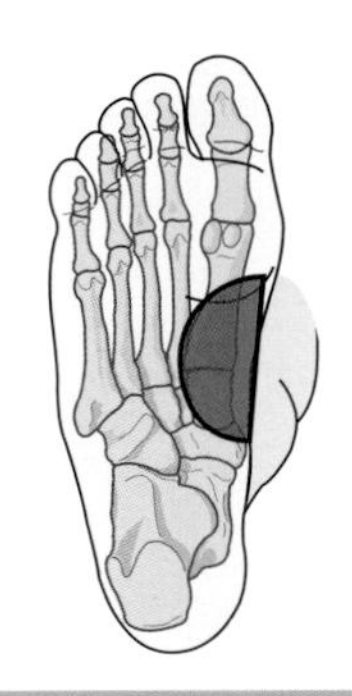

第1指背屈引導墊（2-4 mm）

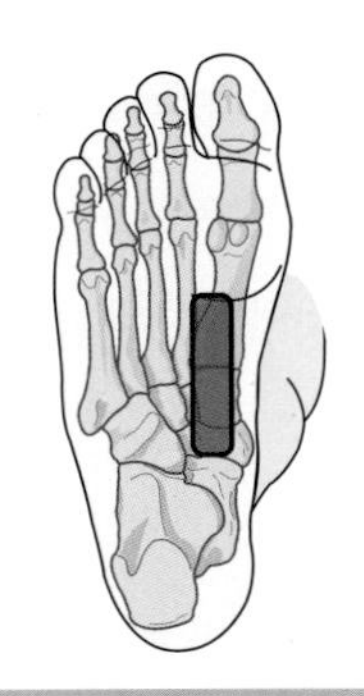

內側縱足弓矯正墊（1-2 mm）

a: 內側縱足弓墊的處方

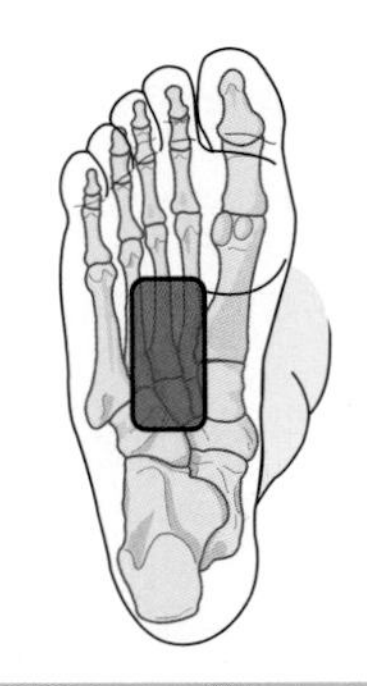

橫足弓墊（2-6 mm）

b: 橫足弓墊的處方

圖3-103: **抑制膝關節內翻力矩的足弓墊**

重要的是觀察步行動作的倒擺運動，調整足弓墊的高度至可促使體重更順暢地往前移動。

Pass: KJ2304

網路影片17 **抑制膝關節內翻力矩的足弓墊**

關於足弓墊實際的處方，光靠文章令人難以理解，因而分別製作了「內側縱足弓的處方」與「橫足弓的處方」的影像。請一定要看看。

b）動作控制

請見圖3-104。如圖3-104a，倘若體重直直地位於桿子上，桿子就不會有彎曲及旋轉的負荷。相對的，如圖3-104b體重沒有直直地位於桿子上方，桿子就會有各種彎曲及旋轉的負荷。這就稱之為「入谷的桿子理論」。

人的下肢也可說是同樣的道理。由於步行為前進運動，尤其掌握矢狀面的體重的

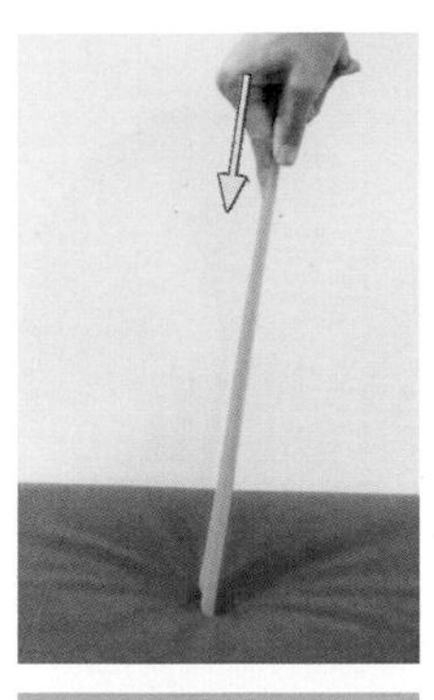

a: 直直地承受負重的桿子

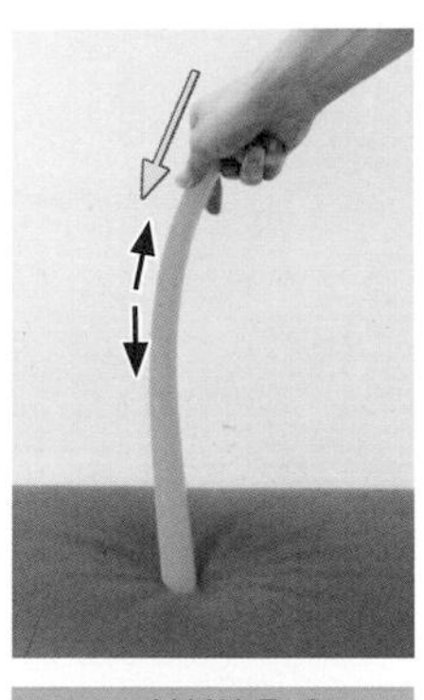

b: 斜斜地承受負重的桿子

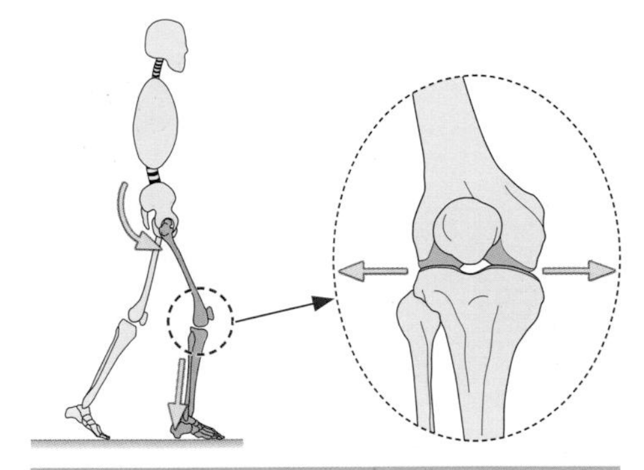

c: 斜斜地承受負重的狀態

圖3-104: 入谷的桿子理論

若直直地承受負重，桿子就不會彎曲（a）。
若沒有直直地承受負重，桿子就會發生彎曲及旋轉力（b）。
人的下肢亦然，若不直直地承受負重，就會發生彎曲及旋轉力（c）。

負重方式最為重要。如圖**3-104**c，倘若在矢狀面的體重沒有筆直地位於腳上，其他兩個身體面就會發生異常的力學負荷。另一方面，倘若在矢狀面的體重筆直地位於腳上，其他兩個身體面的異常負荷，就能一定程度予以抑制。

因此，使承重反應期（LR）筆直的負重的動作控制非常重要。筆者建議做深蹲，當作動作控制的學習方法。藉由用鏡子檢查沒有下體幹的旋轉及後向移動等的偏移、做出直直承重的深蹲，以學習減少承重反應期（LR）的膝關節動搖之動作控制（圖**3-105**）。

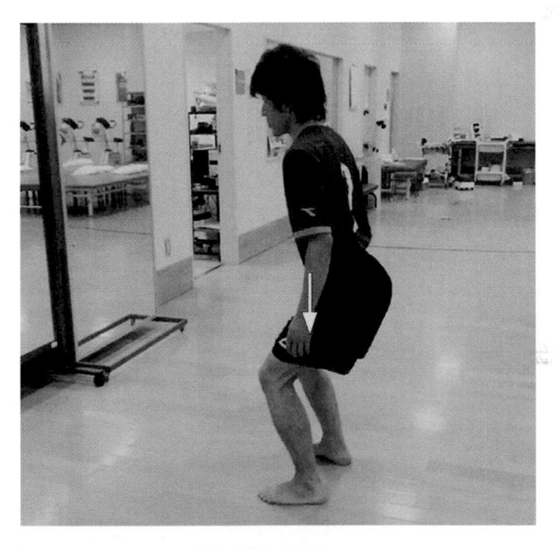

圖3-105: 用深蹲做動作控制

股四頭肌收縮的再教育，以及嘗試讓身體重心位於正中央。此時可看鏡子觀察姿勢。學習做出下體幹的旋轉及後向移動等無偏移、能直直承重的深蹲。

其他尚有做高難度的負重運動弓箭步（圖**3-106**）。藉由這種運動，不僅在承重反應期（LR），在站立末期（TSt）也能進行位移較少、直直承重的動作控制。

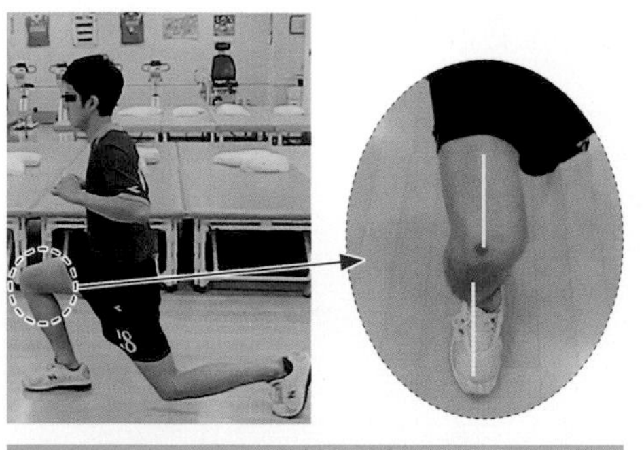

a: 患側往前踏出時

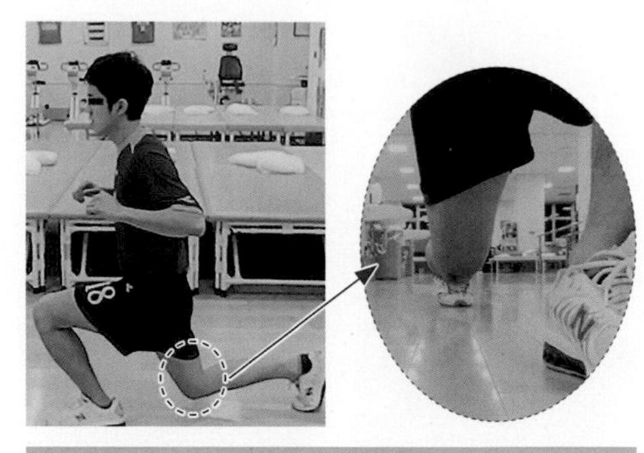

b: 患側往後踢腿時

圖3-106: 弓箭步運動

患側往前踏出時，讓患者注意膝蓋安定的支撐性（a）。
患側往後踢出時，讓患者注意直直地踢腳（b）。

此外，遇到從事運動的案例時，在第160頁也介紹過，做正面旋轉、背面旋轉的運動。膝關節的內翻、外翻及旋轉的活動，大部分都與取決於足部及膝關節之間相對位置關係的影響（圖3-107）。因此要讓患者做運動，以學習做出與足部及膝關節之間的位置關係不會扭曲的動作（圖3-108）。指導患者學會這種運動，進而在運動的場面之中也能抑制膝關節的內翻、外翻及旋轉的動作。

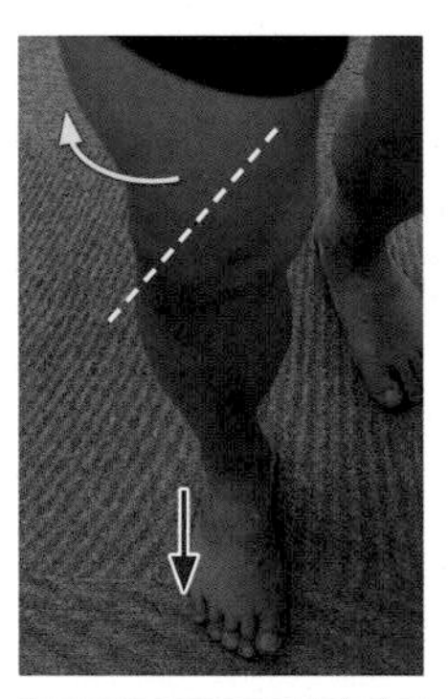

a: 內翻、內旋負荷

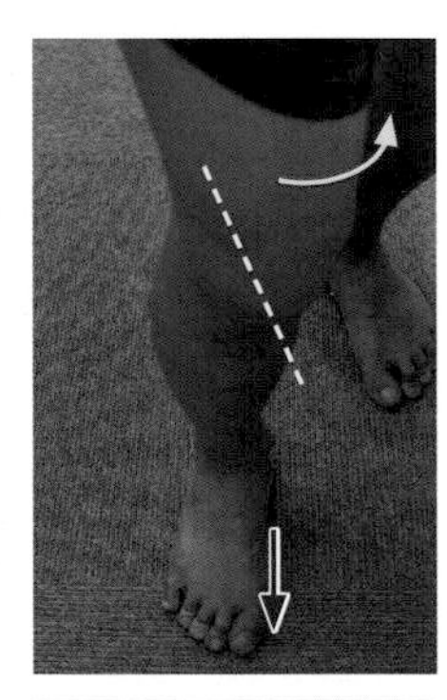

b: 外翻、外旋負荷

圖3-107: 膝蓋與足部的相對位置關係

膝關節的內翻、外翻及旋轉的活動，大部分取決於足部及膝關節的相對位置關係。
若膝蓋對於足長軸朝外，便產生內翻、內旋負荷（a）。
若膝蓋對於足長軸朝內，便產生外翻、外旋負荷（b）。

Pass: KJ2304

網路影片 21 膝蓋與足部相對的位置關係

膝關節的內翻、外翻及旋轉的活動，大部分取決於足部及膝關節的相對位置關係。觀看影片，了解讓患者學習做出與足部及膝關節之間的位置關係不會扭曲的動作之運動。

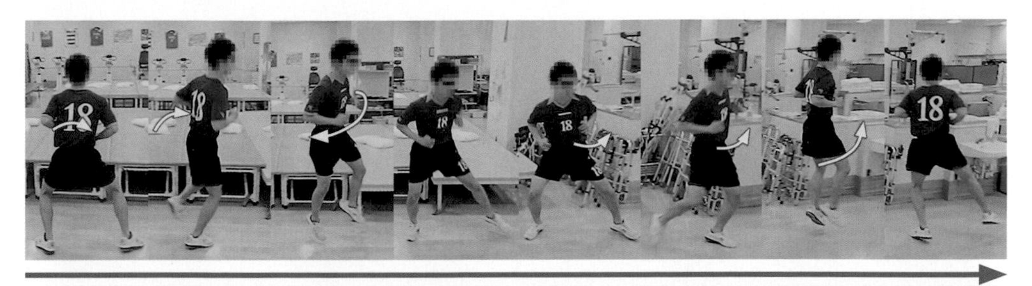

a: 正面旋轉，抑制膝關節的過度內翻、內旋

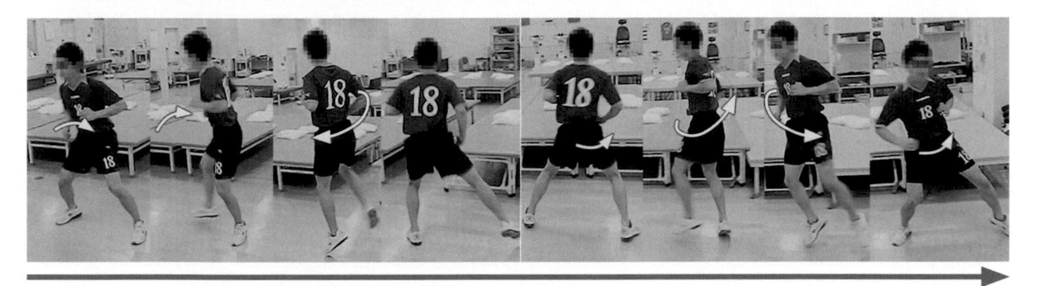

b: 背面旋轉，抑制膝關節的外翻、外旋

圖3-108: 正面旋轉、背面旋轉

練習兩種運動都讓腳尖與膝蓋的方向一致後活動。透過練習，能抑制運動的動作內翻、外翻及旋轉。

c）膝關節內旋力矩的改善

改善膝關節內旋力矩時，作為過外旋的要因，必須從動作分析評估大腿與小腿哪一項的作用影響較大。接著，如本章〈1.髕下脂肪體〉所介紹的〈抑制大腿內旋的運動〉以及〈抑制距骨外旋的運動〉（皆參照第128頁）執行。

4） 半月板的評估與治療彙整

截至為止，說明了對於半月板的疼痛做的評估與治療。〈第3章　容易產生疼痛的組織評估與實際的治療狀況〉列舉的九個組織之中，半月板受損大多因外傷發生。儘管沒有外傷史，半月板卻會痛的情況並不常見。縱使懷疑半月板為疼痛發生源，排除反覆搖擺及卡卡感的情況以及迴旋擠壓試驗呈現強烈陽性反應的情況，判斷半月板本身是疼痛發生源一事並不容易。尤其只有疼痛是主訴的情況，周邊部位為疼痛發生源的情況並不少見。因此，反覆進行說明至今的治療在內的假說檢證，並做保守療法，一邊思考檢證結果一邊做綜合性的判斷很重要。

半月板受損的手術，考量到是從膝關節之中最容易發生疼痛的髕下脂肪體讓內視鏡侵入，因此必須慎重地做判斷。假如動手術，任何人都想在被判斷為「半月板確實為疼痛發生源」的狀態下動手術。在這層意義上，我們治療師的角色對於半月板的疼痛不容小覷，是筆者的想法。

「知道」、「理解」、「能實施」、「熟練」，這些全都不一樣。因此，重要的是反覆透過臨床的實踐，可進一步加深理解。基於上述內容，把半月板疼痛的「組織學上的評估到力學上的評估」的注意事項整理成表3-4，希望能當作讀者臨床上的參考。

表3-4: **半月板評估的注意事項**

評估	注意事項
受傷原因	・大多因外傷而發生，檢查有無受傷原因 ・檢查有無搖擺及卡卡感 ・若為盤狀半月板，有時無外傷也會痛
壓痛	・從膝關節縫隙的前方觸診至後方 ・以半月板的中段至後段為中心檢查有無壓痛
影像檢查	・用MRI檢查能掃瞄出受損及傷口形態 ・區別受損還是退化 ・也用超音波檢查周邊組織
腫脹	・從膝蓋跳動檢查腫脹 ・能用超音波檢查確實看出
可動範圍試驗	・隨著膝關節伸展、屈曲，最終區域伴隨疼痛 ・過伸展時疼痛嚴重殘留的情況，大多適應手術
非負重姿勢的壓力試驗	・用迴旋擠壓試驗檢查有無疼痛及異音 ・在迴旋擠壓試驗之前做屈曲可動範圍的評估
站姿排列評估	・以內翻膝、外翻膝及膝關節過外旋的因子為中心做評估 ・檢查大腿內旋與小腿外旋哪一種作用和膝關節的外旋有關
負重壓力試驗	・雙腳支撐時的knee-in、knee-out試驗 ・前向旋轉試驗 ・交叉繞圈試驗
動作分析（內側半月板）	・LR：觀察膝關節內翻、斜膝 ・TSt：觀察距骨外旋
動作分析（外側半月板）	・LR：觀察膝關節外翻 ・TSt：觀察膝關節外翻、距骨外旋

5. 鵝足

鵝足炎等與鵝足相關的疼痛，是在設有運動骨科的醫院中經常耳聞的病名，不過在一般的骨科或許不會常聽見。只不過，變形性膝關節炎常併發鵝足的疼痛，也是高齡者常發生的病態。也就是說，並非是僅限於運動引起的病態。

實際上，仔細嘗試觀察膝關節發生的內側痛，應該便可了解從年輕人到高齡者的鵝足發生疼痛的案例並不罕見。基於這種前提，讀者便能理解關於鵝足疼痛的評估與發生機制，有必要掌握重點部分。

接下來，說明評估鵝足的要點，以及筆者進行的治療吧。

1）組織學上的評估

①從問診了解的情況

鵝足的疼痛大多無外傷發病，也會因為手術及外傷而發病。一般認為，這是因為手術及外傷導致組織變硬、或者產生滑動障礙，使得對鵝足產生未曾有的負擔的結果。也就是說，儘管有清楚的原因，基本上別視為外傷、而是障礙，便可容易理解病態。

疼痛的呈現方法是局部性的。運動當中是快走，運動以外則常因為長距離步行及下樓梯發生是特徵。

②透過壓痛進行評估

壓痛在鵝足局部性發生。因此，要仔細觸摸鵝足，檢查有無壓痛。如圖3-109所示，鵝足是位於脛骨粗隆內側的結構，從上往下分別是縫匠肌、股薄肌、半膜肌的順序，最後肌腱廣泛分布在脛骨粗隆內側，而這個部位正是壓痛好發部位。具有壓痛的情況，沿著縫匠肌、股薄肌、半膜肌的分布仔細觸診。此外，也要觸診鵝足分布各肌肉的肌腱，檢查緊繃感。

累積鵝足部的觸診經驗以後，會感覺股薄肌肌腱常有壓痛和緊繃。半膜肌位於鵝足最裡面的位置，但這個部位幾乎不會痛。

③影像檢查

透過MRI影像及超音波檢查，壓痛部位的位置一致的高亮度變化，能檢查出深入鵝足部的肌腱及滑囊的炎症（圖3-110）。只不過，有時就算疼痛也拍不出炎症的影像，必須注意。

超音波影像檢查是格外有幫助的評估工具。MRI檢查對於患者的金錢負擔較大，一般不會掃描健側。另一方面，超音波能簡易地進行，因此具有能拍攝患側與健側、比較兩者的狀態的好處。

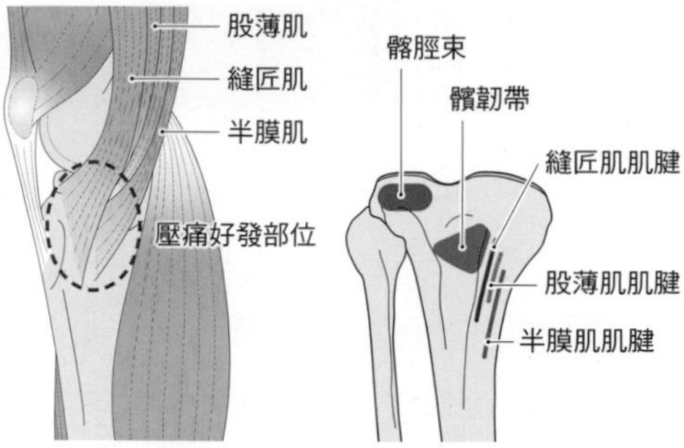

a: 壓痛好發部位　b: 肌肉的附著處

圖3-109：鵝足的解剖圖與壓痛好發部位

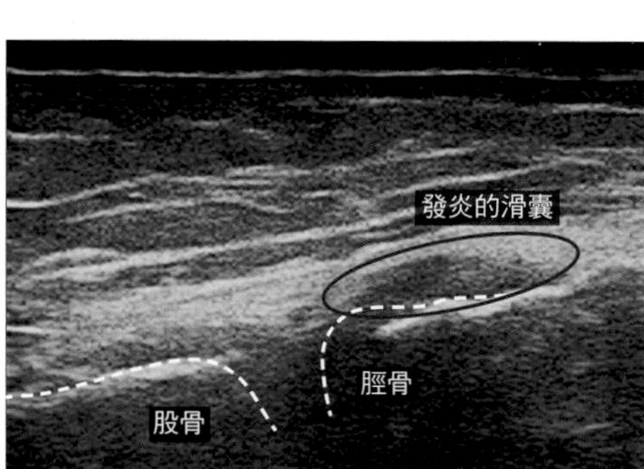

圖3-110：鵝足的超音波影像

由於鵝足會痛，有時無法拍出炎症影像，因此影像檢查時必須注意。

④肌肉的伸長試驗

鵝足由縫匠肌、股薄肌、半膜肌所構成，但能讓每一條肌肉選擇性地伸長。

從膝關節屈曲姿勢的狀態使髖關節伸展、內收、內旋，此時讓膝關節伸展，就能讓縫匠肌伸長（圖3-111）。此時由於髖關節伸展、半膜肌內收，因此股薄肌會鬆弛。

從膝關節屈曲姿勢的狀態使髖關節屈曲、伸展正中擺位後外展，此時讓膝關節伸展，就能讓股薄肌伸長（圖3-112）。這種時候，由於髖關節在屈曲、伸展正中擺位，半膜肌外展，因此縫匠肌鬆弛。

從膝關節屈曲姿勢的狀態使髖關節屈曲，此時使膝關節伸展，就能讓半膜肌伸長（圖3-113）。這種時候，由於髖關節呈現內收、外展的正中擺位，股薄肌鬆弛、屈曲，因此縫匠肌會鬆弛。

這種構成鵝足的肌肉的伸長試驗當中，必須使膝關節呈現屈曲姿勢，操作髖關節以後讓膝蓋伸展。筆者不僅在最後使膝關節伸展，會反覆做伸展和屈曲。藉由這種

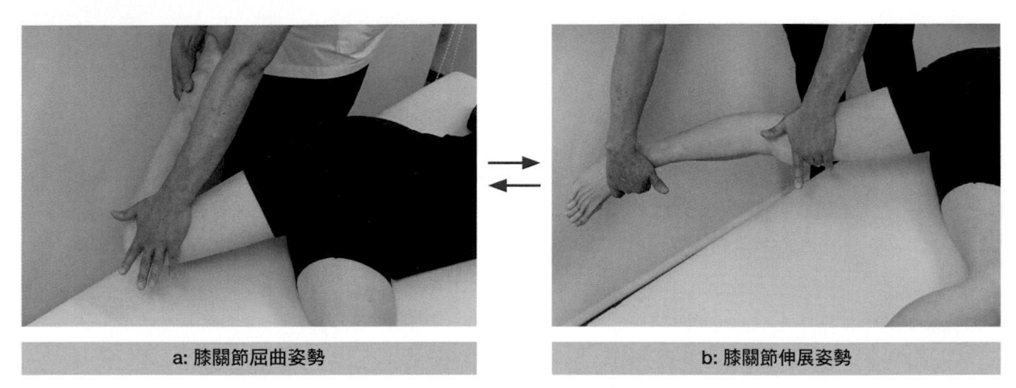

a: 膝關節屈曲姿勢

b: 膝關節伸展姿勢

圖3-111: 縫匠肌的伸長試驗

【起始擺位】側臥，檢查肢在上，非檢查側下肢屈曲。

【方　　法】使髖關節伸展、內收、內旋，從這個擺位伸展膝關節，便能讓縫匠肌被拉長。由於反覆使膝關節屈伸，鵝足被摩擦，因此容易誘發疼痛。

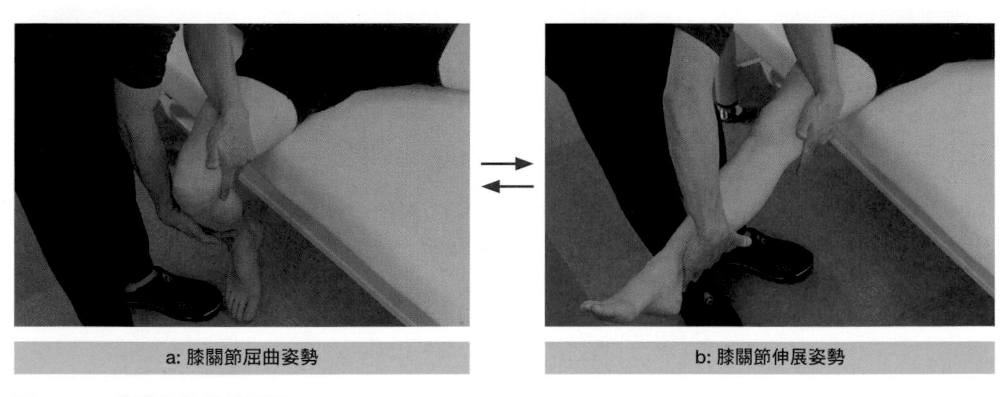

a: 膝關節屈曲姿勢

b: 膝關節伸展姿勢

圖3-112: 股薄肌的伸長試驗

【起始擺位】仰躺

【方　　法】使髖關節屈曲、伸展正中擺位後外展，所有內收肌會伸長。內收肌當中只有股薄肌橫越膝關節，因此若從這種擺位伸展膝關節，能只讓內收肌當中的股薄肌伸長。
由於反覆做膝關節的屈伸，鵝足會被摩擦，因此常誘發疼痛。

操作，對於鵝足反覆施加摩擦負荷，容易誘發疼痛。

進行這些選擇性的伸長試驗後，便可了解股薄肌的伸長試驗最常誘發疼痛。半膜肌的伸長試驗幾乎不會使鵝足誘發疼痛。

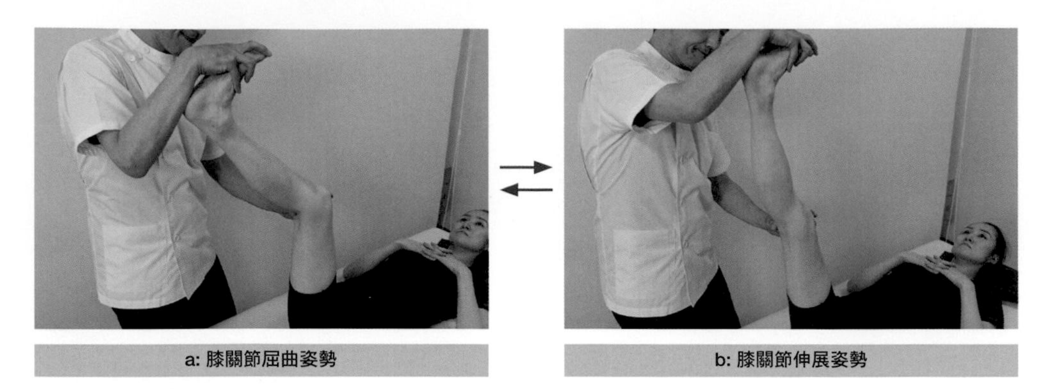

圖3-113: 半膜肌的伸長試驗

【起始擺位】仰躺，使髖關節、膝關節屈曲的擺位。
【方　　法】使髖關節屈曲至極限之前。從這種擺位伸展膝關節，能使半膜肌被拉長。
反覆做膝關節的屈伸，能對鵝足施加摩擦負荷。

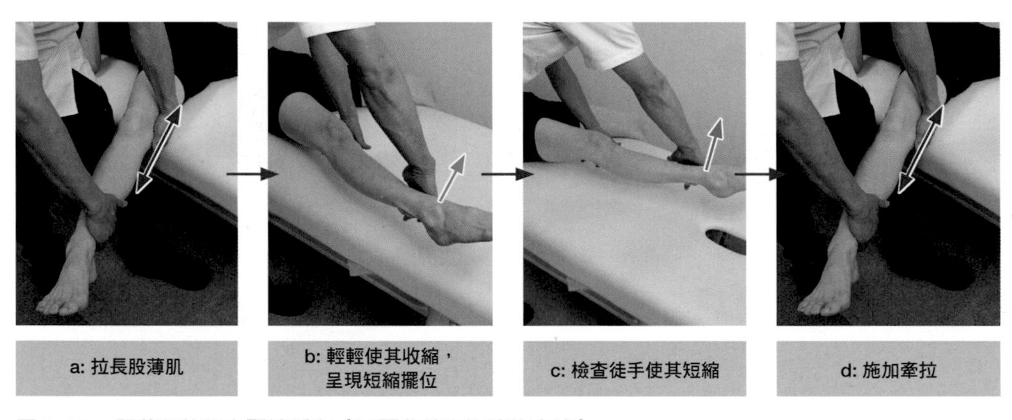

圖3-114: 股薄肌的肌肉緊繃緩和（反覆收縮和短縮的方法）

【起始擺位】仰躺，股薄肌伸長的擺位。
【方　　法】在伸長擺位使股薄肌輕輕收縮，緩緩呈現短縮擺位。最後由檢者徒手使其短縮。
之後施加牽拉。
反覆這個過程，可明顯改善肌肉的伸長性。

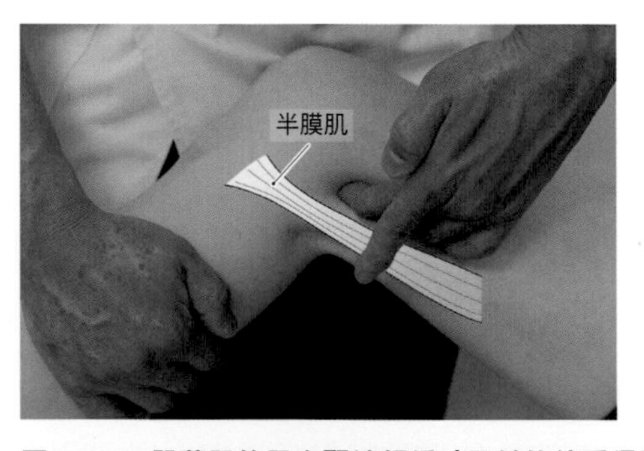

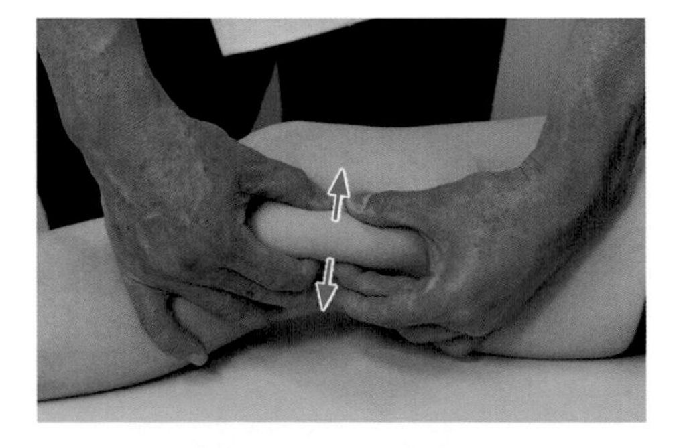

圖3-115: 股薄肌的肌肉緊繃舒緩（肌健的徒手滑動法）

手指插入股薄肌與半膜肌之間，往股薄肌肌腱方向滑動。

假如組成鵝足的肌肉伸長試驗誘發了疼痛，便當場嘗試改善目標肌肉的肌僵直及伸長性。譬如說，股薄肌的伸長試驗誘發疼痛、藉由做牽拉及徒手操作改善了肌僵直與伸長性而使疼痛緩解的情況，便能高機率判斷疼痛發生源的組織是股薄肌（**圖3-114**、**圖3-115**）。就像這樣，倘若誘發疼痛，要時常留意執行至第3階段評估為止的過程。因為若能做到至第3階段的評估，鎖定疼痛發生源的組織，便能從推測轉為確信。

2）力學上的評估

①非負重姿勢的形態評估、可動特性的評估

由於鵝足痛的案例大多呈現膝關節的過外旋，因此鵝足部因為過外旋而時常被拉長。在這種狀態反覆膝關節的屈伸，就會反覆對鵝足部施加摩擦負荷，筆者認為這種摩擦負荷就是鵝足痛的發生機制。

因此一定要檢查「扭轉（外旋）」（**圖3-116**）。另外，「脛骨前向位移」會助長鵝足的伸長負荷，因此也要檢查。

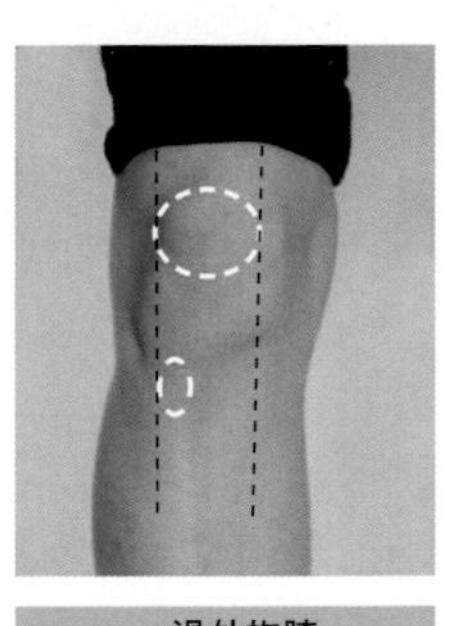

a: 過外旋膝

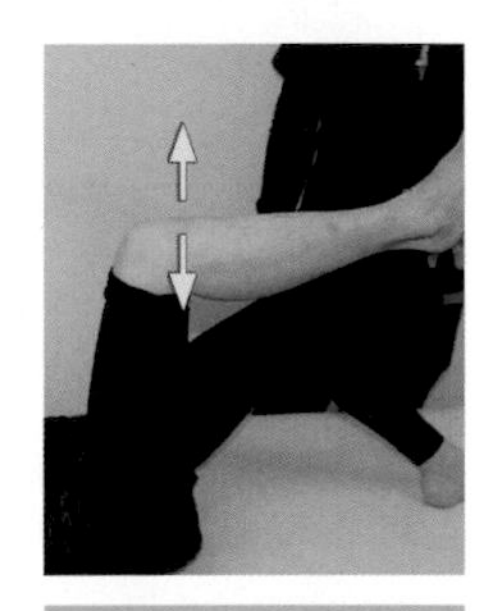

b: 脛骨前後移動的特性

圖3-116: 非負重姿勢的形態評估

②站姿評估

站姿用〈站姿排列評估（參照第73頁）〉介紹的五個項目做檢查，以外翻膝、膝關節過外旋、距骨外旋、後足部外翻為中心評估。尤其此疾患的力學負荷大多在站立後期發生，因此距骨外旋的確認也相當重要（**圖3-117**）。

③負重姿勢壓力試驗

在負重姿勢壓力試驗當中，knee-in、knee-out試驗、旋轉試驗、交叉繞圈試驗及側步繞圈試驗全都執行（**圖3-118**）。

鵝足會痛的情況，雙腳支撐的knee-in試驗、前向旋轉試驗、交叉繞圈試驗，經常

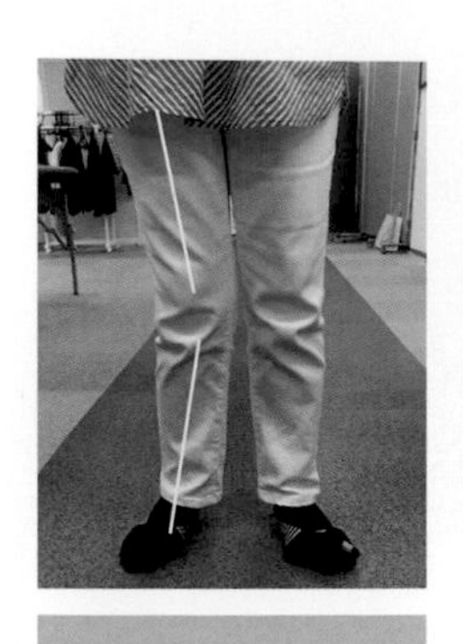

a: 站姿排列評估

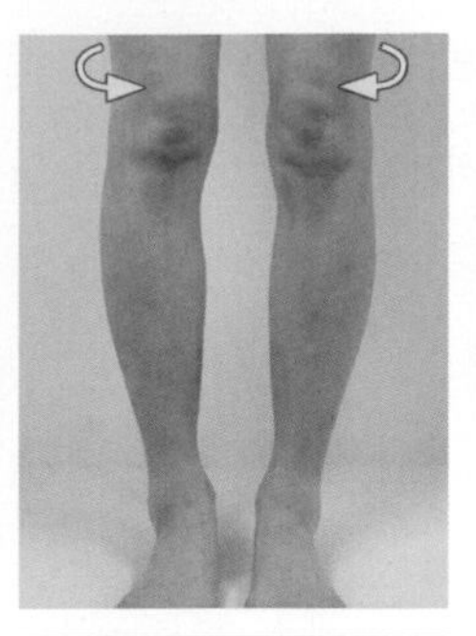

b: 斜膝

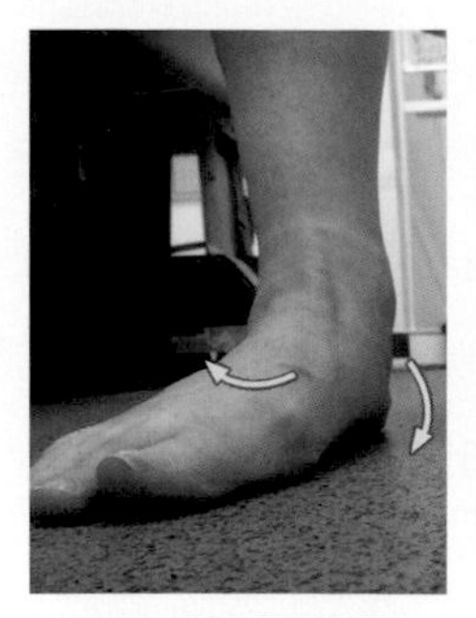

c: 伴隨足部外翻的距骨外旋

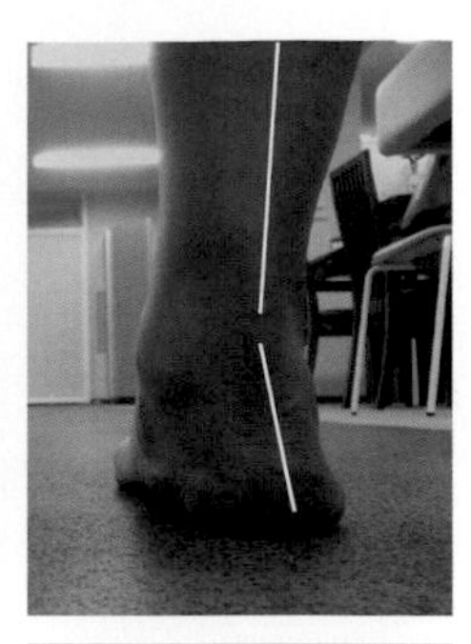

d: 後足外翻

圖3-117: 站姿排列評估

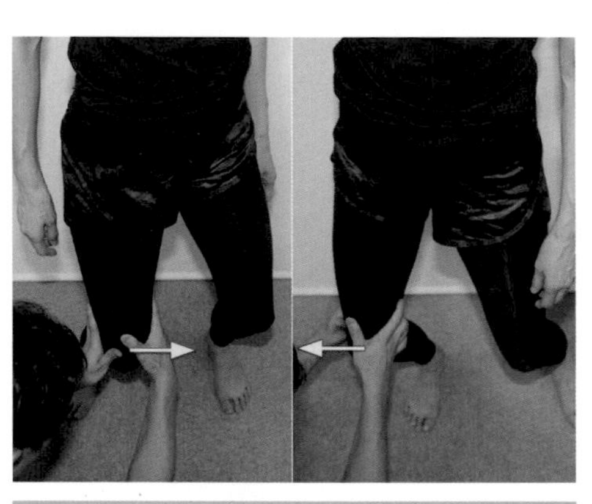

a: knee-in、knee-out試驗

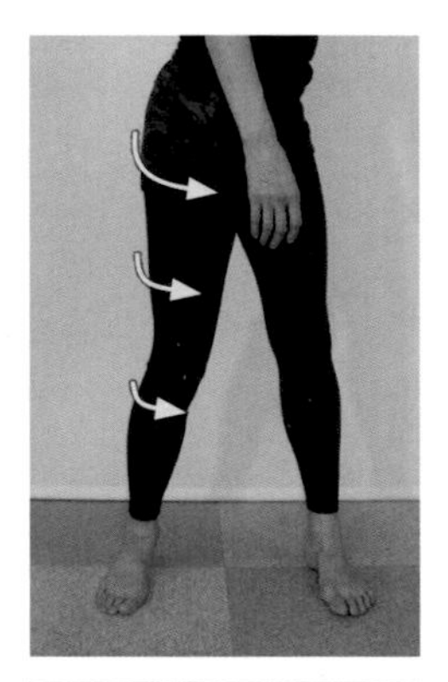

b: 前向旋轉試驗

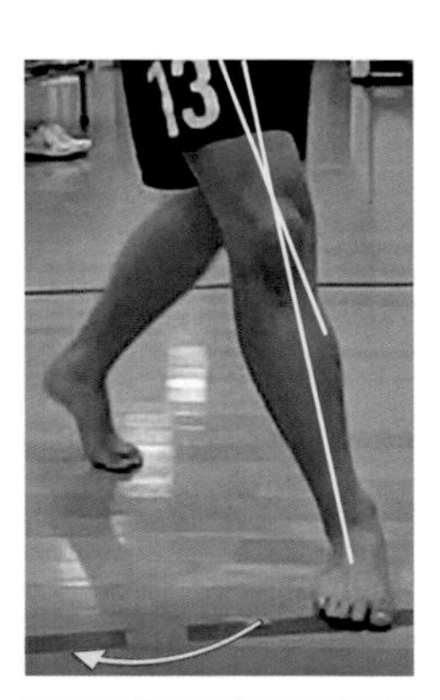

c: 交叉繞圈試驗

圖3-118: 負重姿勢壓力試驗

能誘發疼痛。若同時施加膝關節外翻及外旋負荷，便容易誘發疼痛。

kenn-out使疼痛變強烈的情況，能推測是鵝足部以外的組織發生疼痛，或者從接下來進行的旋轉試驗的結果，旋轉的要素作用影響大，便誘發了疼痛。

鵝足痛在變形性膝關節炎的案例當中，也屬於好發的病狀。變形性膝關節炎，外翻力矩為疼痛主因的情況不多，判斷由於內旋力矩發病才合理。實際上，變形性膝關節炎的案例當中，踏地動作的knee-out試驗及前向旋轉試驗（膝關節外旋）而引發疼痛的情況增加。

④動作分析

鵝足，尤其股薄肌疼痛的案例當中，一邊思考膝關節的內翻力矩或者內旋力矩的關聯性，一邊觀察動作很重要。膝關節內翻力矩主要在步行站立後期產生，因此要觀察後期的動作（圖3-119）。

膝關節內翻力矩，因「膝關節外翻姿勢負重」、「骨盆內移位」、「體幹質心（COM）內移」等影響而增加。因此，一邊檢查這些影響因子一邊觀察動作，可分析疼痛原因的力學負荷[2]。

此外，其他要因當中，觀察與內旋力矩有關的「大腿內旋」及「站立末期（TSt）的距骨外旋」的動作，找尋與疼痛之間的關聯性（圖3-120）。

另外，縫匠肌過僵直的情況，站立後期會呈現「髖關節伸展不足」，是筆者的感覺（圖3-121）。

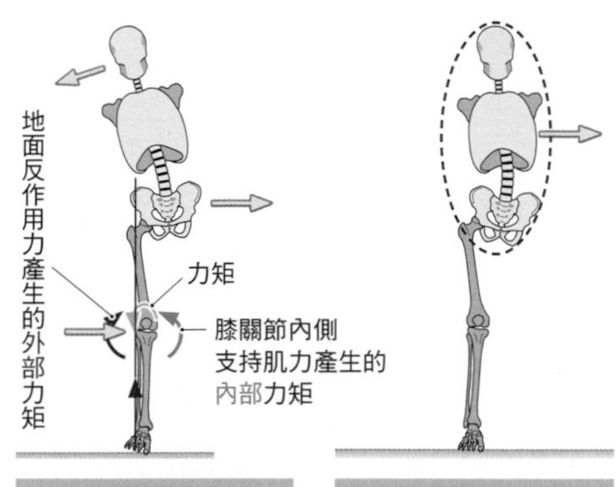

a: 膝關節外翻角大　b: COM內移

圖3-119：膝關節內翻力矩的影響因子

若膝關節的外翻角大，地面反作用力的向量會通過膝關節更外側的地方。這種情況使得膝關節的內翻力矩增加，膝關節內翻肌會產生作用，以與這種力矩維持抗衡（a）。
COM內移以後，地面反作力的向量會通過膝關節更外側的地方。這種情況使得膝關節的內翻力矩增加，膝關節內翻肌發揮作用，以和這種力矩產生抗衡。

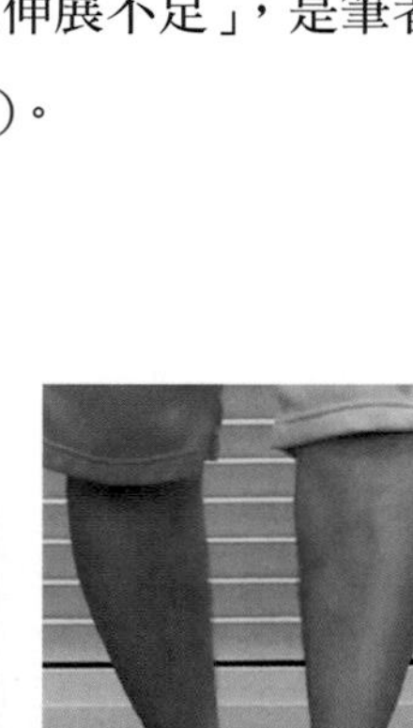

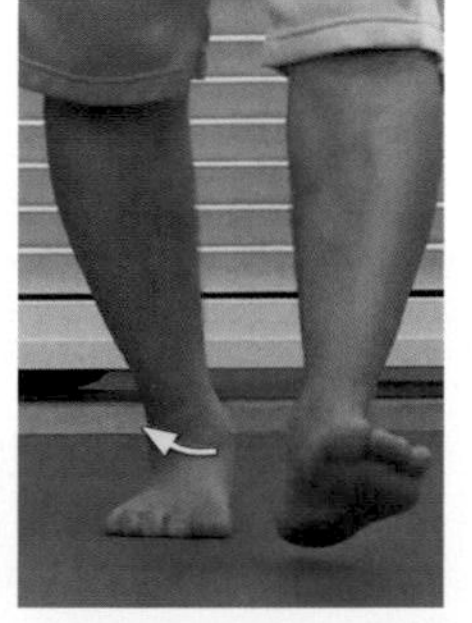

a: 站立後期的大腿內旋　b: 站立末期（TSt）的距骨外旋

圖3-120：膝關節內旋力矩的影響因子

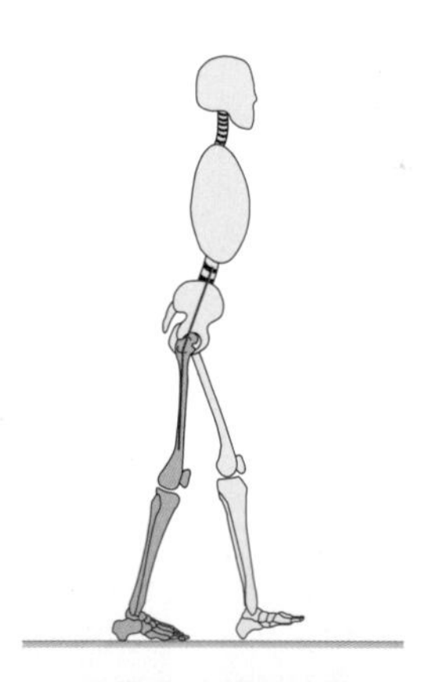

圖3-121：站立後期的髖關節伸展不足

縫匠肌伴隨過僵直的情況，一般認為站立後期會呈現「髖關節伸展不足」。

3）實際的治療狀況

鵝足的疼痛，一般認為是膝關節的過度內翻力矩及內旋力矩的施加導致伸長負荷與摩擦負荷反覆在同一部位作用而發生。

因此，懷疑鵝足是疼痛發生源時的治療方法，筆者認為下述兩點很重要。

①股薄肌的過度緊繃與伸長性的改善。

②膝關節過外旋的力學負荷之改善。

作為此疾患的治療方式，接下來逐一說明這些方法。

①股薄肌的過度緊繃與伸長性的改善

a）收縮與短縮的反覆

判斷股薄肌是疼痛發生源的情況，進行股薄肌的牽拉（**圖3-122**）。筆者會用收縮與短縮的反覆操作法做牽拉。這個時候，順利改善肌肉伸長性的重點有兩個。

第一點是在髖關節內旋、外旋正中擺位執行。因為藉由使其外旋，髖關節屈肌的活動會變大。

第二點是在最大短縮擺位為止使其收縮以後，再次徒手使其短縮。藉由這種操作，回歸抑制（recurrent inhibition）發揮生理上的作用，股薄肌便獲得鬆弛。

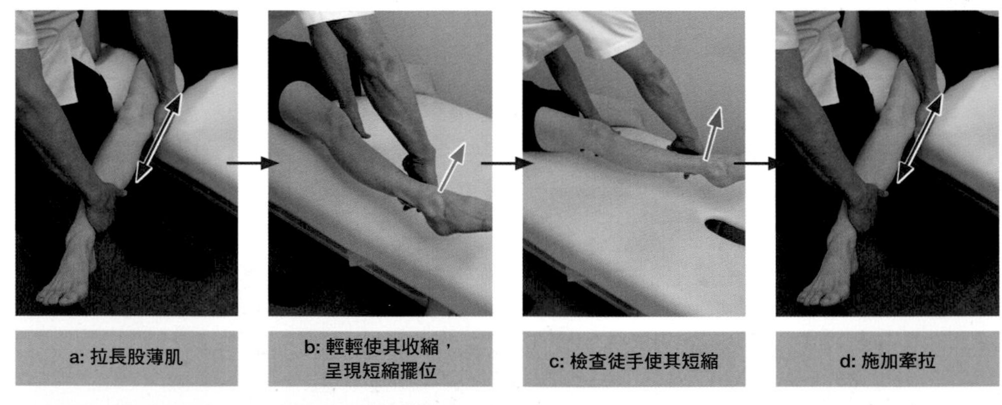

圖3-122：股薄肌的肌肉緊繃緩和（反覆收縮和短縮的方法）

【起始擺位】仰躺，股薄肌伸長的擺位。
【方　　法】在伸長擺位使股薄肌輕輕收縮，緩慢呈現短縮擺位。最後由檢者徒手使其短縮。
之後施加牽拉。
反覆這個過程，可明顯改善肌肉的伸長性。

b）股薄肌伸長的自主運動

對患者進行運動的指導非常重要。因此，做股薄肌的伸長運動時，可指導患者用圖3-123介紹的姿勢看電視。由於「邊做事邊運動」可令人輕易執行、容易持續下去，因此筆者喜歡如此指導。

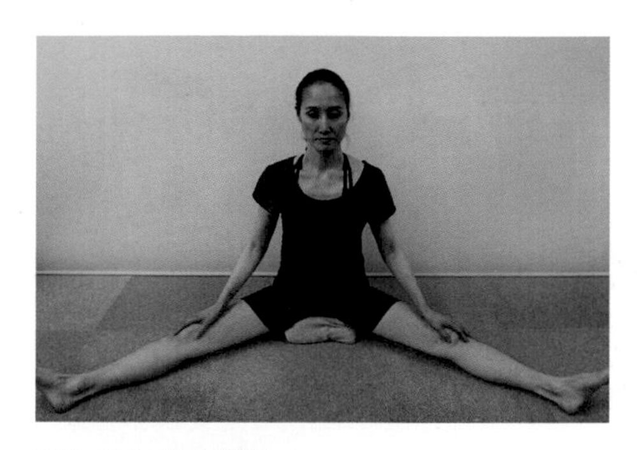

圖3-123：自主運動

在臀部下方放入適當高度的坐墊，便能舒服地做股薄肌的牽拉。
建議患者用這種姿勢看電視。

c）鵝足的滑動運動

筆者從本身的臨床經驗，認為鵝足的疼痛是滑動障礙。把肌肉及肌腱往分布的垂直方向徒手推動，便能當場舒緩僵直。因此，使鵝足確實滑動，是非常有成效的運動。

請見圖3-124a。使膝關節輕度屈曲擺位，便能觸診膕窩內側後方的半腱肌、半膜肌兩條肌腱。其中位於內側的是半膜肌。延續到半膜肌前方鵝足的肌腱是股薄肌肌腱。鵝足的滑動運動，徒手直接握住鵝足，使其往肌肉、肌腱分布的垂直方向推動，反覆進行。

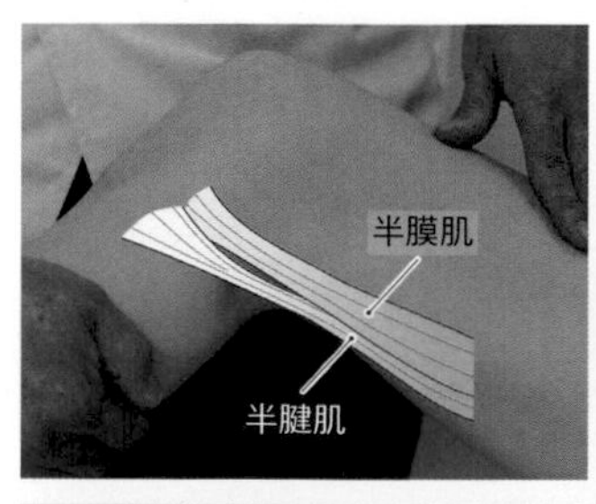

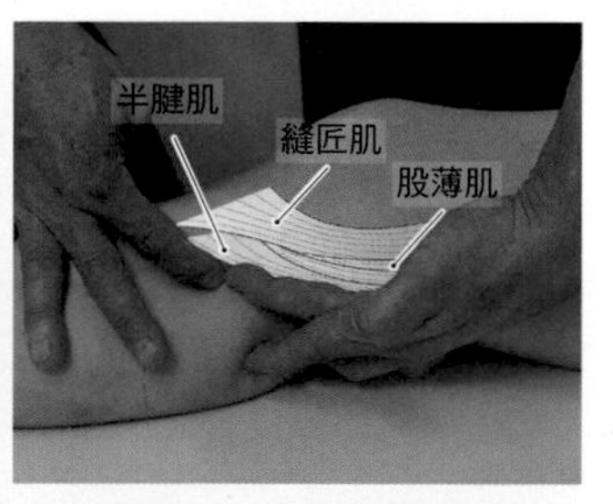

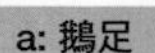

a：鵝足

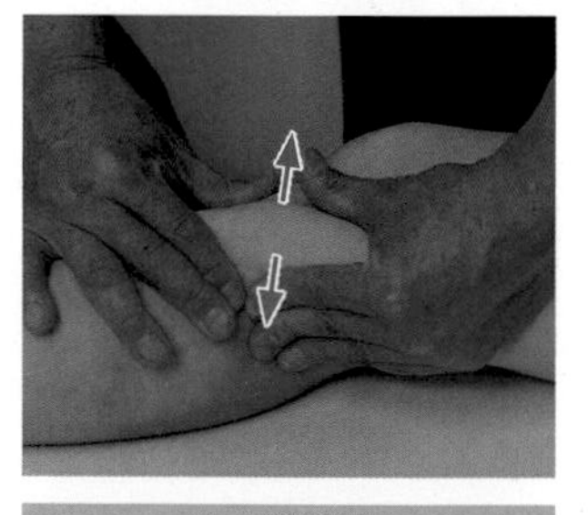

b：滑動運動

圖3-124：鵝足的滑動運動

直接握住鵝足，反覆讓鵝足往肌肉、肌腱分布的垂直方向滑動。

②膝關節過外旋的力學負荷之改善

a）抑制大腿內旋的運動

如同斜膝，大腿內旋的作用使膝關節呈現過外旋的情況，要做髖關節的外旋可動性擴大運動（圖3-125）以及站姿的髖關節主動外旋運動（圖3-126）。

站姿的髖關節主動外旋運動從雙腳支撐開始，最後以單腳也能做的動作控制為目標。因為在實際的動作當中，單腳支撐也必須做到這種動作。

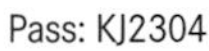

網路影片15 站姿的髖關節主動外旋運動

觀看影片可加深對於此運動的理解。請一定要看。

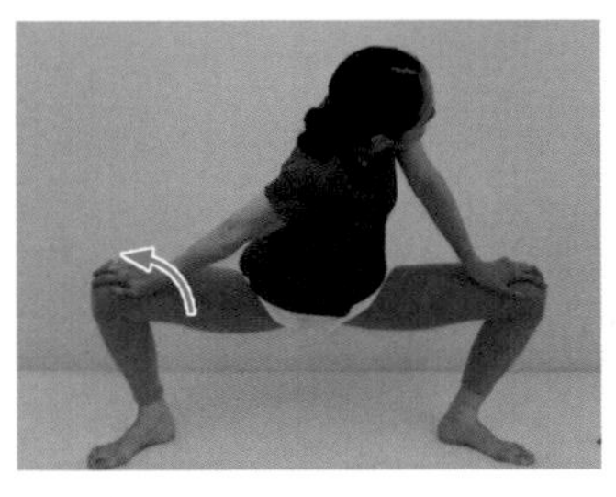
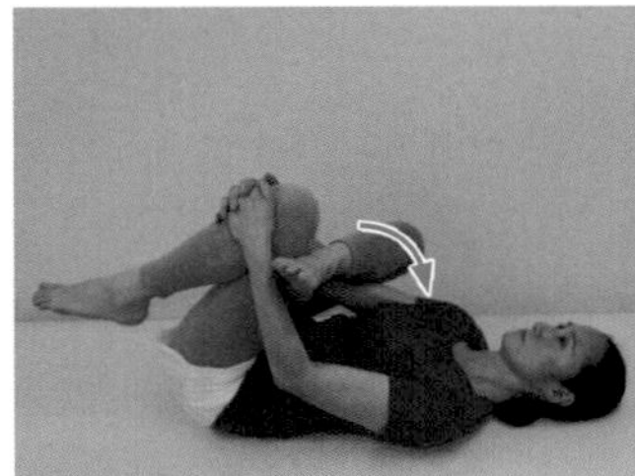
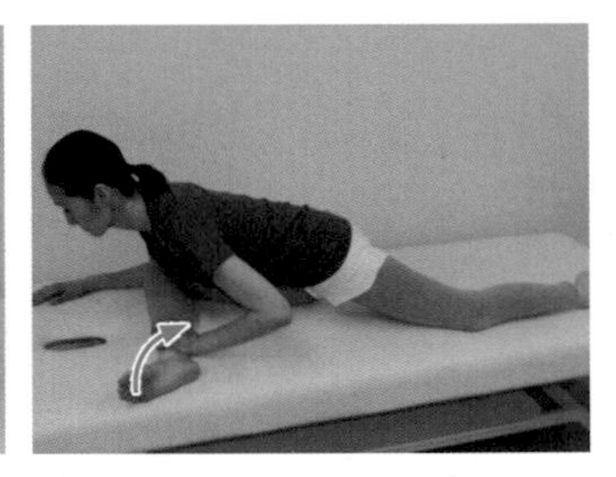

圖3-125：**髖關節的外旋可動性擴大運動**

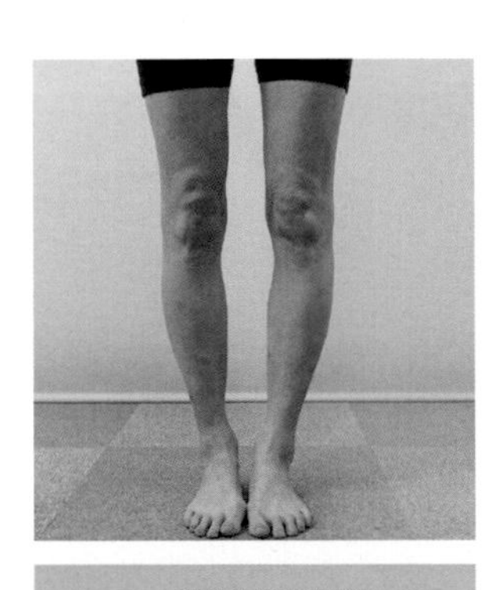
a：大腿內旋的狀態

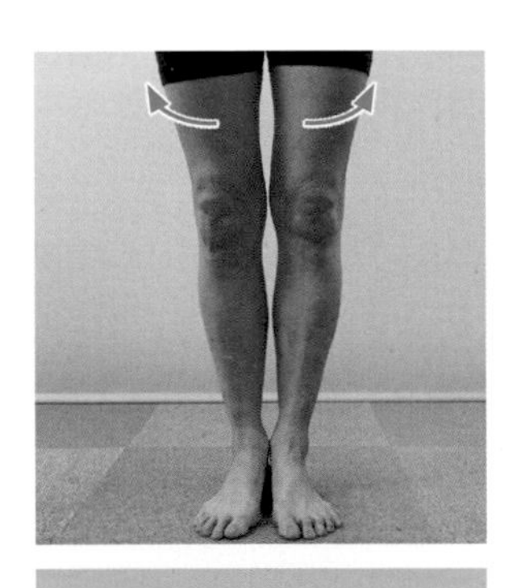
b：讓髖關節外旋站立之運動

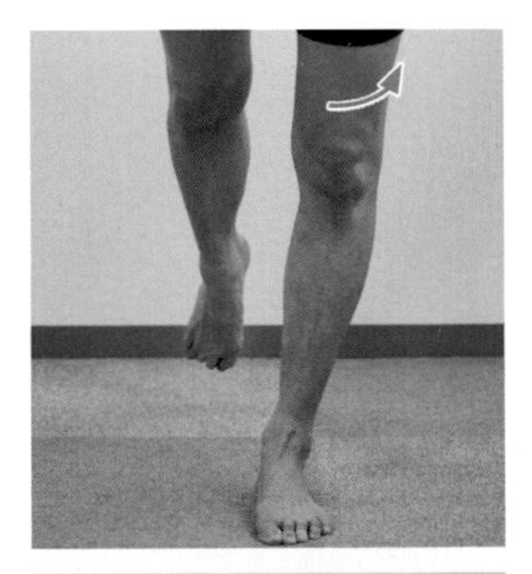
c：使髖關節外旋的單腳維持運動

圖3-126：**站姿的髖關節主動外旋運動**

a～c的一連串運動，單腳各自反覆進行。在圖c，支撐腳維持外旋，另一隻腳朝後方抬高。

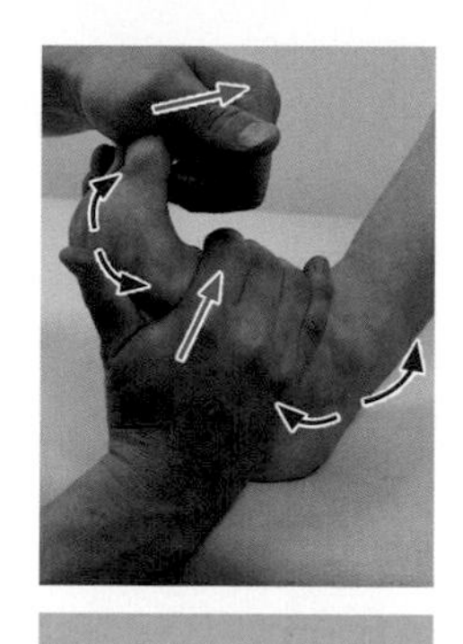

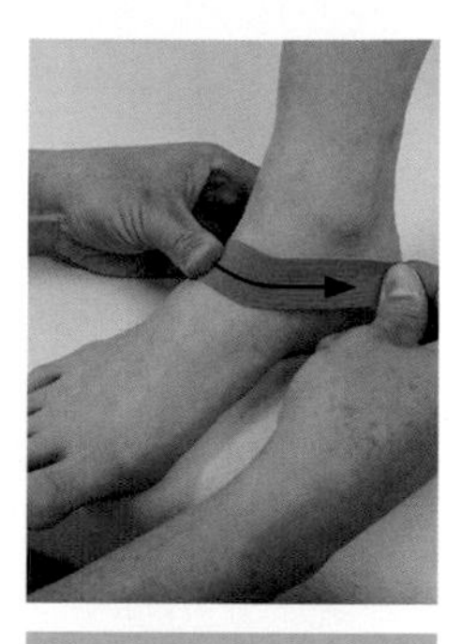

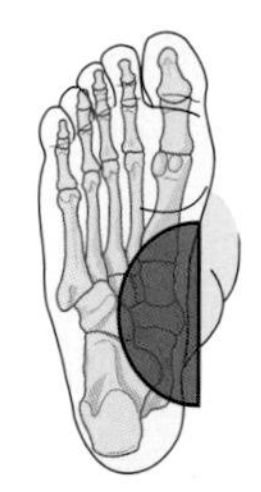

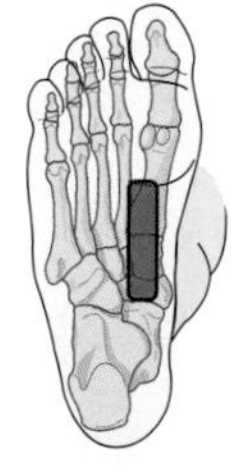

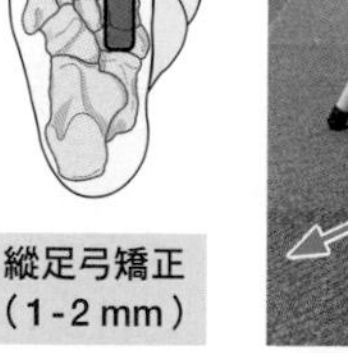

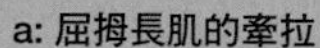

a: 屈拇長肌的牽拉　b: 距骨內旋貼紮　c: 足弓墊　d: 足部內收運動

圖3-127: 改善距骨外旋有成效的治療

由於屈拇長肌通過距骨後方內側，此肌肉的僵硬是距骨外旋的主因（a）。
指導患者長時間步行時，要貼上貼紮（b）。
為維持足弓，穿戴足弓墊也有成效（c）。
肌肉的運動對於動作控制也有成效（d）。

b）抑制距骨外旋的運動

儘管沒有呈現斜膝卻有膝關節過外旋的案例，大多情況在步行時會呈現距骨外旋。為了改善距骨外旋，筆者會施行「屈拇長肌的牽拉」、「距骨內旋貼紮」、「足弓墊」、「足部內收運動」（圖3-127）。關於細節，請看第5章　膝關節過外旋症候群的〈③抑制小腿外旋的運動（第313頁）〉。

c）負重姿勢足部內收運動

在步行站立後期呈現膝關節過外旋的案例當中，特徵為站立末期（TSt）腳跟大力往內側扭轉的活動（圖3-128）。這種以前足為支點，腳跟往內側扭轉的活動，美國的足病醫學稱之為熄菸式步態。這種活動會使得距骨外旋，助長膝關節的過外旋。

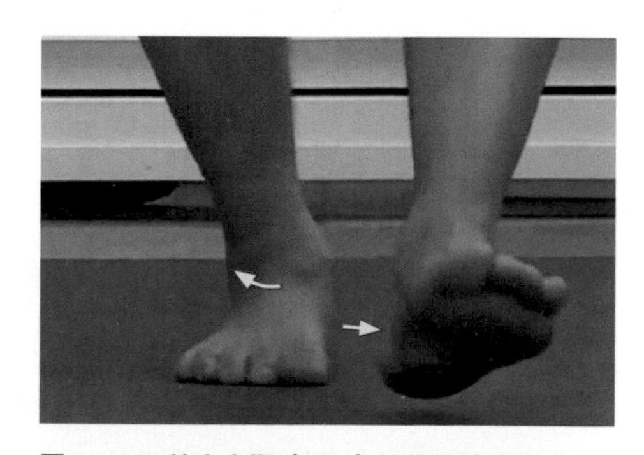

圖3-128: 站立末期（TSt）的熄菸式步態

名為熄菸式步態，以腳尖為支點，腳跟朝向內側扭轉的活動使得距骨外旋，助長膝關節的過外旋。

Pass: KJ2304

網路影片22　站立末期（TSt）的熄菸式步態②

觀看影片可加深對於此動作的理解。請一定要看。

為了抑制站立末期（TSt）的熄菸式步態，在負重姿勢做足部內收運動（圖3-129）。這種運動的要點，並非讓腳尖往內側活動，而是讓腳跟往外側活動。藉由這種活動，能做出與熄菸式步態相反的運動。

由於負重姿勢足部內收運動除了足部、也同時讓大腿內收，因此要讓站立後期時膝關節外旋的案例做運動，避免讓站立前期時膝關節外旋的案例做運動。

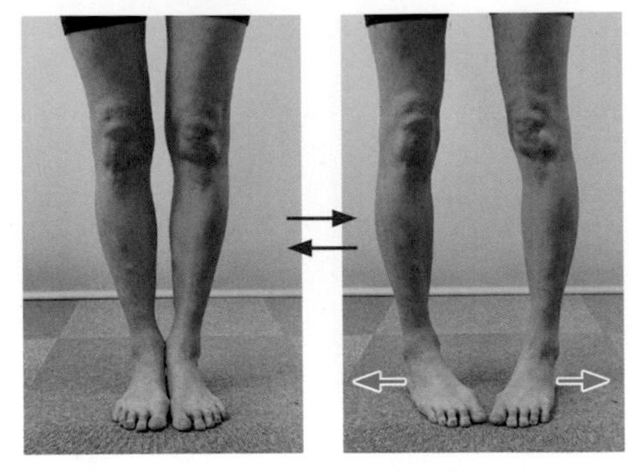

圖3-129: 負重姿勢足部內收運動

引導小腿對於大腿內旋為目的進行。
重點是以拇趾為支點，不離開地面，讓腳跟活動。

Pass: KJ2304

網路影片19 **負重姿勢足部內收運動（單腳輪流運動）**

由於這種運動有些困難，看影片學習吧。

4）鵝足的評估與治療彙整

在〈第3章容易產生疼痛的組織評估與實際的治療狀況〉列舉的九個組織之中，鵝足的評估與診斷的重點是掌握發生機制。鵝足的疼痛大多無外傷發病，但有時也會因為手術及外傷發病。把鵝足的疼痛視為反覆發生的伸長負荷與摩擦負荷造成的滑動障礙，便容易理解其病態。尤其常有股薄肌的滑動障礙，在動作分析時注意站立後期的內翻力矩與內旋力矩，便容易找出力學負荷的原因。透過至今為止的說明，您可了解對於鵝足疼痛的評估以及治療方法呢？

「知道」、「理解」、「能實施」、「熟練」，這些全都不一樣。因此，反覆透過臨床的實踐，可進一步加深理解。基於上述內容，把鵝足疼痛的「組織學上的評估到力學上的評估」的注意事項整理成表3-5，希望能當作讀者臨床上的參考。

表3-5: **鵝足評估的注意事項**

評估	注意事項
受傷原因	・大多無外傷發病，但也有手術後及外傷而發病的情況 ・儘管有明白的受傷原因，視為障礙較令人容易理解
壓痛	・壓痛在鵝足部位局部性出現 ・仔細觸診構成鵝足的所有肌肉，檢查壓痛。 ・股薄肌常見壓痛
影像檢查	・若有超音波儀器，能檢查有無炎症及腫脹
伸長試驗	・膝關節屈曲姿勢設為起始擺位，操作髖關節以後使膝關節伸展、伸長 ・最後反覆伸展、屈曲，容易誘發疼痛
非負重姿勢的形態與可動特性的評估	・檢查膝關節的「扭轉（外旋）」以及「脛骨前向位移」
站姿排列評估	・檢查外翻膝、膝關節過外旋、距骨外旋、後足部外翻
負重壓力試驗	・雙腳支撐的knee-in、knee-out試驗 ・旋轉試驗 ・交叉繞圈及側步繞圈試驗
動作分析	・站立後期的膝關節內翻力矩 ・膝關節內旋力矩

6. 半膜肌

鮮少有醫療人員會區分且評估半膜肌和鵝足。筆者幾乎不曾見過醫師診斷半膜肌的相關病名。說不定有許多醫療人員把半膜肌視為鵝足了。

不過只要仔細觀察，具有半膜肌疼痛的案例在臨床上不算少見，尤其變形性膝關節炎的末期當中，有相對較多的病態。此外，關於其理由將後述，但區分鵝足與半膜肌後進行評估一事，也可說將使得治療方法出現差異。再加上，半膜肌有炎症及過僵直的情況，膝關節容易出現伸展限制，為膝關節功能障礙的影響因子。

那麼，接下來說明評估半膜肌時的重點，以及筆者施展的治療。

1）組織學上的評估

①從問診了解的事情

半膜肌疼痛為無外傷發病。問不出清楚的原因也是常有的情況。疼痛出現的方式為局部性，在膝蓋偏向後方內側。

半膜肌疼痛單獨發生的情況並不常見。因此問診時，必須詢問此部位以外的疼痛訴求。

呈現扁平足、合併膝關節伸展限制的高齡者常有半膜肌痛，是可列舉的特徵。

②透過壓痛進行評估

半膜肌從脛骨內側踝至後部、膕斜韌帶、膕窩筋膜、膝後方關節囊、後斜韌帶、內側半月板、甚至外側半月板等，附著於許多部位（**圖3-130**）。比起發揮力量，功能在於防止膝關節屈曲時的半月板及後方關節囊的夾壓等，簡單來說，是具有讓膝關節順利活動作用的肌肉。

由於半膜肌在脛骨上止點的肌腱周邊有滑囊存在，這個部位的炎症及沾黏為疼痛及可動範圍限制的原因。其中被稱為前束（anterior arm）的肌腱止點容易發生壓痛，也包含區別鵝足的疼痛，一定要檢查此部位（參照第180頁圖**3-109**）。膝關節

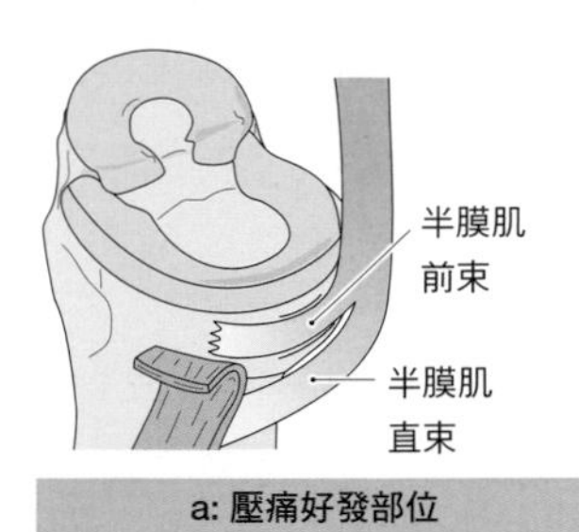

a: 壓痛好發部位

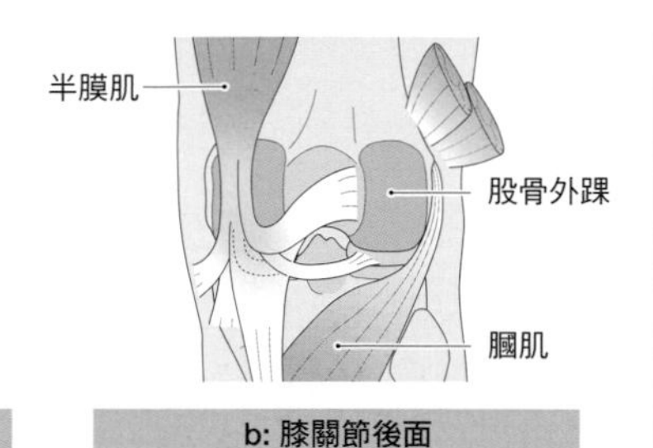

b: 膝關節後面

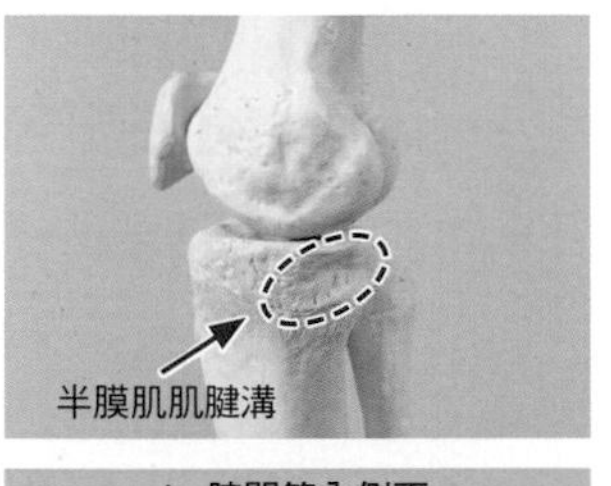

b: 膝關節內側面

圖3-130：半膜肌的解剖圖與壓痛好發部位

半膜肌從脛骨內側踝至後部、膕斜韌帶、膕窩筋膜、膝後方關節囊、後斜韌帶、內側半月板、甚至外側半月板等，往多個方向附著。

內側的關節縫隙約1到1.5 cm遠端方向，有道半膜肌腱溝，是前束深入的溝，此處為半膜肌的壓痛好發部位。只要了解這條溝位於關節縫隙與鵝足之間，觸診就不會太困難。因為這條溝的周圍是半膜肌的壓痛好發部位，因此要學會正確地觸診。

半膜肌的壓痛，尤其在惡化的變形性膝關節炎患者的身上常見。早川治療師等人的研究報告[23]指出，變形性膝關節炎的第3期有64.4%、第4期有75.5%的案例中，檢查出半膜肌的壓痛。從這種情況可看出變形性膝關節炎的病程進展，有多麼容易使得半膜肌出現疼痛。

③透過肌肉的伸長試驗進行評估

接下進行半膜肌的伸長試驗（圖3-131）[20]。

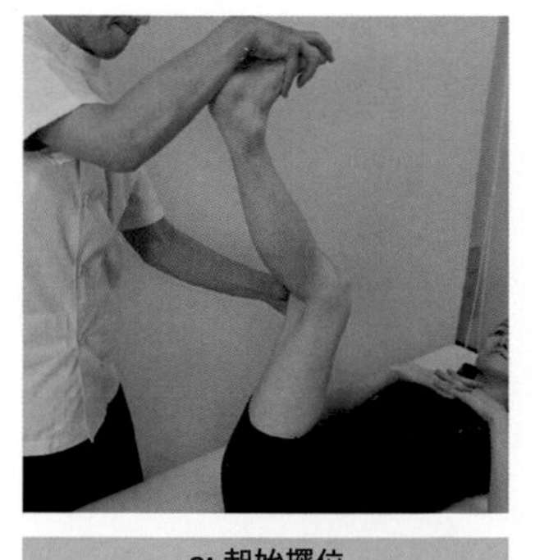

a: 起始擺位

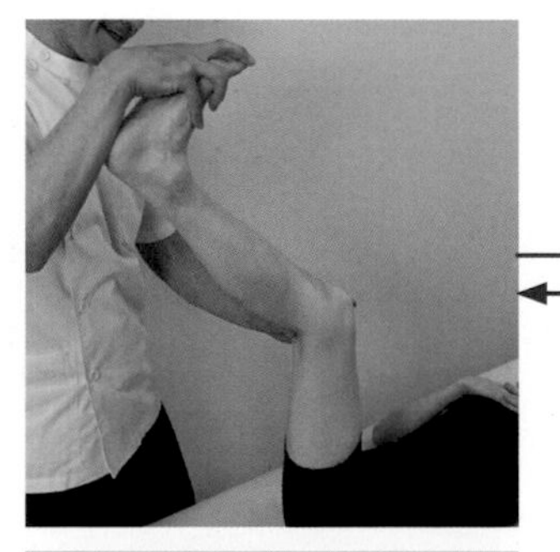

b: 膝關節屈曲姿勢

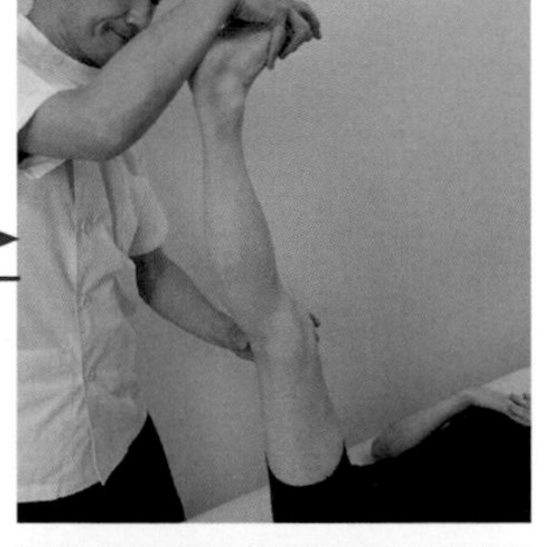

c: 膝關節伸展姿勢

圖3-131：半膜肌的伸長試驗

【起始擺位】膝關節輕度屈曲姿勢、足關節背屈姿勢。
【方　　法】使髖關節屈曲至感覺受限為止以後，使髖關節稍微伸展，可讓半膜肌稍微鬆弛。從這個擺位反覆膝關節的屈伸。
【評　　估】壓痛部位有嚴重緊繃感及疼痛的情況，半膜肌為疼痛發生源的可能性大。

在膝關節輕度屈曲姿勢、足關節背屈姿勢，使髖關節屈曲至感覺到限制為止，接著輕輕使髖關節伸展，可讓半膜肌稍微鬆弛。把這個擺位設為起始擺位，反覆膝關節的屈伸，可誘發壓痛部位強烈的緊繃感及疼痛。

假如這種伸長試驗引發了緊繃感及疼痛，便當場嘗試改善半膜肌的肌僵直及伸長性。倘若這個步驟立刻改善了緊繃感及疼痛，便能夠以高機率判斷疼痛發生源為半膜肌。就像這樣，若順利誘發疼痛，要經常留意執行直到第3階段評估為止的過程。因為假如能做到第3階段的評估，疼痛發生組織的鎖定，便能從推測轉為確信。

關於半膜肌的肌僵直及伸長性的改善方法，由於與膝關節伸展可動範圍有關，在下一節說明。

④可動範圍的評估

半膜肌與膝關節伸展可動範圍的限制有關連性。筆者認為，膝關節伸展限制的主要原因當中，最常見的是髕下脂肪體，其次就是半膜肌。半膜肌與腓腸肌之間的關係在臨床上具有重要意義。如圖3-132a所示，半膜肌與腓腸肌內側頭相鄰，一部分纖維相貼合。半膜肌與腓腸肌內側頭伴隨膝關節的屈伸滑動（圖3-132b），但如果半膜肌及腓腸肌有短縮及肌僵直亢進等問題，滑動性便降低，成為可動範圍限制的原因。

膝關節伸展可動範圍有左右差異的情況，以及強制伸展使得膝蓋後方內側有緊繃感及疼痛的情況，可認為原因是半膜肌。這種情況要促進半膜肌與腓腸肌內側頭的滑動。假如半膜肌是伸展限制的原因，做這種操作20秒左右，便可當場改善伸展限制（圖3-133）。由於若改善了可動範圍限制及疼痛，便能高機率判斷膝關節伸展限

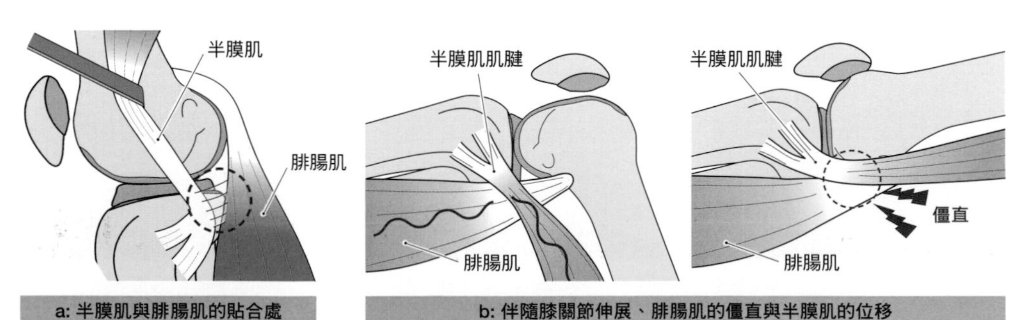

圖3-132: 半膜肌與腓腸肌

半膜肌與腓腸肌內側頭相鄰，一部分纖維貼合。半膜肌與腓腸肌內側頭伴隨膝關節的屈伸滑動，但若有肌肉短縮及肌僵直的亢進等問題，滑動性便降低，為可動範圍限制的原因。腓腸肌短縮存在的情況，容易對半膜肌肌腱施加摩擦刺激。

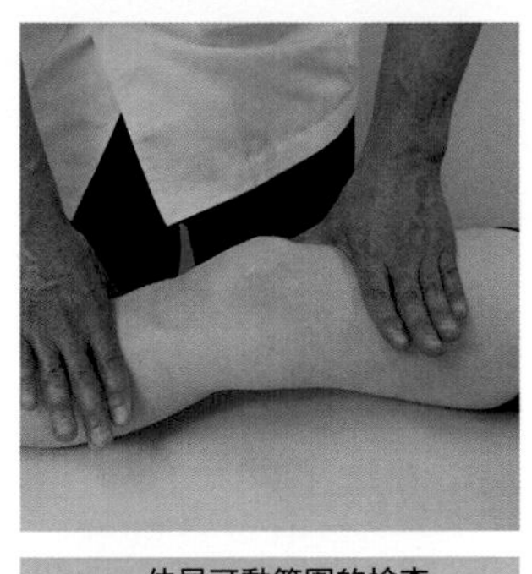
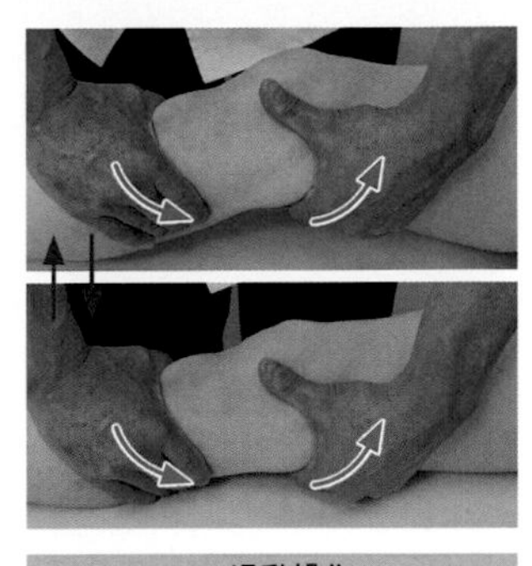
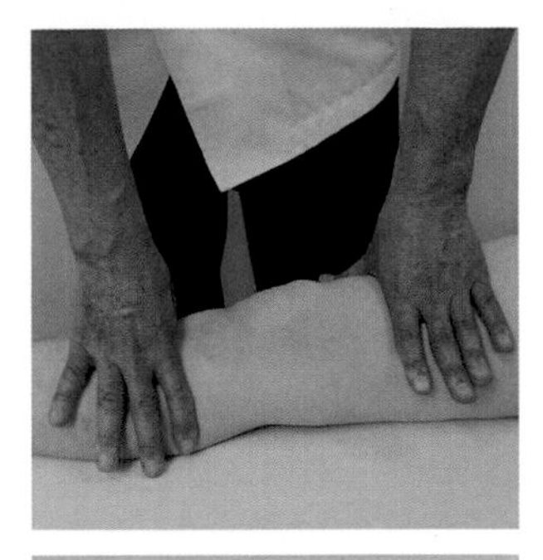

a: 伸展可動範圍的檢查　b: 滑動操作　c: 伸展可動範圍的改善

圖3-133：半膜肌與腓腹肌內側頭的滑動操作

制的原因為半膜肌，也要實施其他改善方法。關於半膜肌的其他伸長方法及肌僵直的舒緩方法，在〈3）治療〉的章節中說明。

⑤影像檢查

此疾患在大多情況，無法用MRI及X光影像判斷。唯有用超音波檢查，能照出半膜肌肌腱及周邊組織的炎症影像和肥厚等左右差異。假如拍出這種影像，半膜肌為疼痛發生源的可能性又提高了（圖3-134）。

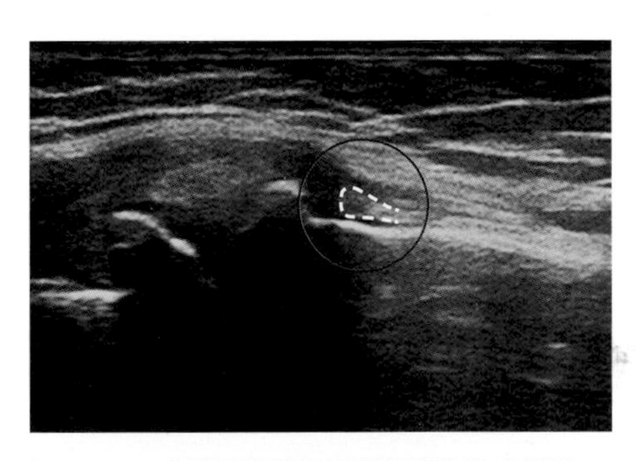

圖3-134：半膜肌肌腱及周邊組織的炎症影像

半膜肌肌腱（前束）周邊看出低回音性。

2）力學上的評估

半膜肌的疼痛與鵝足一樣，是因為站立後期中對於膝關節施加過度的外旋負荷而產生。因此此疾患大多案例，會合併半膜肌和鵝足的疼痛。

此外，**筆者認為具有半膜肌疼痛案例的莫大特徵是呈現扁平足**。由於若呈現扁平足，站立末期（TSt）腳跟會延遲離地，以足關節背屈姿勢離地。這種狀態中，半膜肌與腓腸肌內側頭之間的摩擦負荷變大，結果導致半膜肌的伸長負荷增加了（圖3-135）。

許多變形性膝關節炎末期的案例呈現過度扁平足，以足關節背屈姿勢離地。只要了解這種現象，也能了解惡化的變形性膝關節炎患者的半膜肌容易疼痛的理由了。

基於這些前提，進行下述的半膜肌的評估。

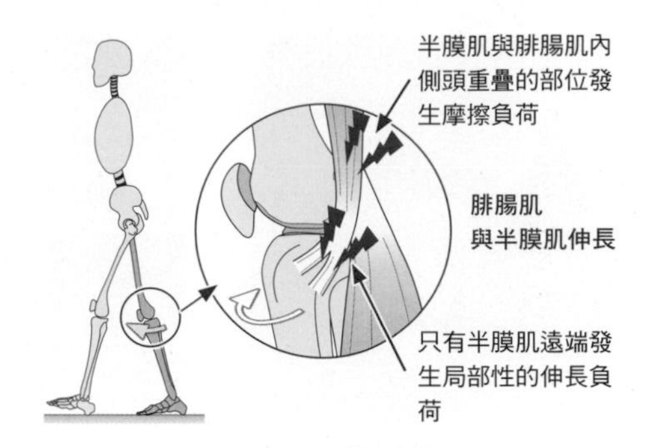

圖3-135：半膜肌發生疼痛的機制

若腓腸肌與半膜肌伸長，腓腸肌內側頭與半膜肌之間的滑動性降低，半膜肌會產生局部性的伸長負荷。

①站姿排列評估

站姿排列評估，用〈站姿排列評估（參照第73頁）〉介紹的5個項目檢查，尤其要檢查足弓塌陷（扁平）與距骨外旋（圖3-136）。從後方觀察後足部外翻與小腿踵骨角，與此疾患幾乎沒有關連性。由這種情況來看，可了解此疾患的力學負荷大多在站立後期發生。

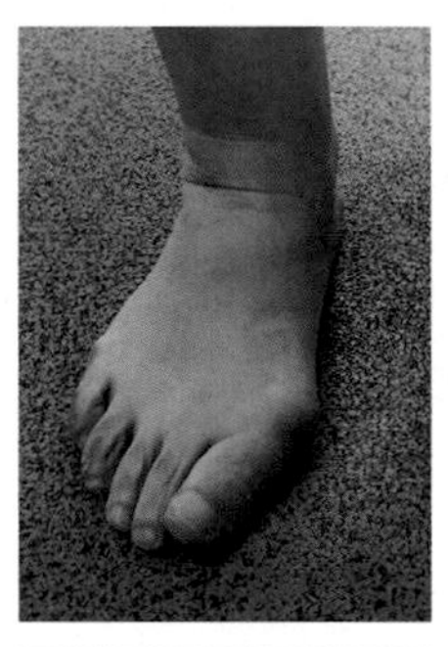

a：足弓過度塌陷（扁平）

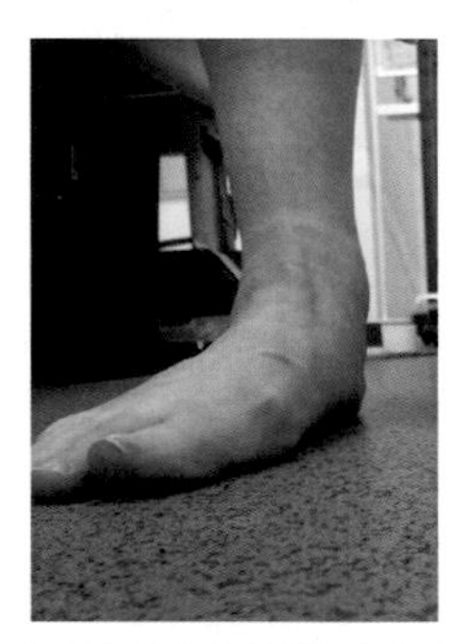

b：伴隨足部外翻的距骨外旋

圖3-136：站姿排列評估

②透過負重姿勢壓力試驗進行評估

負重姿勢壓力試驗當中，knee-in、knee-out試驗、旋轉試驗、交叉繞圈及側步繞圈試驗全都進行（圖3-137）。在半腱肌會痛的案例當中，用雙腳支撐的knee-out試驗、前向旋轉試驗、交叉繞圈試驗大多能引發疼痛。若對膝關節施加外旋負荷，可認為容易引發疼痛。此疾患常見內翻膝，這種情況用knee-out試驗也會出現疼痛一事，請銘記於心。

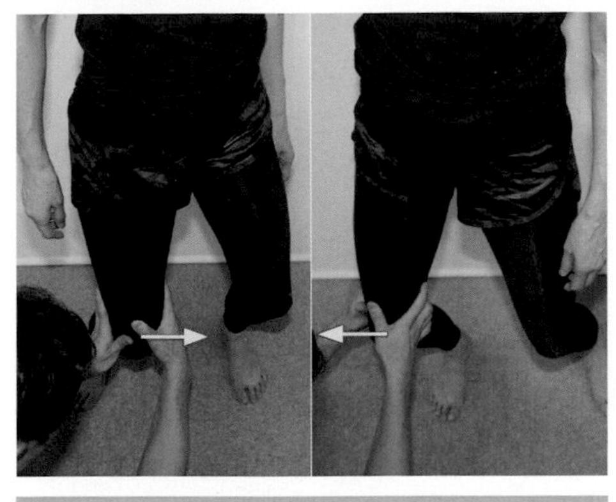

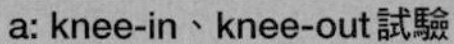

a: knee-in、knee-out試驗

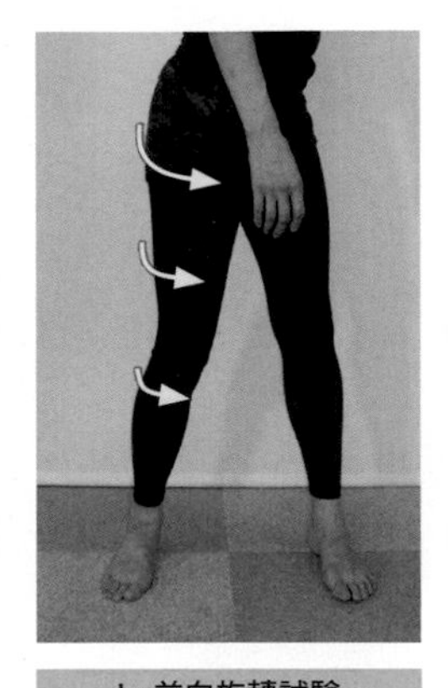

b: 前向旋轉試驗

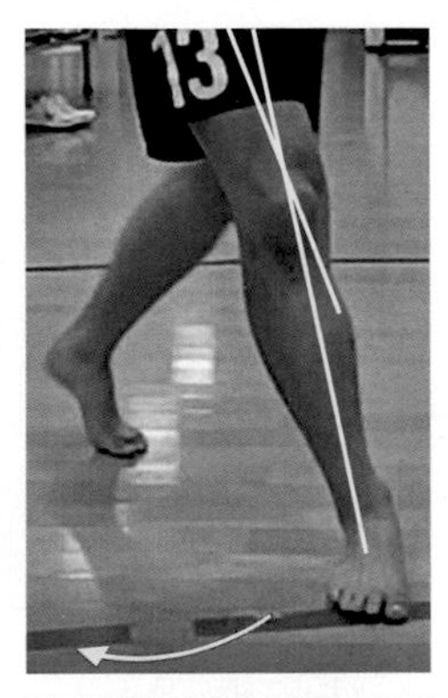

c: 交叉繞圈試驗

圖3-137: 負重姿勢壓力試驗

③動作分析

此疾患的動作，重點在於觀察在步行的站立末期（TSt）出現的「腳跟離地」與「距骨外旋」。

筆者最注意的地方，是腳跟離地的延遲。這是足部構造柔軟而伴隨發生的動作。若腳跟延遲離地，就可看出足關節的過度背屈及足弓塌陷的狀態踢腳。同時，由於合併距骨外旋，使得膝關節發生過外旋（**圖3-138**）。

在步行站立後期膝關節呈現過外旋的案例，特徵為站立末期（TSt）腳跟出現往內側強烈擺動的活動（**圖3-139**）。名為熄菸式步態、以前足部為支點，腳跟往內側擺動的這種活動，會使得距骨外旋，同時助長膝關節的過外旋。因此在站立末期（TSt）要格外注意觀察這種動作。

理解各種力矩增強的主因以後，評估動作時的指標得以更為清晰。細節請參照拙作[2)]。

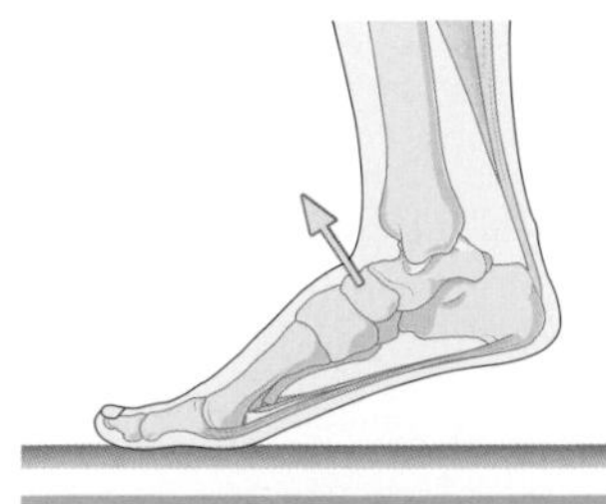

a: 正常的腳跟離地

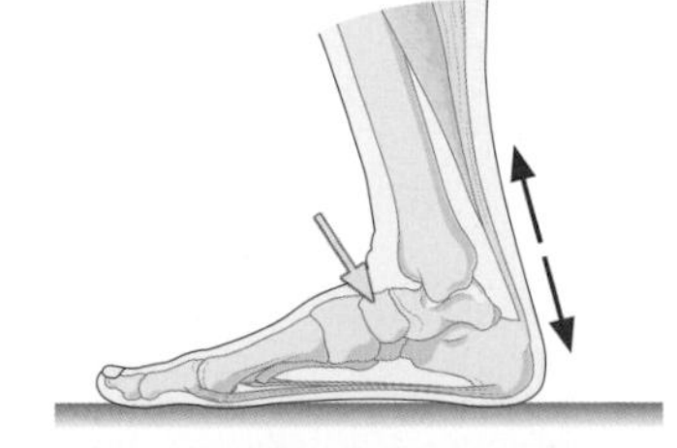

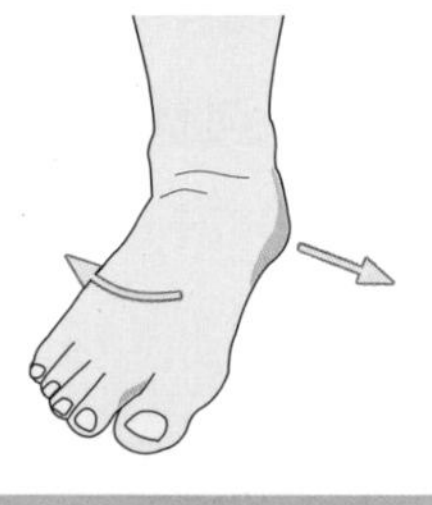

b: 腳跟離地延遲，使得足關節過背屈離地（此時合併距骨外旋）

圖3-138: 站立末期（TSt）發生的膝關節外旋的機制

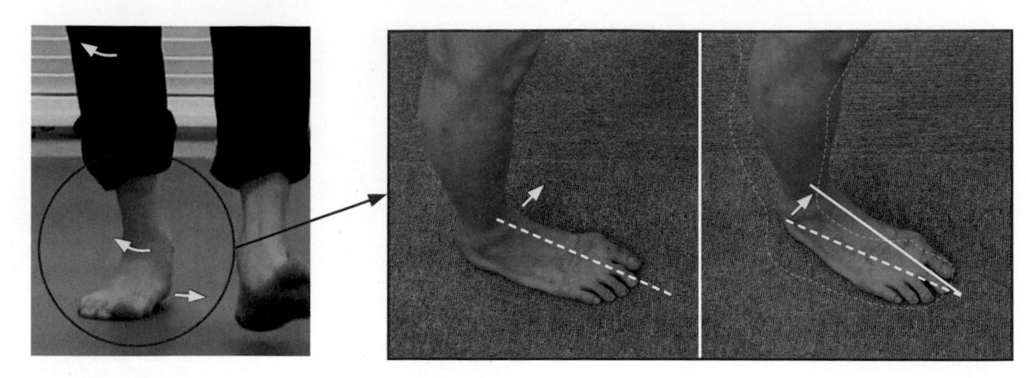

圖3-139：站立末期（TSt）的熄菸式步態

名為熄菸式步態、以前足部為支點，腳跟往內側擺動的活動，使得距骨外旋，助長膝關節的過外旋。

Pass: KJ2304

網路影片23 站立末期（TSt）的熄菸式步態③

這支影片能令人加深對於這個動作的理解。請一定要看。

3）實際的治療狀況

半膜肌的疼痛，一般認為是站立末期（TSt）發生的腳跟離地的延遲與距骨外旋，使得膝關節的外旋負荷以及腓腸肌伸長的狀況同時發生所導致的。

因此，懷疑半膜肌為疼痛發生源的情況的治療，筆者認為下述三項是重點。

①半膜肌與腓腸肌的過僵直與滑動性的改善。

②膝關節外旋的力學上負荷的改善。

③站立末期（TSt）的後腳跟離地的改善。

作為此疾患的治療，接下來逐一說明這些項目。

①半膜肌與腓腸肌的過度緊繃與滑動性的改善

a）半膜肌與腓腸肌的徒手滑動運動

膝關節伸展可動範圍有左右差異，強制伸展使得膝蓋後方內側有緊繃感及疼痛的情況，如圖3-140所示，徒手將半膜肌往內側推、腓腸肌內側頭往外側推，維持這種狀態，反覆做膝關節的屈伸。

由於透過這種操作可改善半膜肌與腓腸肌的滑動性，並舒緩半膜肌的肌僵直，因此時常當場改善伸展限制。

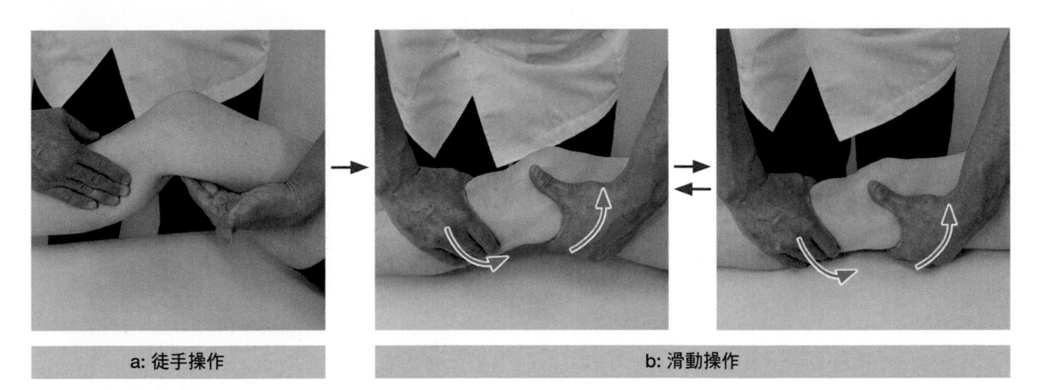

a: 徒手操作　b: 滑動操作

圖3-140：半膜肌與腓腸肌內側頭的滑動操作

Pass: KJ2304

網路影片 24 半膜肌與腓腸肌內側頭的滑動操作

這支影片能令人加深對於這種操作方法的理解。請一定要看。

b）促進半膜肌與腓腸肌滑動的運動

在圖3-140的徒手滑動操作改善了伸展限制及疼痛的情況，指導患者本身做自主運動。半膜肌與腓腸肌的滑動性改善，透過自主運動也能簡單進行。如圖3-141所示，徒手將半膜肌往內側推移，腳尖朝向內側，使足關節背屈。維持這種狀態，反覆膝關節的屈伸。

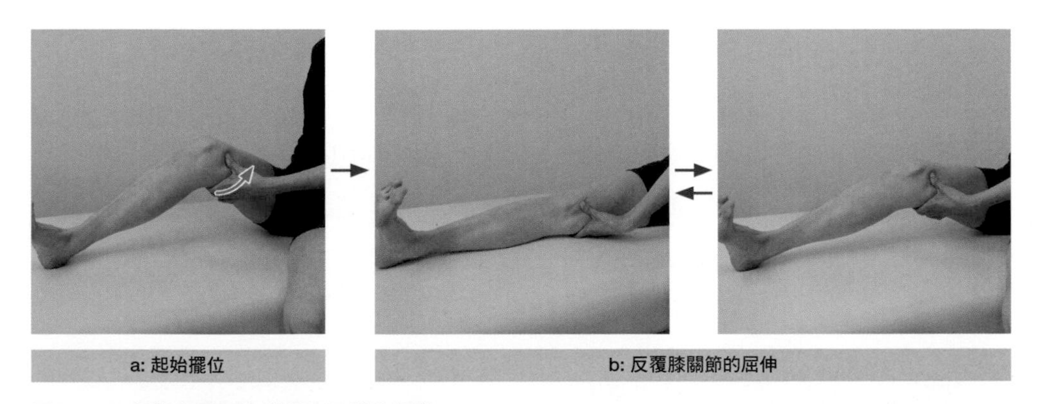

a: 起始擺位　b: 反覆膝關節的屈伸

圖3-141：促進半膜肌與腓腸肌滑動的運動

徒手將半膜肌往內側推移，腳尖朝向內側，使足關節背屈（a）。
維持這種狀態，反覆做膝關節屈伸（b）。

c）腓腸肌的伸展

利用牆壁，患者本身也能輕易做腓腸肌的伸展。如圖3-142所示，從站立姿勢把單腳往後伸，在膝關節伸展姿勢使足關節背屈，以伸展腓腸肌。足關節背屈時，為了防止距骨的外旋，往足底的負重要稍微偏向外側。

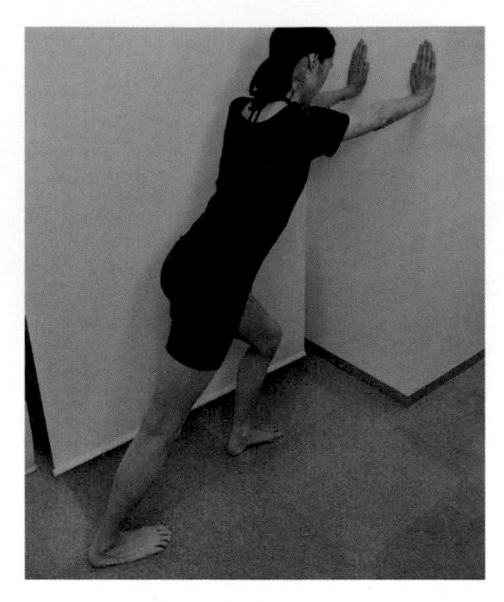

圖3-142: 腓腸肌的伸展

從站立姿勢把單腳往後伸，在膝關節伸展姿勢使足關節背屈，以伸展腓腸肌。

d）對半膜肌貼紮

對於半膜肌的貼紮，如圖3-143所示，沿著半膜肌肌腱溝貼附短膠帶。就算用的是短膠帶，只要貼附在確切的位置與方向，就可產生有成效的作用。只要是有伸縮性的膠帶，用哪種膠帶都沒問題，筆者常用的是低致敏性的防水透氣敷料Tegaderm。

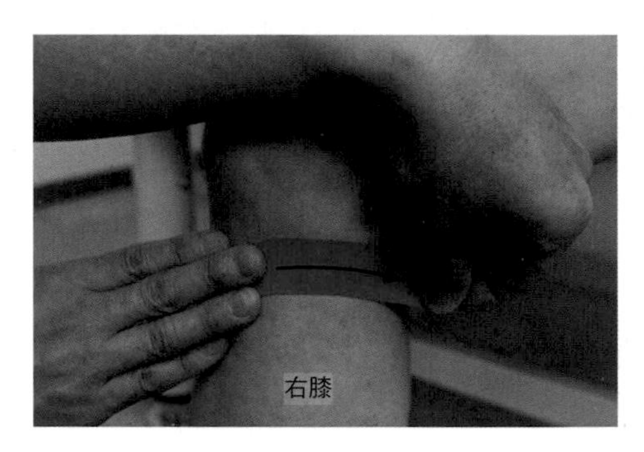

圖3-143: 半膜肌的貼紮

沿著半膜肌肌腱溝貼附短膠帶。

②膝關節外旋的力學上負荷的改善

a）反鎖運動

呈現膝關節過外旋的所有案例都要做這種運動。如圖3-144所示，握住小腿外側，要患者主動把腳尖朝向內側，徒手對小腿施加內旋。接著把股骨引導至外旋方向，維持這種狀態，反覆擺正膝關節和輕度屈曲。透過每天做這種運動，便能擁有更多改善過外旋案例的經驗吧。

Pass: KJ2304

網路影片14 反鎖運動

觀看影片能令人加深對於這種運動作法的理解。請一定要看。

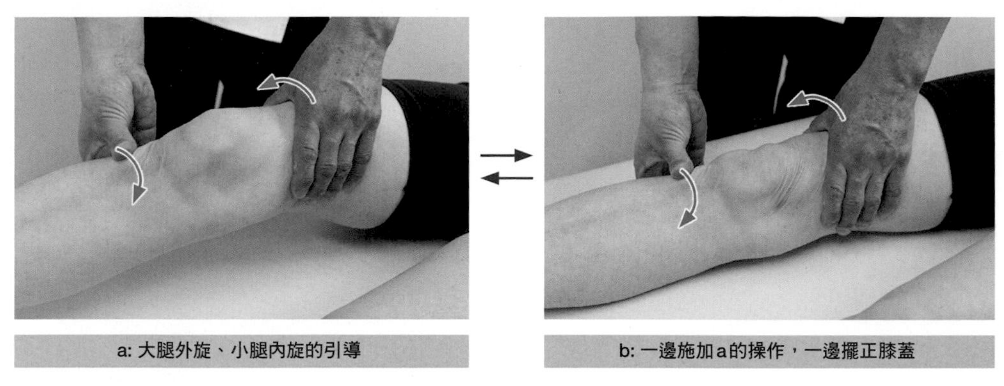

a: 大腿外旋、小腿內旋的引導

b: 一邊施加a的操作，一邊擺正膝蓋

圖3-144: 反鎖運動

b）距骨的外旋抑制

儘管沒有呈現斜膝、卻合併膝關節的過外旋的案例，大多情況在步行時會呈現距骨外旋。為了改善距骨外旋，筆者會做「屈拇長肌的牽拉」、「距骨內旋貼紮」等（**圖3-145**）。關於細節請參照第5章膝關節過外旋症候群的〈③抑制小腿外旋的運動（第313頁）〉

Pass: KJ2304

網路影片16 改善距骨外旋有效的屈拇長肌的牽拉

由於這種牽拉有一點難度，請觀看這支影片練習吧。

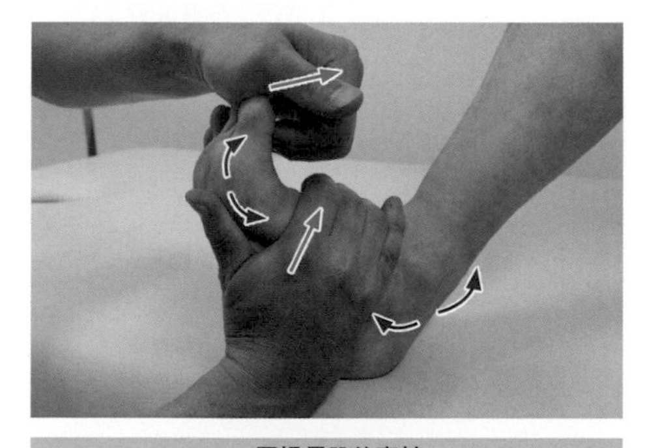

a: 屈拇長肌的牽拉

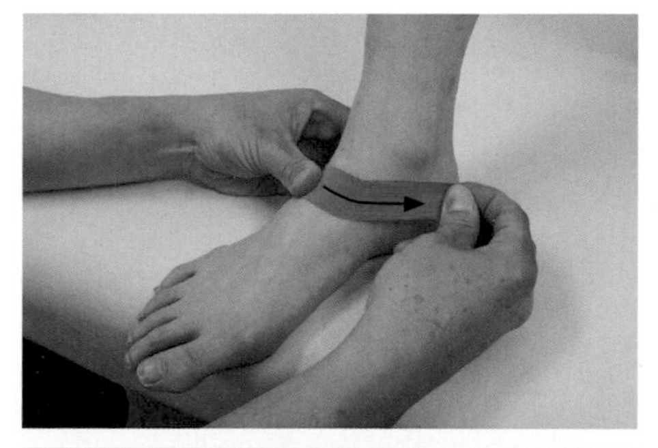

b: 距骨內旋的貼紮

圖3-145: 改善距骨外旋的有效治療

由於屈拇長肌通過距骨的後方內側，這條肌肉的僵硬是距骨外旋的原因（a）。
長時間步行時，指導患者貼紮（b）。

c）足部內收運動

為了抑制站立末期（TSt）的熄菸式步態，可做強化足部內收肌的運動（圖3-146）。這種運動的重點並非使腳尖往內側活動，而是讓腳跟朝向外側擺動。透過這種擺動，便能強化足部內收肌，以抗衡熄菸式步態。

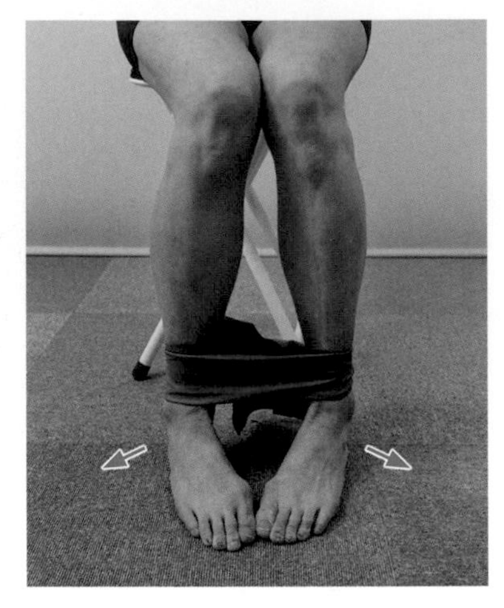

圖3-146：足部內收運動

做強化足部內收肌的運動。
這種運動的重點並非使腳尖往內側活動，而是使腳跟往外側擺動。

③站立末期（TSt）的後腳跟離地的改善

a）擺正加上墊腳運動

膝OA患者的特徵是足部扁平化，距骨外旋，站立末期（TSt）的墊腳延遲發生。因此，為了改善足部構造的僵硬及促進墊腳，要做這種運動。如圖3-147a所示，讓雙膝夾住毛巾，且擺正股四頭肌，以膝蓋好好伸直的狀態設為起始擺位。從這種擺位反覆墊腳。進行這種運動以後步行，會促進墊腳，使得膝蓋外旋被抑制，常有患者表示「膝蓋變輕盈了」。假如難以取得平衡，讓患者扶著東西做運動就不會有問題。

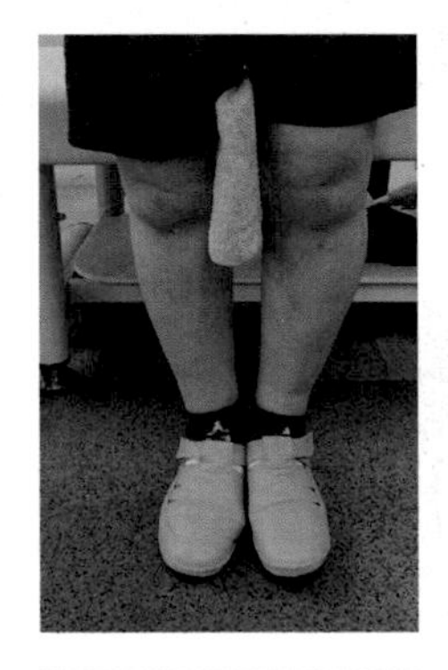

a: 起始擺位

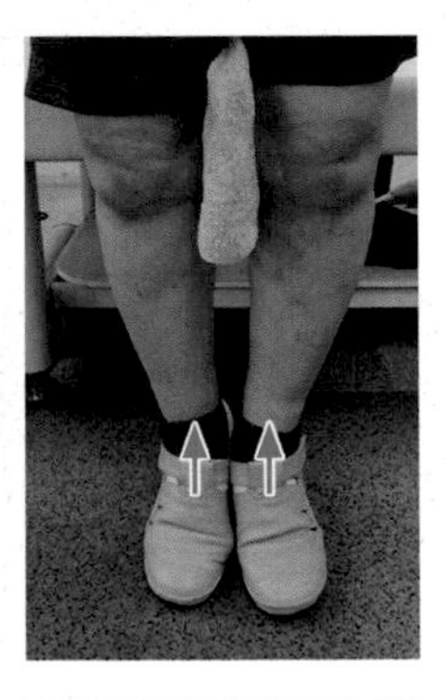

b: 反覆墊腳

圖3-147：擺正加上墊腳運動

雙膝夾住毛巾，以擺正股四頭肌的狀態設為起始擺位，反覆墊腳。

b）負重姿勢的足部內收運動

為了抑制站立末期（TSt）的距骨外旋而做的運動。在站姿反覆輪流讓單腳的腳跟往外側滑動（圖3-148）。指導患者時，說明「請想像腳跟外側有顆乒乓球，有如拍那顆乒乓球般讓腳跟往外側滑動」，高齡者也能辦到。

Pass: KJ2304

網路影片19

負重姿勢足部內收運動（單腳輪流運動）

看影片確認吧。

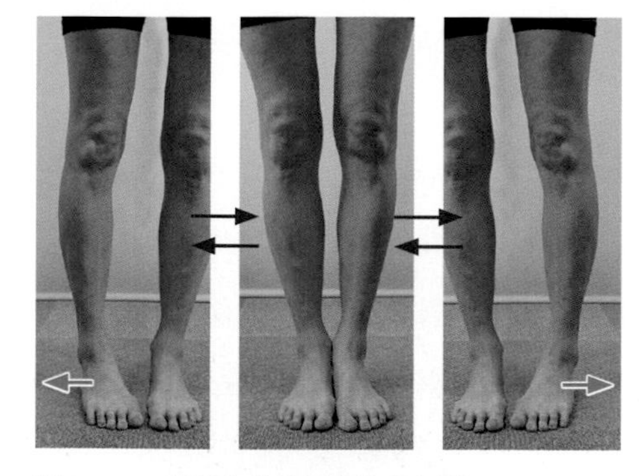

圖3-148：負重姿勢的足部內收運動

以拇趾當作支點，腳不離地，讓腳跟往外側有如打乒乓球一般擺動，單腳輪流運動。

c）足弓墊

足弓墊有抑制足部的外翻，以及抑制妨礙後腳順利離地之橫足弓塌陷的效果（圖3-149）。

觀察步行動作中的倒擺運動，重點是調整足弓墊到可促使身體順利地往前移動的高度。

Pass: KJ2304

網路影片17 **抑制膝關節內翻力矩的足弓墊**

關於足弓墊實際處方的作法，光靠文字說明令人難以理解，因此分別製作了「內側縱足弓的處方」與「橫足弓的處方」的影片。請一定要參照。

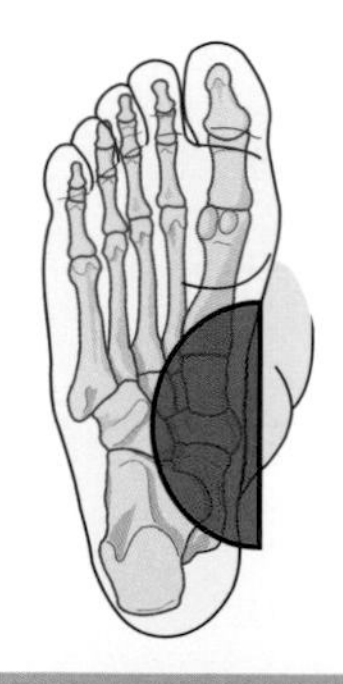

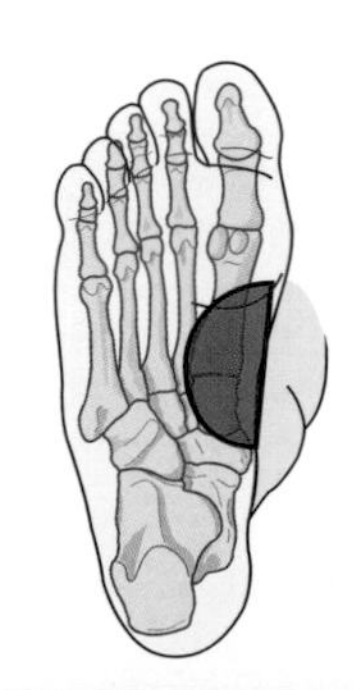

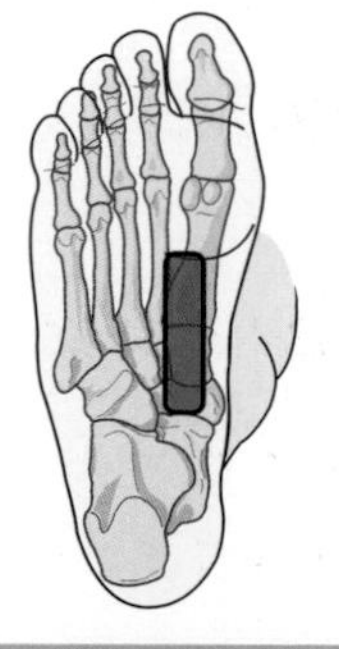

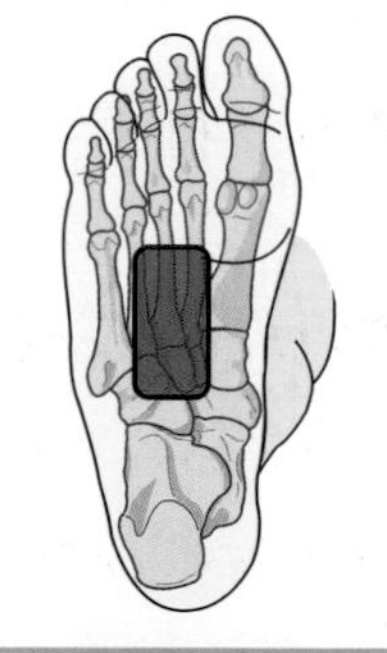

圖3-149：抑制膝關節內翻力矩的足弓墊

重要的是觀察步行動作的倒擺運動，調整足弓墊的高度至可促使身體重量更順暢地往前移動。

4）半膜肌的評估與治療彙整

〈第3章　容易產生疼痛的組織評估與實際的治療狀況〉列舉的九個組織之中，半膜肌疼痛是常被當作鵝足疼痛評估的組織，半膜肌與腓腸肌同樣與膝關節的伸展限制有關，是膝關節功能障礙的影響因子。即使疼痛發生處類似，半膜肌與鵝足在特性及評估結果有顯而易見的不同之處，因此要牢記治療方法也截然不同。

「知道」、「理解」、「能實施」、「熟練」，這些全都不一樣。因此，請反覆透過臨床的實踐，進一步加深理解。基於上述內容，把半膜肌疼痛的「組織學上的評估到力學上的評估」的注意事項整理成表**3-6**，希望能當作讀者臨床上的參考。

表3-6: 半膜肌評估的注意事項

評估	注意事項
受傷原因	・大多無外傷發病 ・好發於合併扁平足、膝關節伸展限制的高齡者
壓痛	・好發於半膜肌肌腱的止點（前束）
半膜肌的伸長試驗	・引發緊繃感及疼痛的情況，嘗試改善半膜肌肌腱的肌僵直及柔軟性
可動範圍評估	・膝關節伸展可動範圍有左右差異、透過強制伸展使得膝後方內側有緊繃感及疼痛的情況，改善半膜肌與腓腸肌內側頭的滑動性
影像檢查	・從MRI及X光影像無法判斷 ・能用超音波檢查看出炎症及肥厚等
站姿排列評估	・尤其要檢查足弓塌陷（扁平）與距骨外旋 ・力學負荷大多於步行站立後期發生
負重壓力試驗	・knee-out試驗、前向旋轉試驗、交叉繞圈試驗常引發疼痛 ・對於膝關節施加外旋負荷會誘發疼痛
動作分析	・注意並觀察步行站立末期的「腳跟離地」與「距骨外旋」 ・呈現膝關節過外旋的情況，觀察熄菸式步態

7. 隱神經

筆者在臨床經驗尚淺的時期，不曉得隱神經這種名稱。同時，也不認為有明白的必要性。不過這種思路，豈止年輕時的筆者，許多醫療人員也有同樣的想法吧？實際上，曾意識到隱神經相關病態的醫療人員並不多。此外，筆者至今為止與許許多多醫師合作過，但幾乎沒有遇過診斷隱神經相關病名的醫師。可說這種病態就是認知度如此低落。

與隱神經相關的病態在臨床上並不常見。不過能做合宜的評價以後，應該會察覺相符合的病態才對。正因為是在任何醫療機構沒有被診斷出的病態，因此若您能看出這種病態、能夠舒緩症狀，也能感到莫大的喜悅吧？

隱神經障礙，能大致區分為有無外傷發病的原發障礙，以及以手術及外傷為原因而發病的續發性障礙。

原發的隱神經障礙，大多與覆蓋在隱神經上方的縫匠肌的短縮及肌僵直有關而發生，是筆者的推測。

另一方面，續發性的隱神經障礙，是手術及外傷導致周邊組織變僵硬，或者出現滑動障礙，造成隱神經受到夾擠而發生。周邊組織當中，最好了解皮膚、筋膜等表層組織容易出現滑動障礙。

只不過，由於案例數並不多，因此也有許多尚未釐清的地方。筆者也會繼續累積臨床經驗，配合本書的改版持續更正內容。

那麼，接下來說明評估隱神經時的重點，以及筆者做的治療。

1）組織學上的評估

①從問診了解的情況

由於隱神經障礙，有無外傷發病的原發障礙，以及以手術及外傷為原因而發病的續發性障礙，因此問診時必須詢問患者「從何時開始」、「發病的原因是什麼」。

原發的隱神經障礙大多與運動有關連性，時常因為快走而發生。在中高年齡層當中，容易因為長距離步行及**上樓梯**感到疼痛及異樣感，即使停止動作就不會痛，再次活動後疼痛也會復發的情況常見。

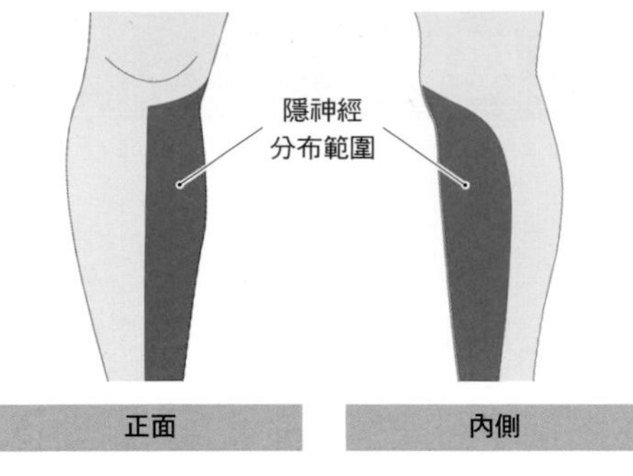

圖3-150：隱神經的分布範圍

續發性的隱神經障礙，由於以手術及外傷而發生（手術為原因的情況較常見），因此必須檢查創傷部的狀態。

疼痛及異樣感大多為廣範圍呈現，其範圍約從股內側肌的止點至小腿前方內側的隱神經的支配領域。此外，有時呈現範圍不太清晰（圖3-150）。原發的情況，若持續運動，疼痛會慢慢變強；若為續發性，在開始活動時則有強烈疼痛的傾向。

疼痛及異樣感的種類，分為「麻麻的排斥感」以及「時常感覺沉重」等情況，和局部性的疼痛部一樣。此外，**許多膝關節疾患在下樓梯時會有疼痛及異常感，相對而言此疾患在上樓梯時疼痛及異常感強烈，也是特徵之一**。附帶一提，隱神經為股神經的感覺枝而非運動神經，因此不會有運動麻痺的情況。

②透過壓痛試驗與牽引試驗進行評估

隱神經內有強力的結締組織的膜，即股內收膜（vastoadductor membrane）形成的內收肌管（亨特管）分布（圖3-151），此部位的隱神經有時會被擠壓。這種擠壓性的神經障礙，以亨特管症候群廣為人知。

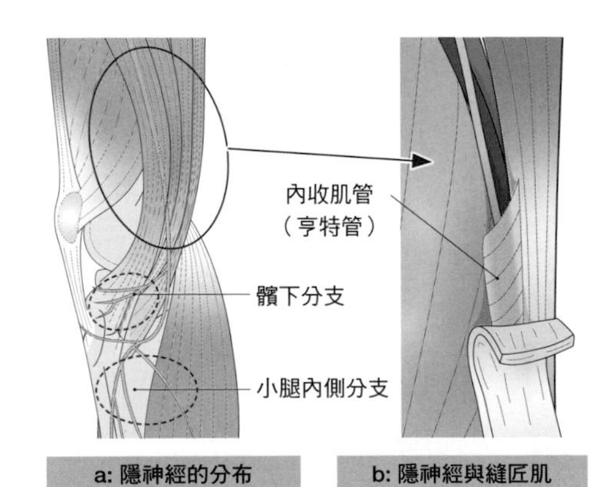

圖3-151：隱神經周邊的解剖圖

隱神經分布於股內側肌與內收大肌的筋膜內，貫穿內收肌管，分歧為髕下分支與小腿內側分支（a）。
由於縫匠肌覆蓋在隱神經的上方，縫匠肌的緊繃會刺激隱神經（b）。

亨特管症候群為內收肌管周邊出現壓痛。壓痛處遍布股內側肌與內收大肌之間，可從髕骨上方約一個拳頭的距離找到。此外，比較雙腳的壓痛，能明顯檢查出左右腳疼痛的差異。一般認為大多原發的隱神經障礙並非亨特管症候群。

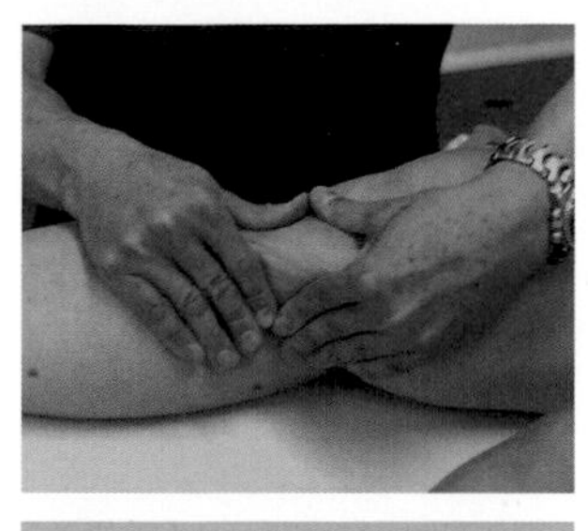
a: 對於分布範圍筋膜徒手伸長

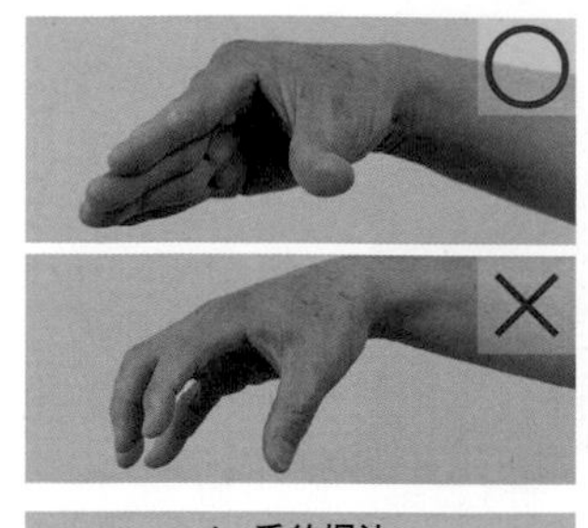

b: 手的握法

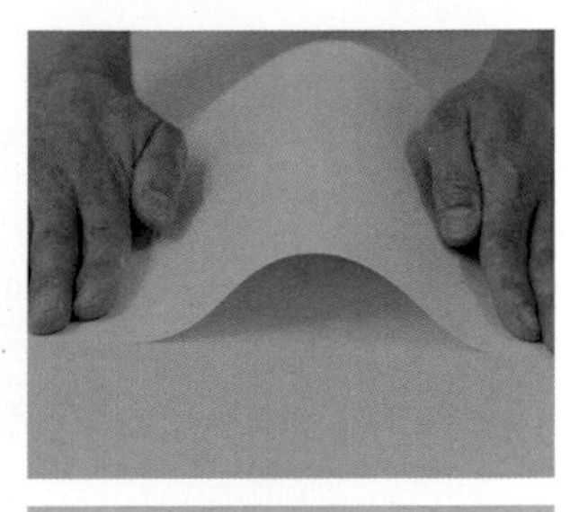
c: 想像把紙張往上撐開

圖3-152: 對於表層組織做牽引刺激

順利引發疼痛的重點，是遠端指關節維持伸展，想像把紙張往上撐開，把表層組織往上拉。

續發性的隱神經障礙，會在創傷部周邊以及遠側的創傷部位發生隱神經的滑動障礙。壓痛在創傷部周圍強烈發生，但在遠離軀幹處並不常見。因此筆者會如圖**3-152**a，對於有感覺的範圍施加牽引負荷以引發疼痛。具有隱神經障礙的情況，透過牽引刺激會使患者感受到甚至冒汗的嚴重疼痛。若與健側比較，藉由疼痛強度的不同，得以判斷皮膚及筋膜內的隱神經具有滑動障礙。

Pass: KJ2304

網路影片25 **對於表層組織的牽引刺激**

觀看影片可加深對於這種操作手法的理解。請一定要看看。

③疼痛誘發試驗（隱神經的滑動試驗）

思索隱神經障礙的情況，了解與縫匠肌之間的關聯性很重要。

分布於縫匠肌下方的隱神經，貫穿內收肌管（亨特管），分為髕下分支與小腿內側分支（圖**3-151**）。松勇醫師等人的文獻曾指出，根據調查隱神經分布的解剖學結果，髕下分支分為繞至縫匠肌後側、使肌肉表面朝向前的部位（41.7%），以及貫穿縫匠肌肌腹，分布於肌肉表面前側的部分（52.8%）[24]。從這種解剖學的結構，可令人了解隱神經的髕下分支貫穿肌肉或者繞至肌肉後側，可能具有導致神經障礙因子的要素。因此，若縫匠肌短縮或者有滑動障礙，就會對於隱神經施加壓力的刺激，使隱神經疼痛。

基於上述前提，筆者會利用縫匠肌的伸長，進行隱神經的滑動試驗。由於這種試驗是在隱神經被壓迫的狀態下使其滑動，因此假如隱神經會疼痛，隱神經的分布範

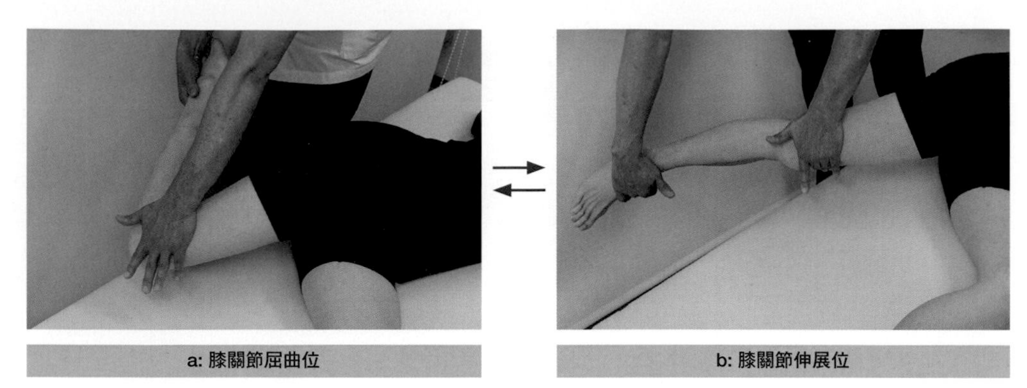
a: 膝關節屈曲位　b: 膝關節伸展位

圖3-153：縫匠肌伸長時的隱神經滑動試驗

【起始擺位】患側朝上的仰躺
【方　　法】讓髖關節伸展、內收、內旋，從這個擺位讓膝關節伸展，能使縫匠肌伸長。從這個擺位反覆做膝關節的屈伸，隱神經會被擠壓、滑動，因此容易引發疼痛。
【評　　估】利用縫匠肌伸長，在隱神經被擠壓的狀態使其滑動。
隱神經為疼痛發生源的情況，隱神經的分布範圍會有強烈疼痛及異樣感。

圍便會感到強烈的疼痛及異樣感。

具體而言，使髖關節伸展、內收、內旋，從這種擺位反覆做膝關節的伸展與屈曲（圖**3-153**）。

Pass: KJ2304

網路影片 26　**縫匠肌伸長時的隱神經滑動試驗**

觀看影片可加深對於這種評估方法的理解。請一定要看。

用隱神經的滑動試驗引發疼痛的情況，對於縫匠肌的肌僵直，可用反覆收縮與短縮的方法（圖**3-154**），以及徒手讓肌肉、肌腱滑動（參照第213頁的圖**3-160**），用此兩種方法緩解。接下來，縫匠肌的肌僵直舒緩以後，再次做隱神經的滑動試驗。疼痛消失或者顯著緩解的情況，便得以高機率判斷疼痛發生源組織，是受到縫匠肌的壓迫而發生的隱神經障礙。

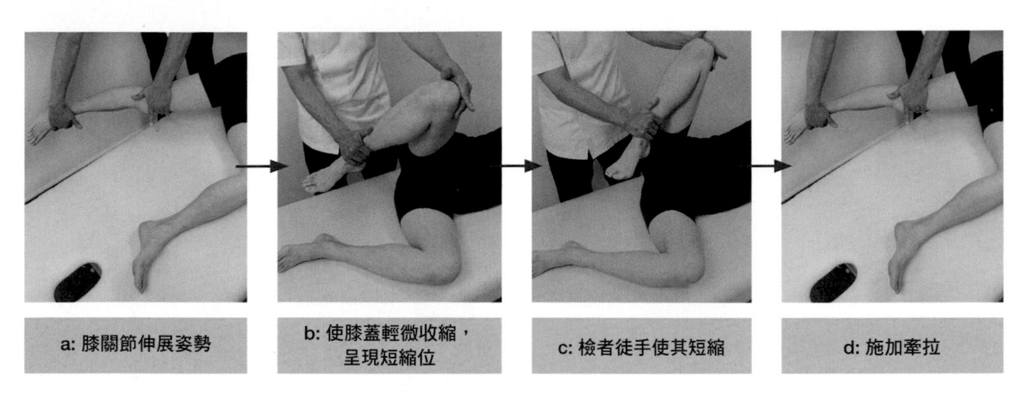

圖3-154：縫匠肌的肌僵直舒緩（反覆收縮與短縮的方法）

【起始擺位】患側朝上，側臥
【方　　法】從膝蓋伸展擺位使其輕輕收縮，緩緩呈現短縮位。最後檢者徒手使其短縮。接下來施加牽拉，反覆這個過程，肌肉的伸長性可明顯改善。

④影像檢查

從X光及MRI影像幾乎不能檢查出隱神經的病態。筆者認為這是大部分醫療機構無法發現隱神經障礙的原因。

隱神經能用超音波影像檢查，藉由比較左右差異，也可了解病態。倘若能找出隱神經，在超音波照射下直接做阻斷或紓解，觀察其變化，可執行直到第3階段評估為止的過程。不過用超音波查看神經組織需要熟練的技術，或許需要花費一些時間才能廣泛普及。

2）力學上的評估

①站姿排列評估

站姿排列評估以〈站姿排列評估（參照第73頁）〉所介紹的項目進行檢查。尤其續發性的隱神經障礙與膝關節的過外旋有關連性。因為呈現過外旋，膝關節內側的表層組織會拉長。

因此也要考量過外旋的因素，檢查站姿排列具有特徵性的地方（圖3-155）。

②負重姿勢壓力試驗

knee-in、knee-out試驗、旋轉試驗、交叉繞圈試驗及側步繞圈試驗全都要做（圖

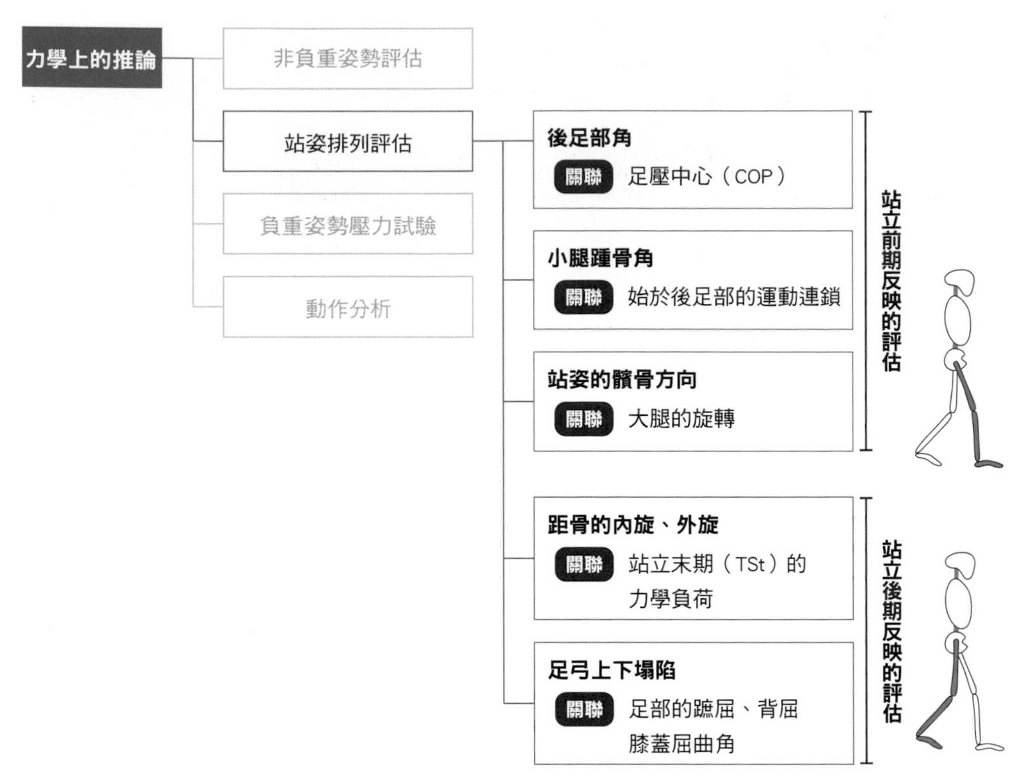

圖3-155: **站姿排列評估**

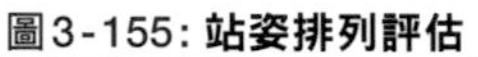

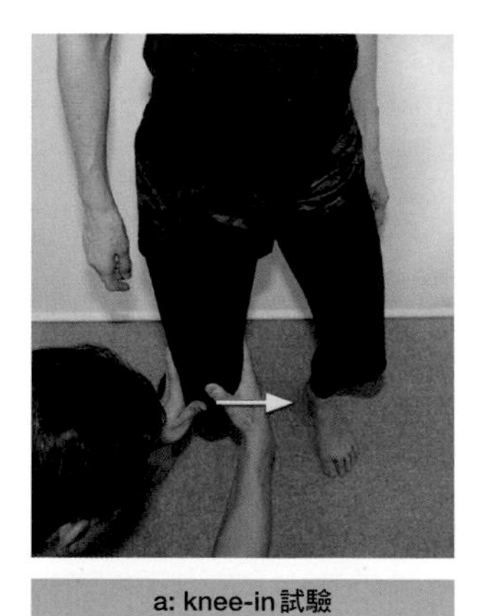

a: knee-in試驗

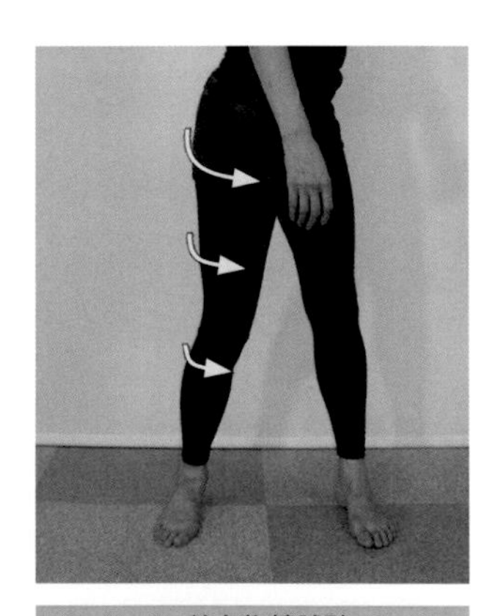

b: 前向旋轉試驗

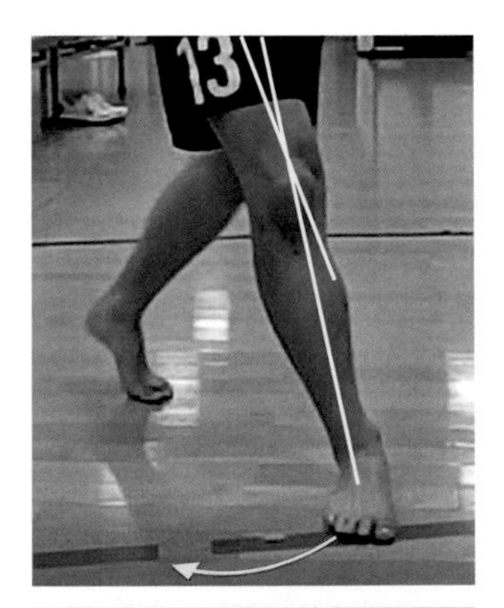

c: 交叉繞圈試驗

圖3-156: **負重壓力試驗**

3-156）。雙腳支撐的knee-in試驗、前向旋轉試驗、交叉繞圈試驗尤其時常能引發疼痛及異樣感。筆者認為，對於膝關節同時施加外翻及外旋負荷，容易引拉疼痛及異樣感。

此外，由於隱神經障礙時常在上樓梯時感覺疼痛及異樣感，因此也用上下樓梯的動作檢查是否引發了疼痛及異樣感。由於抬高小腿會用到縫匠肌，筆者認為這個因素是與其他膝關節疾患之間的差異，是比起下樓梯，反而在上樓梯會疼痛的理由

上下樓梯活動的檢查方法，在治療過後的成效判定時也能夠用。

③動作分析

步行動作時縫匠肌的活動，從預先擺盪期（Pre-Swing）至初始擺盪期（Initial Swing）（圖3-157）。筆者認為，其中初始擺盪期（ISw）時髖關節屈曲力矩增加與此疾患有關。

此外，使髖關節屈曲力矩增加的因子，在圖3-158介紹的項目大大有關，這些因子會使縫匠肌的活動增加，使得隱神經被擠壓。因此，此疾患的動

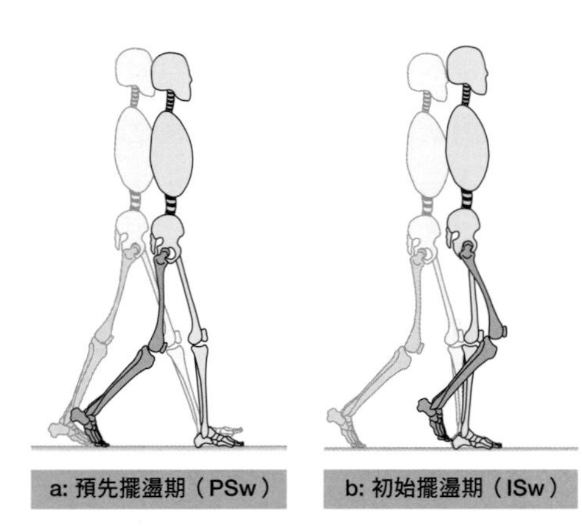

圖3-157：縫匠肌活動的步行時期

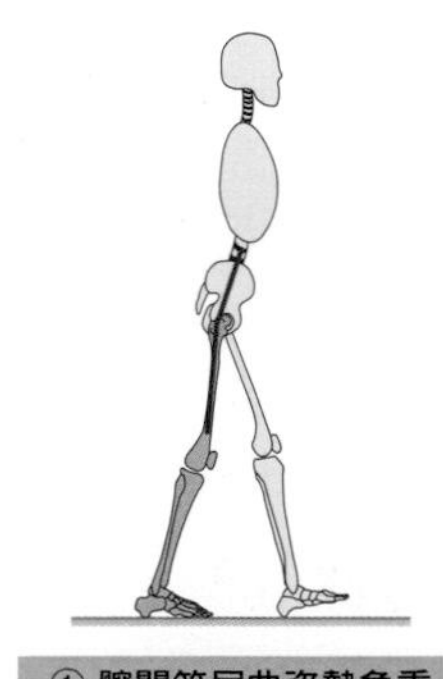

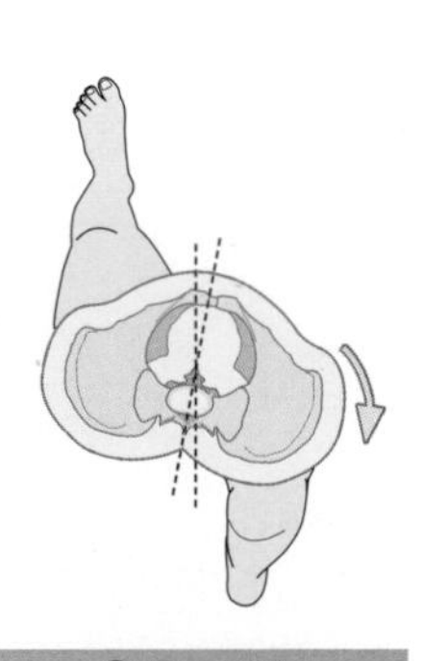

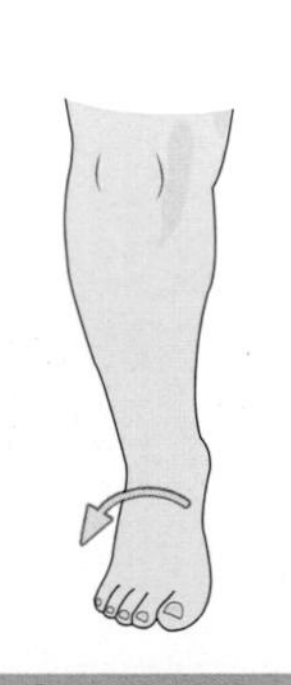

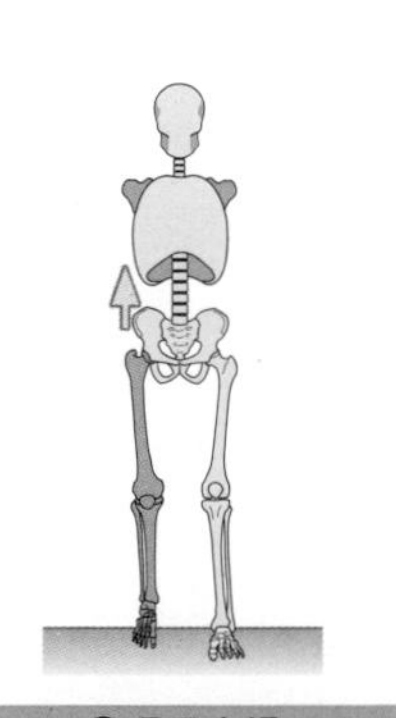

髖關節屈曲力矩的影響因子（初始擺盪期）				
影響因子	①	②	③	④
觀察重點	髖關節屈曲姿勢負重	骨盆後移	前足部內翻	骨盆上揚

圖3-158：髖關節屈曲力矩的增強因子（初始擺盪期）

作分析當中，尤其在初始擺盪期（ISw），要按照「①髖關節屈曲姿勢負重，②骨盆後移，③前足內翻，④骨盆上揚〔註9〕」的順序觀察，分析最主要的影響因子為何[2)]。

3）實際的治療狀況

隱神經障礙原發障礙的情況，原因大多為縫匠肌過僵直造成的擠壓；續發性障礙的情況，原因為皮膚與筋膜的滑動障礙較多，是筆者的想法。

因此懷疑為隱神經障礙時的治療方法，筆者認為下述三點很重要。

①縫匠肌的過度緊繃與伸長性的改善。

②皮膚與肌膜的滑動障礙的改善。

③初始擺盪期（ISw）的髖關節屈曲力矩增大的改善。

接下來逐一進行說明。

①縫匠肌的過度緊繃與伸長性的改善

a）縫匠肌的牽拉

反覆使縫匠肌收縮與短縮的牽拉（圖3-159）。對於患者或許是有點困難的運動，不過要指導患者每天持續做自主運動。作法與治療師執行時一樣，收縮時確實使膝關節屈曲，髖關節屈曲、外展、外旋，在伸長時使膝關節伸展，髖關節伸展、內

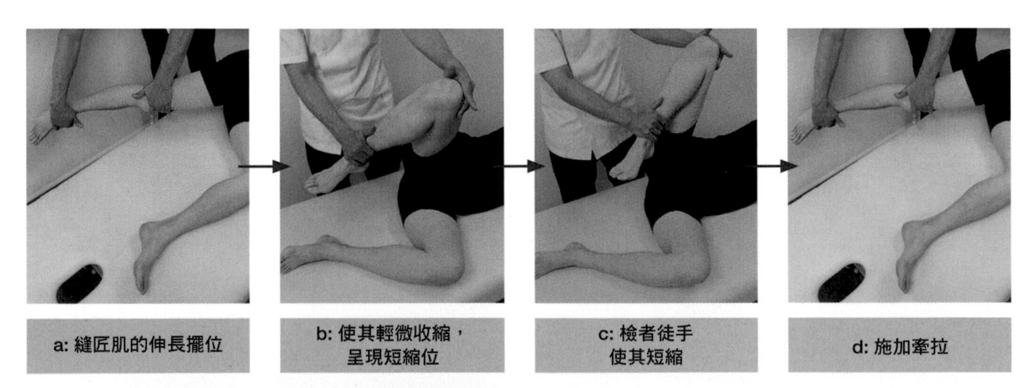

圖3-159：縫匠肌的肌僵直舒緩（反覆收縮與短縮的方法）

【起始擺位】患側朝上，側臥，使健側下肢屈曲。
【方　　法】從伸長擺位使其輕輕收縮，緩緩呈現短縮位。最後檢者徒手使其短縮。接下來施加牽拉，反覆這個過程，肌肉的伸長性可明顯改善。

[註9]　抬腳時骨盆往上揚的步態，稱為骨盆上揚。

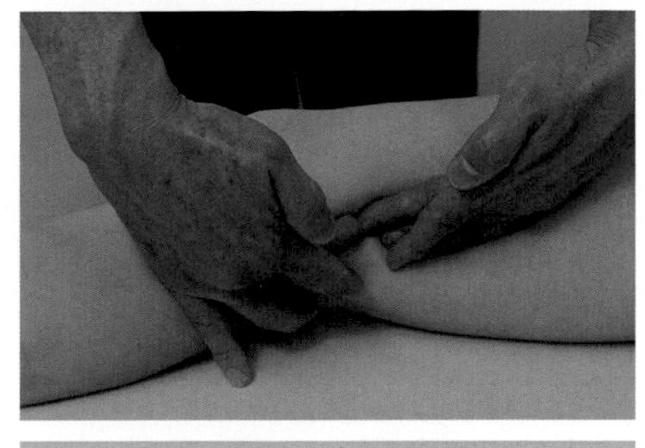

a: 股薄肌與半膜肌的邊界的觸診

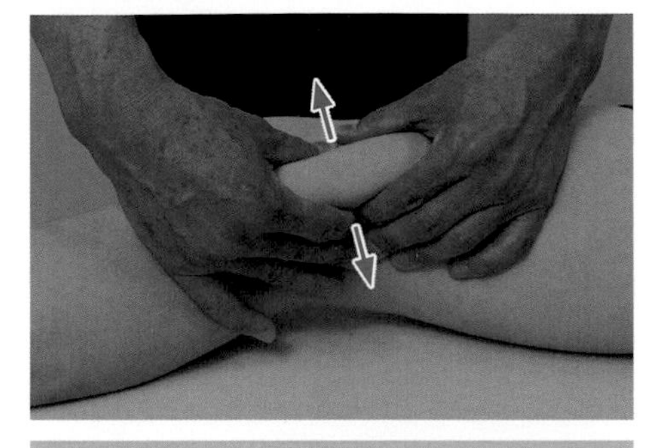

b: 徒手滑動法

圖3-160: 縫匠肌的肌僵直舒緩（肌肉、肌腱的徒手滑動法）

握住縫匠肌，徒手使其滑動。由於患者自主運動時，難以獨自握住縫匠肌，因此要學會股薄肌與半膜肌邊界處的觸診方法（並不難）。
舒緩肌僵直，要從邊界上握住股薄肌與縫匠肌兩者，使其往肌肉分布的垂直方向滑動。

收、內旋。尤其伸長時使髖關節內旋，在自主運動中是困難的動作，指導患者學會自行做正確的運動。

b）縫匠肌的徒手滑動法

如圖**3-160**所示，直接握住縫匠肌，使其往肌肉分布的垂直方向滑動。隱神經被內收肌管（亨特管）擠壓的案例，這種徒手滑動會使患者表示強烈疼痛。

只要指導握法，患者也能自己動手做，指導患者每日邊看電視邊做。儘管一開始做會伴隨強烈疼痛，持續下去，滑動時的疼痛就會逐漸緩和。

②皮膚與肌膜的滑動障礙的改善

續發性隱神經障礙的情況，改善皮膚及筋膜的滑動障礙格外重要。

假如用第208頁介紹的疼痛誘發試驗（縫匠肌伸長時的隱神經滑動試驗）引發了疼痛以後，檢查皮膚與筋膜哪一項與隱神經疼痛有關。首先用圖**3-161**介紹的方法，只讓皮膚滑動以後再做這種試驗，觀察疼痛的變化。其後，用圖

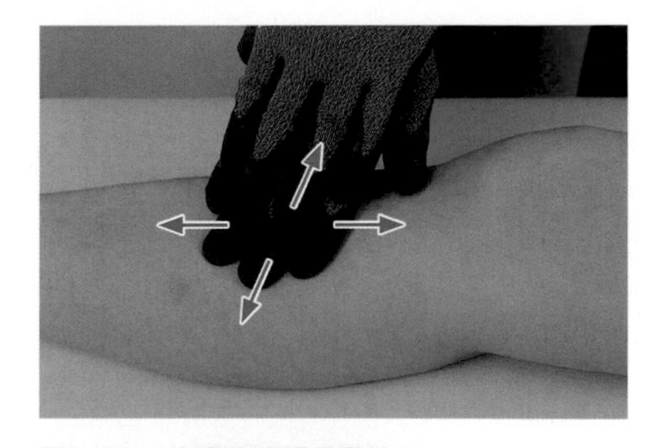

圖3-161: 皮膚的徒手滑動法

找出皮膚的僵硬處與僵硬的方法，使該處滑動。

3-162介紹的方法，使筋膜滑動以後，同樣做這種試驗，觀察疼痛的變化，判斷皮膚與筋膜哪一項較有關，著手治療。一般而言，筋膜的滑動障礙的關聯性大的情況較多，但一定要檢查兩者。

a）皮膚的徒手滑動法

皮膚較有關聯性的情況，如圖3-161所示，戴上橡膠手套，找出皮膚僵硬的部位與僵硬的方向，使該部位滑動。

b）筋膜的徒手滑動法

筋膜較有關聯性的情況，戴上橡膠手套，能使筋膜更有成效地滑動。如圖3-162a所示，沿著隱神經的分布範圍牽引表層組織，會出現伴隨強烈疼痛的部位，使該部位滑動。比較左右腳，疼痛明顯有所差異的情況，可說該部位的筋膜有滑動障礙的可能性極大。實施方法的重點，如圖3-162b所示，以遠端、近端指關節伸展姿勢進行。想像用掌心拿起紙張的動作做牽引，便能順利促進筋膜的滑動。

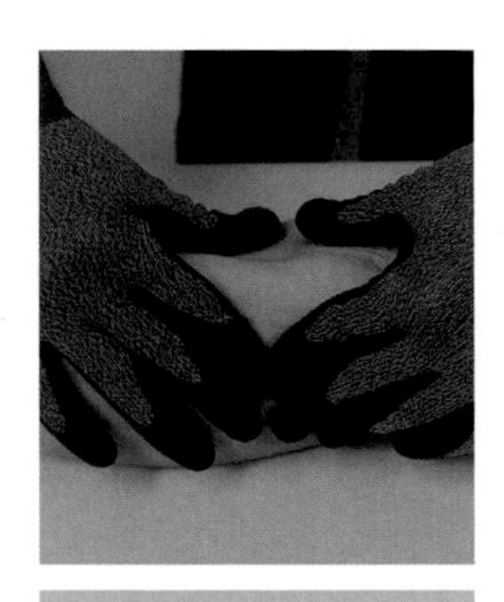

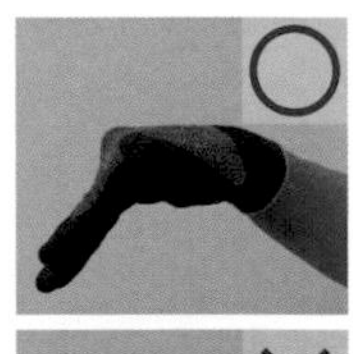

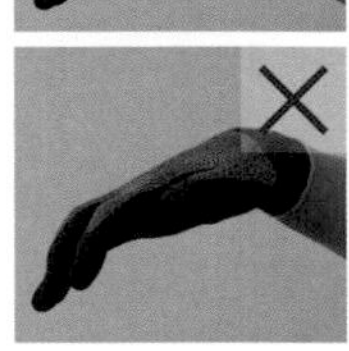

a: 筋膜的滑動　b: 想像撐起紙張

圖3-162: 筋膜的徒手滑動法

找出劇烈疼痛處，使該處滑動。
讓遠端、近端指關節伸展，想像手掌撐開紙張的感覺牽引，能順利促進筋膜的滑動。

用這種方法徒手牽引筋膜，患者會表示強烈疼痛，但由於停止牽引的話疼痛便消失，因此筆者會稍微用力做。指導患者每天當作自主運動做這些治療。持續下去，原本劇烈的疼痛會逐漸舒緩。

c）貼紮

筆者對於此疾患的許多案例做過貼紮，比起朝向下方貼附，朝向上方貼附無一例外地效果較佳。因此一定要朝

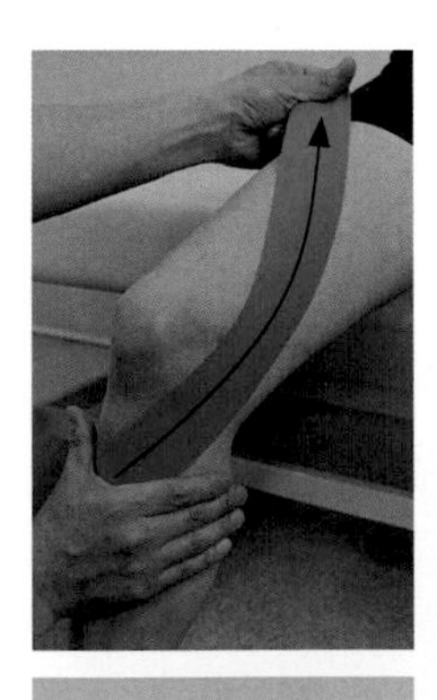

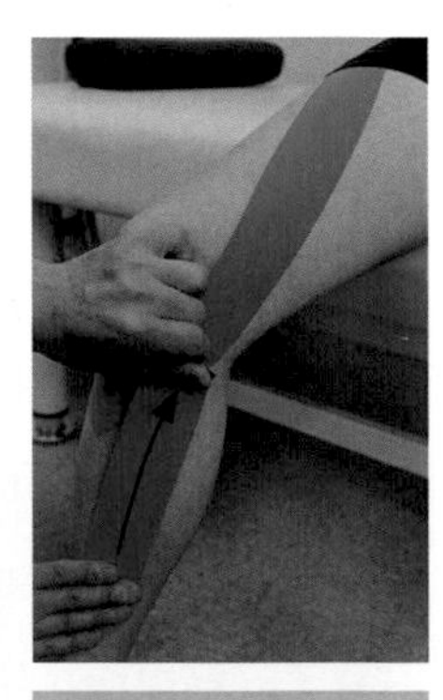

a: 沿著縫匠肌分布的貼紮　b: 沿著小腿隱神經分布範圍的貼紮

圖3-163: 對於隱神經障礙的貼紮

對於此疾患的案例做貼紮，朝向上方貼附的成效佳。

向上方貼附。此外，沿著縫匠肌的分布貼紮，以及沿著小腿的隱神經分布領域的貼紮，兩者都要做（**圖3-163**）。

③初始擺盪期（ISw）的髖關節屈曲力矩增大的改善

a）髖關節的伸展

在初始擺盪期（ISw）使髖關節屈曲力矩增加的原因有好幾個，髖關節伸展的可動性降低的情況，首先需要嘗試改善（**圖3-164**）。

此外，為了在站立後期使體重有效地推動，引導髖關節伸展是重點，不過若體幹位移，會對於髖關節伸展造成極大影響。因此也需要參照第98頁介紹的「體幹的觀察方法」與其改善方法，改善體幹位移。

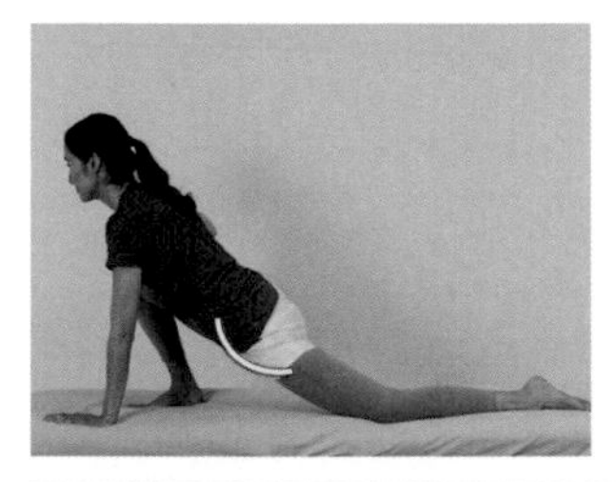
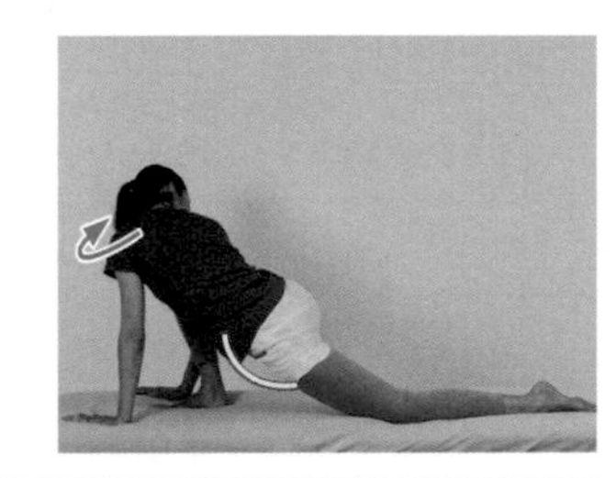

a: 上半身往對側扭轉

b: 避免往同一側扭轉

圖3-164：髖關節伸展的可動性改善

髖關節伸展的可動性降低的情況，首先嘗試做改善。

4） 隱神經的評估與治療彙整

〈第3章　容易產生疼痛的組織評估與實際的治療狀況〉列舉的九個組織之中，隱神經障礙分為以亨特管症候群代表的原發障礙，以及手術及外傷為原因的續發性障礙。因此，原發的隱神經障礙與續發性的隱神經障礙，評估及治療的方法迥異，要仔細理解各自的特徵。

「知道」、「理解」、「能實施」、「熟練」，這些全都不一樣。因此，請反覆透過臨床的實踐，進一步加深理解。基於上述內容，把隱神經疼痛的「組織學上的評估到力學上的評估」的注意事項整理成**表3-7**，希望能當作讀者臨床上的參考。

表3-7：隱神經評估的注意事項

評估	注意事項
受傷原因	・分為無外傷發病的原發障礙，以及原因為手術及外傷而發病的續發性障礙 ・原發障礙大多因為運動造成，尤其常見快走而造成，持續運動使疼痛變強烈 ・續發性障礙的情況，檢查創傷部的狀態 ・續發性障礙，開始活動時出現痛感的情況常見
壓痛	・原發障礙的情況，內收肌管（亨特管）周邊為好發處 ・續發性障礙的情況，創傷部周邊及創部遠側有壓痛
隱神經的滑動試驗	・營造來自縫匠肌的擠壓刺激的狀態，引發疼痛 ・徒手沿著神經路徑做筋膜的伸長，引發劇烈疼痛
影像檢查	・用MRI及X光影像無法檢查病態 ・隱神經可用超音波檢查，需要熟練
站姿排列評估	・若為續發性障礙，留意與膝關節外旋之間的關聯性
負重壓力試驗	・雙腳支撐的knee-in、knee-out試驗 ・前向旋轉試驗 ・交叉繞圈、側步繞圈試驗 ・上下階梯動作（上階梯比下階梯的情況更常引發疼痛）
動作分析	・與步行搖擺前期的髖關節屈曲力矩的增加有關

8. 髂脛束

髂脛束的疼痛，大多在長距離快走及步行、自行車競技等情況出現。除此之外出現的情況並不常見。此外，光憑伸長負荷幾乎不會造成疼痛，除了伸長負荷，由於髂脛束與股骨外上髁（以下稱外上髁）之間反覆的摩擦負荷而造成。

髂脛束出現疼痛的原因，與「髂脛束僵硬」、「內翻膝」、「膝關節的外翻力矩增加」、「容易摩擦的外上髁形態」等息息相關。尤其重要的是「髂脛束僵硬」與「膝關節外翻力矩增加」。實際上，許多具有髂脛束疼痛的案例當中，會呈現其中一項或者雙方。

接下來，說明評估髂脛束疼痛時的要點，以及筆者做的治療。

1）組織學上的評估

①從問診了解的事情

由於髂脛束的疼痛是長時間運動所造成，因此詢問患者行走的距離。幾乎沒有外傷造成的情況，若詢問「有原因嗎？」，大多患者會回答「等一回神就覺得會痛了」，不過像是「參加馬拉松大賽以後變得會痛，在那之後疼痛沒有消失」，在長距離跑步以後出現的情況也挺多的。這是因為對於患部周邊長時間施加暫時性的負荷，導致外上髁周邊出現炎症，之後，周邊組織出現纖維化，因而容易合併滑動障礙所導致。

疼痛的呈現為局部性，不過由於沒有強烈炎症時，疼痛只會在運動時出現，因此有許多患者無法清楚表示疼痛處。

疼痛因為長時間的快走及步行、自行車競技等反覆膝關節屈伸的動作而好發。

②透過壓痛試驗與抓夾試驗進行評估

髂脛束是從髂骨棱通過大腿外側，直到脛骨外側的傑氏結節的韌帶（圖3-165）。

如圖3-166所示，壓痛在髂脛束與股骨外上髁接觸（摩擦）部位局部性發生。不

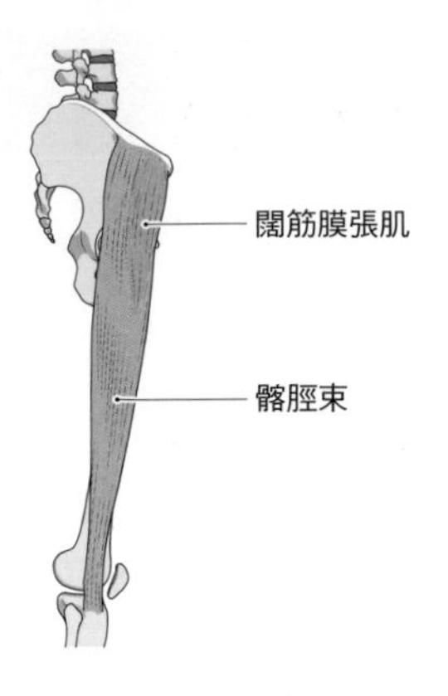

圖3-165：髂脛束

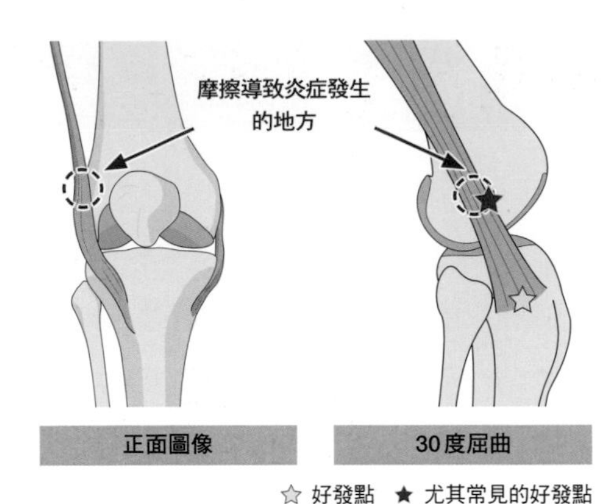

圖3-166：髂脛束的壓痛好發部位

過只要疼痛不嚴重，光憑壓迫時常無法引發疼痛。

髂脛束隨著膝關節的屈曲，與股骨外上髁之間的位置關係會變化。如圖3-167所示，髂脛束在膝關節伸展時位於外上髁的前面，在30至45度屈曲時在外上髁正上方，繼續屈曲後則變成落在外髁的後面。

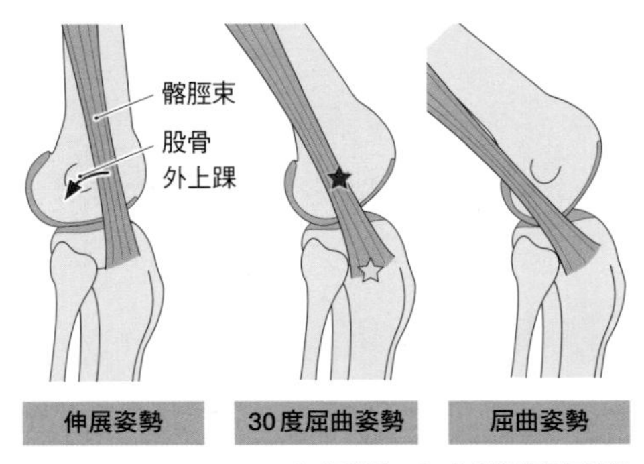

圖3-167：隨著膝關節的屈伸，髂脛束對於外上髁的位置變化

利用這種髂脛束與外上髁之間的位置關係的試驗，稱為抓夾試驗（grasp test）。筆者會在外上髁沒有壓痛的情況做這種試驗。以往的抓夾試驗，是一邊壓迫外上髁一邊做膝關節的屈伸，使得髂脛束與外上髁的摩擦負荷變大，以引發疼痛（圖3-168a）。

筆者會做衍生法，從健側朝下的側臥姿勢使健側的髖關節屈曲90度，使患側伸展、內收以後做這種試驗。由於透過這種起始擺位，能對髂脛束施加強力的伸長，因此能輕易引發疼痛（圖3-168b）。此外，就算疼痛沒有被引發，也能引發異樣感及卡卡感。

③透過伸長試驗進行評估

此疾患的大多案例中，包含附著於韌帶的肌肉在內、髂脛束整體的伸長性降低。

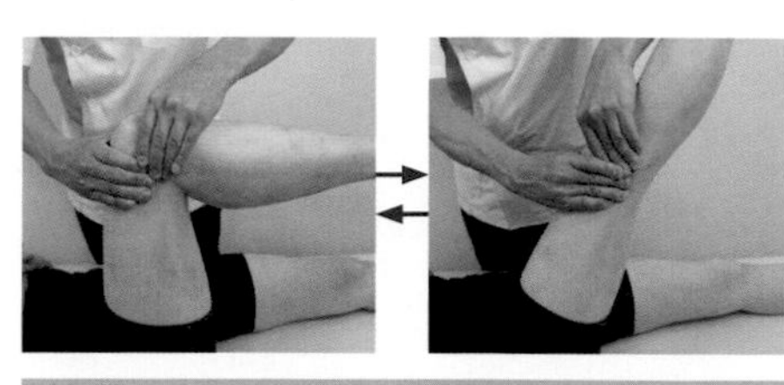

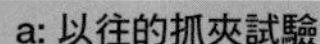

a: 以往的抓夾試驗

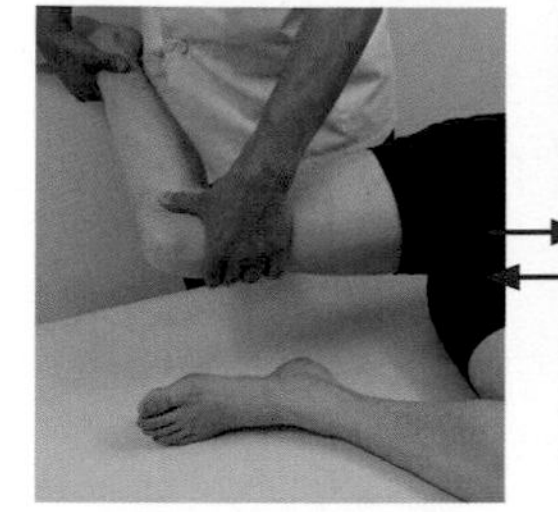

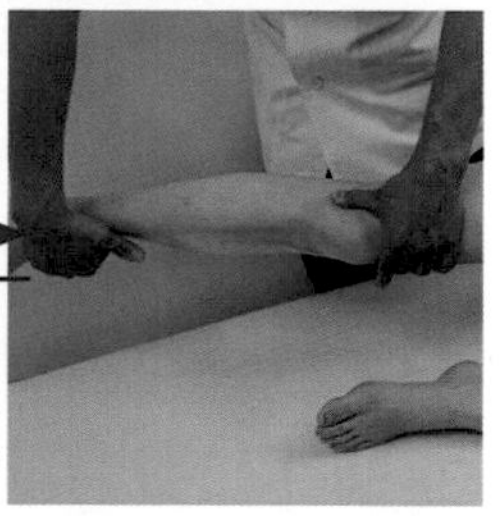

b: 筆者做的抓夾試驗衍生法

圖3-168: 髂脛束的抓夾試驗衍生法

【起始擺位】健側朝下，側臥。
使健側髖關節屈曲90度，患側髖關節伸展、內收。

【方　　法】一邊壓迫股骨外上踝一邊使膝關節屈伸。
就算沒有引發疼痛，也能引發異樣感及卡卡感。

因此用奧伯試驗（ober test）評估髂脛束的伸長性。

奧伯試驗是髂脛束疼痛時必須做的試驗。臨床人員想出許多的衍生作法，而統一每次的執行方法是非常重要的。由於倘若執行方法相異，無法比較試驗結果，就會不了解下次患者回診時，髂脛束的伸長性是否改善了。因此筆者的衍生方法如圖**3-169**a所介紹，以非檢查肢朝下的側臥姿勢，使非檢查肢的髖關節屈曲90度，把檢查肢的下肢與體幹呈現直線的伸展擺位設為起始擺位，每次都用這種擺位執行。人用目測容易重現的角度為0度及90度（譬如說60度的重現精準度會降低），因此只要用這種擺位，每次都能以同樣條件做試驗。

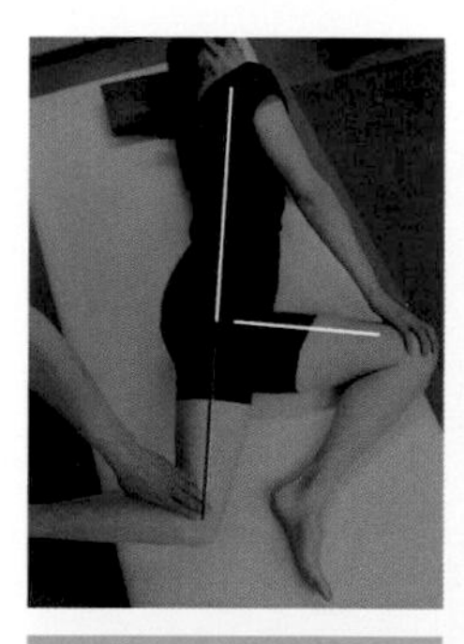

a: 起始擺位

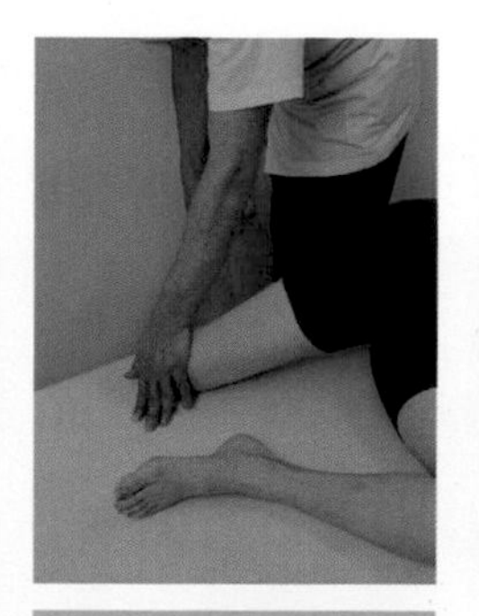

b: 陰性

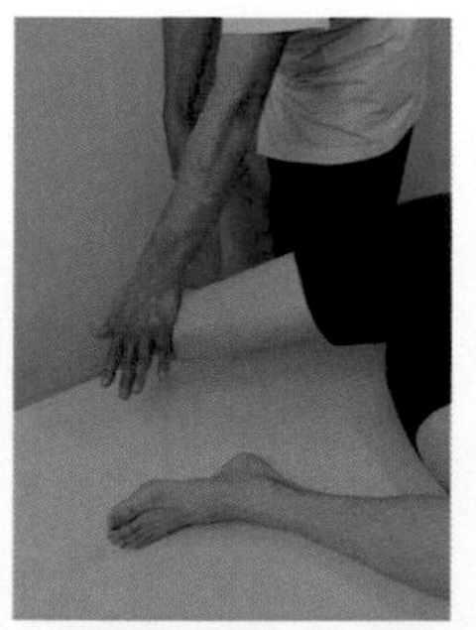

c: 陽性

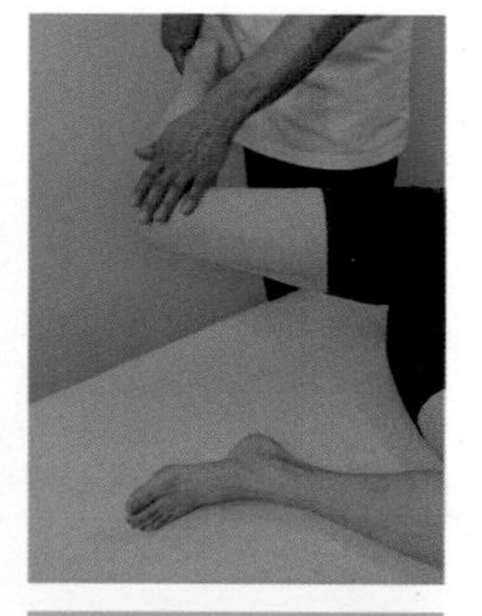

d: 伸長性顯著低落的案例

圖3-169: 髂脛束的奧伯試驗

【起始擺位】檢查肢朝上，側臥。

【方　　法】使下方的下肢髖關節、膝關節屈曲90度，檢者手掌碰觸上側的髖骨。從這種擺位讓檢查肢的下肢伸展、內收，以和體幹呈直線。

【評　　估】檢查肢的膝蓋可碰到床鋪為陰性，無法碰到床鋪為陽性。若髂脛束的伸長性降低，股骨只能從水平面稍微往下壓。這種情況，筆者會測量內收角。

此疾患的大多案例，做這種試驗呈現陽性。股骨的伸長性低落到無法伸直的案例也不少見（圖3-169c）。

這種試驗為陽性的情況，便當場做髂脛束的牽拉。透過牽拉以改善髂脛束的伸長性，倘若再次試驗的結果為陰性，縱使疼痛沒有消失，也一定會緩解。因此指導患者習慣做伸展，督促患者自主運動。關於自主運動的細節，請確認〈3）治療〉。

此外，這種試驗陰性的情況，有時也會合併髂脛束疼痛。筆者認為這種類型的案例約佔5到10%左右。關於這種類型的案例，將在接下來的力學上的評估章節中介紹。

2）力學上的評估

從力學的角度觀察，髂脛束疼痛的大多案例，膝關節的外翻力矩會增加。只不過，其中也有儘管膝關節的外翻力矩沒有特別問題，髂脛束卻會痛的案例。這種案例，是前述的奧伯試驗（伸長試驗）呈現陰性也會痛的類型。

筆者稱前者「膝關節內翻的類型」，後者為「髖關節內收的類型[註10]」，大致上分開看待。大多髂脛束會痛的案例都是「膝關節內翻的類型」，因此本節以對於這種類型的案例的力學評估為中心進行說明。

①非負重姿勢的形態評估、可動特性的評估

從組織學的評估能判斷髂脛束為疼痛發生源的情況，檢查髖關節的「伸展可動性」

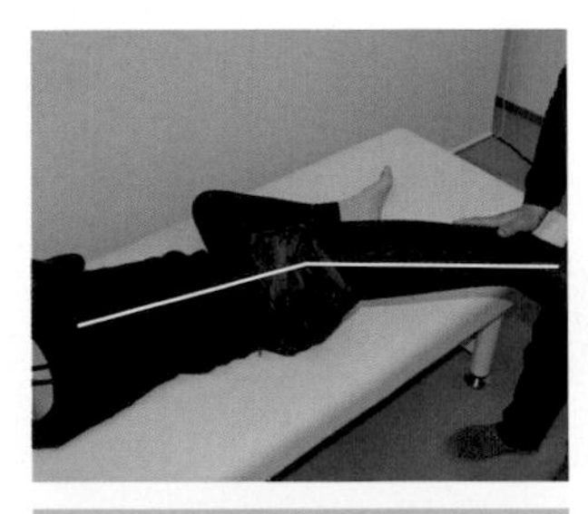

a: 髖關節伸展可動性

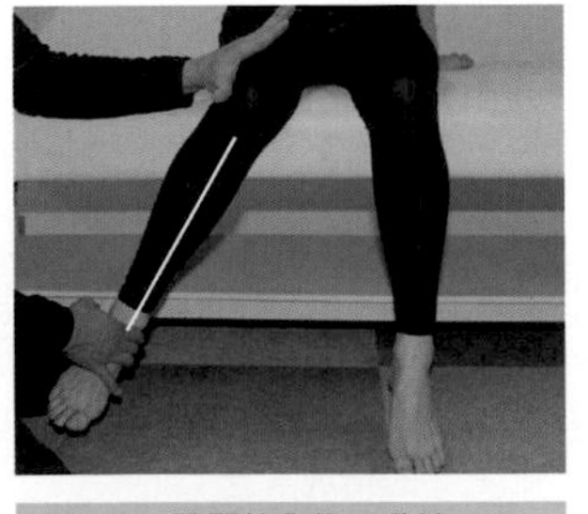

b: 髖關節內旋可動性

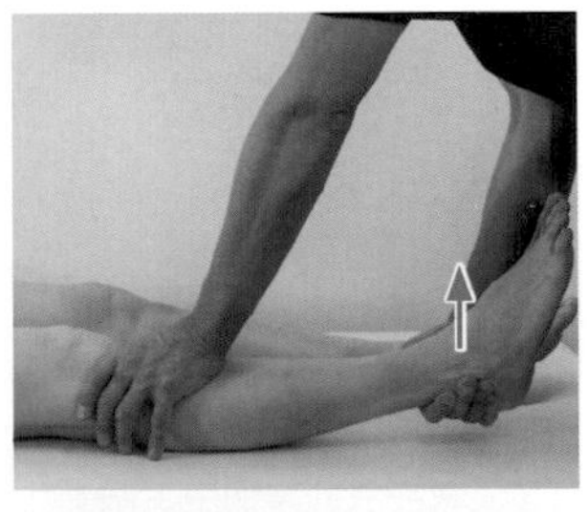

c: 膝關節伸展可動特性（過伸直）

圖3-170: 非負重姿勢的形態評估、可動特性評估

[註10]　關於這種類型的髂脛束疼痛，過去幾乎沒有研究指出這一點。不過在臨床上確實存在，只要仔細評估，應該能遇見這種類型的案例。

及「內旋可動性」，以及膝關節的「伸展可動特性」（圖3-170）。

此疾患的案例常有髖關節伸展及內旋的可動性受限的情況，因此髖關節容易呈現外旋，結果強制施加了外側負重。此外，幾乎沒有膝關節過伸展的案例，膝關節以輕度屈曲姿勢活動，也與膝關節外翻力矩的增加有關。

只不過髖關節內收的類型當中，這些可動性幾乎沒有僵硬及受限的情況。

請牢記在非負重姿勢的這些評估，也有助於動作分析時的預測。

②站姿排列評估

由於髂脛束疼痛的案例在站姿時呈現髕骨外翻的情況常見，因此一定要觀察站姿排列。若髕骨呈現外翻，膝關節的外翻力矩就容易增加。這種現象與此疾患的發生有關（圖3-171）。

另一方面，髖關節內收的類型當中，幾乎沒有站姿呈現髕骨外翻的情況，呈現髕骨內翻（斜膝）常見是其特徵。

透過至今為止的說明，您應該已經理解此疾患的「膝關節內翻的類型」與「髖關節內收的類型」，做伸長試驗、非負重姿勢的可動特性、站姿排列評估時有明顯的不同之處，了解各自的特性在評估時很重要。此外，也要牢記對於不同類型的治療方法完全不一樣。

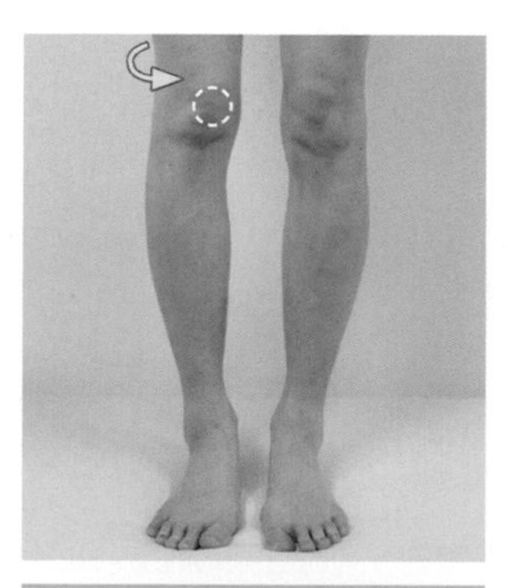

a：髕骨內翻

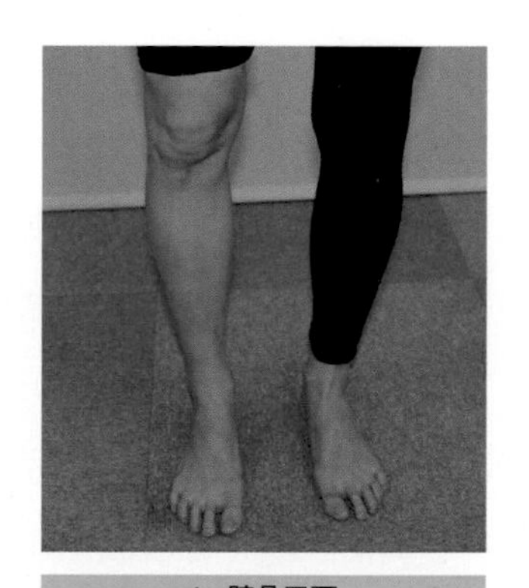

b: 髕骨正面

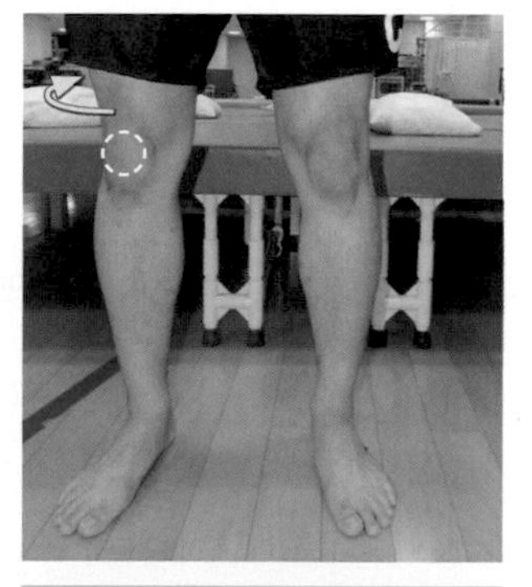

c: 髕骨外翻

圖3-171：髂脛束炎常見的站姿排列

髂脛束疼痛的案例中，站姿時呈現髕骨外翻的情況常見（c）。

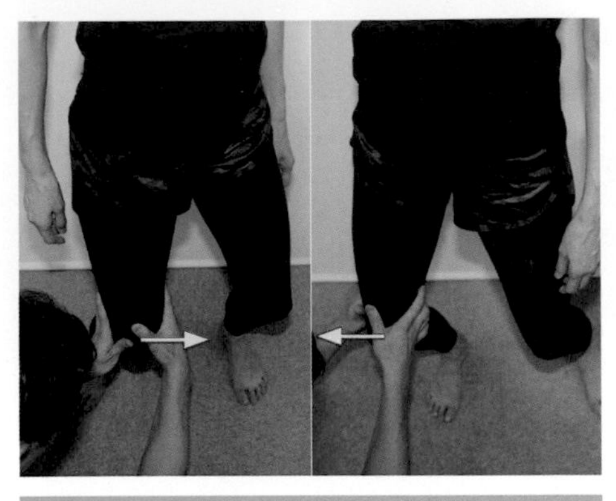
a: knee-in、knee-out試驗

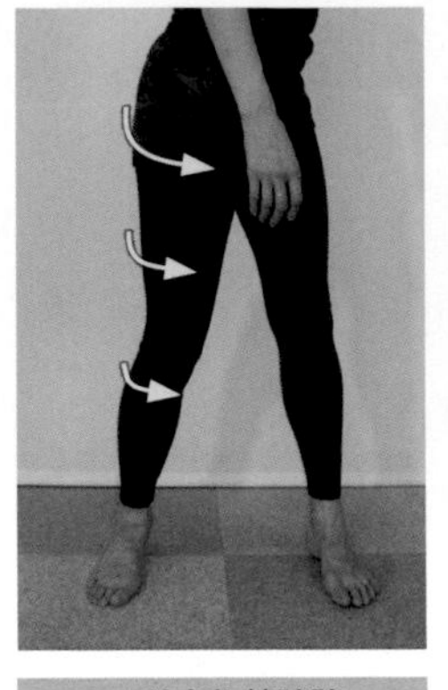
b: 前向旋轉試驗

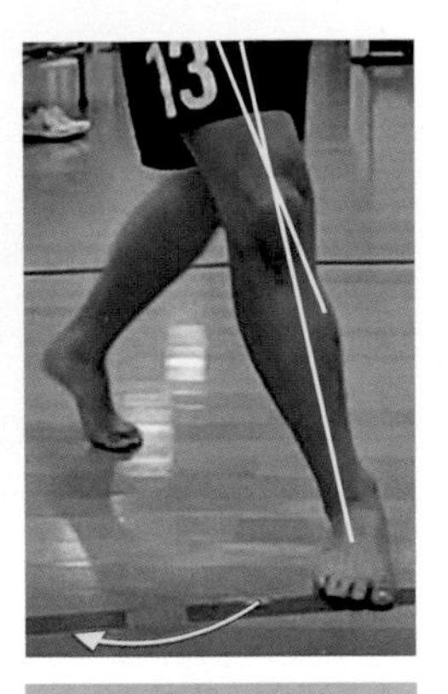

c: 交叉繞圈試驗

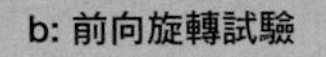

圖3-172: 負重姿勢的壓力試驗

③負重姿勢壓力試驗

此疾患的特徵，是進行負重姿勢的壓力試驗卻時常無法引發疼痛。即使用雙腳支撐的knee-out試驗有時可引發疼痛，倘若疼痛不劇烈便無法引發疼痛的情況較為常見（**圖3-172**）。此外，用其他負重姿勢的壓力試驗，也幾乎無法引發疼痛。

④動作分析

髂脛束疼痛力學上的主因，與步行站立期的膝關節外翻力矩有關。此外，膝關節外翻力矩主要在站立前期出現，不過也有一種情況是後期出現外翻力矩導致此疾患，因此除了站立前期，也一定要觀察後期。

過度的膝關節外翻力矩，產生的主因是「膝關節內翻姿勢負重」、「骨盆外移」、「體幹的質心（COM）」（**圖3-173**）。因此，從這些觀察重點的評估，可分析最主要的影響因子為何。

髖關節內翻的類型中，大多案例身上都能觀察到步行站立期的膝關節外翻力矩並不大（或者說沒有產生）。無關乎奧伯試驗（伸長試驗）為陰性、站立期的膝關節外翻力矩不大，髂脛束卻出現疼痛……普通思考不覺得奇妙嗎？

然而，大多髖關節內收的類型會呈現某種有特徵性的動作。那就是全碟倫伯格氏現象（**圖3-174**）。筆者認為，全碟倫伯格氏現象為陽性的情況，髂脛束不是從遠端，而是從近端伸長，造成此疾患發生。因此髖關節內收類型的情況，可注意全碟倫伯格氏現象，觀察動作。

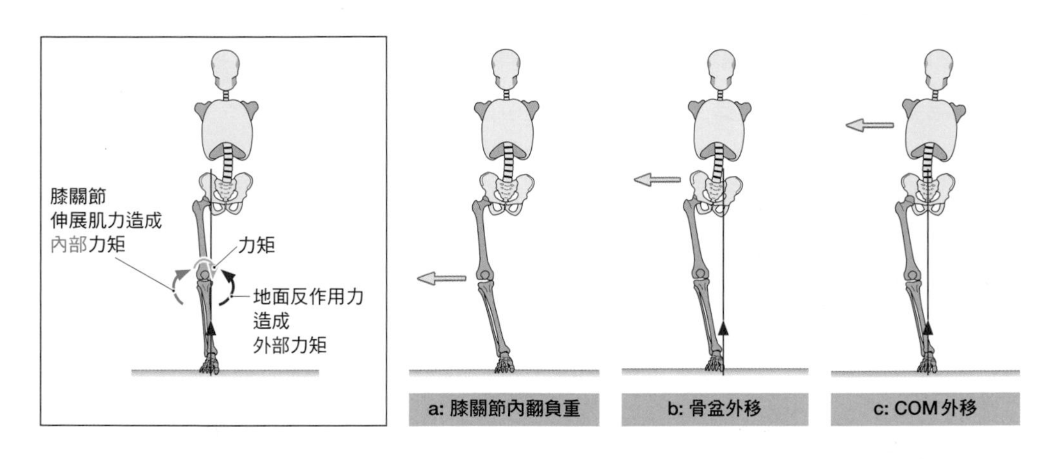

圖3-173: 膝關節外翻力矩的增強因子

若地面反作用力向量通過膝關節的內側，使得股骨朝向外側，膝蓋往內翻方向作用，為了保持抗衡，外側支持肌群會產生作用。
膝關節內翻姿勢負重、骨盆外移、COM外移等外翻力矩增強因子的影響，造成地面反作用力向量比起正常情況，更偏向通過膝關節的內側。

若理解各力矩增加的原因，評估動作時的指標就會更為明確。關於細節，請參照拙作[2)]。

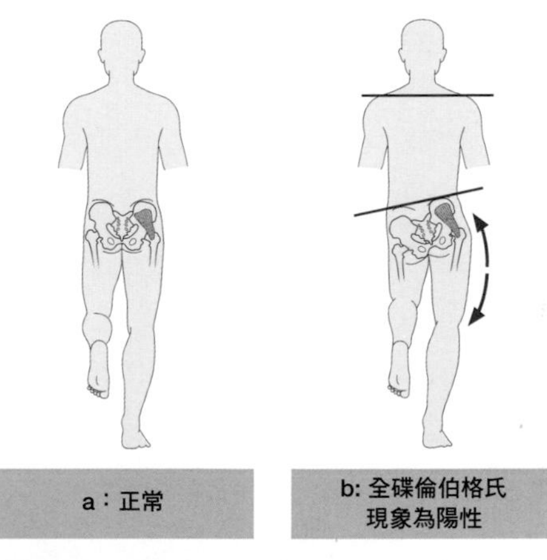

圖3-174: 全礫倫伯格氏現象

全礫倫伯格氏現象為陽性的情況，步行站立時骨盆往側邊擺動以及上揚。因此髂脛束的近側會伸長。

3）實際的治療狀況

髂脛束疼痛是髂脛束與股骨外上踝之間反覆的摩擦負荷而造成。筆者認為，要改善這種摩擦負荷，主要必須做接下來四個項目。

①包含附著的肌群之髂脛束全體伸長性的改善。

②髂脛束與外上踝的滑動性改善。

③膝關節外翻力矩的緩解。

④髖關節內翻姿勢負荷的緩解。

接下來逐一說明此疾患治療的上述項目。

①包含附著的肌群之髂脛束全體伸長性的改善

a）反覆收縮與短縮的方法

奧伯試驗為陽性的情況，當場對髂脛束做牽拉。有許多肌肉附著在髂脛束上，筆者會讓患者側臥、使髖關節外收的方法，對於所有附著的肌肉反覆做收縮與短縮，嘗試改善伸長性[25)26)]（圖3-175）。

此時，為了順利改善附著的肌肉及髂脛束的伸長性，有三個重點。第一點，注意避免讓髖關節外旋。因此筆者會指示患者抬起腳跟，而非膝蓋。透過抬起腳跟，維持髖關節內旋的狀態，能使髖關節外展。第二點，讓患者髖關節收縮至最大短縮擺位以後，再次徒手使其短縮。這個步驟，可使回歸抑制產生生理上的作用，獲得鬆弛。第三點，盡可能在髖關節伸展擺位使其伸長。

奧伯試驗呈現陽性的案例，大多能當場大幅改善伸長性。之後，指導患者本人做自主運動，倘若下次複診時再次試驗的結果便呈陰性，幾乎所有案例，就算不能使疼痛消失，應該都能緩解。即使改善了伸長性、疼痛卻沒有緩解的情況，要懷疑有別種病態潛伏的可能性。

Pass: KJ2304

網路影片 27 附著於髂脛束肌肉的肌僵直緩解（反覆收縮與短縮的方法）

觀看影片可加深對於這種運動實施方法的理解。請一定要看。

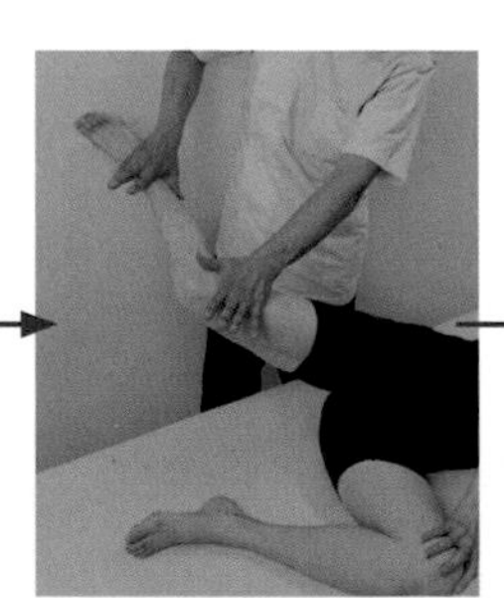
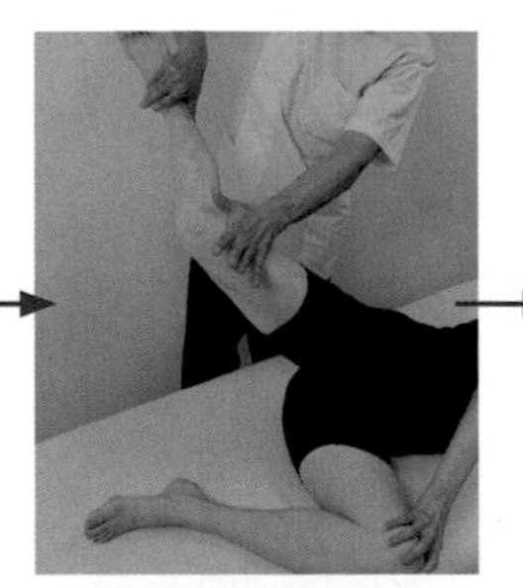
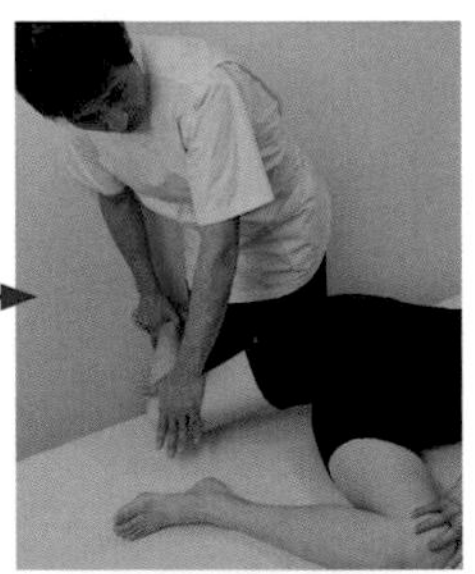

a: 髂脛束輕度伸長擺位 → b: 輕輕使其收縮，呈現短縮位 → c: 檢者徒手使其短縮 → d: 施加牽拉

圖3-175：附著於髂脛束肌肉的肌僵直緩解（反覆收縮與短縮的方法）

【起始擺位】健側朝下，側躺，使髂脛束輕度伸長。
【方　　法】伸長位以後輕輕使其收縮，逐漸呈現短縮。最後由檢者徒手使其短縮。接下來做牽拉，反覆這個過程，肌肉的伸長性可明顯改善。

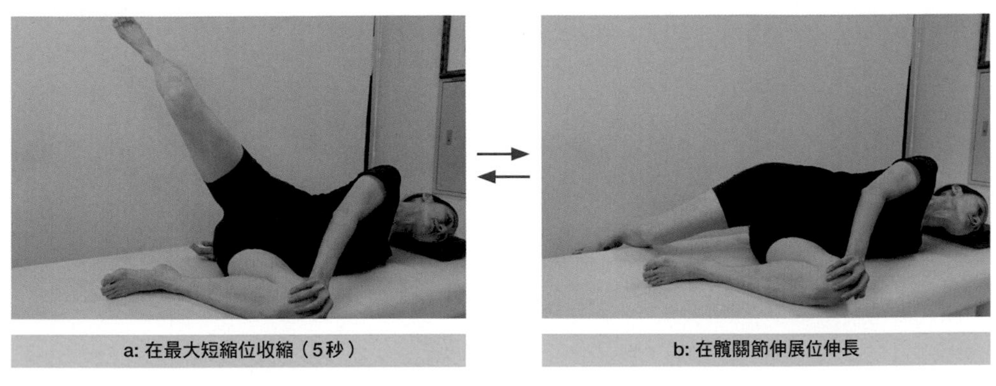

a: 在最大短縮位收縮（5秒）

b: 在髖關節伸展位伸長

圖3-176: **自主運動（伸展①）**

運動時的重點，是避免髖關節外旋，以及使其收縮到最大短縮位以後，在髖關節伸展姿勢使髂脛束伸長。

b）髂脛束伸長的自主運動

指導患者做自主運動非常重要。根據筆者的經驗，假如患者每日做這種自主運動，髂脛束的伸長性一定會改善。指導患者順利做髂脛束伸長的自主運動之重點，是避免髖關節外旋，以及收縮至最大短縮位以後，用髖關節伸展姿勢使其伸長（圖3-176）。

髂脛束伸長的自主運動，也有利用牆壁做的方法（圖3-177）。重點在於靠牆支撐患側的腰部，做髖關節伸展。站姿做運動，有著隨時隨地都能運動的好處，比起臥姿做運動的持續率也增加。

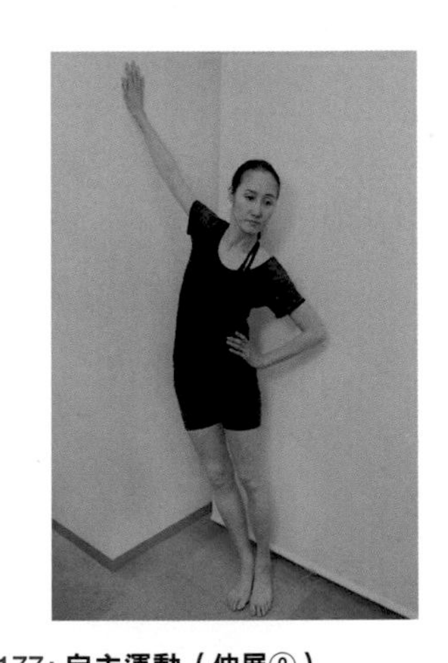

圖3-177: **自主運動（伸展②）**

用牆壁大力引導髖關節內收。

c）股外側肌的牽拉

由於股外側肌附著於髂脛束，因此髂脛束的伸長性與股外側肌的肌僵直息息相關。因此確認股外側肌有肌僵直的情況，便對股外側肌做牽拉，髂脛束也能因此變柔軟（圖3-178）。

手指按壓股外側肌的外側，就能直接摸到股二頭肌以及股外側肌的始點之間的骨

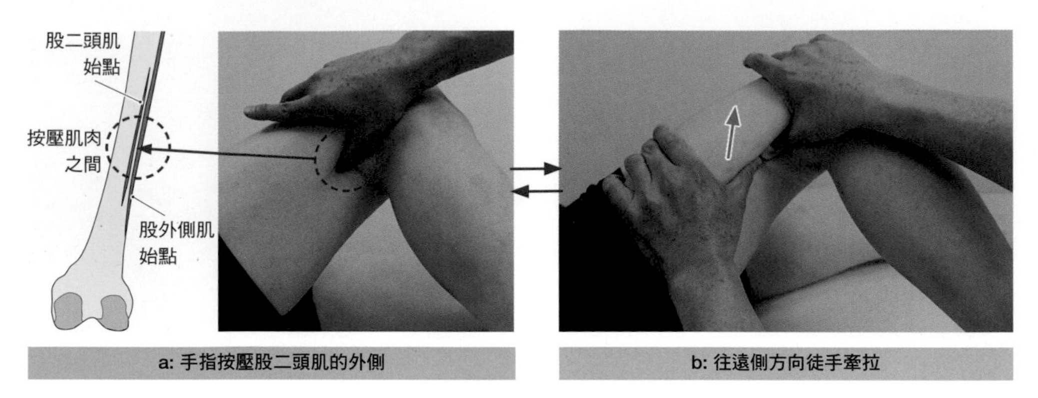

a: 手指按壓股二頭肌的外側　　b: 往遠側方向徒手牽拉

圖3-178: 股外側肌的牽拉

手指按壓股二頭肌的外側，直接碰觸股二頭肌與股外側肌之間的骨頭（a），同時把股外側肌的始點往遠側方向徒手牽拉（b）。

頭。從這種狀態，把股外側肌的始點，徒手往遠側方向牽拉。

②髂脛束與外上髁的滑動性改善

a）ITB-P的牽拉

髂脛束的遠側，有條連接髕外側支持帶與髂脛束的纖維束（iliotibial band-patella fiber：ITB-P）（圖3-179a）[9]。若ITB-P周邊的滑動性欠佳，髂脛束與外上髁之間的摩擦負荷會變大，因此要如圖3-179b、c所示，徒手牽拉ITB-P，以改善滑動性。

一般而言，此纖維束的僵硬有左右差異，患側僵硬的情況較多。也要指導患者做自主運動，做這種運動，直到左右差異消失為止。

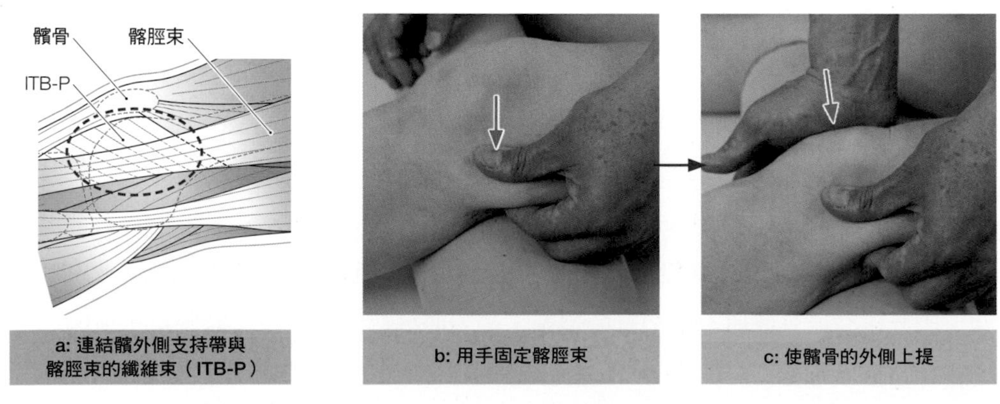

a: 連結髕外側支持帶與髂脛束的纖維束（ITB-P）　　b: 用手固定髂脛束　　c: 使髕骨的外側上提

圖3-179: ITB-P的徒手牽拉

在固定髂脛束的狀態（b），按壓髕骨的內側，使得外側上提，利用這點做ITB-P的牽拉（c）。

b）髂脛束的滑動運動

為了改善髂脛束的滑動性，直接握住髂脛束，徒手使其往分布的垂直方向滑動（圖3-180）。筆者從臨床經驗了解，把肌肉及肌腱往其分布的垂直方向徒手滑動，可當場緩解僵直。

髂脛束

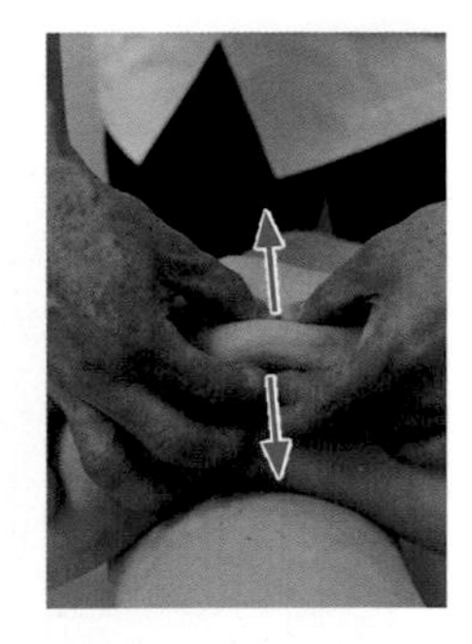

圖3-180：髂脛束的滑動運動

直接握住髂脛束，徒手使其往分布的垂直方向滑動。

③膝關節外翻力矩的緩解

a）貼紮、足弓墊

由於此疾患許多案例的膝關節外翻力矩變大，因此抑制膝關節內翻的貼紮成效佳。筆者通常會做如圖3-181 a以及圖3-181 b所介紹的貼紮法。哪種作法的成效較佳，可實際讓患者步行看看，選擇可矯正至良好動作的作法。

髖關節內收類型案例的情況，通常並非往髂脛束的上方貼附，而是如圖3-181 c所示，往下方貼附貼紮有成效的情況較常見。這種情形，也一定要觀察貼紮以後的步態，檢查是否矯正至良好的動作。圖3-181 a、b與圖3-181 c只是貼紮的貼附方向不同，最好也了解貼紮以後的動作會有迥異之處。這種不同的地方，往其他部位貼紮也一樣。譬如說，往阿基里斯腱貼紮的情況，往上方貼附或者往下方貼附，動作會不同。

此外，後足部內翻變形嚴重的情況，由於容易產生外側負重，如圖3-181 d，穿戴外側足弓墊有效的情況常見。

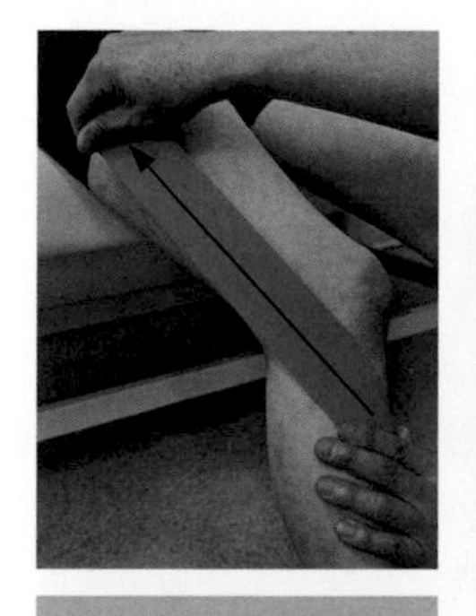

a: 抑制內翻的貼紮

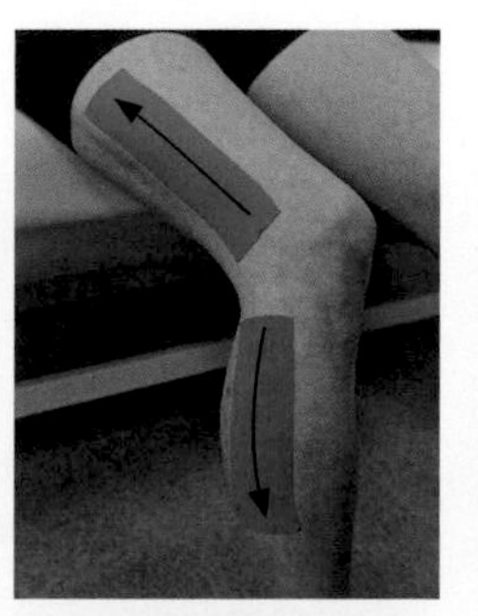

b: 抑制內翻的貼紮（皮膚貼紮）

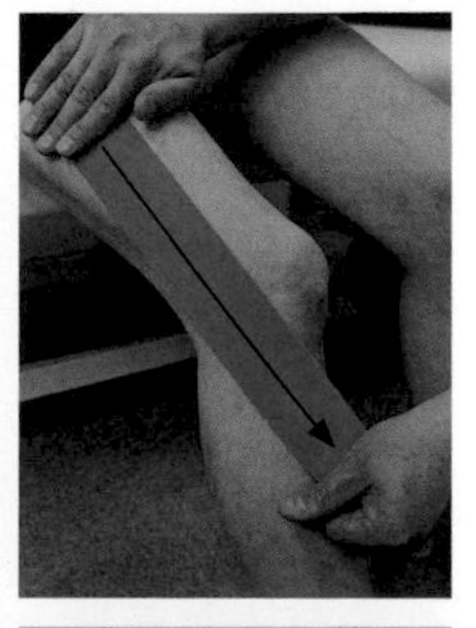

c: 髖關節內收類型案例的貼紮

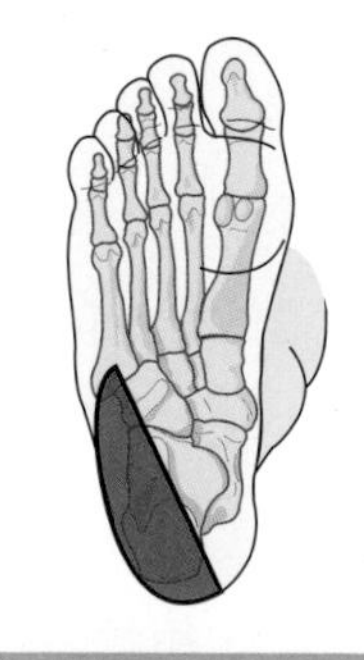

d: 外側足弓墊

圖3-181：抑制膝關節外翻力矩的貼紮與足弓墊

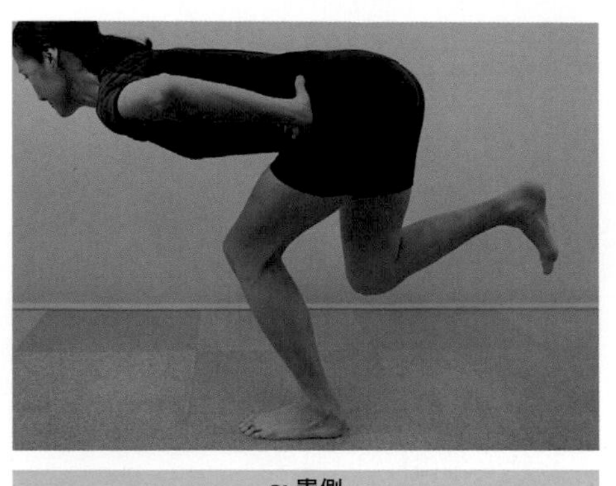
a: 患側

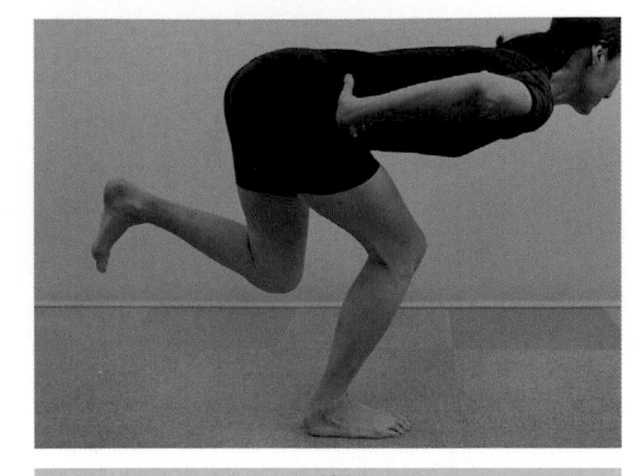
b: 健側

圖3-182: 動作控制

使膝關節呈現60度以上的屈曲姿勢，左右交互進行。用健側獲得回饋，同時逐漸改善患側的外側負重。

b）動作控制

由於此疾患的案例容易合併外側負重，因此要對於位移的負重做動作控制。如圖3-182介紹，使膝關節屈曲60度以上，單腳蹲下，做動作控制。由於髂脛束與外上踝在膝關節60度以上的屈曲姿勢不會接觸，因此能把負荷壓在最低限度做運動。

此外，由於對於髂脛束的力學負荷大多在站立前期產生，因此要如圖3-182使髖關節屈曲，做動作控制。讓膝關節外翻力矩過剩的案例做這種運動，便可了解容易有外側負重，膝蓋也往外側偏移。

c）冠狀面體幹位移的改善

體幹位移的症狀當中，骨盆的側向位移與膝關節外翻力矩大大有關。若骨盆側向位移，膝蓋外測就會施加伸長負荷，就算並非醫療人員也能容易理解這種現象才對（圖3-183）。

骨盆的側向位移，大致上可分為肩胛骨在同側下降的類型，以及在對側下降的類型（圖3-184）。

因此，用體幹排列評估看出骨盆側向位移的情況，為了改善位移，如圖

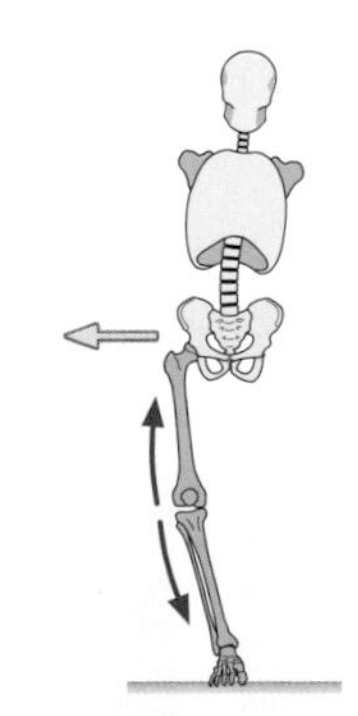

圖3-183: 骨盆側向位移與膝關節外翻力矩之間的關聯性

若骨盆側向位移，就會對膝蓋外側施加伸長負荷。

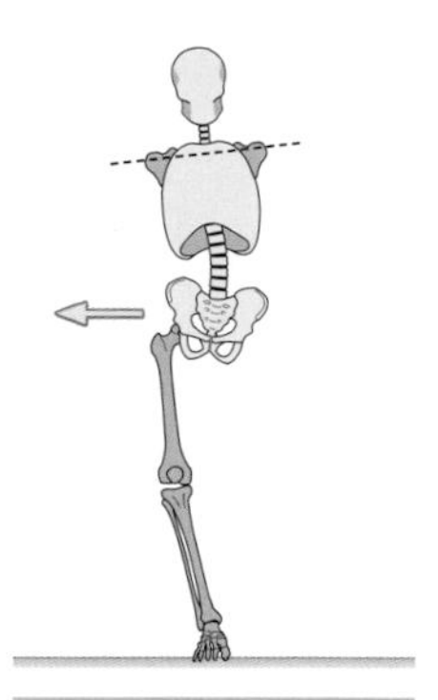

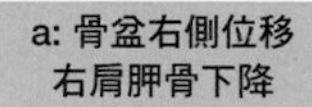

a: 骨盆右側位移
右肩胛骨下降

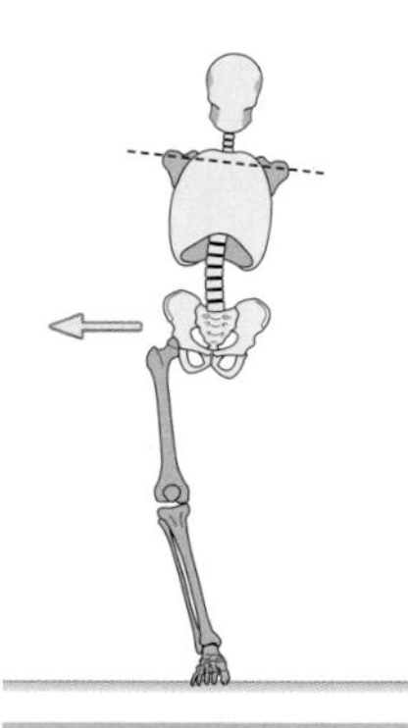

b: 骨盆右側位移
左肩胛骨下降

圖3-184: **冠狀面的體幹位移**

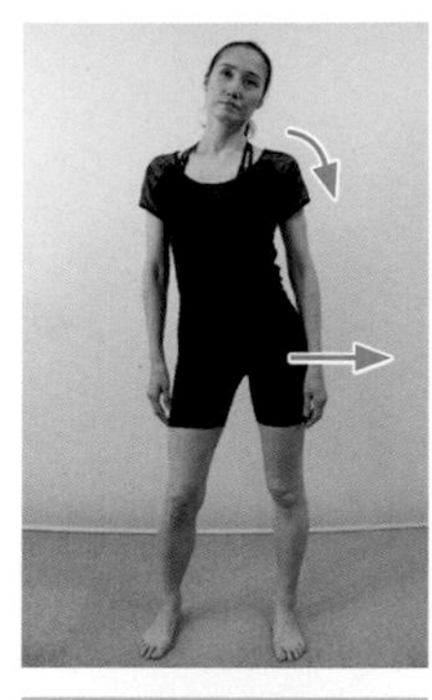

a: 骨盆朝右位移，
右肩胛骨下降時
的運動療法

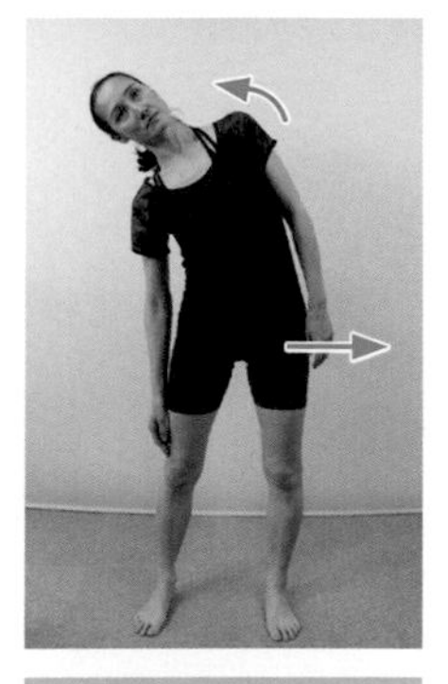

b: 骨盆朝右位移，
左肩胛骨下降時
的運動療法

圖3-185: **骨盆側向位移時的運動療法**

一邊踏步一邊做進行，能更有成效的運動。

3-184介紹、與位移相反方向的運動，指導患者做自主運動（圖3-185）。

④髖關節內翻姿勢負荷的緩解

髖關節內收類型案例的情況，大多呈現全碟倫伯格氏現象與骨盆側向位移兩種現象（圖3-186）。

這種案例當中，髂脛束的近側會產生伸長負荷。許多治療師會對於呈現全碟倫伯格氏現象的患者，強化髖關節外展肌力，但筆者認為比起做髖關節外展肌的肌力強化，在負重姿勢能使外展肌活動的動作控制更重要。因此如圖3-187b所示，指導患者做單腳、使對側骨盆上提的運動，以改善步行時的動作。

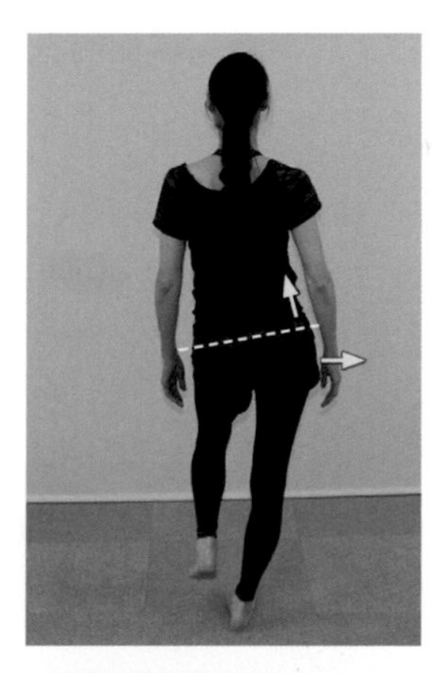

圖3-186: **呈現全碟倫伯格氏現象與骨盆側向位移的案例**

髖關節內收類型的案例，時常呈現全碟倫伯格氏現象以及骨盆側向位移兩者。

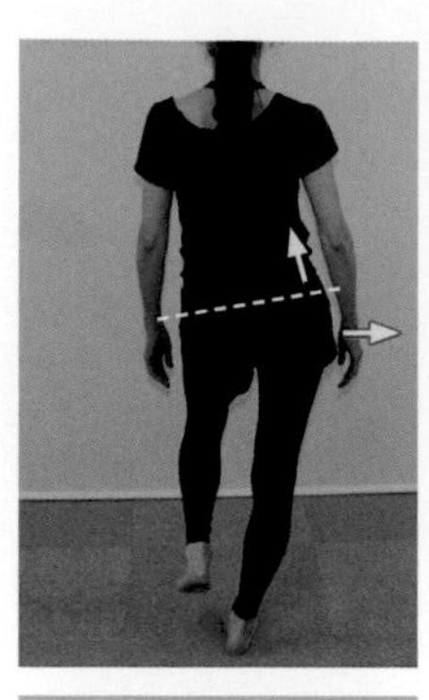

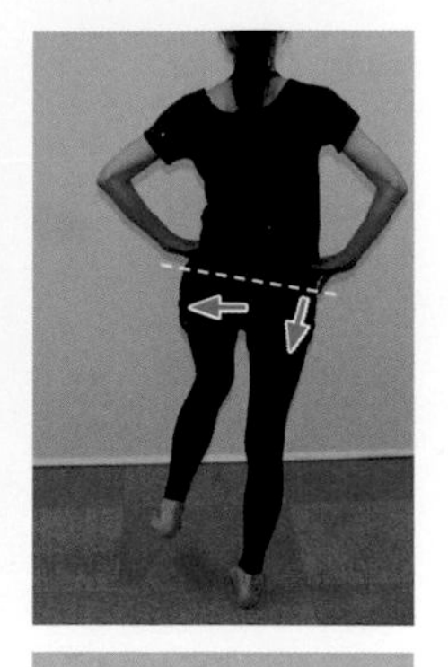

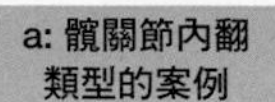

b: 運動療法

圖3-187: 步行動作改善的運動療法案例

髖關節內收類型的案例，在步行站立時骨盆往側邊搖擺及上揚（a）。
面對這種案例，指導患者單腳讓站立腳的骨盆下壓，同時讓體幹保持直立姿勢（b）。

4）髂脛束炎的評估與治療彙整

〈第3章　容易產生疼痛的組織評估與實際的治療狀況〉列舉的九個組織之中，髂脛束的疼痛大多由於長時間的快走、步行、自行車競技等反覆的膝關節屈伸運動的動作而發病。另外，若以力學上的觀點評估此疾患的案例，大致上可分為「膝關節內翻類型」與「髖關節內翻類型」，由於其特性及評估結果明顯不同，因此治療方法也截然不同，請銘記在心。

「知道」、「理解」、「能實施」、「熟練」，這些全都不一樣。因此，請反覆透過臨床的實踐，進一步加深理解。基於上述內容，把髂脛束疼痛的「組織學上的評估到力學上的評估」的注意事項整理成**表3-8**，希望能當作讀者臨床上的參考。

表3-8: **髂脛束評估的注意事項**

評估	注意事項
受傷原因	・大多由於長時間運動而出現 ・膝關節的反覆屈伸動作而好發
壓痛	・壓痛在髂脛束與股骨外上髁接觸（摩擦）的部位局部性發生 ・用抓夾試驗、抓夾試驗衍生法能引發疼痛 ・就算無法引發疼痛，有時用抓夾試驗衍生發會引發異樣感及卡卡的感覺
髂脛束的伸長試驗	・用奧伯試驗評估髂脛束的伸長性 ・「膝關節內翻類型」與「髖關節內收類型」的評估結果迥異
非負重姿勢的形態與可動特性的評估	・檢查髖關節「伸展可動性、內旋可動性」與髖關節「伸展可動性」 ・「膝關節內翻類型」與「髖關節內收類型」的評估結果迥異
站姿排列評估	・大多呈現髕骨外翻 ・「膝關節內翻類型」與「髖關節內收類型」的評估結果迥異
負重壓力試驗	・雙腳支撐的knee-in、knee-out試驗 ・常無法引發疼痛
動作分析	・評估膝關節外翻力矩增加的主因 ・在「髖關節內翻類型」，注意全碟倫伯格氏現象做觀察

專欄：牽拉的意義

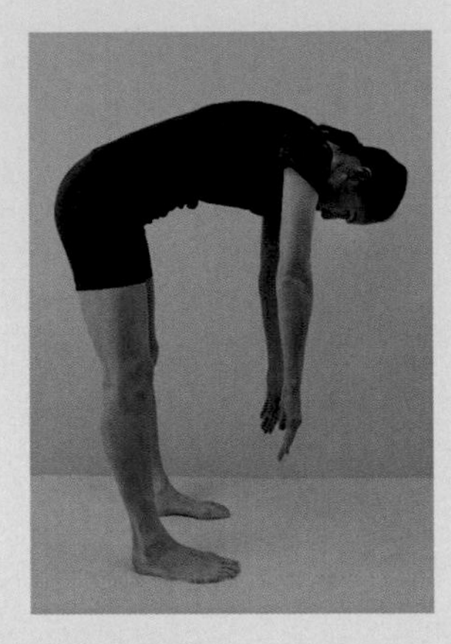

圖3-188：牽拉的意義

就算是頂尖運動員，使身體前屈，手指也碰不到地面、奧伯試驗呈現強烈陽性等，肌肉及關節僵硬的案例並不少見。

假如髂脛束疼痛，常有奧伯試驗呈現陽性，髂脛束也明顯僵硬的情況。因此，常會在臨床上做伸展。不過仔細一想，假如鬆弛膝關節會往外側搖擺的案例的外側支持組織，將會變得無法抑制搖擺，因此往外側搖擺的情況會變得更加嚴重才對吧？因此在過往的臨床上，不常做伸展的治療。

只不過現已了解，若改善了髂脛束的伸長性，疼痛幾乎無一例外地可被舒緩。因此筆者有一天，浮現「做髂脛束的伸展以後的動作會如何變化？」的疑問。當時，筆者把許多案例當作研究對象，嘗試比較、檢證了實施髂脛束的伸展前後的步態。

筆者從當時的觀察了解一件事。那就是實施伸展以後，外翻力矩會變小。這件事在筆者的臨床上成為重大的「典範轉移」。意即這種比較檢證，令筆者了解伸展的意義了。那就是**若肌肉及支持組織僵硬，身體便會「倚靠」在該組織般地做出應對**。因此若做了伸展，對於已伸長組織的力學負荷將會減少。

筆者曾診療過許許多多的頂尖運動員，印象中比起肌肉和關節柔軟的選手，僵硬的選手壓倒性的多（但取決於運動種類也會不同）。也就是說，猶如硬的彈簧比軟的彈簧還要堅固一樣，對於選手而言，可說會利用硬度。因此我們治療師在做牽拉時，或許有必要了解，只憑對於硬處施加牽拉的概念，具有導致運動員的表現下降的可能性。我們並不是教練。不要一股腦兒地做牽拉，終究要站在醫療的觀點評估患者，重點是對於與病態有關的部位做牽拉，是筆者的想法（圖3-188）。

9. 膕肌

參照文獻 27 製圖

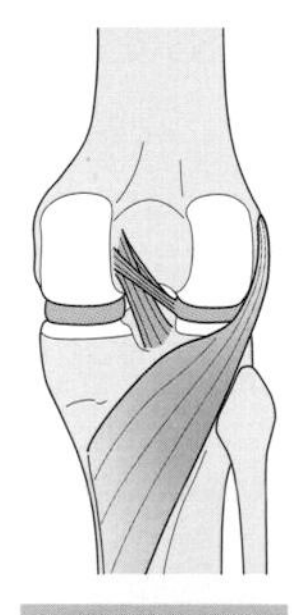

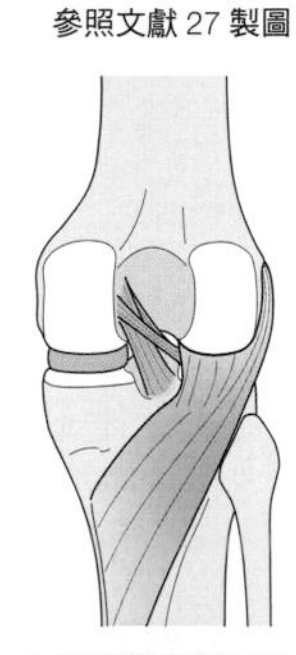

a: 附著（無） 45.0%　b: 附著（鬆） 37.5%　c: 附著（密） 17.5%

圖 3-189：膕肌的解剖圖與附著狀態

橫跨於膝關節的大半肌肉為縱向分布。不過唯有膕肌橫向分布（嚴格來說是斜向），一般認為是以旋轉作用為主的肌肉。同時有許多例外※，據說常有附著於外側半月板的情況，實際上有45％不會附著[27]。

※所謂例外，指正常範圍內解剖學形態的個體差異。

膕肌是位於膝蓋後方的肌肉。橫跨於膝關節的大半肌肉，基本上是縱向分布。不過唯有膕肌橫向分布（嚴格來說是斜向），因此一般認為是以旋轉作用為主的肌肉（圖 3-189）。由於膕肌分布於後膝，常被認為有屈曲的作用，不過幾乎沒有屈曲的功能，基本上最好視為內旋肌。

膕肌疼痛是臨床上常見的病態，從年輕人至高齡者，在廣泛的年齡層都會發生。但是由於不適應手術、不妨礙生活等理由，在醫療現場有被輕忽的傾向。另外，由於對患者而言也並非極為困擾的病態，所以不常因此病就診，就算上醫院了，由於缺乏醫療人員仔細看診的實際感受，或許因而不會持續複診吧。只不過，由於此疾患的案例，具有容易引起其他各式各樣障礙的特徵，因此我們治療師倘若能理解病態與其原因，進行合宜的治療，其作用極大。

那麼接下來說明評估膕肌時的重點，以及筆者實施的治療。

1）組織學上的評估

①從問診了解的情況

膕肌及膕肌肌腱疼痛，分為外傷引起，以及障礙引起的類型。假如為外傷性，大多由於跳躍動作及轉換方向的動作引起；假如為障礙性，大多由於長時間的步行、快走以及深屈曲動作而造成。因此，必須詢問發病的原因，並且詢問是外傷還是障礙。

此時的重點是，縱使因為外傷而發病的情況，倘若疼痛持續超過2個月，外傷已經演變成續發性障礙，必須視為障礙處理。在筆者的印象中，膕肌及膕肌肌腱疼痛，儘管為外傷造成的疼痛，原本膝關節呈現過外旋的人發病的情況還挺多的。因此，若內旋肌的膕肌及膕肌肌腱受損，外傷後也會由於過外旋造成膕窩的伸長負荷持續產生，因此容易演變成續發性障礙。

疼痛的顯現方式為局部性，但由於膕窩位於深層的部位，且若無長時間活動就難以察覺疼痛，因此也有許多患者無法指出清楚的位置。只不過，若詢問「後膝中央的上面或下面，哪邊會痛？」，大多人會清楚回答「下面痛」。

另外，也有患者表示「有時會痛」，筆者認為基本上是長時間持續施加伸長負荷使得肌肉缺血，導致疼痛發生。

②透過壓痛試驗進行評估

膕肌疼痛，大多若不長時間活動就不會出現，不過大多可用壓痛檢查出。恐怕這是因為膝關節的過外旋造成時常承受伸長負荷，使得肌內的壓力升高所造成。

壓痛如圖3-190所示，於膕肌本身，以及始點的股骨外上踝的膕肌肌腱溝（膕肌肌腱深入的溝）的前方產生。

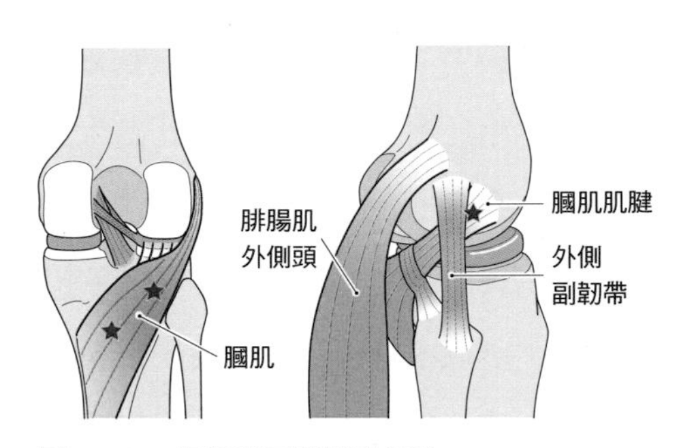

圖3-190：膕肌的壓痛好發部位

壓痛在膕肌本體，以及始點的股骨外上踝的膕肌肌腱溝（膕肌肌腱深入的溝）的前面產生。

③影像檢查

此疾患難以用X光及MRI等影像檢查判斷，影像不太能夠當作診斷的參照。這種情況或許是此疾患受到醫師輕忽的主因吧。

2) 力學上的評估

①非負重姿勢的形態評估、可動特性的評估

a）過外旋評估

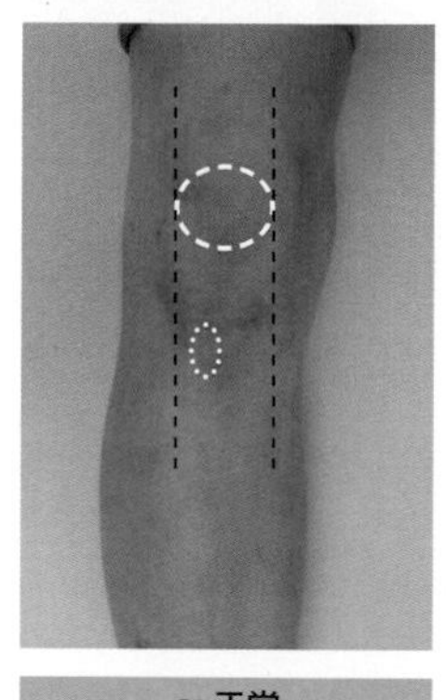

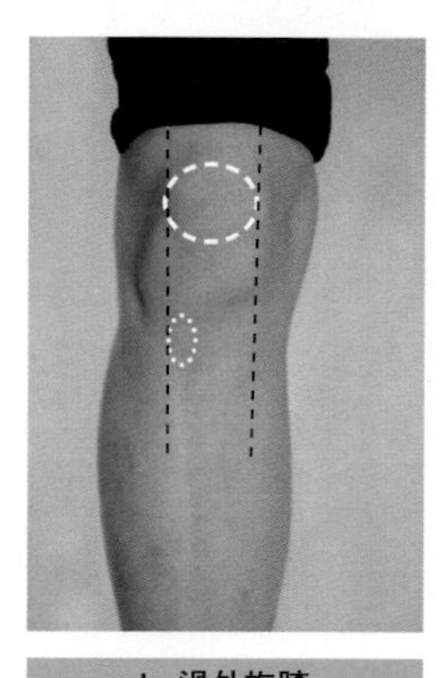

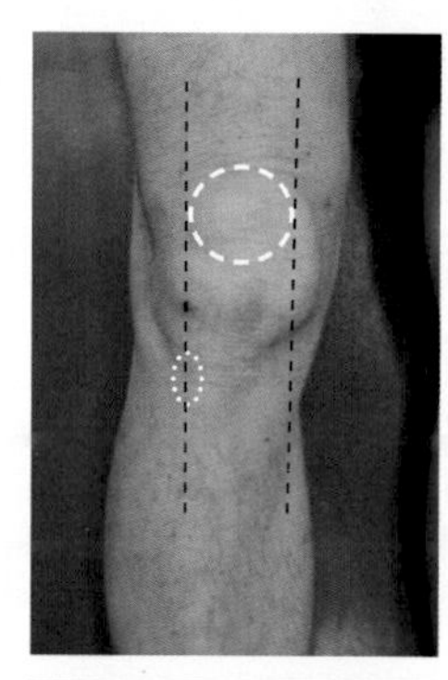

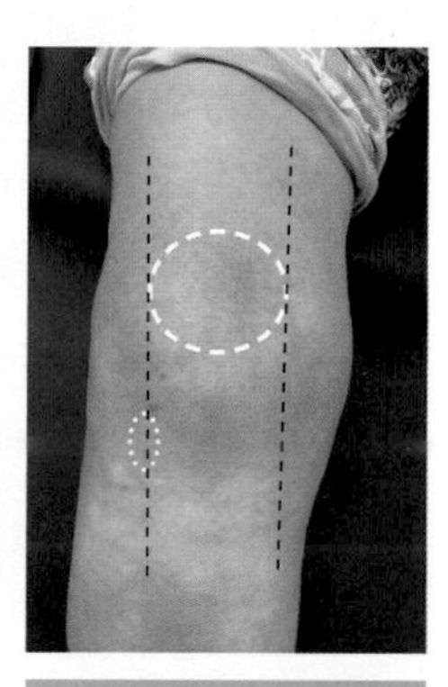

a: 正常　b: 過外旋膝　c: 超過外旋膝　d: 嚴重超過外旋膝

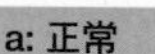

圖3-191：膝關節扭轉的評估

膕肌肌腱疼痛的主要發生機制，是膝關節的外旋造成的伸長負荷。因此，懷疑膕肌及膕肌肌腱為疼痛發生源的情況，一定要檢查膝關節的「扭轉」（圖3-191）。

Pass: KJ2304

網路影片12 膝關節扭轉的評估

觀看影片可加深對於這種評估方法的理解。請一定要看看。

由於若膝關節屈曲112度以上，膕肌肌腱就會深入股骨的膕肌肌腱溝，因此把這裡當作膕肌的起點，把小腿往內旋的方向牽引（圖3-192）。正常的膝關節隨之屈曲，會內旋約20到40度。然而若膝關節屈曲時的內旋角度不足，膕肌在深屈曲時會過度伸長。此疾患常有在深屈曲時表示疼痛的案例，筆者認為這種現象的原因是膝關節屈曲時的內

參照文獻28製圖

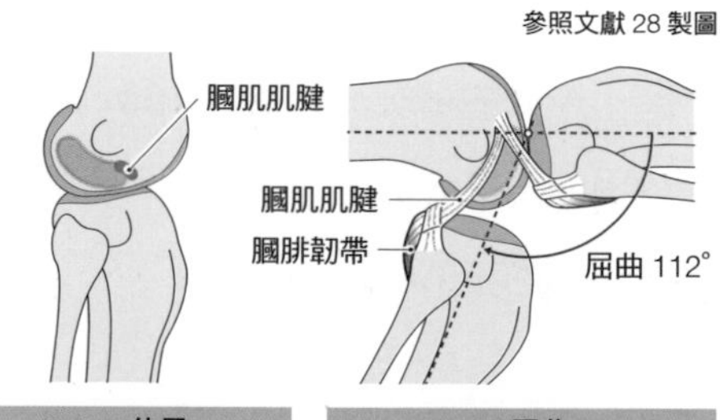

a: 伸展　b: 屈曲

圖3-192：膕肌肌腱溝與膕肌的功能解剖

膕肌附著於膕肌肌腱溝前方附近。膕肌肌腱溝位於外側副韌帶深層處，是股骨踝部位形成的骨溝（a）。膕肌肌腱在膝關節屈曲超過112度，會深入膕肌肌腱溝內，其後隨著屈曲角擴大，膕肌會伸長（b）[28]。

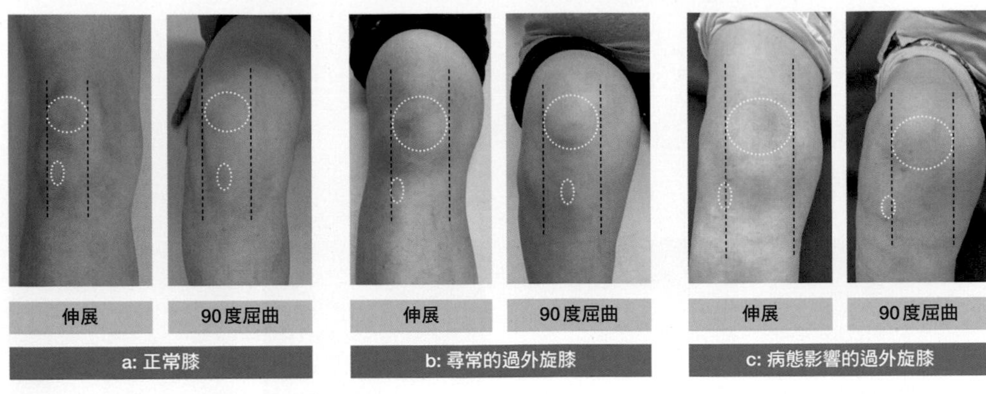

圖3-193: 屈曲姿勢的膝關節過外旋評估

膝關節過外旋的評估，除了病態造成的伸展，也必須評估屈曲姿勢。
90度的屈曲姿勢，正常膝的脛骨粗隆會因為膝關節的內旋而位於髕骨正下方處（a）。
儘管呈現過外旋膝，屈曲時的內旋使得尋常的脛骨粗隆位於髕骨中央附近（b）。
然而膕肌疼痛的案例，常有屈曲時的內旋不充足的情況（c）。

旋不足。

基於上述前提，對於此疾患的膝關節過外旋的評估，不僅膝關節伸展姿勢，也必須評估屈曲姿勢。

具體而言，讓患者仰躺，做膝關節伸展姿勢的評估以後，也要做90度屈曲姿勢的評估。倘若90度屈曲姿勢的內旋角度不大，也要檢查更深的屈曲角度，觀察膝關節隨著屈曲角度增加的內旋程度。在90度屈曲姿勢當中，正常膝的脛骨粗隆會因為膝關節的內旋，位於髕骨中央正下方的位置（**圖3-193**a）。另外，由於隨著屈曲，膝關節內旋也會造成過外旋膝，在90度屈曲姿勢時，即使呈現過外旋膝，通常脛骨粗隆也位於髕骨中央附近（**圖3-193**b）。然而，膕肌疼痛的案例當中，常有屈曲時的內旋不充分的情況，如**圖3-193**c在屈曲姿勢也呈現過外旋。這種情況，也要檢查更深的屈曲角度，檢查伴隨屈曲角度增加時膝關節內旋的程度。

b）脛骨前後移動的特性

作為脛骨前後移動的特性，若脛骨後向位移（sagging），膕肌的始點與止點就會遠離，成為膕肌時持續承受伸長負荷的狀態（**圖3-194**）。在臨床上，膕

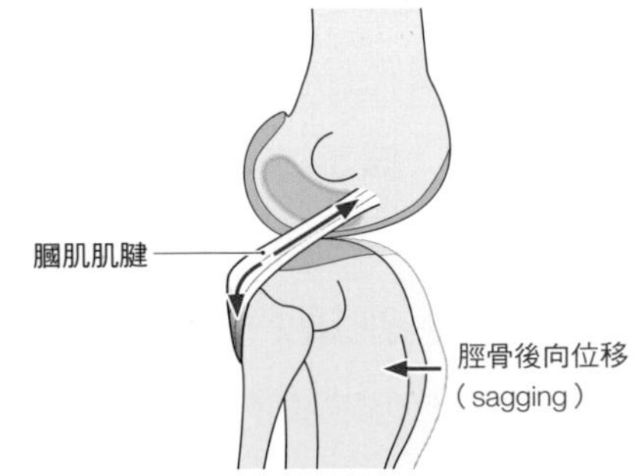

圖3-194: 脛骨後向位移對膕肌造成的影響

若脛骨後向位移，膕肌的始點與止點會遠離，造成膕肌持續承受伸長負荷。

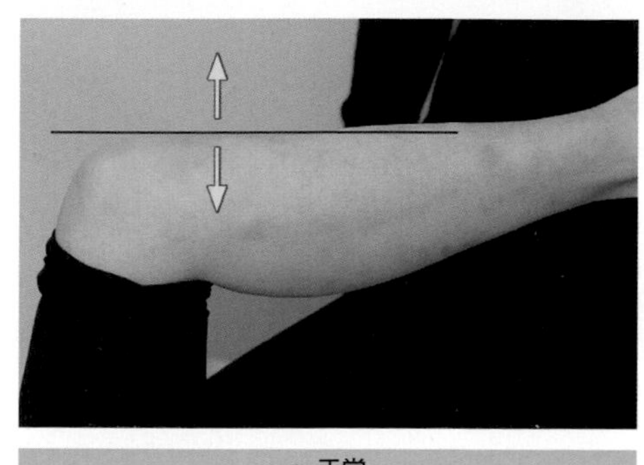

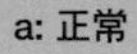

a: 正常

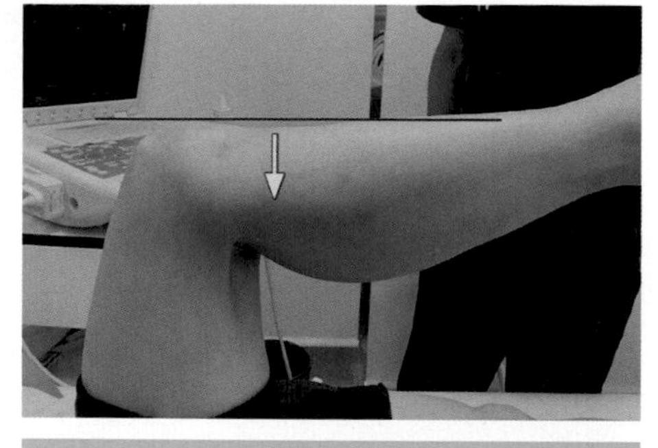

b: 脛骨後向位移

圖3-195: 脛骨後向位移的評估

脛骨位置正常的情況，在膝關節90度屈曲姿勢時，髕骨與脛骨幾乎呈一直線。

肌疼痛的患者身上也常見脛骨後向位移。筆者認為，呈現脛骨後移的主因，是後外側支持組織等膝關節後方軟組織的僵硬（關於細節後述）。

脛骨位置正常的情況，膝關節90度屈曲姿勢時，髕骨與脛骨幾乎呈一直線，因此可用這種擺位檢查有無脛骨位移的情況（圖3-195）。

②站姿排列評估

透過非負重姿勢的形態評估檢查出過度膝關節外旋的情況，接下來要檢查負重姿勢的站姿排列，以判斷膝關節外旋時，大腿內旋與小腿外旋哪個現象的作用較強烈。

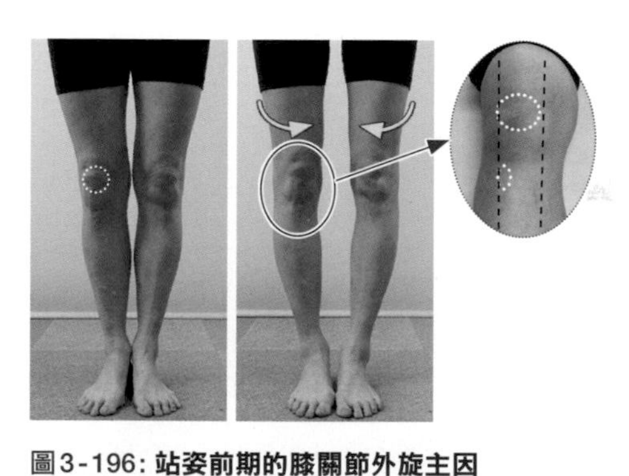

圖3-196: 站姿前期的膝關節外旋主因

若呈現斜膝，站立前期時，膝蓋會相對外旋。

站姿排列評估當中，首先從前面評估站姿的髕骨位置（圖3-196）。髕骨內翻過度的情況（斜膝），膝關節無一例外呈現過旋。這種情況，一般認為膝關節的外旋是大腿內旋作用而發生。

接下來，從前方觀察站姿的距骨外旋（圖3-197）[註11]。筆者覺得膝關節外旋，比起從後方觀察小腿腫骨角，從前方觀察距骨外旋的程度較有關連性。距骨過度外旋的情況，一般認為是小腿外旋作用造成膝關節的外旋產生（參照第299頁）。高齡者的膝關節過外旋大多是這種類型。

[註11]　關於距骨外旋的評估，請參照第76頁。

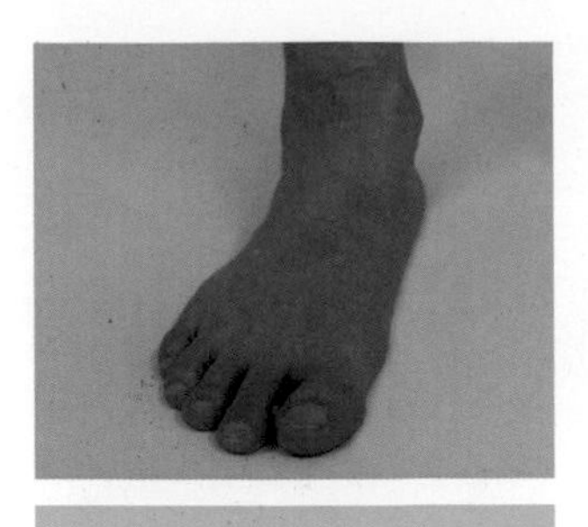

a: 正中擺位

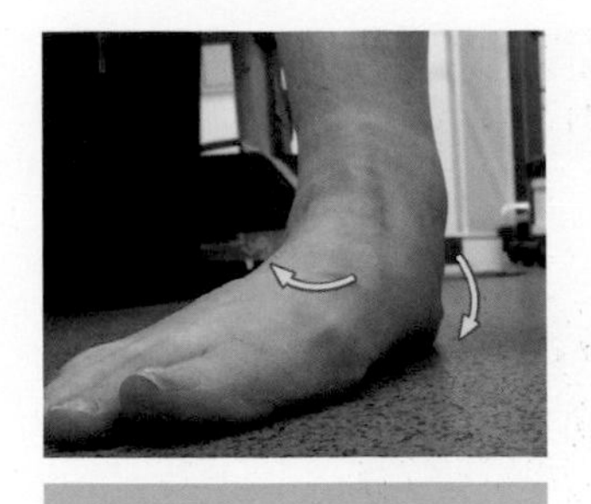

b: 伴隨足部外翻的距骨外旋

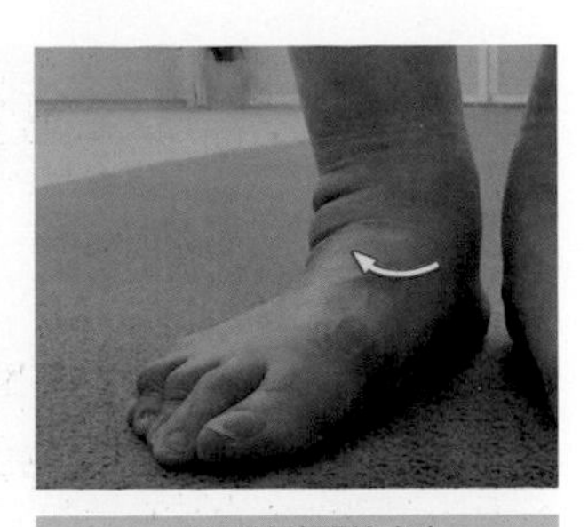

c: 變形性膝關節炎中常見的足部形態

圖3-197: 距骨外旋

距骨過度外旋的情況，認為是小腿外旋的作用使得膝關節發生外旋。

③負重姿勢壓力試驗

knee-in、knee-out試驗、旋轉試驗、交叉繞圈及側步繞圈試驗全都實施，不過此疾患大多案例，無法用這些負重姿勢壓力試驗引發疼痛。

因此，筆者會用蹲坐的動作施加負荷。如前述，用蹲坐的動作等地膝關節深屈曲姿勢，膕肌肌腱深入膕肌肌腱溝，膕肌會伸長。從這種擺位施加knee-in動作會更加外旋，因此是膕肌最為伸長的動作（圖3-198）。

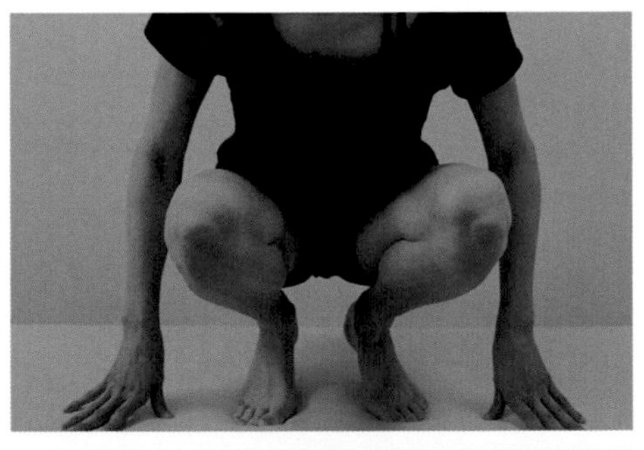

a: 蹲坐擺位

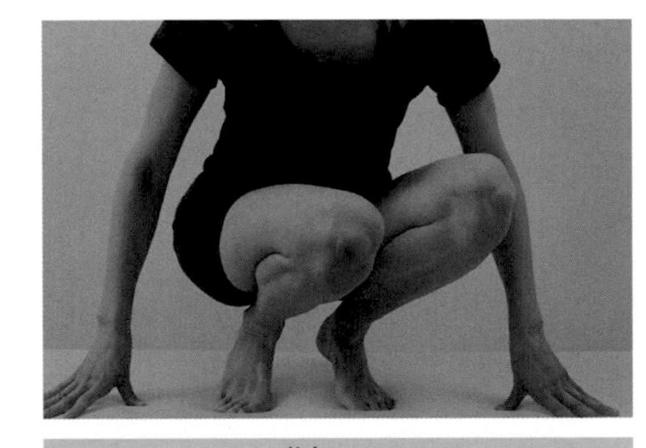

b: 施加knee-in

圖3-198: 利用蹲坐動作的負重姿勢壓力試驗

用蹲坐的動作，從膝關節深屈曲姿勢施加knee-in動作，容易引發疼痛。

④動作分析

此疾患的動作，思考與膝關節內旋力矩之間的關聯性並觀察很重要。膝關節過外旋，分為站立前期產生的類型與後期產生的類型。

在站立前期發生的類型是因為大腿內旋造成，在站立後期發生的類型是小腿外旋造成膝關節外旋（圖3-199）。因此觀察步行站立前期的「大腿內旋姿勢負重」。

另一方面，觀察步行站立後期的「①足部外翻，②熄菸式步態，③足弓塌陷，④小腿往外傾斜」，分析最主要的影響因子為何。

步行站立後期呈現膝關節外旋的案例，特徵是在站立末期（TSt）腳跟往內側強烈擺動的動作（圖3-200）。

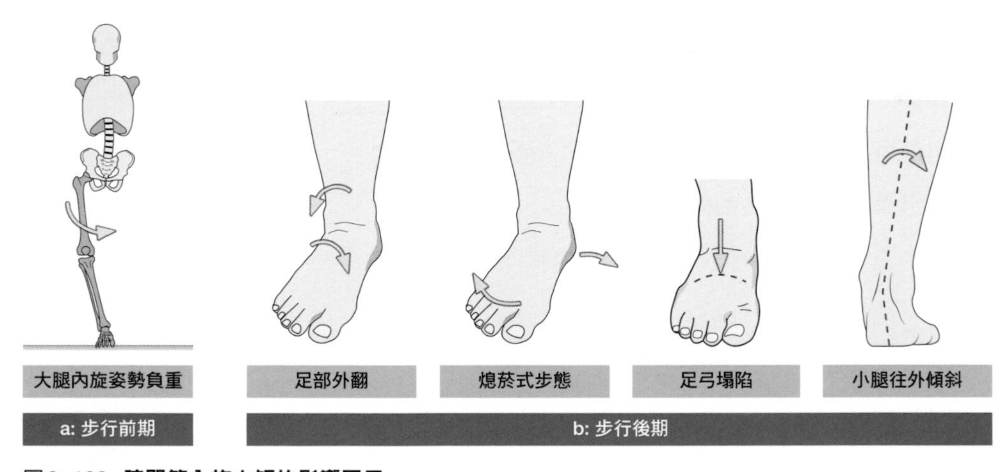

圖3-199: 膝關節內旋力矩的影響因子

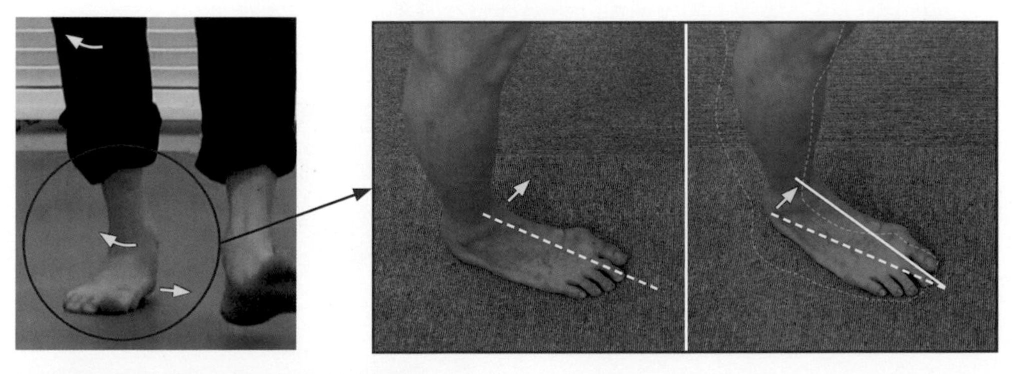

圖3-200: 站立末期（TSt）的熄菸式步態

名為熄菸式步態、以前足為支點，腳跟往內側擺動的動作，使得距骨外旋，助長膝關節的過外旋。

名為熄菸式步態、以前足為支點，腳跟往內側擺動的這種動作，會使距骨外旋並助長膝關節的過外旋。因此在站立末期（TSt）尤其要重點觀察這種動作。

Pass: KJ2304

網路影片18 **站立末期（TSt）的熄菸式步態①**

觀看這支影片，便能理解熄菸式步態如何活動。請一定要看看。

3）實際的治療狀況

一般認為膕肌及膕肌肌腱的疼痛，原因為步行時的膝關節過外旋、脛骨後向位移、膝關節屈曲時的內旋不足等，反覆產生伸長負荷而造成。

因此，懷疑膕肌及膕肌肌腱為疼痛發生源時的治療，筆者認為以下三點很重要。

①膝關節外旋的力學負荷的改善。

②後外側支持組織等膝關節後側的軟組織僵硬的改善。

③促進膝關節屈曲時的內旋運動。

接下來逐一說明每一項。

①膝關節外旋的力學負荷的改善

a）反鎖運動

如圖3-201所示，握住小腿外側，讓患者的腳尖主動朝向內側，檢者徒手施加內旋。接下來把股骨往外旋方向引導，維持這種狀態，反覆做膝關節的擺正與輕度屈曲。每日進行這種運動，便可累積許多改善過外旋案例的經驗吧？

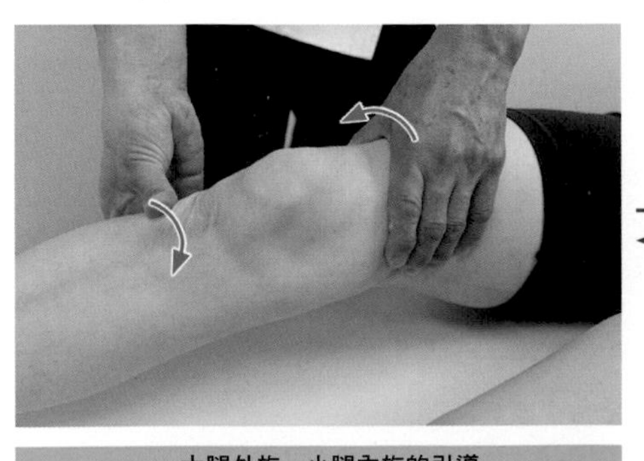

a: 大腿外旋、小腿內旋的引導

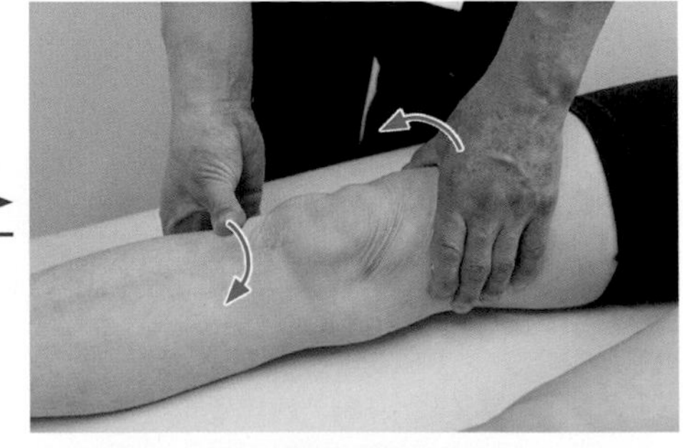

b: 邊操作a邊擺正膝蓋

圖3-201：反鎖運動

Pass: KJ2304

網路影片14 反鎖運動

觀看影片便能理解這種運動的作法。請一定要看看。

b）抑制大腿內旋的運動

如同斜膝，大腿內旋的作用使得膝關節呈現過外旋的情況，實施髖關節的外旋可動性擴大運動（圖3-202）及站姿的髖關節主動外旋運動（圖3-203）。

站姿的髖關節主動外旋運動從雙腳支撐開始，最後的目標為單腳也能做動作控制。因為在實際的動作當中，必須單腳支撐也能做到。

Pass: KJ2304

網路影片15 站姿的髖關節主動外旋運動

觀看影片加深對於這種運動作法的理解吧。

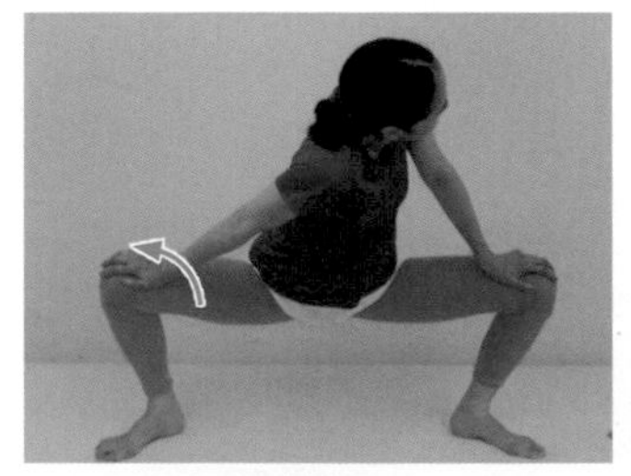

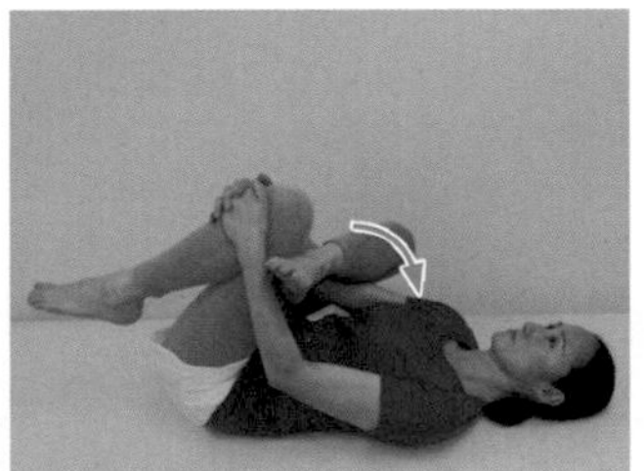

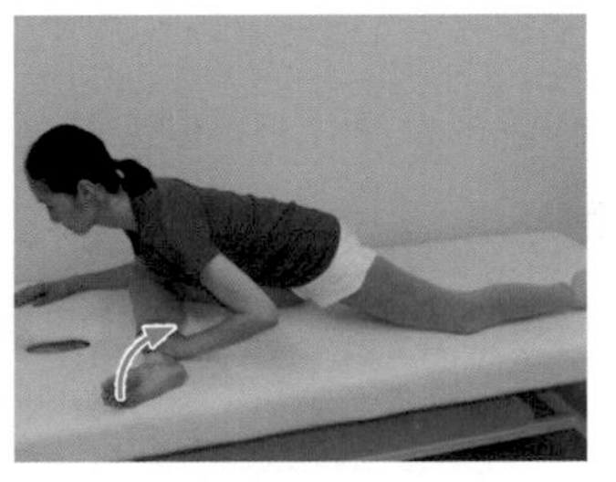

圖3-202：髖關節的外旋可動性擴大運動

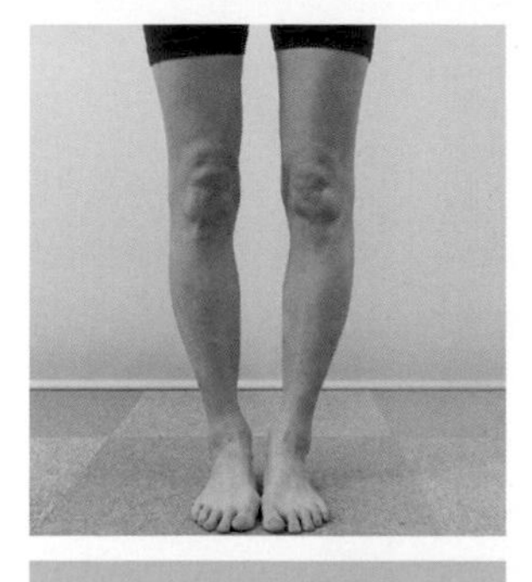

a: 大腿內旋的狀態

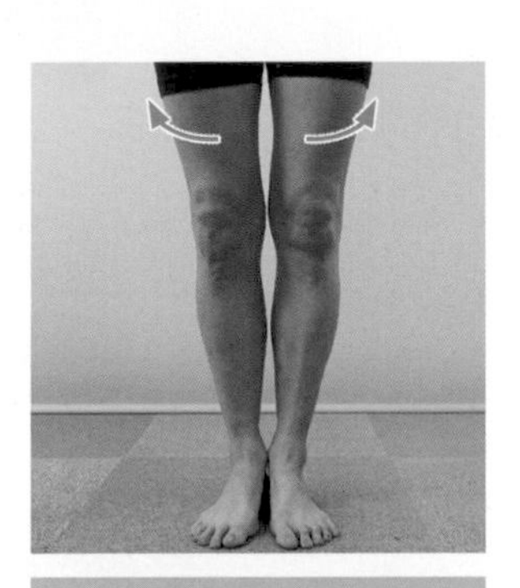

b: 使髖關節外旋站立的運動

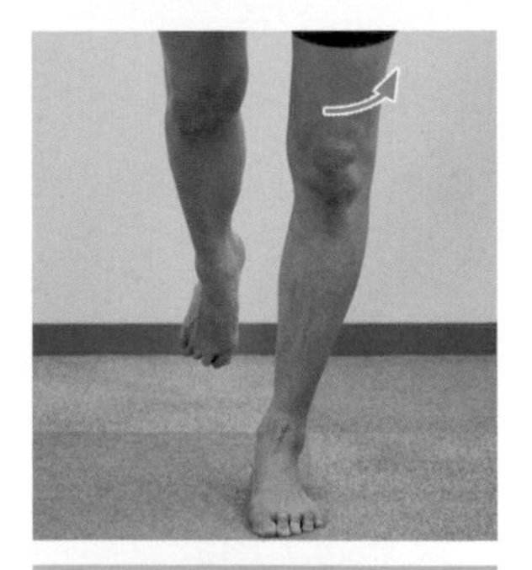

c: 髖關節外旋的單腳維持運動

圖3-203：站姿的髖關節主動外旋運動

重複單腳進行a～c的連續動作。在c中，支撐腳保持外旋位置，對側腳向後抬起。

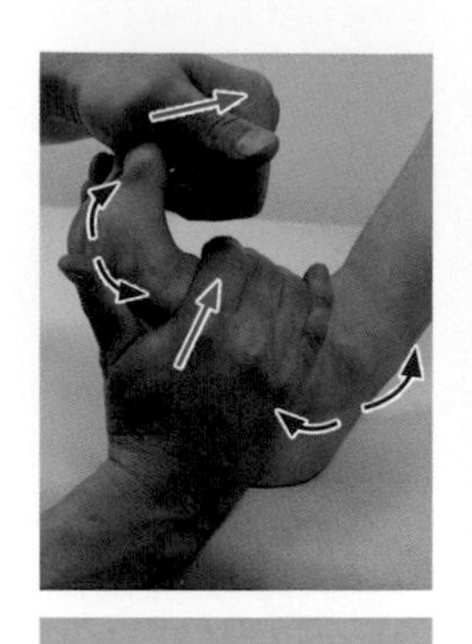

a: 屈拇長肌的牽拉

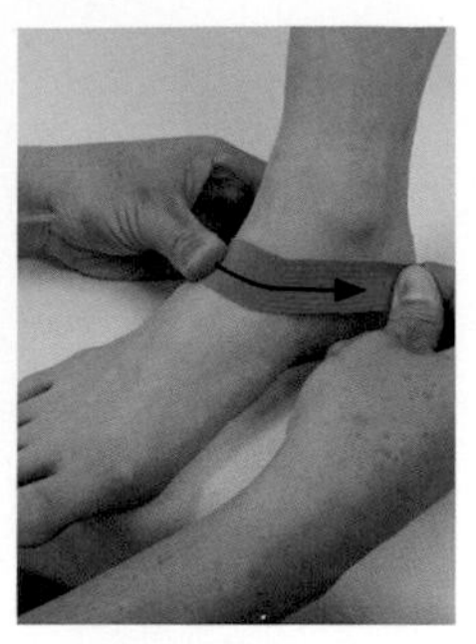

b: 距骨內旋貼紮

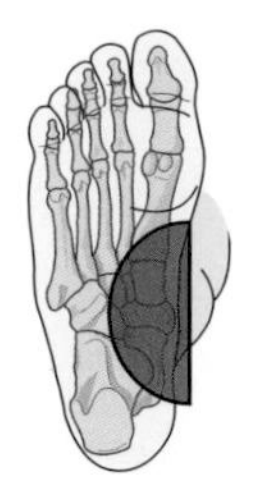

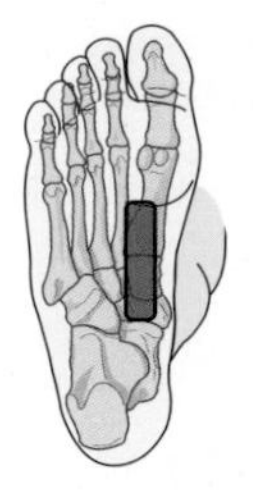

c: 足弓墊

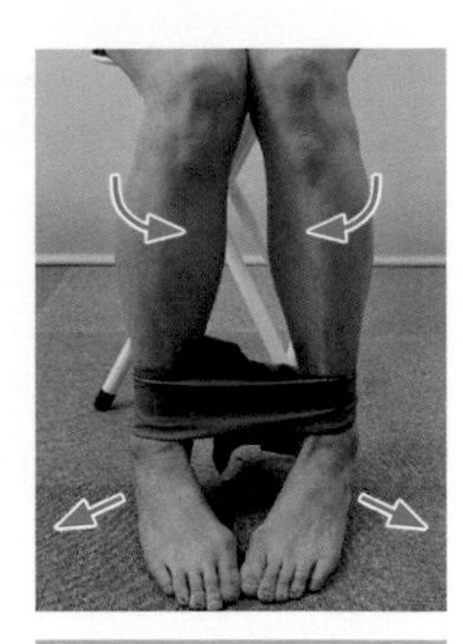

d: 足部內收運動

圖3-204: 改善距骨外旋有成效的治療

由於屈拇長肌通過距骨後方內側，此肌肉的僵硬是距骨外旋的主因（a）。
指導患者長時間步行時貼上貼紮（b）。
為了維持足弓，穿戴足弓墊也有成效（c）。
肌肉的運動對於動作控制也有成效（d）。

c）距骨的外旋抑制

儘管沒有呈現斜膝，卻合併膝關節過外旋的許多案例，在步行時呈現距骨外旋。筆者為了改善距骨外旋，實施「屈拇長肌的伸展」、「距骨內旋的貼紮」、「足弓墊」、「足部內收運動」等（圖3-204）。關於細節，請參照第5章　膝關節過外旋症候群的〈③抑制小腿外旋的運動（第313頁）〉。

d）負重姿勢的足部內收運動

在站立末期（TSt）發生距骨外旋的案例，會呈現名為熄菸式步態、特徵是腳跟往內側強烈擺動的動作。為了抑制這種動作，在負重姿勢做足部內收運動（圖3-205）。這種運動的重點，並非使腳尖往內側活動，而是使腳跟往外側擺動。透過這種動作，能做到與熄菸式步態相反的運動。

只不過，由於這種運動會使大腿內旋，因此注意避免讓呈現斜膝的案例做。

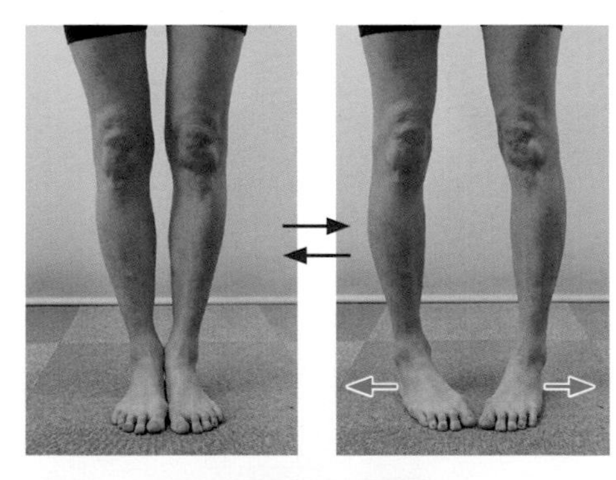

圖3-205: 負重姿勢足部內收運動

做運動的目的是引導小腿對大腿內旋。
以拇趾為支點，不離開地面，擺動腳跟為重點。

Pass: KJ2304

網路影片19
負重姿勢足部內收運動
（單腳輪流運動）

②後外側支持組織等膝關節後側的軟組織僵硬的改善

若包含後外側支撐組織在內的膝關節後方的軟組織呈現僵硬，隨著膝關節的伸展，膝關節軸會往前移，使得股骨往前方位移〔註12〕。由於這種錯位使得脛骨強烈後移，是膕肌的伸長負荷變強的主因（圖3-206）。

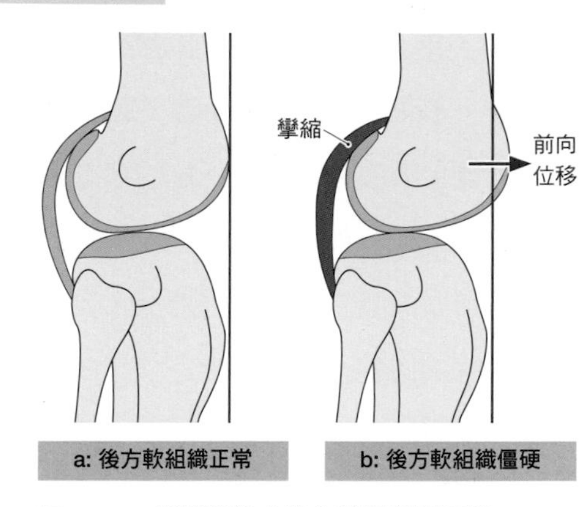

圖3-206：膝關節後方軟組織僵硬的影響

若膝關節後方軟組織僵硬，隨著膝關節伸展，膝關節軸往前方位移，使得股骨往前錯位。

因此，如圖3-207a所示，治療師徒手使其伸長，以改善後方軟組織的僵硬。另外，由於自主做運動非常重要，指導患者如圖3-207b的方法做運動。透過站姿使腳往前後拖動，除了後腿肌群，也能使膝關節後方的軟組織為中心伸長。

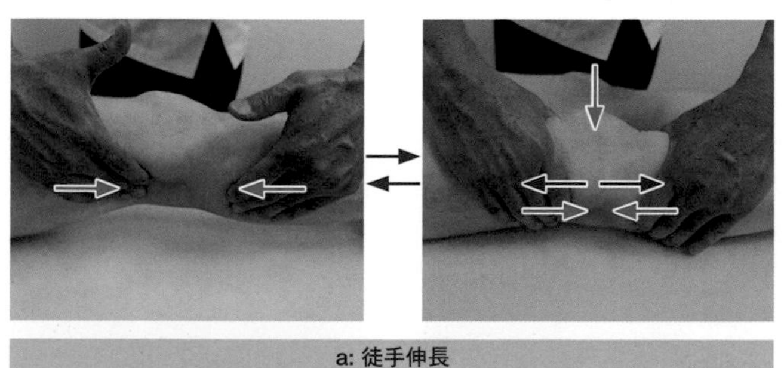

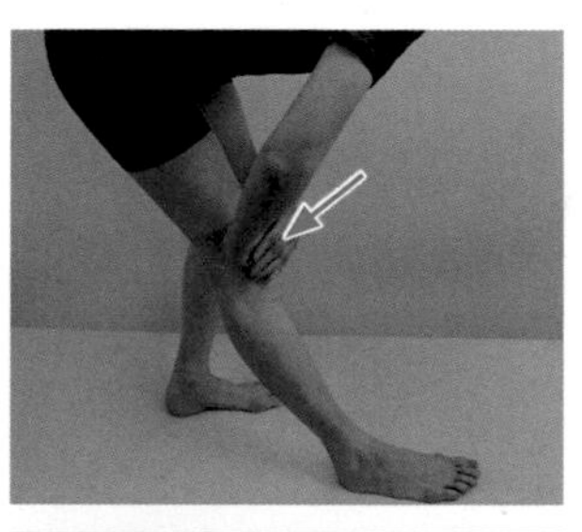

圖3-207：膝關節後方軟組織的伸長運動

鬆弛表層組織使膝關節伸長，不只腿後肌群，也能讓膝關節後方的軟組織伸長（a）。
自主運動的情況，站姿讓腳往前後拖動，使軟組織伸長（b）。

[註12]　若關節的周邊組織有局部性的僵硬，關節囊、韌帶、軟組織會過度僵直，股骨踝容易往僵硬處的對側錯位。這種現象稱為傾斜變換（oblique translation）。理解這種變換理論，可更容易分析患者的問題。

③促進膝關節屈曲時的內旋運動

圖3-208a的案例，儘管膝關節呈現過外旋，膝關節90度屈曲時，脛骨粗隆會內旋至與髕骨中央往下拉的線重疊的位置。不過，如圖3-208c介紹的案例，這種屈曲時內旋不足的情況，要促進屈曲時的內旋。

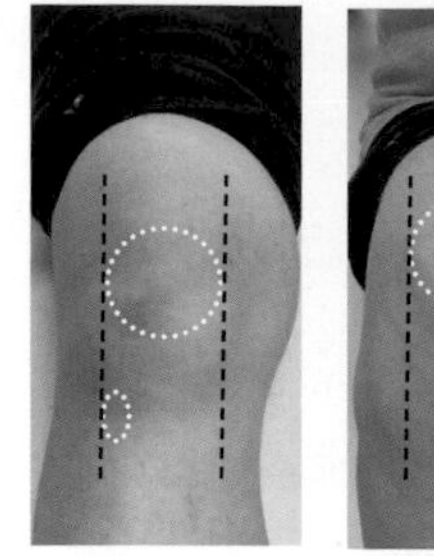
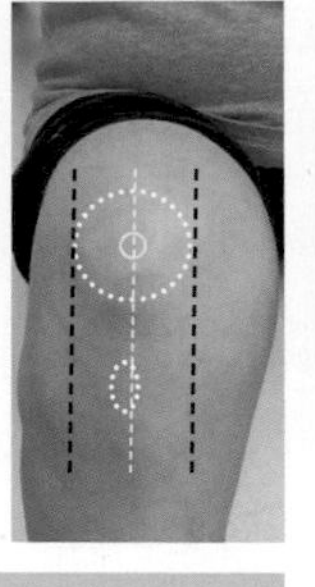
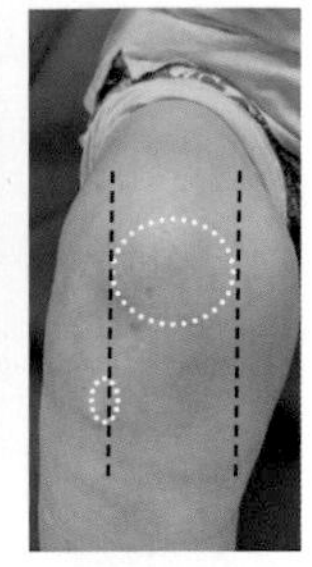

a: 一般過外旋膝　b: 膕肌炎的案例

圖3-208: **屈曲姿勢時的膝關節過外旋評估**

徒手促進內旋，如圖3-209一般，檢者的手掌抵住後小腿近側，想像腓腸肌往外側旋轉，以牽引小腿。從這種擺位，患者做主動輔助運動以反覆屈伸，能強力引導出屈曲時的內旋運動。或許令人擔憂是否會引發痛，不過做這種運動時，幾乎沒有患者會表示疼痛。

以自主運動做這種運動的情況，如圖3-210所介紹，把手掌擺在同側腳的小腿近側，對側手掌握住小腿遠側，接著施加小腿的內旋，同時用主動輔助運動反覆做屈伸。

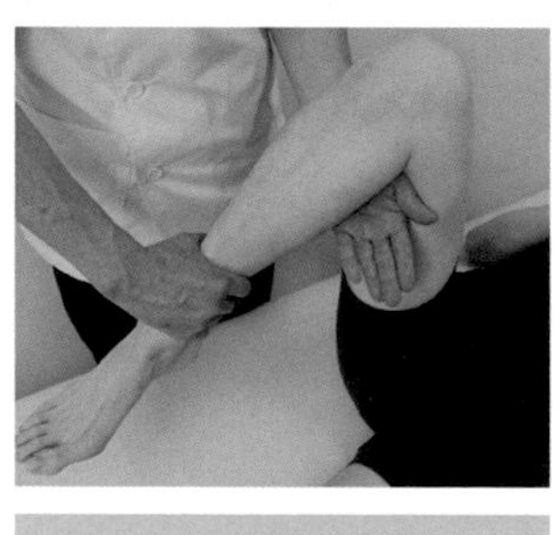
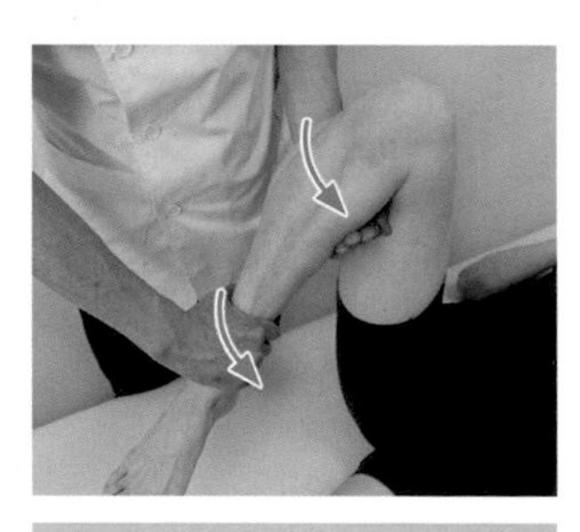
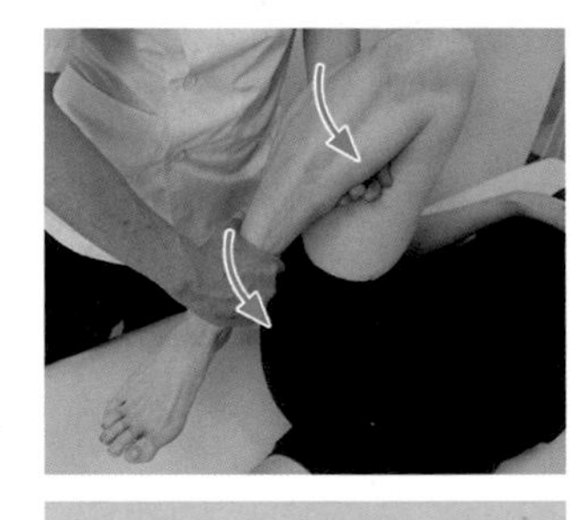

a　b　c

圖3-209: **膝關節屈曲時的徒手內旋引導**

【起始擺位】治療師的手掌擺在小腿近側後方，想像把腓腸肌往外側旋轉，牽引小腿。
【方　　法】反覆a到c的步驟，促進小腿內旋。

Pass: KJ2304

網路影片 28

膝關節屈曲時的內旋引導（自主運動）

觀看影片可加深對於這種運動作法的理解。請一定要看看。

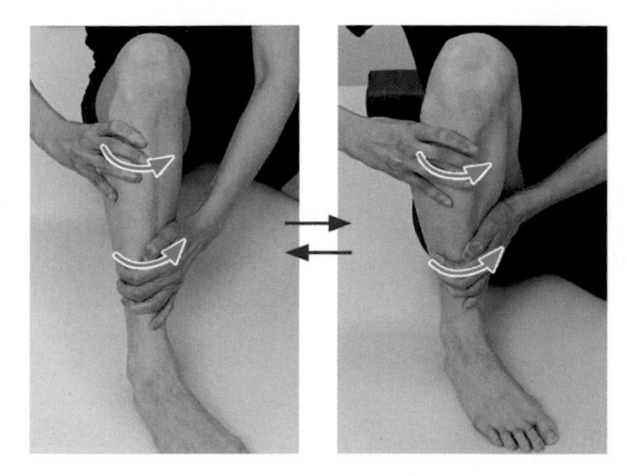

圖3-210：**膝關節屈曲時的內旋引導（自主運動）**

【起始擺位】與腳同側的手掌握住小腿近側，對側的手掌握住小腿遠側。
【方　　法】用主動輔助運動反覆屈伸，促進小腿內旋。

4）膕肌、膕肌肌腱的評估與治療彙整

〈第3章　容易產生疼痛的組織評估與實際的治療狀況〉列舉的九個組織之中，膕肌及膕肌肌腱疼痛，原本是膝關節呈現過外旋的人會發病。因此，即使受傷原因為外傷的情況當中，膕肌由於過外旋持續承受伸長負荷，演變成續發性障礙的情況常見。

另外，一般認為本疾患的原因為步行時的膝關節過外旋、脛骨後向位移、膝關節屈曲時內旋不足等，反覆的伸長負荷而造成。因此，請理解各自的特性，應用於治療上。

「知道」、「理解」、「能實施」、「熟練」，這些全都不一樣。因此，請反覆透過臨床的實踐，進一步加深理解。基於上述內容，把膕肌及膕肌肌腱疼痛的「組織學上的評估到力學上的評估」的注意事項整理成表**3-9**，希望能當作讀者臨床上的參考。

表3-9：膕肌及膕肌肌腱評估的注意事項

評估	注意事項
受傷原因	・若為外傷性，跳躍及轉換方向動作為原因的情況常見 ・若為障礙性，長時間步行及快走、深屈曲動作為原因的情況 ・即使為外傷性，若疼痛持續超過2個月，認為是轉變成外傷後的續發性障礙
壓痛	・檢查膕肌始點附近及膕肌本身的壓痛
影像檢查	・無法用MRI及X光影像判斷病態
非負重姿勢的形態與可動特性的評估	・由於與膝關節的外旋有關，進行過外旋的評估 ・檢查有無脛骨後移
站姿排列評估	・檢查大腿內旋與小腿外旋哪一項的作用與膝關節的外旋有關
負重壓力試驗	・蹲坐姿勢做knee-in試驗
動作分析	・評估膝關節過外旋的主因

專欄：醫療現場評估與治療的現狀

關於膝關節中容易疼痛的組織的評估，筆者已說明了臨床上實施的方法。由於筆者經營自費診療的醫療診所，大部分患者是在其他醫療機構接受診療以後前來看病。詢問掛號患者的情況後，筆者有個深深的感慨。那就是，大部分患者在醫療機構受診時，醫師只憑影像檢查的結果診斷，治療也是按照其診斷而實施。肯定有不少醫師沒有觸診就下診斷了。接下來，說到診斷以後接受做什麼治療，就是常見的貼布、藥物處方、熱敷和電療等以物理療法為中心的治療。只不過，這種過程能稱得上假說檢證嗎？

如同說明至此的內容，從問診與觸診預測病態，擬定詳細的物理治療觀點及實施各種試驗，關於疼痛發生源的組織在何處，擬定假設、進行檢證的過程理應不可或缺。另外，反覆透過治療做檢證的步驟，才是不論資格、身為臨床人員成長的無可動搖的條件。也就是說，能鎖定疼痛發生源的組織、能對該組織進行治療，便可明言我們的治療技術提升了吧？

請仔細思考看看。明明並非鵝足炎，卻著手治療鵝足，便不可能檢證那種治療技術是否合宜。正因為能透過正確的判斷擬定假說，透過疼痛的改善、消失，才得以檢證合乎假說。經由這種過程，使患者的疼痛緩解，這種喜悅與開心，是無可替代的感受。

醫師也不觸診患者，只透過影像與簡易的問診做診斷，而治療師僅按照診斷的病名著手治療。事實上這種機構並不少見。不過，這種產線般的工作，不令人覺得無趣嗎？對於醫療人員、對於患者、對於取決於就診數而投下大筆醫療預算的國家等任何立場都沒有好處吧？

筆者要反覆強調，我們這種與肌肉骨骼疾患有關的醫療人員，首先應當進行的，就是釐清「疼痛發生源的組織為何」。重點並非病名。譬如說，膝關節疾患中代表性的變形性膝關節炎，這種病名並沒有表示任何「疼痛發生源的組織」。變形性膝關節炎，是軟骨摩擦、變形的疾患，但軟骨內沒有神經，因此並非疼痛的原因。那麼，「是什麼在痛？」被如此詢問以後能回答的醫療人員，包含醫師在內或許沒多少人能做到吧？也不清楚是哪個組織、部位在痛，結果真的能順利治療嗎？開出的藥物及貼布，到底是想治療哪個組織呢？注射的藥物又要往哪個組織打進去呢？筆者總是滿懷疑問。

醫療人員首先應該做的事情，是釐清「疼痛發生源的組織為何」。筆者認為正因為了解治療目標，不論治療出現成效的情況，還是沒有成效的情況，都會產生下一步的發展。

第4章
可動範圍、柔軟度的改善

1. 可動範圍、柔軟度改善的重要性

2. 膝關節伸展限制的改善

1）限制因子各部位的區分
2）對於伸展限制的評估與實際的治療狀況
3）改善的注意事項

3. 膝關節屈曲限制的改善

1）生活中所需的膝關節屈曲可動範圍
2）限制因子各部位的區分
3）對於屈曲限制的評估與實際的治療狀況
4）改善的注意事項

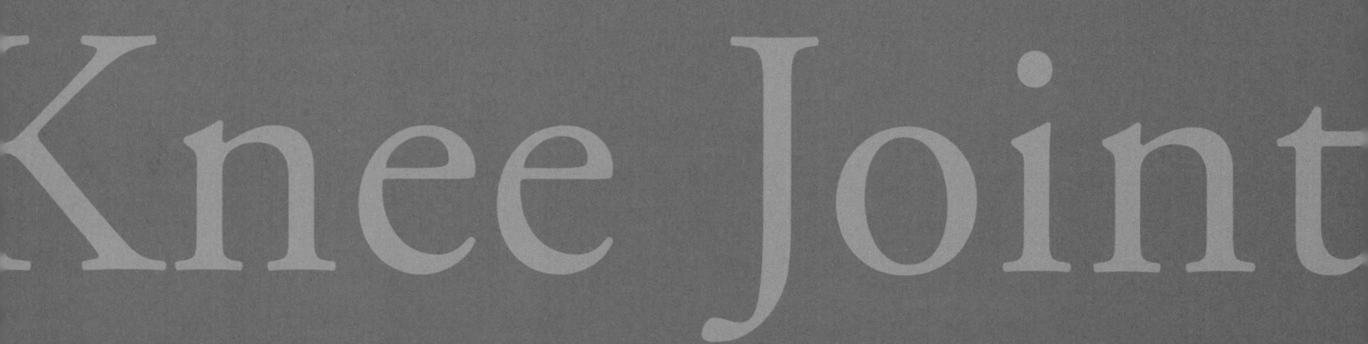

1. 可動範圍、柔軟度改善的重要性

說明本章節的內容以前，我們治療師首先要明白，改善臨床上可動範圍及柔軟性的重要性。接下來以問答的形式進行說明，大家也請邊思考回答邊閱讀。

問題① 我們治療師能在臨床上做到哪些事情？

回答這個問題很重要。因為，把「我們治療師在臨床上能做什麼」化為言語，無論遇到何種患者被開了何種處方，我們都能曉得應當做的事情。

要回答這個問題，或許腦海中會浮現各式各樣的答案，而筆者認為我們治療師在臨床上能做到的事情有下述四點。

i）可動範圍、柔軟性的改善

ii）肌力、肌肉輸出力的改善

iii）平衡的改善

iv）肢體排列、動作的改善

問題② 我們治療師能做到的這四種因子當中，
能對於四點的所有改善造成正面影響的事情為何？

要回答這個問題，腦海中同樣也會浮現多個回答。四個因子皆息息相關是不爭的事實，但筆者認為，**「i）可動範圍、柔軟性的改善」，對於「ii）肌力、肌肉輸出力的改善」、「iii）平衡的改善」、「iv）肢體排列、動作的改善」，是最有影響力的因子。**

為了理解這件事情，首先來思考**「ii）肌力、肌肉輸出力的改善」**。在我們治療師的臨床，肌力運動是常做的治療項目之一。只不過，排除術後早期及長期

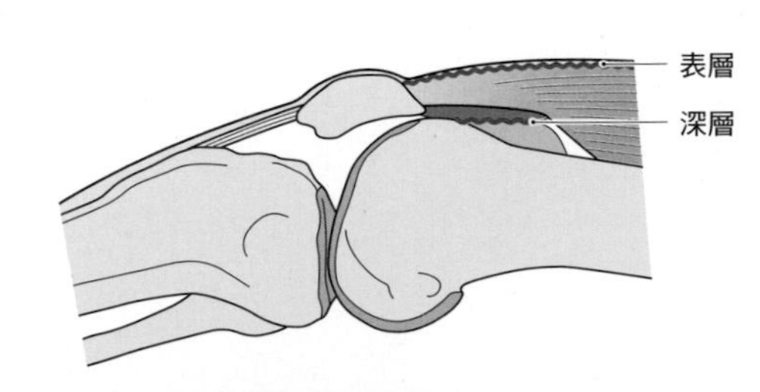

圖4-1：肌肉周圍的滑動障礙

以外傷及手術等為起因產生的深層、表層的肌肉及周邊組織的沾黏及滑動障礙，演變成長期且殘留的情況也不少。

固定的情況，肌力低落比起對於肌肉本身的影響，對於其周圍之間的滑動性及組織的柔軟性造成的影響較大，是筆者的見解。

譬如說，如圖**4-1**介紹，外傷及手術為起因，深層、表層肌肉及周邊組織產生沾黏及滑動障礙的情況可說極為常見。在這種狀態，即使想發揮肌力，力卻無法順利傳導至止點。這種情況，想像為拉下手剎車的狀態開車就令人容易理解了。

另外，如圖**4-2**所示，抬腳動作並非只依靠肌力運作，即使非醫療人員也能想像吧？從這種情況，可了解若肌肉及周邊組織僵硬，即使肌力相同，能發揮的輸出力也會變弱。因此，可動範圍及柔軟性的改善，能對肌肉的輸出力造成莫大的影響。

接下來，思考「**iii）平衡的改善**」。如圖**4-3**所示，人的身體失去平衡時，體幹及

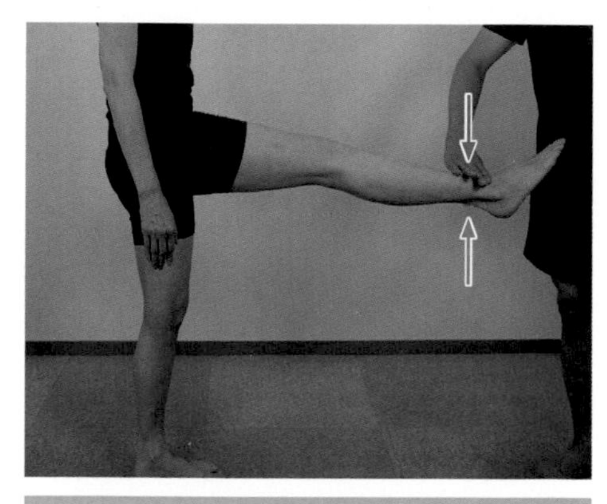

a: 柔軟的小腿抬高

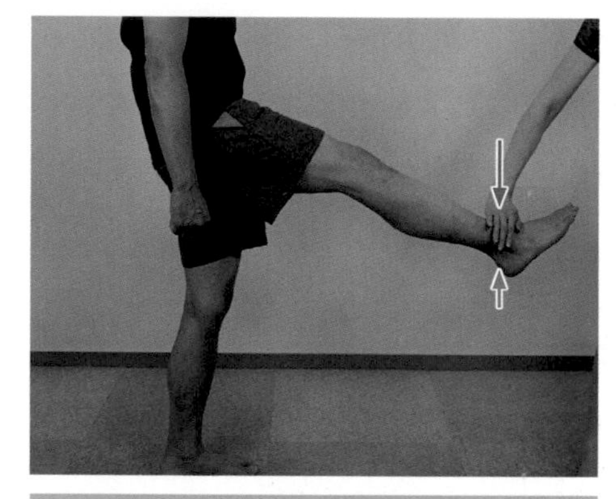

b: 僵硬的小腿抬高

圖4-2: 小腿抬高

若肌肉及周邊組織僵硬，即使肌力沒有變，能發揮的輸出力也會變弱。

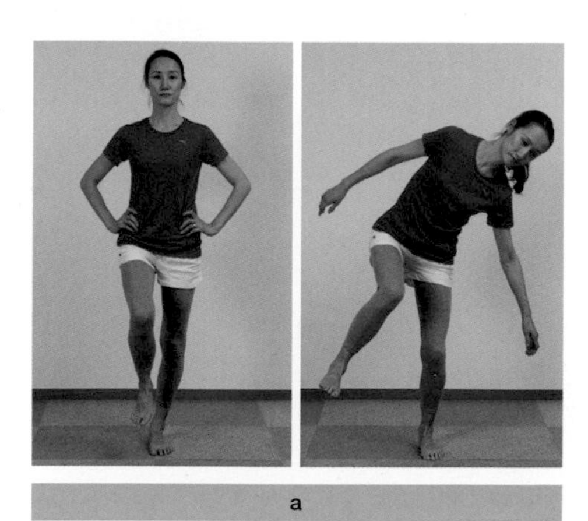

a

腰椎後彎

胸椎後彎

b: 體幹的變形與攣縮

圖4-3: 平衡與可動範圍的相關性

假如體幹及下肢富有柔軟性，即使失去平衡也能予以應對（a）。
然而，若體幹變形或呈現攣縮，失去平衡時，應對能力將極端降低（b）。

下肢會隨意活動，控制重量的平衡。只不過，假如體幹及下肢的可動範圍限制及組織僵硬，會變得怎麼樣？能輕易想像到平衡會變差。因為重量平衡的應對範圍變狹窄了。

人隨著老化，會變得難以取得平衡。只不過，診斷時常跌倒的高齡者後，許多案例都呈現體幹的顯著變形及肌肉的僵硬。當然，也由於隨著老化而神經功能衰弱，但比起這種情況，筆者認為可動範圍及僵硬的影響較大。

最後請思考「**iv）肢體排列、動作的改善**」。譬如說，若髖關節發生屈曲攣縮，會造成什麼結果？如圖4-4所示，髖關節會屈曲，足關節也在正中擺位，無法站立。當然也合併體幹錯位吧？此處舉了髖關節當作例子，不過這種情況不僅限於髖關節，膝關節、足關節、體幹、且在冠狀面，無論哪種部位變僵硬，都會有相同情況吧？

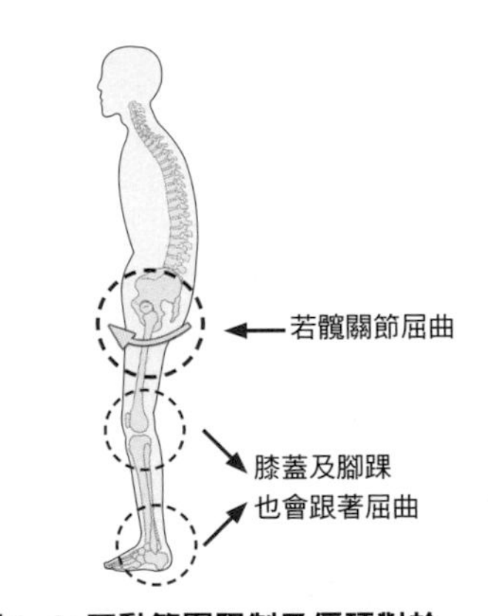

圖4-4：可動範圍限制及僵硬對於排列及動作造成影響

若髖關節屈曲，膝關節、足關節、體幹也一定會屈曲。

我們可從上述情況了解，發生可動範圍限制及組織僵硬的情況，對於身體各式各樣的功能會產生密不可分的影響。也就是說，倘若我們治療師對於「可動範圍、柔軟性的改善」能做到有成效的治療，對於「肌力、肌肉輸出力的改善」、「平衡的改善」、「肢體排列、動作的改善」所有項目都能帶來正面的影響一事，您是否了解了？

接下來是最後的問題。

問題③　可動範圍限制、柔軟性降低的原因，

回答這個問題，也同樣令人想到各式各樣的答案，而說到可動範圍限制、柔軟性降低的原因，筆者在臨床上時常考慮下述三點。

i）組織的僵硬

ii）組織間的滑動障礙及沾黏

iii）組織的攣縮及過僵直

「i）組織的僵硬」，想像成老舊的橡膠便容易理解。新的橡膠的伸展性佳，但老舊的橡膠伸展性變差。肌肉、韌帶、關節囊等組織，因老化、長時間固定、不使用等因素而變硬（**圖4-5**）。

「ii）組織間的滑動障礙及沾黏」在上述已說明過，不過再補充一點資料。筆者認為，我們治療師有必要時常想像身體各部位是層狀的。皮膚底下有脂肪等皮下組織，其下方則有筋膜、肌肉、以及另一層肌肉重疊，每一層之間還有筋膜。另外，每層之間也有血管及神經，經過滑膜及脂肪體延伸至骨頭（**圖4-6**）。這些構造都會互相滑動。

尤其是關節周邊的軟組織，如**圖4-7**隨著關節運動而滑動，與各組織的位置關係會產生變化。因此，若組織間的滑動性下降，可動範圍也受到限制的同時，組織間會產生摩擦負荷。

「iii）組織的攣縮及過僵直」產生的問題主要在於肌肉。由於肌肉攣縮及過僵直會造成肌肉的伸長性降低，因此會影響關節可動範圍的大小及僵硬。有時候也會對皮膚及其他軟組織造成過僵直[29]（**圖4-8**）。

透過至今為止的說明，您是否已經了解我們治療師改善可動範圍、柔軟性是多麼重要了嗎？

引用自文獻9變化

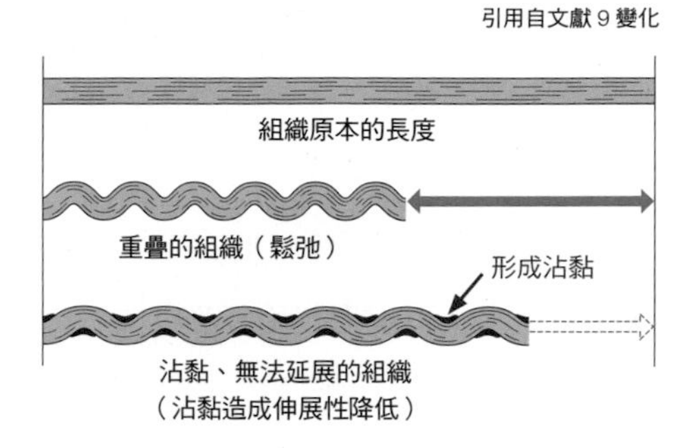

圖4-5: 組織僵硬的例子

肌肉、韌帶、關節囊等組織，隨著老化、長時間固定、不使用等因素而變硬。

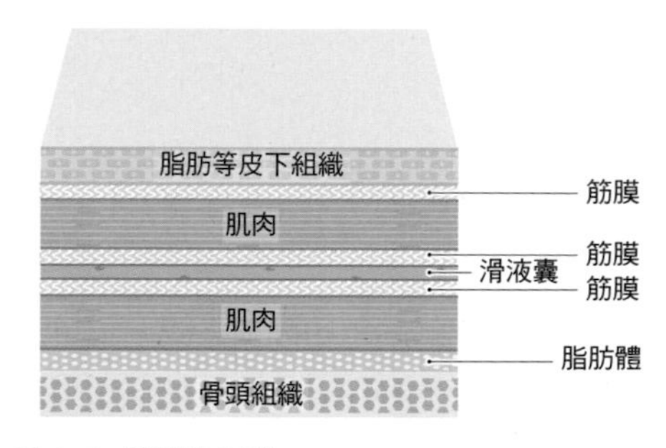

圖4-6: 層狀的組織

診斷身體組織時的想像，必須意識到所有部位都如這張圖，像個千層派一樣呈現層狀構造。

參照文獻9製圖

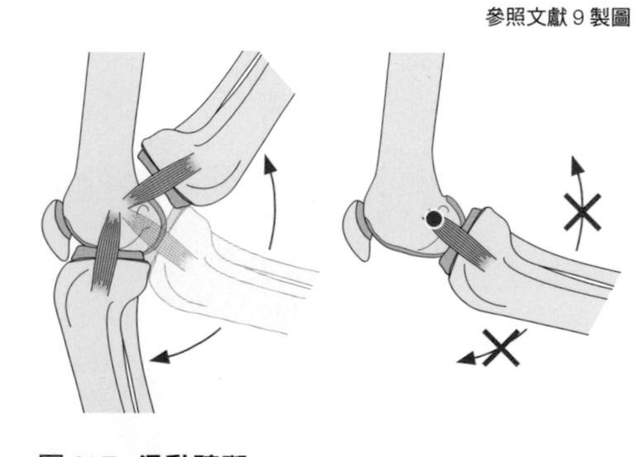

圖4-7: 滑動障礙

說到可動範圍限制，主要想到「不會伸長」、「卡住」，其實滑動障礙的影響較大。

可動範圍、柔軟性的評估與治療，是診斷骨骼肌肉疾患的臨床人員首先應當學會的技巧[30)]（圖4-9）。

僵硬的關節難以活動，也會成為各種疼痛的原因。因此我們治療師必須追求可動範圍、柔軟性的改善。追求的前方，身為臨床人員應該也能有所成長。

接下來，分為「伸展限制」與「屈曲限制」，詳細說明其改善方法。

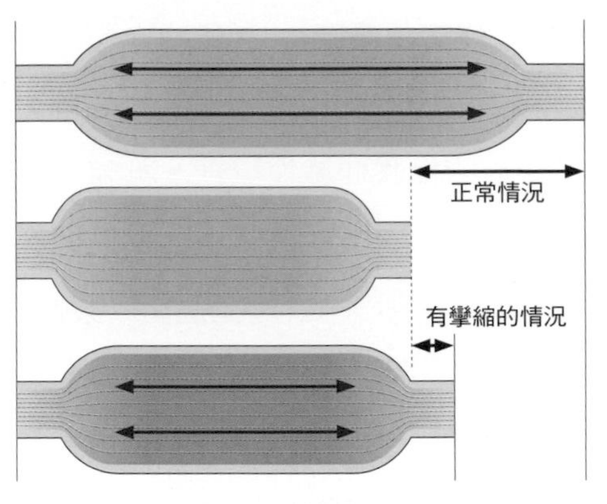

圖4-8：組織的攣縮及過僵直

正常的肌肉很會伸長，但過僵直及攣縮就變得無法伸長。

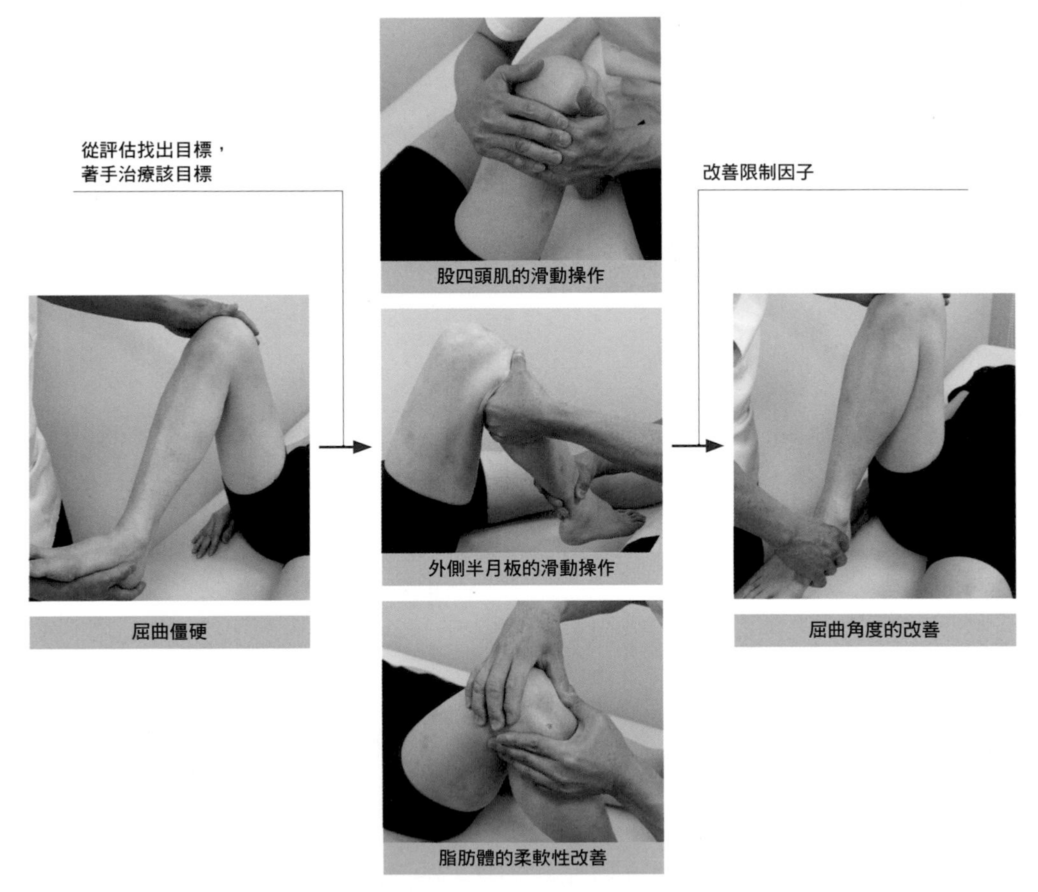

圖4-9：首先應學會的技巧

譬如說，思考屈曲可動範圍改善的情況，釐清「哪個組織受限了？」，著手治療該組織，可動範圍便可當場顯著改善，筆者常有經驗。

2. 膝關節伸展限制的改善

膝關節的情況，在可動範圍、柔軟性的改善當中，就算說伸展限制的改善最為重要也不為過。在臨床上亦然，倘若伸展限制明顯改善，大部分案例就能當場緩解疼痛。只不過，這種情況與「治療」的解讀並不同。若改善伸展限制，由於關節的活動方式及步行容易程度會大幅變化，因此對於疼痛發生源組織的負荷減輕，疼痛因而緩解，如此解讀較佳。

與膝關節的伸展限制有關的組織，主要可舉出「髕下脂肪體」、「表層組織（皮膚及筋膜）」、「髕骨上方組織」、「半膜肌」、「股二頭肌」、「後外側支持組織」、「膕窩的脂肪體」等。縱使當上治療師的經驗尚淺，只要了解對於這些組織的評估與治療方法，許多伸展限制就可容易改善。另外，倘若對這些組織一清二楚，其後學會罕見案例的評估與治療，身為治療師的技術就能更上一層樓吧？

接下來，關於膝關節伸展限制的改善方法，仔細說明筆者實際做的步驟。

1）限制因子各部位的區分

①認知

案例呈現膝關節伸展限制的情況，患者與治療師雙方要從檢查其限制的步驟開始。或許令人感到詫異，但患者本身沒有認知到膝關節有伸展限制的案例出乎意料地多。另外，即使有這種認知，從何時開始有伸展限制的自覺，可說極為少見。譬如說體重，「大概從去年秋天開始變胖，接著膝蓋痛」，許多人對於體重增加的時期記得一清二楚。只不過關於伸展限制，大多人似乎沒有自覺（圖4-10）。

因此，筆者用量角器檢查以前，會如圖4-11所示，督促患者產生自覺。讓患者坐正、伸長雙腿，從上方按壓脛骨粗隆，檢查伸展限制。若有單邊的伸展限制，從床面至膝蓋為止的距離就有明顯差異，因此這種作法能讓彼此有所認知。另一方面，雙腳受限的情況，有時伸展限制的左右差異不大，只憑膝蓋高度難以看出伸展限制。這種情況，可讓患者感覺膕窩至床面接觸的情況有左右角的差異，進而認知到

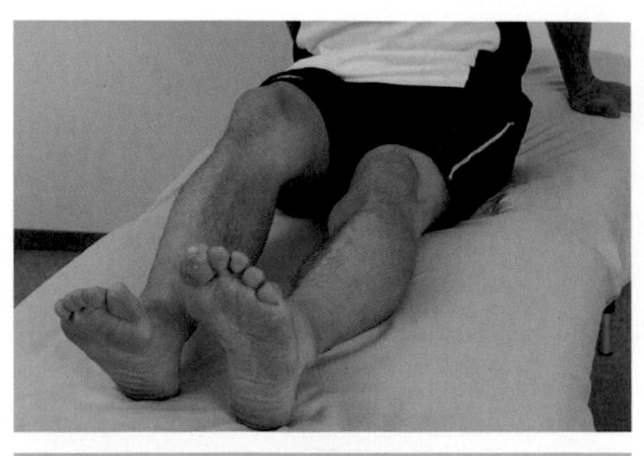

a: 單腳受限

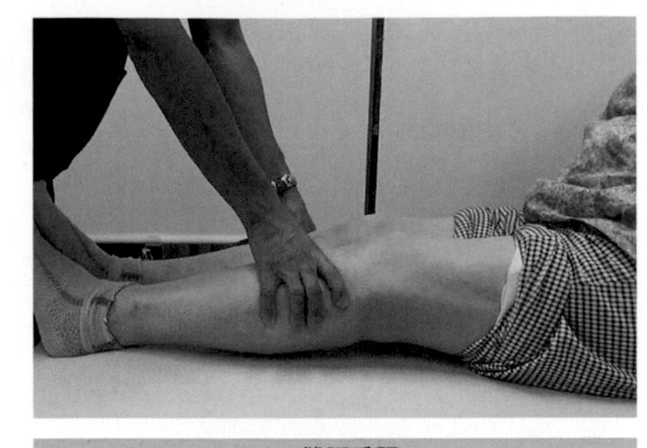

b: 雙腳受限

圖4-10：膝關節伸展限制

從上面往下壓，
可看出膝蓋的高度
左右不一樣吧？
確實如此

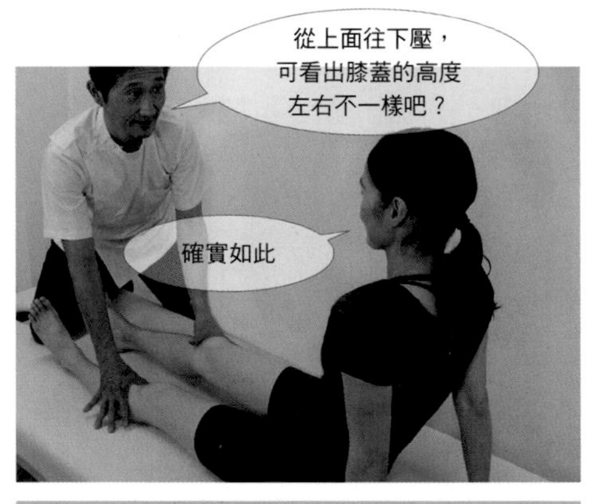

a: 伸展限制的左右差異明顯的情況

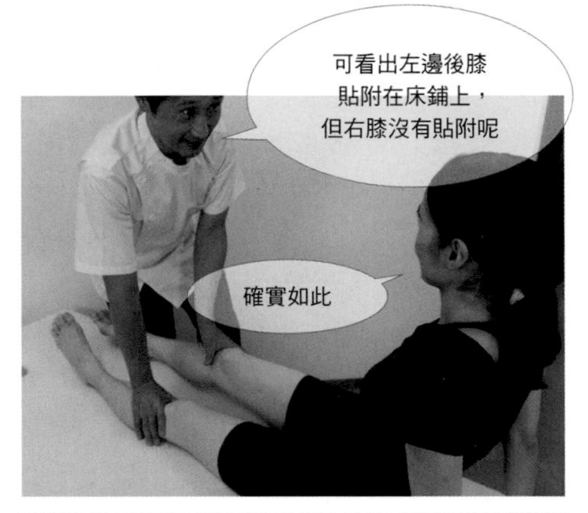

b: 伸展限制的左右差異不明顯的情況

圖4-11：伸展限制的認知

伸展限制的左右差異明顯的情況，從床鋪至膝蓋的距離看出左右差異（a）。
另一方面，伸展限制的左右差異不明顯的情況，透過後膝與床鋪接觸的情況看出左右差異（b）。

伸展限制。

並非只向患者說明[註1]測量的角度，就像這樣，倘若從視覺、觸覺上的感覺，讓患者認知到伸展限制，也容易引導患者做運動。

②限制因子各部位的區分

當患者認知到伸展限制，接下來，進行限制因子部位區別的程序。筆者會從感覺受限的部位開始檢查。只不過，只從膝蓋上按壓，詢問「哪裡受限了？」，患者無法順利回答。因此要按照下述步驟詢問，找尋限制因子的部位。

[註1]　最好了解即使說明「伸展5度、負5度」，一般人也沒有那種概念。

治療師：　「有左右差異，代表某處的患側卡住了。」

患者：　「確實如此呢。」

治療師：　「那麼我從膝蓋上方壓下去，請告訴我哪裡感覺卡卡的。膝蓋的前面、後面，哪裡有感覺？」

患者：　「膝蓋前面有感覺。」

治療師：　「那種感覺，感覺是在髕骨上方？還是髕骨的下方？」

患者：　「髕骨的下方。」

就像這樣，由於治療師適度引導，可讓患者輕易認知有限制因子的部位，因此容易獲得合宜的回答。

筆者把限制因子的所在部位，區分為下列五種。

①前膝且髕骨下方：　這種情況，髕下脂肪體為限制主因的機率大，進入評估的程序〔註2〕。

②前膝且髕骨上方：　這種情況，髕骨上方組織及表層組織（皮膚及筋膜）為限制因子的可能性大，基於這種假設進入評估的程序
只不過，就算患者回答「髕骨上方」，限制因子為髕下脂肪體的情況不罕見，因此也要基於這種可能性進行評估。

③後膝且內側：　這種情況，擬定半膜肌為限制主因的高機率的假說，進入評估的程序。若有創傷，也要懷疑表層組織為限制因子的可能性。另外，無法區分是在膝蓋內側或者膕窩中央的情況，也要基於膕窩的脂肪體為限制因子的可能性進行評估。

[註2]　這個部位為手術傷口（關節鏡手術的入口）的情況也不罕見。這種情況也與其他部位不同，透過持續治療髕下脂肪體，可逐漸改善許多伸展限制。

④**後膝且外側：** 這種情況，後外側支持組織及股二頭肌為限制因子的可能性大，基於這種假設進入評估的程序。若有創傷，也要懷疑表層組織為限制因子的可能性。

另外，無法釐清是膝蓋外側還是膕窩中央的情況，也要基於膕窩的脂肪體為限制因子的可能性進行評估。

⑤**後膝且中央：** 這種情況，基於膕窩的脂肪體或者半膜肌、後外側支持組織及股二頭肌為限制因子的可能性，進入評估的程序。

就像這樣，並非一口氣鎖定引起伸展限制的組織，要區分不同的部位，從該處篩選出「目標」組織。

接下來，關於進行五種區分以後的評估與治療，說明具體的方法。

2）對於伸展限制的評估與實際的治療狀況

把影響伸展限制的部位區分成五個部位以後，接下來透過假說檢證，找出「目標」的組織吧。對於伸展限制的假說檢證程序，對於每一個部位都是一樣的，用下述步驟進行。

i）首先檢查伸展限制的程度（圖4-12a）。

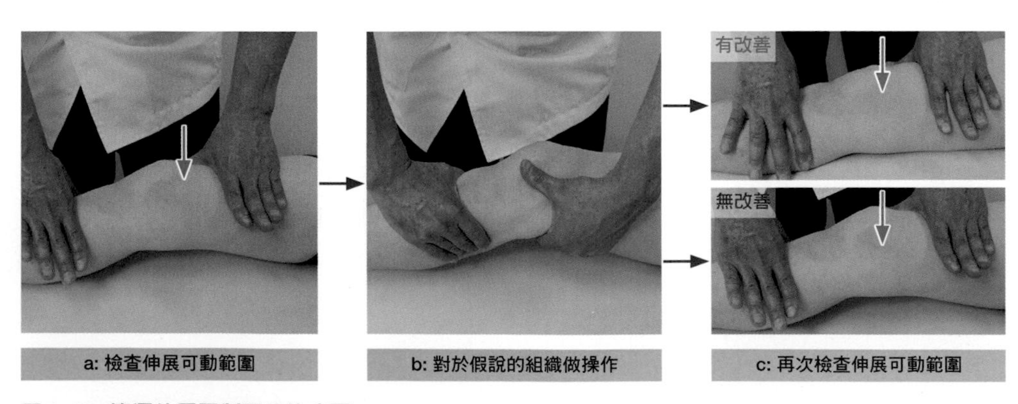

圖4-12：篩選伸展限制因子的步驟

約30秒執行a到c，伸展限制沒有出現改善的情況，認為該組織並非原因，對於下一個懷疑的組織反覆做同樣的步驟。

ii）對於假設為限制因子的組織進行操作（圖4-12b）。

iii）作為ii的檢證步驟，檢查伸展限制是否改善（圖4-12c）。

筆者用30秒做這一連串的步驟，若伸展限制沒有改善，便思考原因不在此，對著下一個懷疑的組織反覆一連串的步驟，假如改善了，便對該組織反覆著手治療，更進一步改善伸展限制。

①前膝加上髕骨下方感到限制的情況

前膝且髕骨下方感到限制的情況，用接下來的步驟逐漸改善伸展限制。從徒手推拿髕下脂肪體的步驟開始，若有成效，也依序做其他運動（圖4-13）。

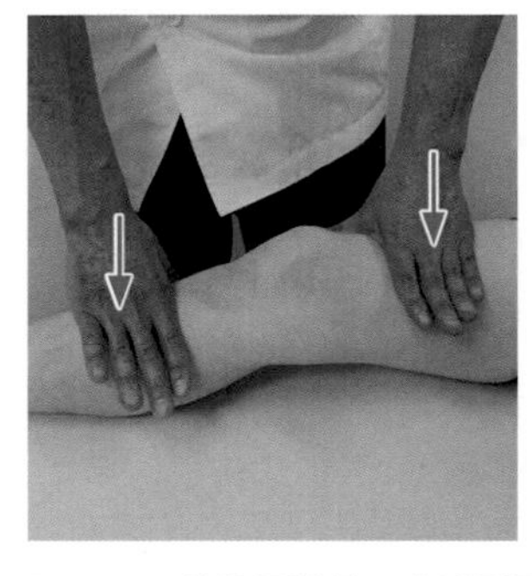

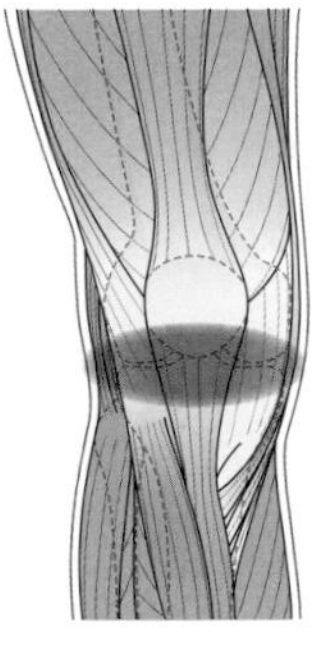

圖4-13：前膝且髕骨下方感到限制的案例

前膝且髕骨下方感到限制的情況，從徒手把髕下脂肪體推柔軟的步驟開始。

a）找到髕下脂肪體僵硬的地方，徒手推拿

一邊觸診，一邊找尋髕下脂肪體僵硬的部位。多發處為髕骨下的極近處。變硬的髕下脂肪體容易聚集到這個地方，也頻繁發生異音。如圖4-14，徒手推拿這個部位。具體的作法是，把僵硬部位從內側往外側推，從外側往內側推，反覆進行這個過程。由於髕下脂肪體就像果凍一樣，這種操作可讓柔軟性慢慢增加。

操作時患者感到劇痛時，從感覺疼痛的地方前的部位操作，能讓疼痛沒那麼嚴重。

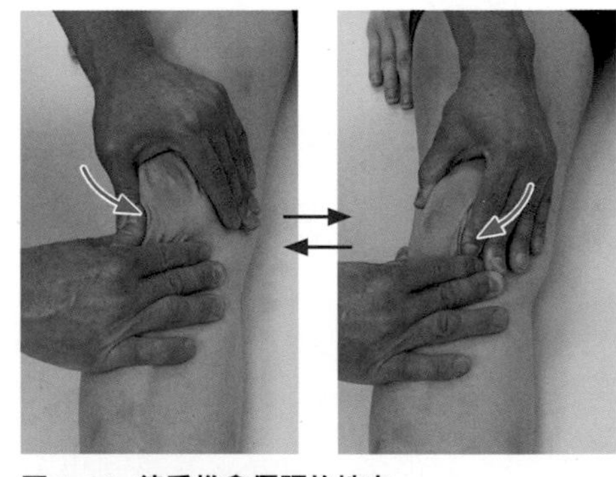

圖4-14：徒手推拿僵硬的地方

徒手找到僵硬的部位，把其部位從內側往外側、再往內側反覆推動，果凍狀的髕下脂肪體的柔軟性就會增加。操作時劇烈疼痛時，從感覺疼痛的部位前面推動，就難以引起疼痛。

b）促進髕下脂肪體上下運動

由於髕下脂肪體附著在膝肌腱上，髕骨的上下（縱軸）運動，膝肌腱會跟著

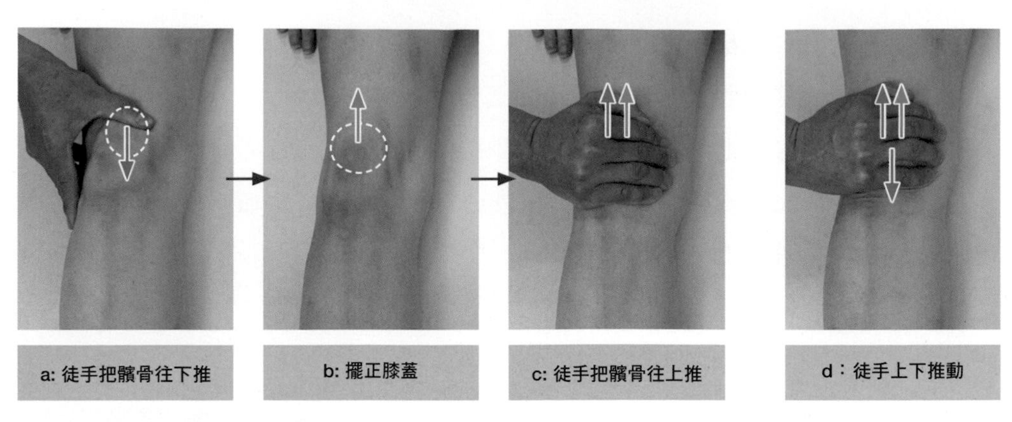

圖4-15: 髕下脂肪體的上下運動

重複進行a～c的動作直到熟悉為止。熟練後可以像d那樣放置手部，讓患者主動做這種運動。

上下活動。因此反覆這種運動，能讓髕下脂肪體變柔軟。具體的作法如圖**4-15**的介紹，下肢鬆弛時徒手把髕骨往下推，利用肌肉的收縮，把髕骨往上推。由於若髕下脂肪體僵硬，髕骨無法順利往上移痛，這種情況就徒手把髕骨往上推，同時讓患者做主動輔助運動，能讓髕下脂肪體有成效地變柔軟。指導患者本身學會主動做這種運動吧。

Pass: KJ2304

網路影片 13

髕下脂肪體的上下運動

觀看影片可加深對於這種評估方法的理解。請一定要看看。

自主運動時難以讓「髕下脂肪體的上下運動」的情況，指導患者做簡單的「髕骨上推運動」(圖**4-16**)。髕下脂肪體的柔軟性下降的案例，髕骨會往下錯位。因此，由於光做這種運動就可確認讓髕下脂肪體被拉長，可有效地改善伸展限制。

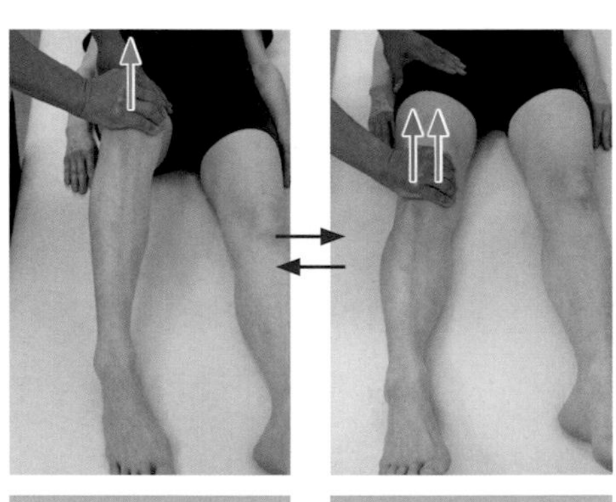

圖4-16: 髕骨的上推運動

如圖4-15介紹，難以自主運動做「髕下脂肪體的上下運動」的情況，也可以只做把髕骨往上推的運動。由於光做這種運動也能確實把髕下脂肪體往上推動，因此可有效地改善伸展限制。

比較做這種運動前後的伸展角度後，大部分案例可看出膝蓋的伸展角度有明顯改善。

②前膝加上髕骨上方感到限制的情況

前膝且髕骨上方感到限制的情況，基於髕骨上方組織為限制因子的可能性大的假設進入評估的程序。只不過，也要基於限制因子為髕下脂肪體的可能性做評估（圖4-17）。

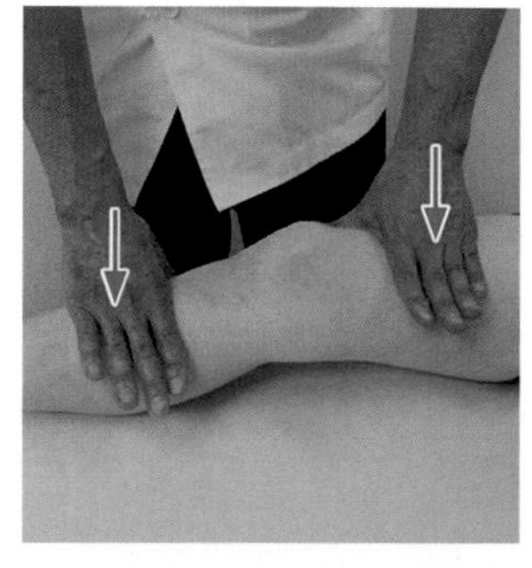

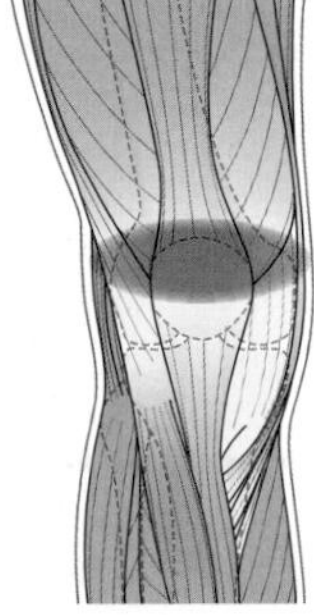

圖4-17：前膝且髕骨上方感到限制的案例

前膝且髕骨上方感到限制的情況，髕骨上方組織為限制因子的可能性大。只不過，也要考慮髕下脂肪體為限制因子的可能性。

a）改善髕骨上方組織的柔軟性及滑動性

如圖4-18介紹，在髕骨上方，位於股骨前面的股骨前脂肪體（prefemoral fat pad:PFP），髕上囊分布於其前方，且髕上囊附著於髕骨前面，與股四頭肌肌腱之間有髕上脂肪體（suprapatellar fat pad:SFP）存在。髕上脂肪體並非大型的脂肪體，不過具有維持股四頭肌肌腱的滑動性的功能，以及預防股骨與髕骨之間發生的髕上囊受撞擊的功能[9]。

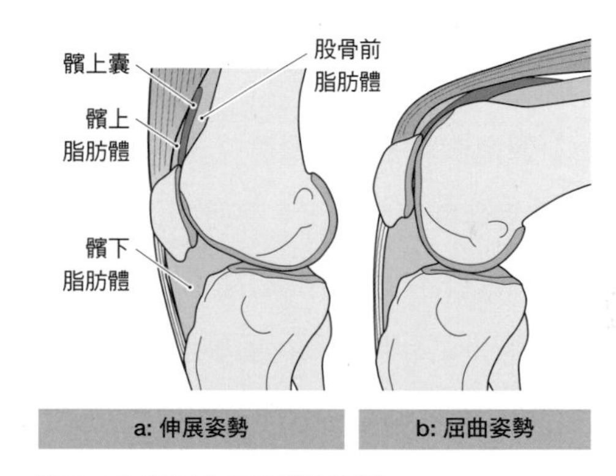

a: 伸展姿勢　b: 屈曲姿勢

圖4-18：髕骨上方組織的解剖

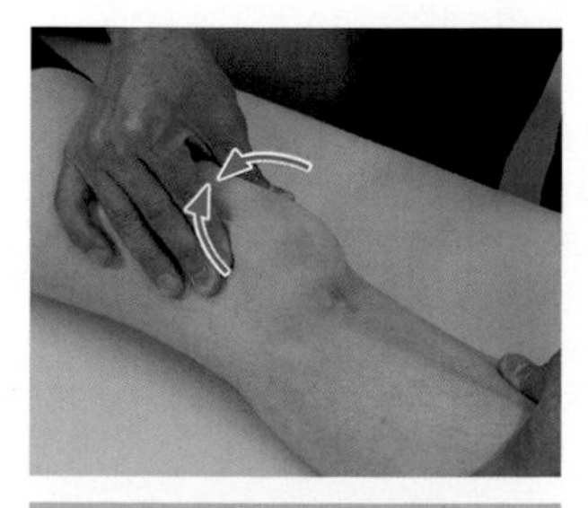

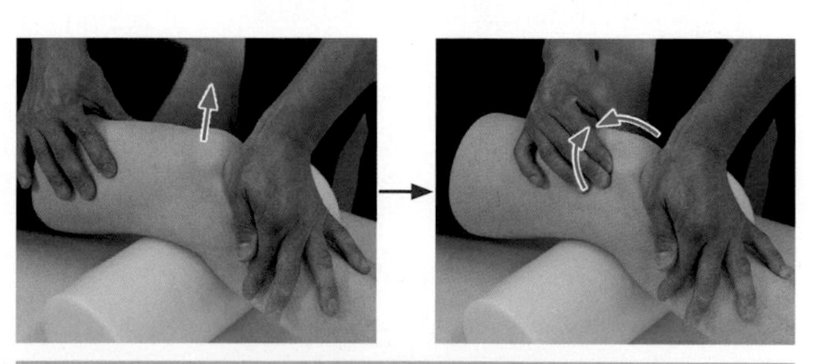

a: 髕上組織的按摩　b: 使髕骨往上抬高以後，對髕上組織做按摩

圖4-19：髕骨上方組織柔軟性改善的徒手操作

前膝且髕骨上方感到限制的情況，徒手改善膝蓋上方組織的柔軟性，以促進周邊組織的滑動性。

4 可動範圍、柔軟度的改善

只不過，若纖維化等影響造成髕上脂肪體周邊的柔軟性降低，就會產生滑動障礙及對於周邊組織的夾壓，一般認為是伸展限制的主因。

因此，前膝且髕骨正上方感到限制的情況，筆者會用圖**4-19**介紹的方法，徒手改善髕上方組織的柔軟性，以促進周邊組織的滑動性。

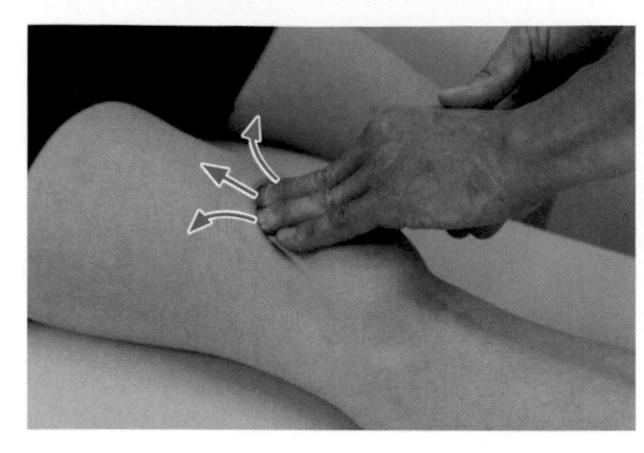

圖4-20：把髕上囊往上方推動的徒手操作

一般認為髕上囊的滑動障礙也是伸展限制的原因，因此徒手操作以提升髕上囊的滑動性。

另外，髕上囊會隨著膝關節的屈伸而滑動相當的距離，因此一般認為髕上囊的滑動障礙也是伸展限制的原因。所以為了讓髕上囊順利滑動，要如圖**4-20**的作法徒手操作。

位於髕骨上方的組織為伸展限制的主因，或許令人難以想像。只不過，前膝且髕骨上方感到限制的案例，透過這種操作時常可改善伸展限制。

b）促進表層組織的滑動性（有創傷的情況）

皮膚有創傷的情況，有時創傷部與皮膚及筋膜之間的沾黏成為滑動障礙的原因，產生了伸展限制。這種滑動障礙，尤其常見於人工膝關節置換術（TKA）術後的創傷部。如圖**4-21**所示，若皮膚有傷口及瘀痕，創傷部除了被拉長的情況，短縮的情況也會感到疼痛，想必各位都有過這種經驗吧？皮膚及筋膜等表層組織，豈止伸長時，短縮時也會彼此產生滑動，因此滑動性降低為伸展時的疼痛及可動範圍限制的原因。

改善皮膚滑動性的情況，如圖**4-22**的說明，把皮膚往上下左右推動，找出僵硬的方向以後，促進往那個方向的滑

參照文獻9製圖

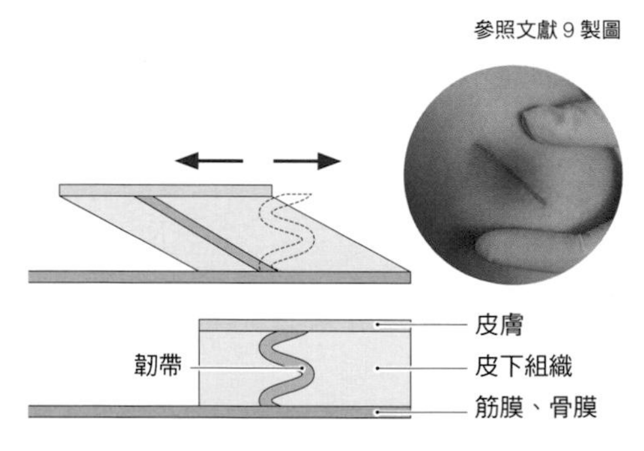

圖4-21：皮膚的創傷

若表層有傷口，皮膚除了在伸展狀態，在短縮狀態也會感受到疼痛。皮膚及筋膜等表層組織，在伸長時及短縮時會互相滑動，因此滑動性降低為伸展時疼痛及可動範圍限制的原因。

動性。這種時候戴上止滑的橡膠手套，能只讓皮膚滑動。我們翻書只翻一頁時，不會用力壓住紙，而是用微弱的力道翻頁。與這種情況一樣，由於皮膚位在表層組織的表面，只想使皮膚滑動的情況，重點在於盡可能不用力地促使滑動。由於戴上橡膠手套可以更輕微的力道促使滑動，因此能有效地改善皮膚的滑動性。

促使與肌肉和皮膚之間滑動性的情況，進行利用肌肉收縮的滑動操作。股四頭肌隨著收縮往近側方向滑動。因此如圖4-23，一邊使股四頭肌收縮，一邊徒手把皮膚推向遠側方向，便能促進與肌肉和皮膚之間的滑動性。

此外，假如想促進皮膚底下筋膜的滑動性，筆者會用牽引操作進行（圖4-24）。如圖4-24c所介紹，把這種操作想像成把紙張往上撐開的感覺做牽引，能促進筋膜與肌肉剝離，以改善滑動性。若筋膜產生滑動障礙的情況，操

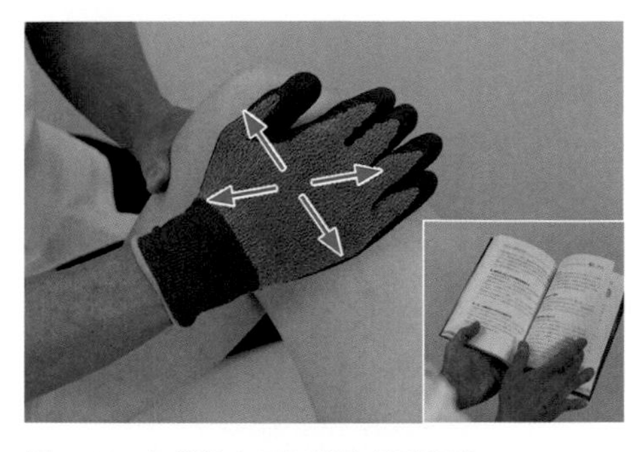

圖4-22：皮膚與皮下組織的滑動操作

讓皮膚往上下左右滑動，促進往僵硬的方向滑動。戴上止滑的橡膠手套，就能只讓表層滑動。在翻書時，不會用力壓住紙張，而是輕輕掐住紙張翻頁。由於皮膚位於表層組織的表面，只想讓皮膚滑動的情況，盡可能不施力，如翻書般推動皮膚。

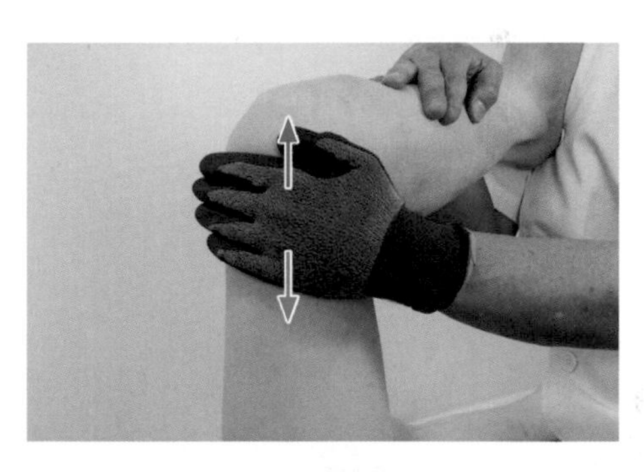

圖4-23：用肌肉收縮做滑動操作

由於股四頭肌隨著收縮，往近側方向滑動，因此便徒手把皮膚往遠側方項活動，以促進與肌肉和皮膚之間的滑動性。

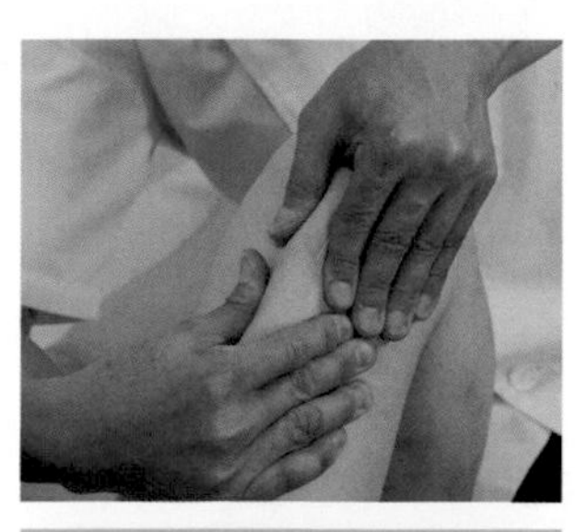

a: 使感知範圍的筋膜徒手伸長

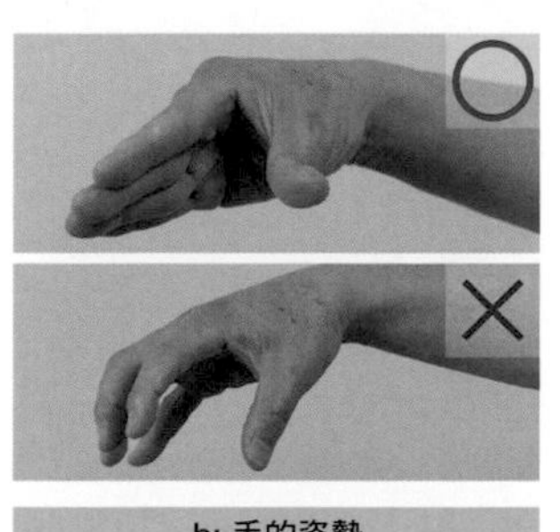

b: 手的姿勢

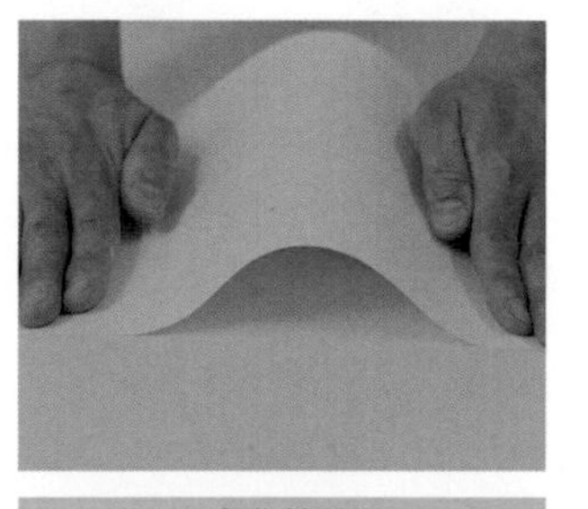

c: 想像撐開紙

圖4-24：筋膜的滑動操作

有如把紙張往上撐開的想像做牽引，可促使筋膜與肌肉剝離，以改善滑動性。

作時患者會有劇烈疼痛。只不過操作以後，疼痛幾乎不會殘留。

③後膝加上內側感到限制的情況

後膝且內側感到限制的情況，半膜肌有極高的機率為限制主因，進入評估的程序（圖4-25）。

無法釐清感到限制的地方位於內側或者膕窩中央的情況，也要基於膕窩的脂肪體為限制因子的可能性進行評估。關於對於膕窩的脂肪體的操作，請參照第59頁及第269頁。

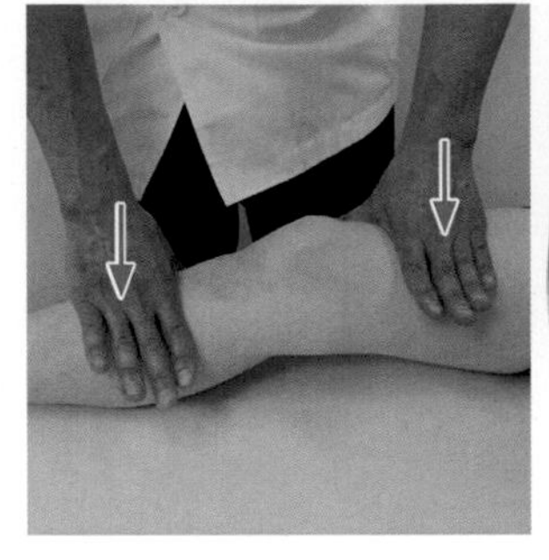
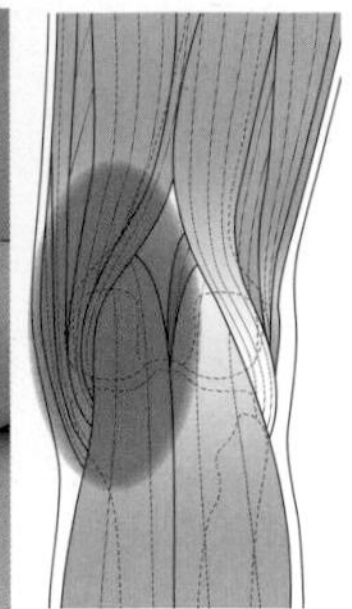

圖4-25：感覺後膝且內側限制的案例

感覺後膝且內側受限的情況，半膜肌高機率為限制主因。也要考慮膕窩的脂肪體為限制因子的可能性。

a）促進半膜肌及腓腸肌的滑動性

如圖4-26，徒手把半膜肌往內推、把腓腸肌內側頭往外推，維持這種狀態下反覆做膝關節的屈伸。

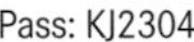

網路影片24 半膜肌與腓腸肌內側頭的滑動操作

觀看影片加深對於這種操作方法的理解吧。

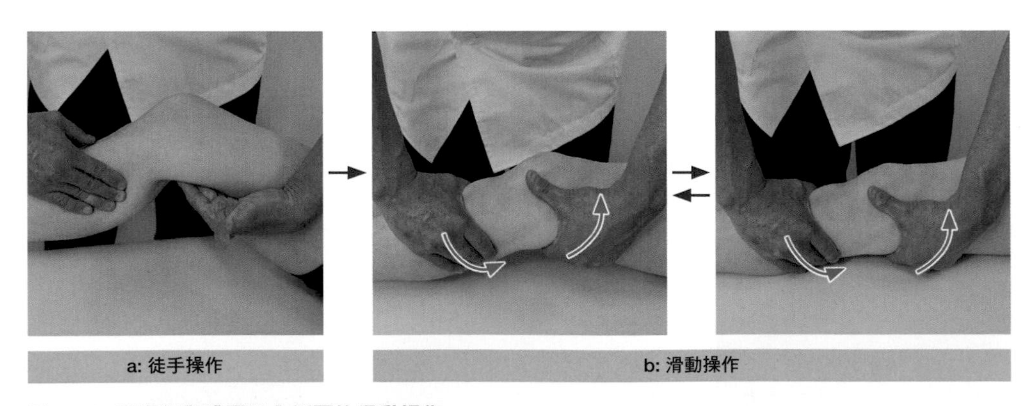

圖4-26：半膜肌與腓腸肌內側頭的滑動操作

徒手把半膜肌往內、把腓腸肌內側頭往外推動，維持這種狀態，反覆做膝關節的屈伸。

雖為單純的操作，若用這種操作促進半膜肌及腓腸肌的滑動，可舒緩半膜肌的肌僵直。因此，假如半膜肌為伸展限制的主因，大部分案例可當場擴大伸展可動範圍。

這種操作出現成效、得以判斷半膜肌為主要限制因子的情況，一邊做圖4-26的徒手操作，一邊反覆做半膜肌的滑動操作與膝關節的擺正操作，可更加促進可動範圍的擴大（圖4-27）。

半膜肌的肌僵直嚴重的情況，做「反覆收縮與短縮的方法」（圖4-28）。具體的作法，讓膝關節內旋擺位，以腳尖朝向內側的狀態，腳跟貼在床鋪上般，使半膜肌收縮。接下來，治療師徒手使膝關節屈曲，以讓半膜肌稍微短縮。最後維持膝關節內旋，在不會疼痛的範圍內使其被動伸展。反覆做這一連串的操作，一邊緩和肌僵直，一邊促進半膜肌伸長。

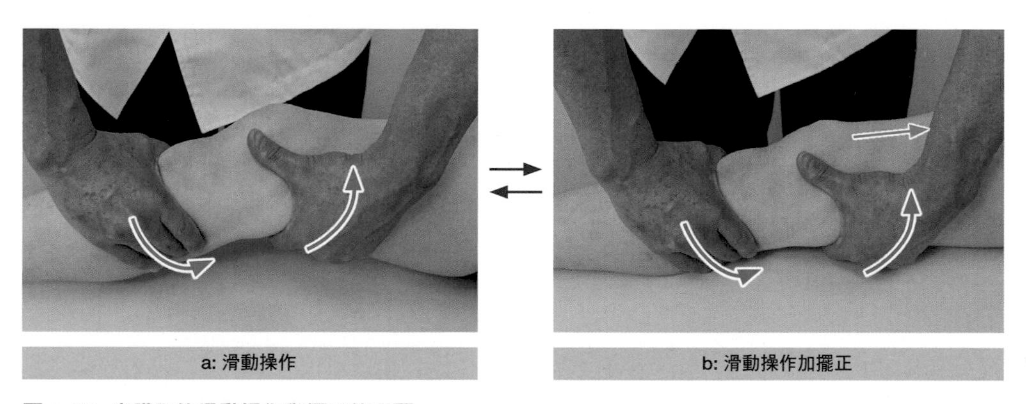

圖4-27: 半膜肌的滑動操作與擺正的反覆

一邊做圖4-26的徒手操作，一邊反覆做半膜肌的滑動操作與膝關節的擺正。可更加促進可動範圍的擴大。

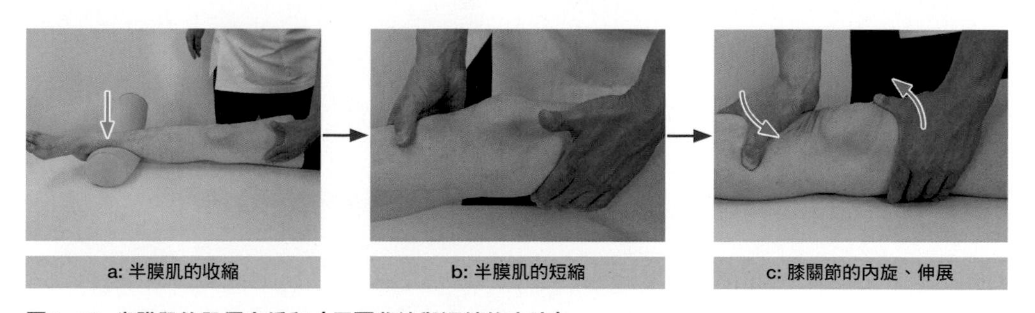

圖4-28: 半膜肌的肌僵直緩和（反覆收縮與短縮的方法）

讓膝關節內旋擺位，以腳尖朝向內側的狀態，腳跟貼在床鋪上般地使半膜肌收縮（a）。
接下來，徒手使膝關節屈曲，以讓半膜肌短縮（b）。
維持膝關節內旋，在不會疼痛的範圍內使其被動伸展（c）。
反覆a到c一連串的操作。

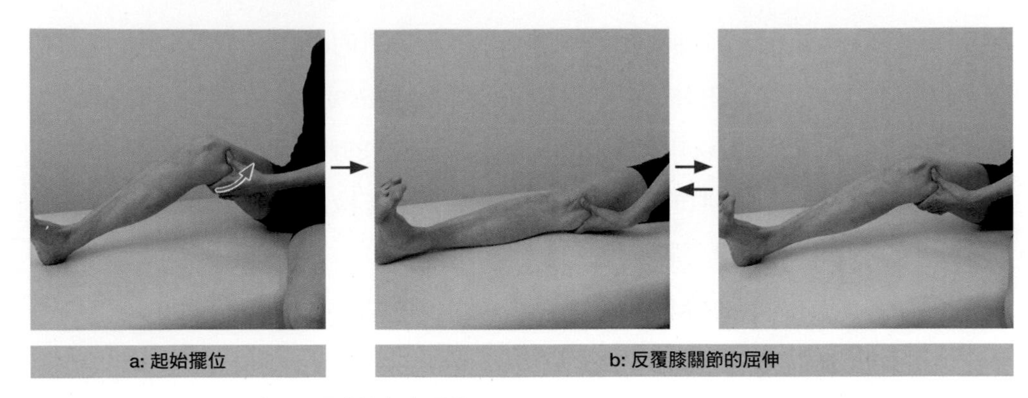

圖4-29：促進半膜肌與腓腸肌滑動的自主運動

徒手把半膜肌推向內側，腳尖朝向內側，使足關節背屈。維持這種狀態，反覆做膝關節的屈伸。

透過上述操作改善了可動範圍的情況，指導患者做自主運動。做自主運動時，徒手把半膜肌往內側推動，以腳尖朝內側的狀態使足關節呈現背屈擺位，反覆做膝關節的屈伸（圖4-29）。

b）促進表層組織的滑動性（有創傷的情況）

皮膚有創傷的情況，懷疑為創傷部與皮膚及筋膜之間的沾黏造成滑動障礙的可能性。這種時候，做〈促進表層組織的滑動性（有創傷的情況）（參照第262頁）〉介紹的手法，檢查可動範圍是否改善了。透過這種操作使可動範圍獲得改善的情況，進一步促進滑動性的改善。

④後膝加上外側感到限制的情況

後膝且外側感到限制的情況，後外側支持組織及股二頭肌有不小的可能性為限制因子，基於這種假設進入評估的階段（圖4-30）。

無法釐清感覺受限的地方在外側還是膕窩中央時，也要基於膕窩的脂肪體為限制因子的可能性進行評估。關於對於膕窩的脂肪體的操作，請參照第59頁及第269頁。

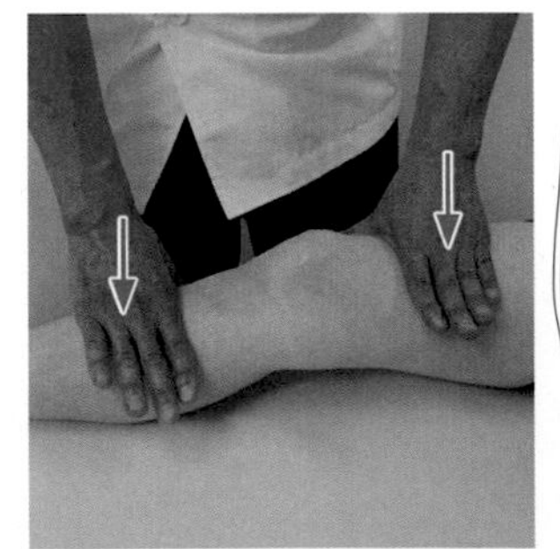
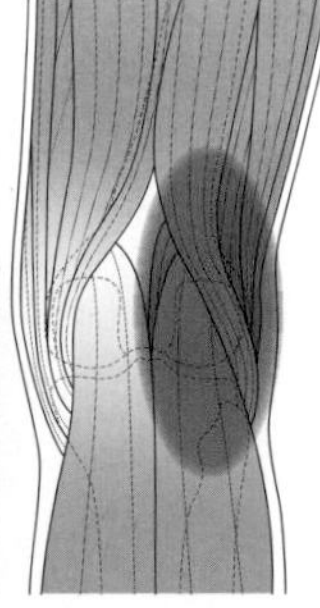

圖4-30：後膝且外側感到限制的案例

後外側支持組織及股二頭肌為限制因子的可能性大。也要考量膕窩的脂肪體為限制因子的可能性。

a）使後外側支持組織伸長，

如圖4-31所示，後外側支持組織有許多韌帶及關節囊。當然也有臨床人員會仔細區分這些軟組織，進行評估及治療，然而筆者不會區分地那麼細。

筆者把於膕窩後外側重疊的許多軟組織視為一個部位。

由於後外側支持組織位於膕窩的深層部，光使其伸長，只有淺層部會被拉長，深層部的組織無法有成效地使其伸長。從圖4-32可理解這種情況。

因此，筆者會徒手使淺層部的組織短縮，同時使膝關節伸展，藉此有效地使深層部的後外側支持組織伸長（圖4-33）。

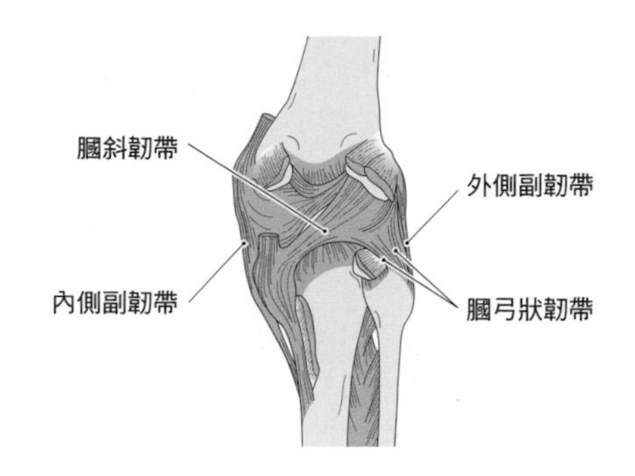

圖4-31：**後外側支持組織的解剖**

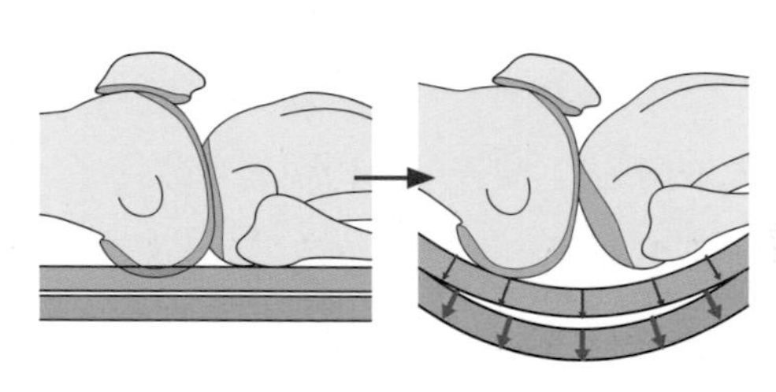

圖4-32：**層狀物體的彎曲**

即使單純拉長層狀物體，只有淺層部會被拉長，深層部的組織無法有成效地被拉長。

b）使股二頭肌伸長

要讓股二頭肌伸長，如圖4-34的作法，徒手握住股二頭肌，往外側牽引並反覆做膝關節的屈伸。

促使肌肉往其分布的垂直方向滑動，有舒緩肌僵直的性質。因此乍看之下單純的

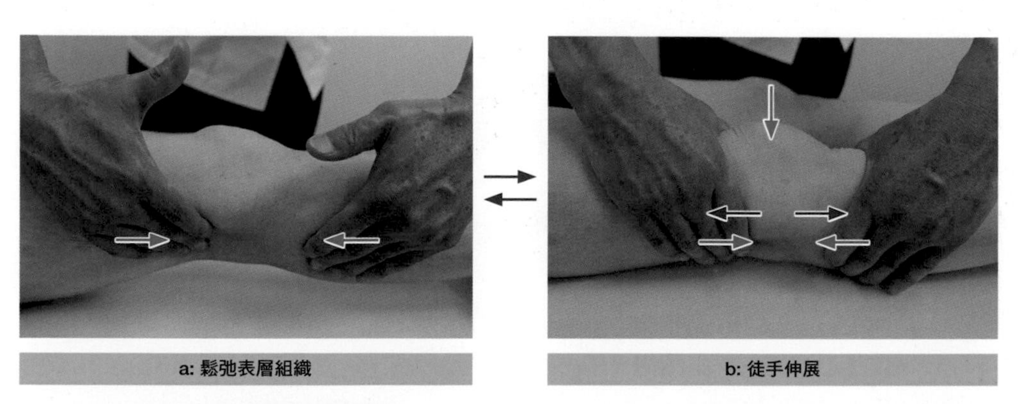

a: 鬆弛表層組織

b: 徒手伸展

圖4-33：**膝關節後方軟組織的伸長運動**

鬆弛表層組織以後，讓膝關節伸展，不僅後腿肌群，也能使膝關節後方的軟組織伸長。

操作，也能舒緩股二頭肌的肌僵直，許多案例的伸展限制當場獲得改善了。

這種操作出現成效，得以判斷股二頭肌為主要限制因子的情況，進行「反覆收縮與短縮的方法」，邊讓肌僵直舒緩邊使肌肉伸長（圖4-35）。具體的作法，把腳跟壓在床鋪，使股二頭肌收縮，治療師徒手使膝關節屈曲，藉此使得股二頭肌稍微短縮。接下來，一邊讓膝關節內旋，一邊在不會疼痛的範圍內做被動伸展。反覆這種操作，可舒緩股二頭肌的僵直，改善伸長性。

c）促進表層組織的滑動性（有創傷的情況）

皮膚有創傷的情況，懷疑為創傷部與皮膚及筋膜之間的沾黏造成滑動障礙的可能性。這種時候，做〈促進表層組織的滑動性（有創傷的情況）（參照第262頁）〉介紹的手法，檢查可動範圍是否改善了。透過這種操作使可動範圍獲得改善的情況，進一步促進滑動性的改善。

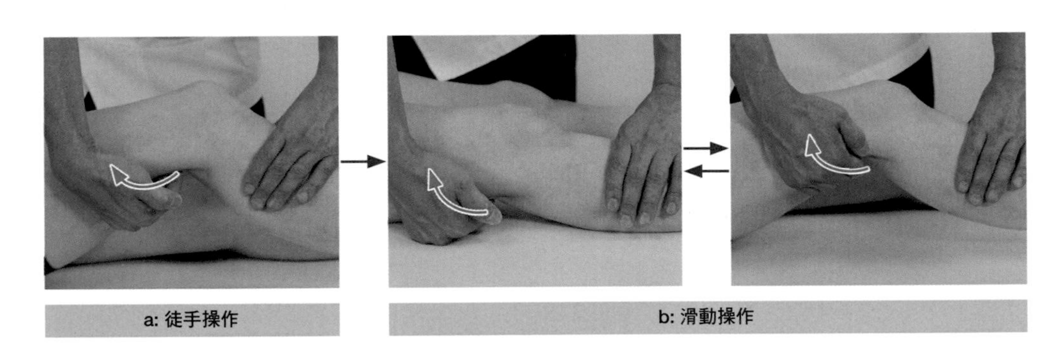

圖4-34: 股二頭肌的滑動操作

徒手握住股二頭肌，一邊往外側牽引，一邊反覆做膝關節的屈伸。

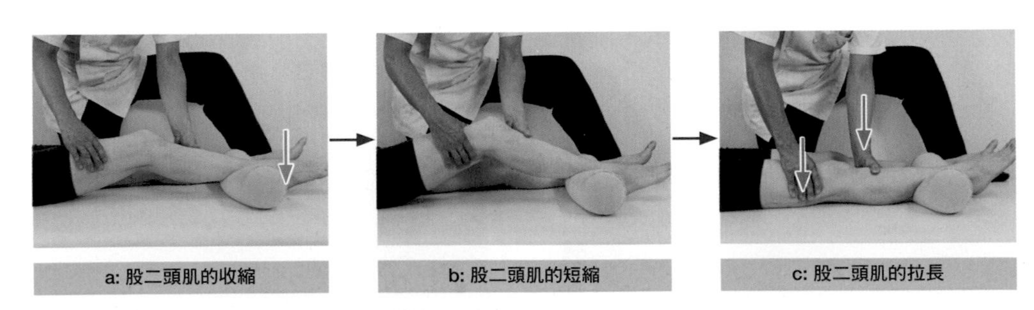

圖4-35: 股二頭肌的肌僵直舒緩（反覆收縮與短縮的方法）

把腳跟壓向床鋪，使股二頭肌收縮（a）。
接下來徒手使膝關節屈曲，使股二頭肌短縮（b）。
使膝關節內旋，在不會疼痛的範圍內被動地伸展（c）。
反覆進行a至c的一連串操作。

⑤後膝加上中央感到限制的情況

後膝且中央感到限制的情況，基於膕窩的脂肪體或者半膜肌、後外側支持組織及股二頭肌為限制因子的可能性，進入限制因子的評估程序（圖4-36）。

首先，著手治療膕窩的脂肪體（popliteal fat pad）。如圖4-37的照片所示，脂肪體大範圍存在於膕窩深處。這種脂肪體因纖維化而變硬，會失去柔軟性，一般認為是膝關節伸展限制的原因。

為了改善膕窩脂肪體的柔軟性，筆者首先會按摩膕窩（圖4-38a）。無需做困難的操作，光按摩30秒左右，脂肪體的柔軟性就會提升，因此當場改善膝關節伸展限制的情況也不少。

這種操作出現成效，得以判斷膕窩的脂肪體為主要限制因子的情況，如圖4-38b，對於臥姿的患者專心做按摩，可進一步促進膝關節伸展可動範圍的擴大。

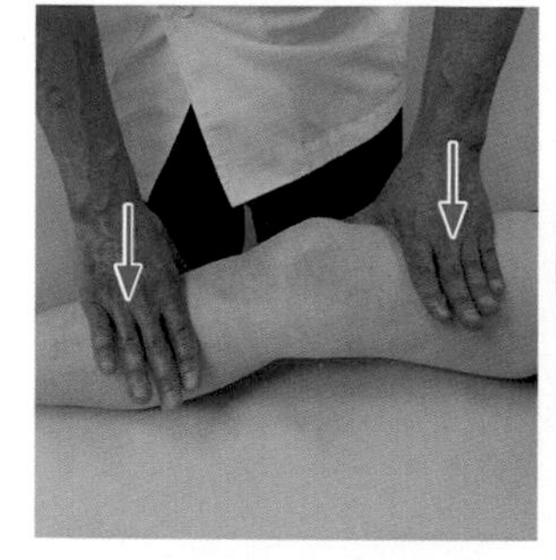
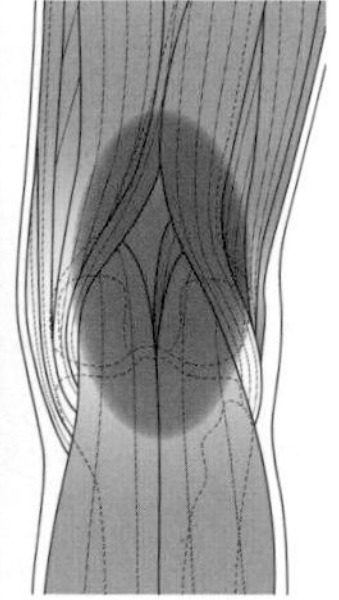

圖4-36：後膝且中央感到限制的案例

考量膕窩的脂肪體，或者半膜肌、後外側支持組織及股二頭肌為限制因子的可能性。

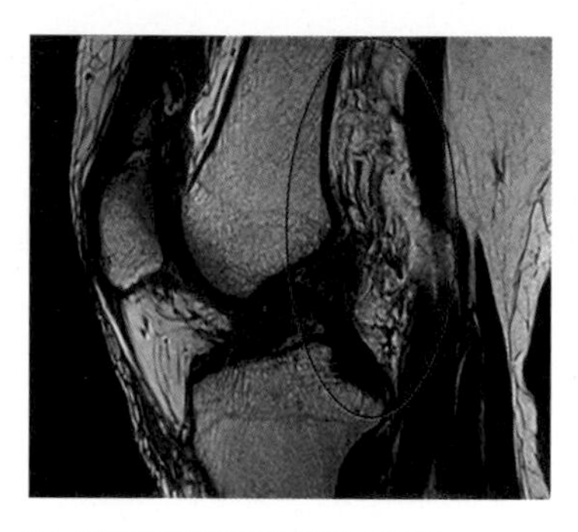

圖4-37：膝關節矢狀面的MRI影像

脂肪體大範圍存在於膕窩深層。

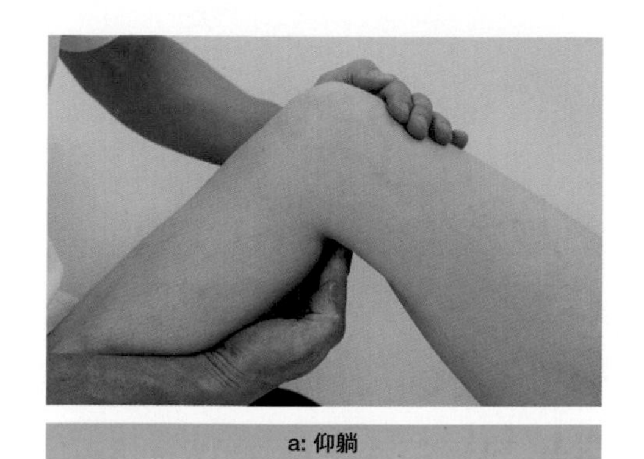

a: 仰躺

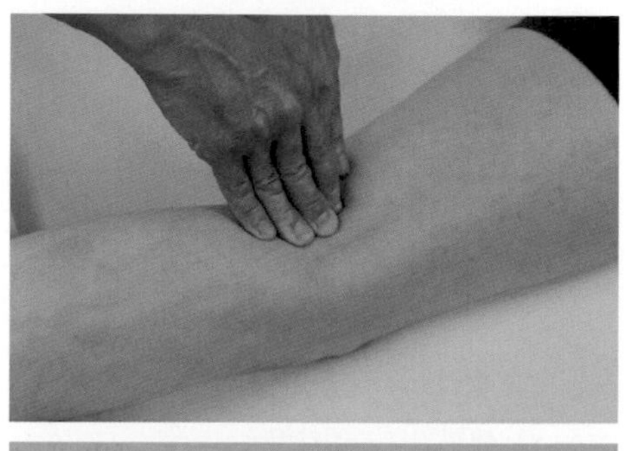

b: 臥姿

圖4-38：膕窩的脂肪體的按摩

無須做格外困難的操作，只要按摩約30秒，脂肪體的柔軟性就會提升，當場改善膝關節的伸展限制。

3）改善的注意事項

①「目標」的組織變化

在本章節，筆者已介紹對於實務上的伸展限制做評估與治療的方法。書中記載了臨床實務的內容，因此各位讀者只要按照本書內容的說明進行實踐，便能累積許多當場擴大伸展可動範圍的經驗吧。

只不過，有件事希望各位記得。那就是「伸展限制的主因會轉移」這個事實。譬如說，一開始強制伸展時，患者表示膝蓋前面受限，因此進行了使髕下脂肪體變柔軟的動作操作。即使透過這種操作獲得改善，依然殘留伸展限制的情況，有時會在其他部位感到限制（圖4-39）。

為什麼會發生這種現象呢？長時間產生伸展限制的情況，不會只有一個部位變硬。各種部位都會變僵硬。因此，縱使排除主要的限制因子，也會因為其他原因產生伸展限制。因此，在臨床上逐漸改善伸展限制時，操作動作以後必定要做強制伸展，詢問患者「現在哪裡感到伸展限制？」，以逐漸明確「目標」的組織，逐漸應對。

限制的主要原因轉變了，也能代表最初的主要原因已成功改善了。結果，限制的主要原因一再轉移，使得伸展限制逐漸獲得改善。也可說我們的治療技術，藉由這種反覆的過程逐漸提升了吧？

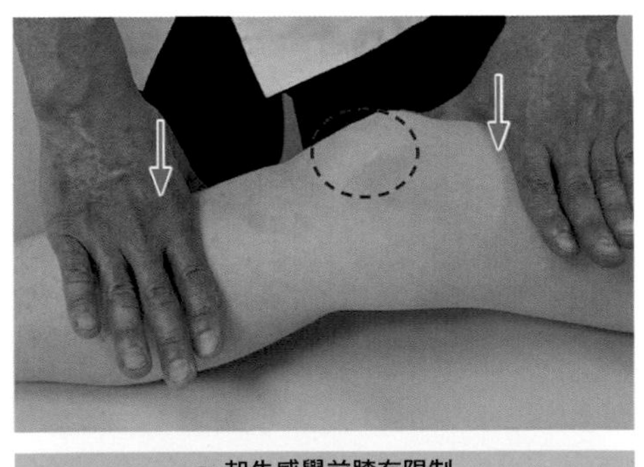

a: 起先感覺前膝有限制

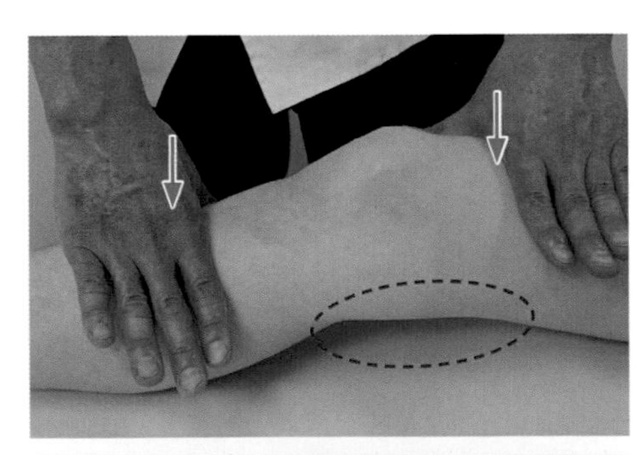

b: 治療後，變成膕窩內側感到有限制

圖4-39: 伸展限制主因的變化

儘管排除主要的限制因子，由於其他原因引起限制，因此每次必須釐清「目標」的組織，以應對治療。

②對於疼痛的顧慮

我們治療師也必須顧慮伴隨操作引起的疼痛。只不過，這裡要先了解的事情是，取決於施加操作的組織及負荷的種類，患者能容忍的疼痛範圍也不盡相同。因此筆者認為，我們也需要累積經驗，才能理解這種情況。

譬如說，拉伸肌肉的情況（圖4-40a），儘管忽視患者表示疼痛，卻強硬地拉動，大概不會獲得目標的成效。應該說，防禦性的反應增強，這類壞處較多。因此最好在患者不會感覺疼痛的範圍內拉伸。

不過，儘管同樣是肌肉的操作，促進肌肉與其他組織及肌肉間滑動時（圖4-40b），常有縱使有某種程度的疼痛感也沒問題的情況。這種情況，疼痛可容許到何種地步才好呢？筆者認為，操作結束、治療師放手以後，疼痛不會殘留的程度就沒問題。

脂肪體的按摩，由於操作時儘管患者多少表示疼痛，放開操作的手以後其疼痛就會消失，大多情況下都不是多嚴重的問題（當然，疼痛太劇烈就會發生問題）。只不過，施加強制伸展等壓縮負荷的情況，重要的是避免引發疼痛。因為若施加大力的壓縮負荷甚至引起疼痛，常有組織引發炎症、纖維化的情況（圖4-41）。

使筋膜分離的情況（圖4-42），操作時儘管患者多少表示疼痛，放開操作的手以後其疼痛就會消失，大多情況下都不是多嚴重的問題。

就如這樣，取決於施加操作的組織、負荷和情境，疼痛的容許範圍大不相同。因此，累積臨床經驗時，必須學會因應不同的狀況的徒手操作強度，這點可說無庸置

4

可動範圍、柔軟度的改善

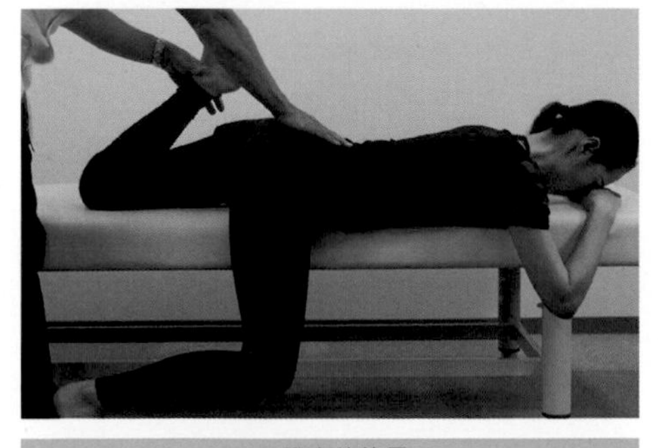

a: 肌肉的伸長

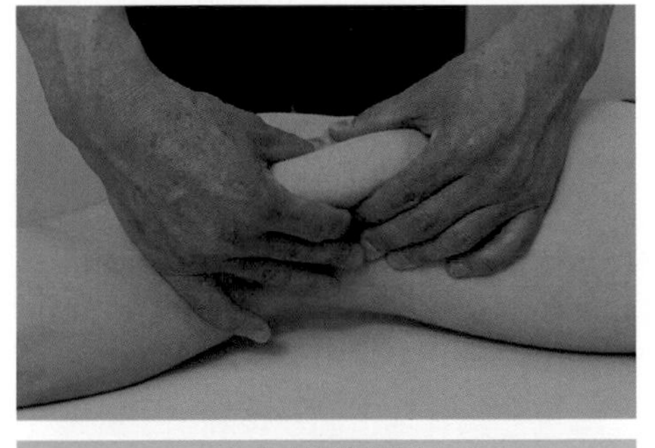

b: 肌肉的滑動操作

圖4-40: 肌肉的操作

取決於施加操作的組織及負荷的種類，患者容忍疼痛的範圍不同，因此必須顧慮伴隨操作時的疼痛。

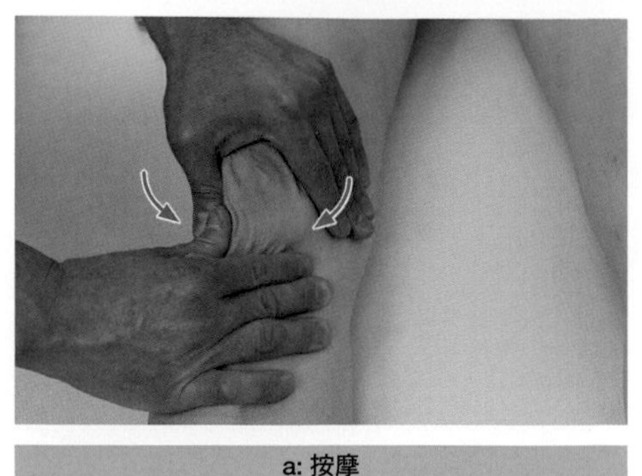

a: 按摩

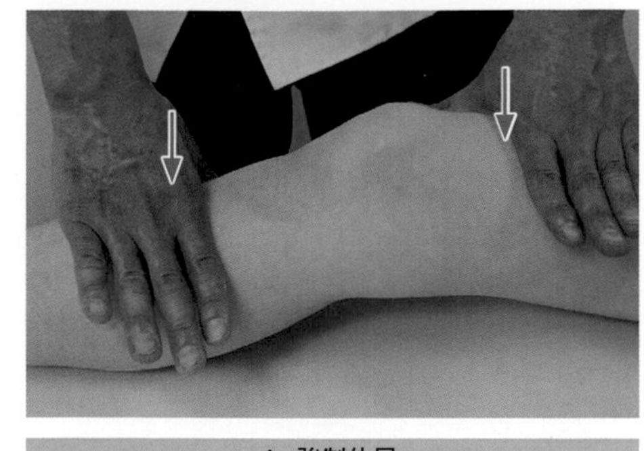

b: 強制伸展

圖4-41：脂肪體的操作

強烈到引起劇痛的壓縮負荷，是擠壓脂肪體、炎症及纖維化的要因。

疑。臨床上，只用理論武裝是沒有勝算的。重要的是連結理論與感性兩者，累積經驗，這是筆者的想法。

③膝關節的外旋操作

關於膝關節的外旋，一定得提醒各位注意事項。膝關節從屈曲到最終伸展姿勢為止，會產生外旋的活動。這種活動，以鎖扣運動廣為人知（圖4-43）。

因此，在臨床的現場也會實施促使膝關節外旋的運動。只不過這種運動造成患者發生疼痛一事，您或多或少有這種經驗吧？在筆者的經驗當中，促進膝關節外旋的伸展運動的患者屢屢表示，「隔天痛到無法走路」。因此筆者在臨床上幾乎不做膝關節的外旋操作。

筆者認識許多這個業界的頂尖跑者。他們為了使特定的組織伸長，時常做使膝關節外旋的動作。只不過，似乎不會

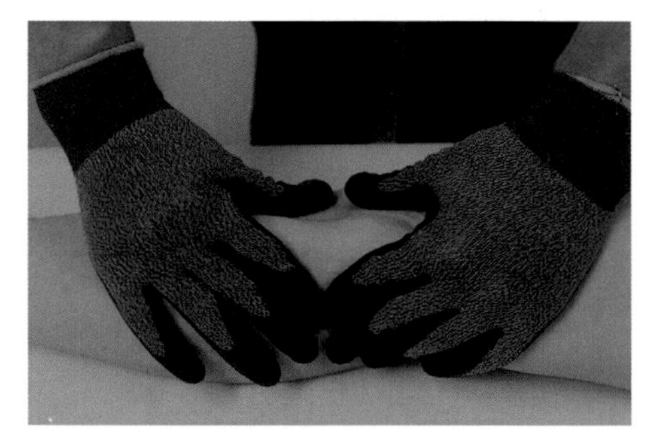

圖4-42：筋膜的分離操作

隨著筋膜分離，疼痛在操作以後消失。

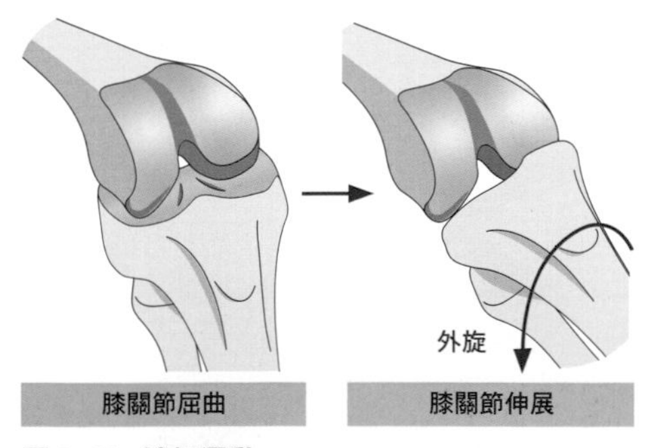

膝關節屈曲　膝關節伸展

圖4-43：鎖扣運動

從屈曲姿勢伸展時產生外旋。

做促使伸展可動性的外旋操作。應該說，似乎許多臨床人員認為這麼做的壞處較多。

在筆者的想像中，由於鎖扣運動作為正常膝關節的活動而廣為人知，因此至少該讓患者做一次促進外旋、使其伸展的運動（圖4-44）。只不過，實際做了以後，就會引起疼痛及炎症。這種經驗累積之中，促使膝關節外旋而引起疼痛的案例大量出現一事，讓優秀的臨床人員從經驗與感性得知這點。因此，大部分臨床人員都變得不會做促進外旋的運動了。

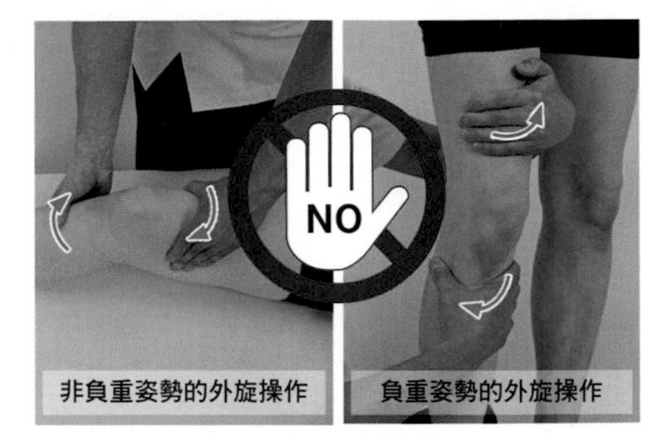

圖4-44：**其實容易引發疼痛、以改善為目的的外旋操作**

促使膝關節外旋的伸展運動當中，許多運動都會使疼痛惡化。

筆者是這樣想的。膝關節在人類進化的過程當中，直到數萬年前的漫長歲月當中，如圖4-45般膝關節變得會屈曲了。也就是說，人類的膝關節獲得完全伸展以後，並沒有經過多久。另外，也沒有任何類人猿的膝關節可完全伸展。因此筆者認為，縱使膝關節伴隨屈曲的內旋有意義，伴隨伸展的外旋並不具有意義。因此，鎖扣運動在教科書中很尋常，對於人卻是異常的活動。只要如此思考，「為什麼膝關節疼痛發生的組織與過外旋之間的關聯性如此強烈？」這個謎團就解開了。

筆者推測，恐怕好幾萬年以後，人的膝關節完全伸展時產生的鎖扣運動就會消失或者顯著退化吧？

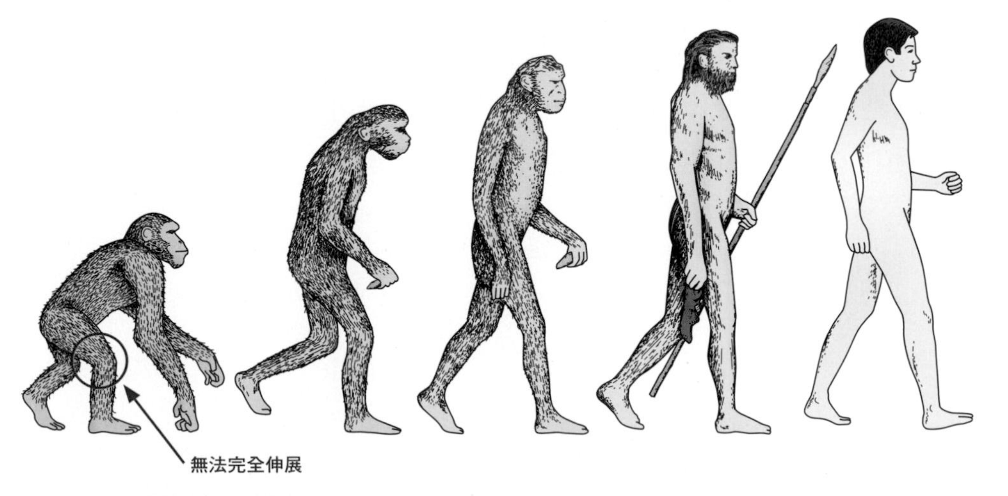

圖4-45：**人類的進化與膝關節**

什麼都不思考、只基於理論做鎖扣運動、使膝關節伸展，可能搞砸那名患者剩下的人生，希望大家不要忘記這點。筆者對於超過一千例的案例，引導內旋以後再做膝關節伸展。這種活動與鎖扣運動為反向的活動，不過至今為止幾乎沒有案例感到強烈疼痛。

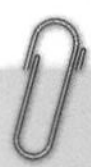

專欄：從四足動物進化

人類從四足動物進化成雙腳直立的動物。無須多言，變得會雙腳直立步行，是發展至現代的主因。相對而言，考量到骨骼肌肉系統的功能層面，發生了各式各樣的異常。

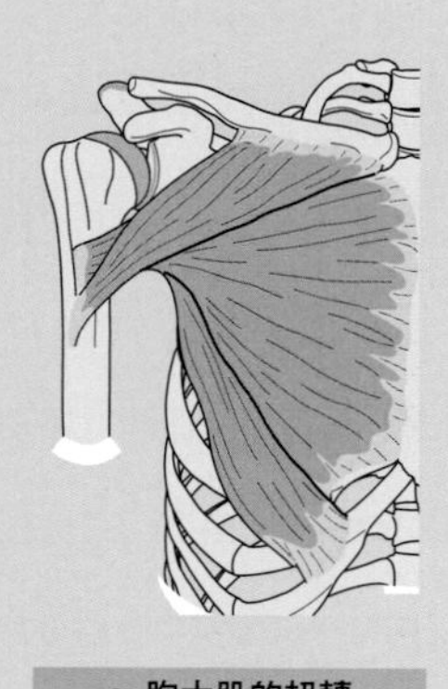

a: 胸大肌的扭轉

b: 髖關節的不適合

圖4-46：**正常卻異常的形態**

其異常之一，就是前述的鎖扣運動。其他還有許多種異常。譬如說，胸大肌在基本姿勢中已經產生扭轉了（圖4-46a）。儘管這種扭轉很尋常，但並非必要的扭轉。由於人體構造為四足步行時身體呈現筆直的線條，因此站立時手臂下垂，胸大肌就會不禁扭轉。此外，髖關節在直立時前方會露出軟骨（圖4-46b）。這是正常情況，但軟骨的露出在人體構造上並非需要的。由於是在四足步行時生成適合中心位置而的構造，因此雙腳站立時才會露出這麼多關節面。我們覺得「尋常」的人體構造及骨骼肌肉的功能，從直立雙腳步行的觀點來看，異常之處並不少。基於上述前提，思考從四足進化至二足的過程，其中或許隱藏許多對臨床有幫助的提示呢。

3. 膝關節屈曲限制的改善

如前所述，臨床上膝關節的可動範圍限制、柔軟性的改善當中，最為重要的就是伸展限制的改善，不過說到輕視屈曲限制是否無所謂，當然並非如此。其理由有許多個，最主要的理由，就是產生屈曲限制，對於日常生活動作（activities of daily living:ADL）會造成影響。

假如膝關節只能彎曲90度，您的日常生活會變得如何呢？當然會無法蹲下來或正坐，上廁所時也會因為場所及便所的種類而經常感到不便吧？其他尚有入浴或上下樓梯等，生活的許多場面當中，感到不便的情況會變多吧？

我們治療師的工作，不只是改善肌力、疼痛、可動範圍而已。沒有疼痛和異狀，協助打造不影響生活的身體，應該才是最終目的。因此，能在不會痛及沒有異狀地做到膝關節的深屈曲，可說在提高生活品質方面是非常重要的。

關於膝關節屈曲限制的組織，主要有「股四頭肌」、「表層組織（皮膚及筋膜）」、「髕韌帶」、「髕上囊」、「股骨前脂肪體」、「外側半月板與其周邊組織」、「膕窩內側組織」、「膕窩的脂肪體」、「股二頭肌與其周邊組織」、「半膜肌與其周邊組織」、「內側副韌帶與其周邊組織」等處。縱使身為治療師經驗尚淺，只要了解對於這些組織的評估與治療方法，應該就更容易改善許多屈曲限制。此外，關於這些組織的知識與評估、治療技術能穩紮穩打的話，其後學會罕見案例的評估與治療，身為治療師的技術應該就能更上一層樓吧。

接下來關於膝關節屈曲限制的改善方法，仔細說明筆者實際做的步驟。

1）生活中所需的膝關節屈曲可動範圍

在日常生活的各種場面當中，膝關節的屈曲角度到底需要彎到幾度呢？確實地明白這件事情，在問診時能成為有助益的知識。只不過，文獻提及的所需角度，終究只是表示該動作產生的角度，在實際生活當中，需要再稍微寬鬆的角度，必須牢記這點。譬如說，儘管膝關節的屈曲角度能彎到90度，實際上不會到90度為止都順利活動。取決於患者的狀態，不過能順利活動的範圍，頂多到70度左右吧？因此，即使教科書的內容提到，在上樓梯的動作中，膝關節的屈曲角度需要85度，然而倘若彎曲85度，卻無法尋常地上樓梯，恐怕不彎到100至110度左右，就無法順利地上樓梯。筆者稱這種情況為實用可動範圍。也就是說，一般可動範圍與實用可動範圍是不一樣的（**圖4-47**）。

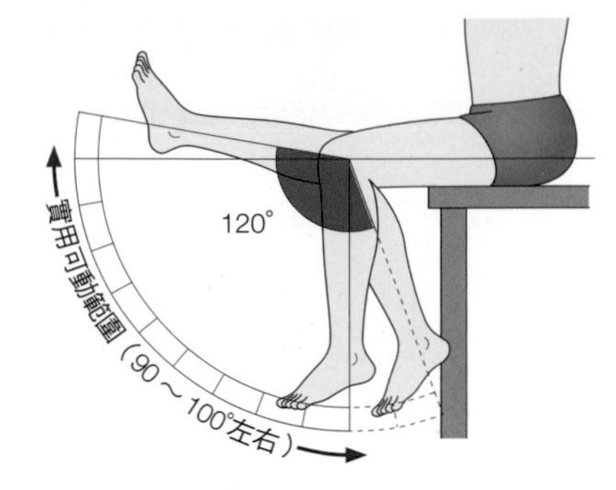

圖4-47：實用可動範圍與一般可動範圍的差異

一般可動範圍與實用可動範圍並不一樣。即使屈曲可動範圍能到120度，能使關節順暢活動的範圍，只有實用可動範圍而已。因此，膝關節呈現屈曲限制的患者，在實際生活當中比起一般可動範圍更為需要屈曲角度的動作，會感到不便。

正由於這種情況在日常生活當中隨處可見，呈現膝關節屈曲限制的患者才會在生活中感到不方便。

我們的生活中所需的膝關節可動範圍，步行為0到70度（**圖4-48**），坐姿為90度，起身為120度，蹲下、蹲坐為130到160度，正座為155到160度[9)]。生活中基礎的步行動作需要70度的屈曲角度，基於這個前提，不跛行行走的屈曲角度至少也需要90度。

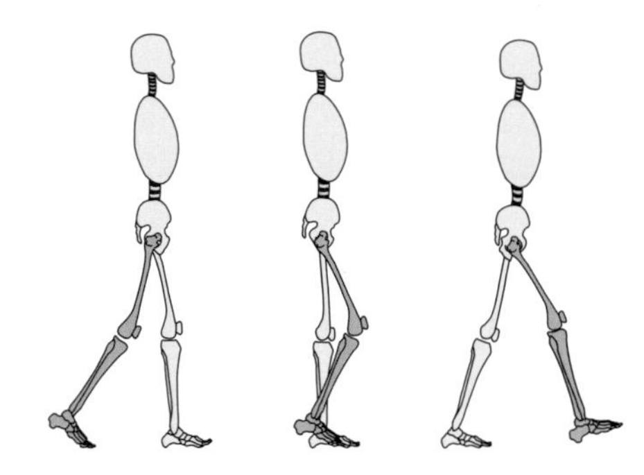

圖4-48：步行動作所需的膝關節屈曲角度

步行動作當中，主要在擺盪期需要呈現屈曲角度。一般的速度約70度，步行速度越快，所需的屈曲角度越大。

日常生活動作當中的上下樓梯，是呈現屈曲限制的患者表示最不方便的動作。尤其是下樓梯的動作，幾乎所有案例都會表示不方便才對。上樓梯動作所需的屈曲角度，假設每一個階梯高25㎝（住家的階梯大多約21至25㎝高），約85度。另一方面，從同樣高度的階梯走下來的動作所需的屈曲角度約105度。因此，要沒有異常地下樓梯，需要屈曲120至130度的實用可動範圍（**圖4-49**）。在臨床上，難以獲得屈曲可動範圍，儘管終於可彎曲到120度左右，下樓梯動作中仍有不便之處的患者，想必大家都遇過吧？動作所需的一般可動範圍，以及不妨礙生活、實際上所需的實用可動範圍，要牢記這兩者的不同之處。

此外，許多具有膝關節障礙的患者，比起上樓梯，下樓梯的動作更常引發疼痛，理由一般而言與股四頭肌的離心收縮功能有關。只不過，筆者認為，比起離心收縮功能，與下階梯動作所需的可動範圍的關聯性更大。只要如此思考，便能推測當患者表示「下樓梯會痛」時，在膝關節的屈曲角大的狀況下承受負荷，因而引發疼痛，能基於這種假設做評估及治療。

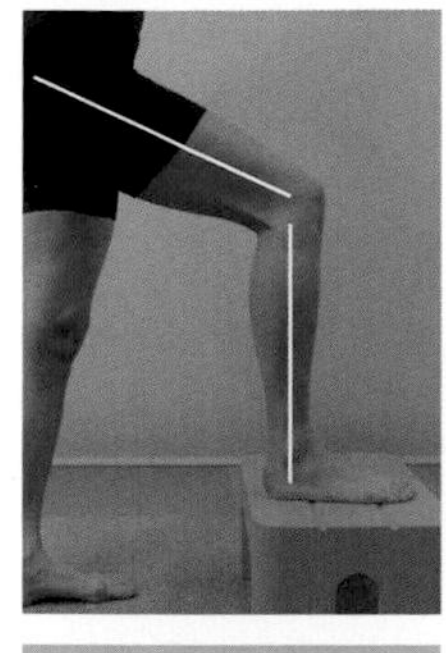

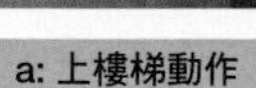

a: 上樓梯動作

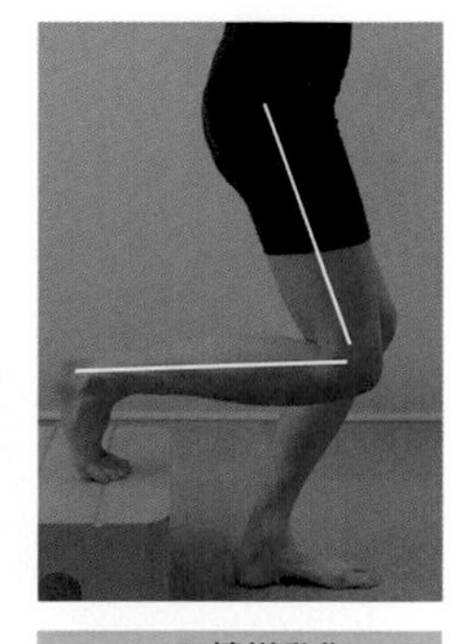

b: 下樓梯動作

圖4-49: 樓梯的階差與膝關節的屈曲角度

每一階高25 cm的階梯，上樓梯動作需要約屈曲85度，下樓梯動作約屈曲105度。因此，下樓梯時要順利往下去，需要屈曲120度至130度的實用可動範圍。

2) 限制因子各部位的區分

①認知

不同於膝關節的伸展限制，大部分患者都對屈曲限制的受限有所認知。因此，要測量、數值化限制產生的範圍，可從患者與治療師雙方有認知的情況開始。

用量角器做屈曲角度的測量（**圖4-50**a）。另外，屈曲角度的數值化，120度以上彎曲的情況，註明腳跟與臀部之間的距離（Heel to Hip:H-H）是最簡便的。況且也能與過去的測量結果輕易做比較，筆者常用這種方法註明。H-H的測量，可用手指的指數測量。譬如說，腳跟與臀部之間距離3根手指的距離，就註明為H-H（**圖4-50**b）。

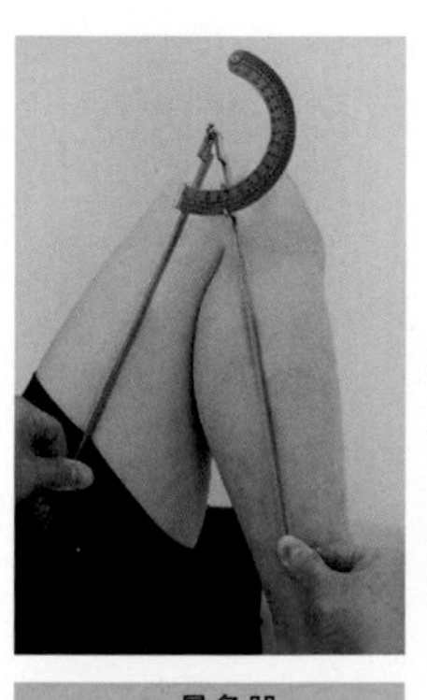

a: 量角器

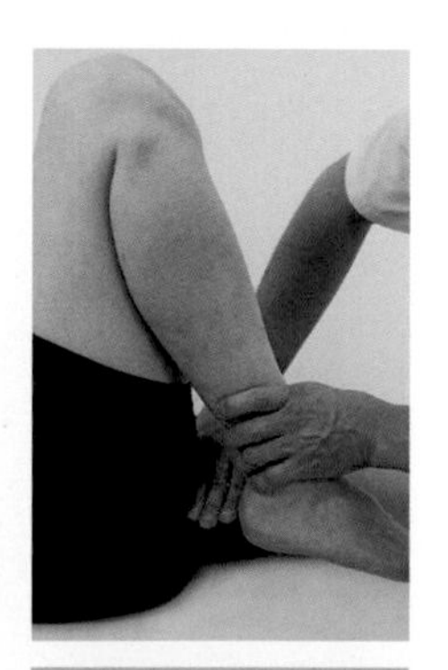

b: H-H（Heel to Hip）

圖4-50: 屈曲角度的測量

②限制因子各部位的區分

當患者認知到屈曲限制，接下來和伸展限制的情況一樣，進行限制因子部位區別的程序。屈曲限制的情況也一樣，只讓患者彎曲膝蓋，詢問「哪裡感覺卡卡的？」，患者無法順利回答。因此要按照下述步驟詢問，找尋限制因子的部位。

治療師： 「膝蓋彎曲時不順利，代表某處被卡住了。」
患者： 「確實如此呢。」

治療師： 「那麼，嘗試彎曲膝蓋到底，請告訴我哪裡感覺卡卡的。膝蓋的前面、後面，哪裡有感覺？」
患者： 「膝蓋前面有感覺。」

治療師： 「那種感覺，感覺是在髕骨上方？還是髕骨的下方？」
患者： 「髕骨的下方。」

就像這樣，由於治療師適度引導，可讓患者輕易認知有限制因子的部位，因此容易獲得合宜的回答。

筆者把限制因子的所在部位，區分為下列五種。

①前膝且髕骨上方： 這種情況，髕骨上方的髕上囊、股骨前脂肪體、股四頭肌、表層組織（皮膚及筋膜）為限制因子的可能性高，基於這種假設進入評估的階段。

②前膝且髕骨附近及下方：
這種情況，推測髕韌帶及髕下脂肪體為限制的主因，進行評估。

③後膝且外側： 這種情況，外側半月板與其周邊組織、股外側肌、股二頭肌與其周邊組織為限制因子的可能性大，基於這種假設進入評估的階段。另外，無法釐清為膝蓋外側或者膕窩中央的情況，也要基於膕窩的脂肪體為限制因子的可能性進行評估。

④後膝且內側：　這種情況，推測內側副韌帶與其周邊組織、半膜肌與其周邊組織為限制的主因，進行評估。另外，無法釐清膝蓋內側或者膕窩中央的情況，也要基於膕窩的脂肪體為限制因子的可能性進行評估。

⑤後膝且中央：　這種情況，膕窩的脂肪體及上述③、④說明的後膝內側、外側的部位為限制因子的可能性大，基於這種可能性進行評估。

就像這樣，並非一口氣鎖定引起屈曲限制的組織，要區分各部位，從那裡再進一步篩選「目標」的組織。

接下來，關於區分成五個地方以後的評估與治療，進一步說明具體的方法。

3）對於屈曲限制的評估與實際的治療狀況

把影響屈曲限制的部位區分成五個地方，接下來就透過假說檢證找出「目標」的組織吧。對於屈曲限制的假說檢證程序，對於任何部位都是一樣的，依照下列步驟進行。

i）首先，檢查屈曲可動範圍（圖4-51a）。

ii）對於假設為限制因子的組織，進行動作操作（圖4-51b）。

iii）作為ii的驗證，檢查是否改善屈曲可動範圍（圖4-51c）。

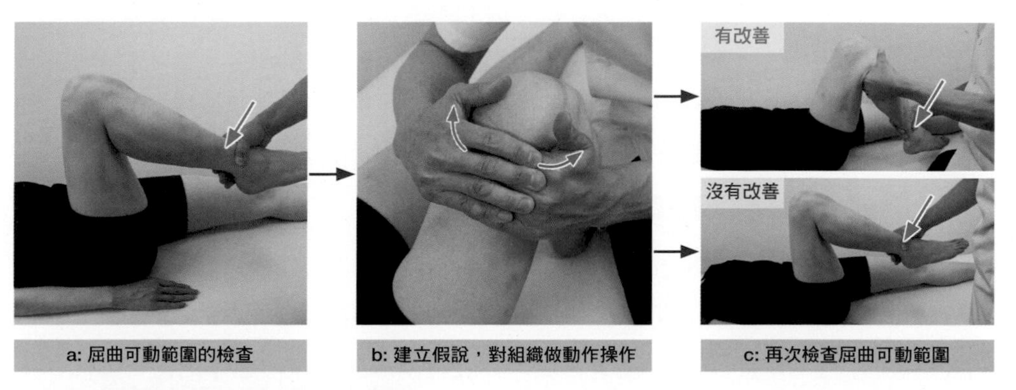

a: 屈曲可動範圍的檢查　b: 建立假說，對組織做動作操作　c: 再次檢查屈曲可動範圍

圖4-51：逐漸篩選屈曲的限制因子的步驟

用30秒左右做a至c，沒有改善屈曲限制的情況便推測該組織並非原因，對於下一個懷疑的組織重複進行一連串的步驟。

4
可動範圍、柔軟度的改善

筆者用約30秒進行這一連串的步驟，倘若沒有改善屈曲限制，便推測該處並非原因，對於下一個懷疑的組織反覆做一連串的步驟。倘若改善了，對該組織反覆做治療，進一步改善屈曲限制

①前膝加上髕骨上方感到限制的情況

前膝且髕骨上方感到限制的情況，髕骨上方的髕上囊、股骨前脂肪體、股四頭肌、表層組織（皮膚及筋膜）為限制因子的可能性大，基於這種假設進入評估的階段（圖4-52）。

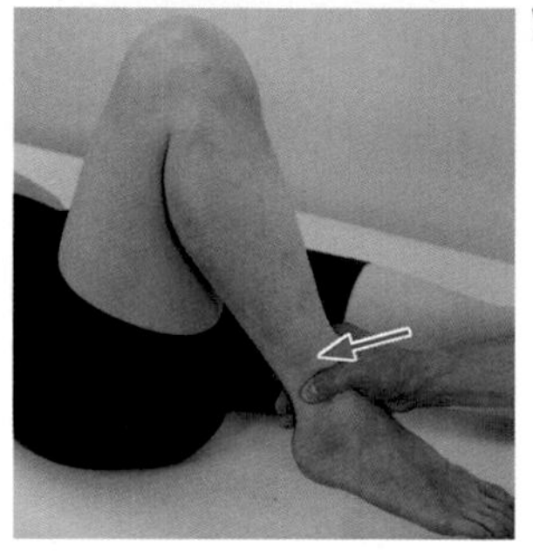

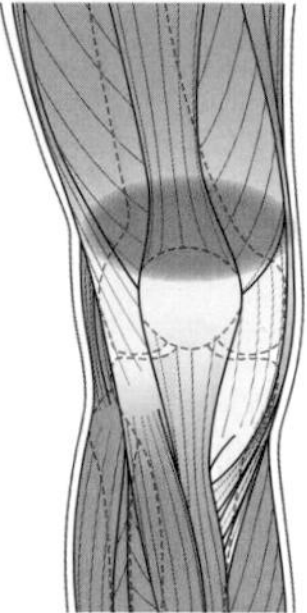

圖4-52：前膝且髕骨上方感到限制的案例

位於髕骨上方的髕上囊、股骨前脂肪體、股四頭肌、表層組織（皮膚及筋膜）為限制因子的可能性大。

首先從圖4-53了解髕上囊如何活動。各式各樣的書籍中都說明了髕上囊隨著膝關節活動的活動，而理解髕上囊的腹側以及後側，與周圍組織會發生何種位置關係的變化相當重要。

如圖A所示的髕上囊腹側，與股四頭肌相接。A（髕上囊腹側）看似隨著膝關節的屈伸與股四頭肌肌腱相互滑動，不過其位置關係其實幾乎不變。這種現象，可從圖4-53的伸展姿勢與屈曲姿勢雙方的圖了解。假設即使固定髕上囊的腹側與股四頭肌肌腱，對膝關節的屈伸也不會有影響。另一方面，如圖B所示的髕上囊後側，在膝關節伸展姿勢與股骨前脂肪體相接。只不過，髕上囊後側與股骨前脂肪體的位置關係，隨著膝關節的屈伸會產生大幅變化。

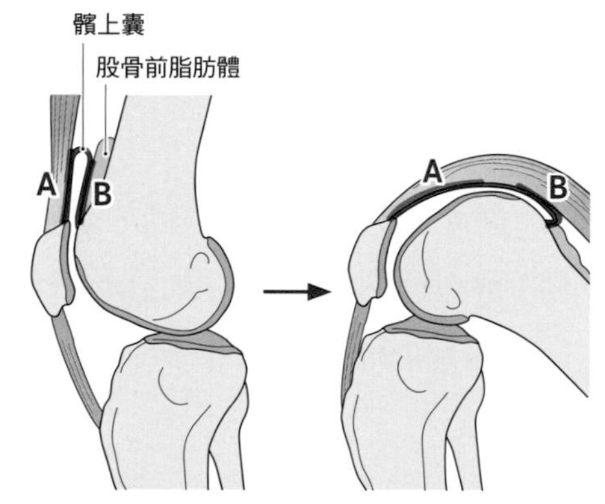

圖4-53：髕上囊的活動

髕上囊腹側與股四頭肌肌腱（A）幾乎不動，隨著膝關節屈曲，唯有髕上囊後側（B）脫離股骨前脂肪體且移動。

也就是說，髕上囊腹側與股四頭肌肌腱幾乎不動，但隨著膝關節屈曲、髕上囊後側脫離股骨前脂肪體且移動，隨著伸展，與股骨前脂肪體恢復原本的位置關係，反覆這種活動。

作為這個部位的障礙，雖然在書籍上常見髕上囊的腹側與後側表示沾黏狀態的示意圖，不過若形成這種狀態，用運動療法難以剝離這種沾黏。因此，時常必須動手術。話雖如此，筆者覺得此部位的沾黏在臨床上並不多。在臨床上常見的，是髕上囊後側與股骨前脂肪體的滑動障礙。

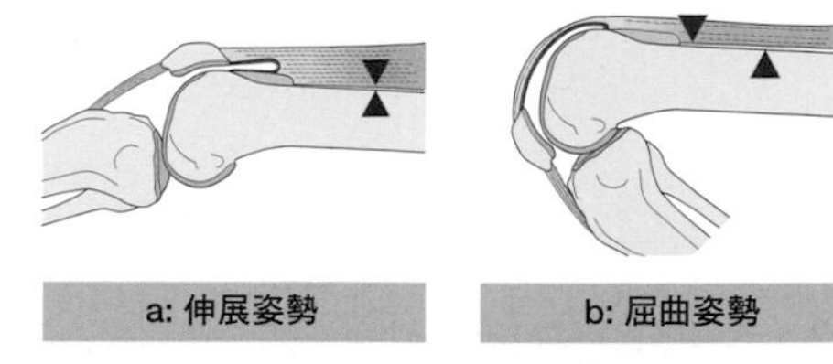

圖4-54 股四頭肌隨著膝關節的屈伸移動

另外，在髕上囊的上方也會感到限制。股四頭肌隨著膝關節的屈伸會移動頗長的距離（圖4-54）。因此，股四頭肌（尤其是股中間肌）的側腹面的滑動性降低，一般認為是屈曲限制的主因。

a）改善髕上囊與股骨前脂肪體的滑動性

改善髕上囊與股骨前脂肪體之間的滑動性時，要徒手分離髕上囊的後側與股骨前脂肪體（圖4-55）。首先，使膝關節屈曲到感受限制為止。維持這種屈曲角度，把股四頭肌和髕上囊一起往上推，滑動至下外側。這種動作操作，想像手拿帶骨香腸，把香腸的部位分離，便能順利做好。由於膝關節會伴隨屈曲內旋，因此髕上囊往下外側移動。就像這樣，理解髕上囊實際的活動，便能更順利治療。

進行這種操作以後，檢查屈曲角度是否改善，倘若改善了，便反覆進行這種操作。

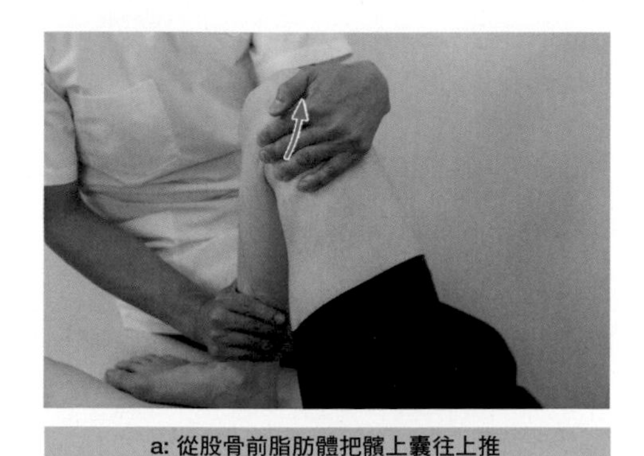

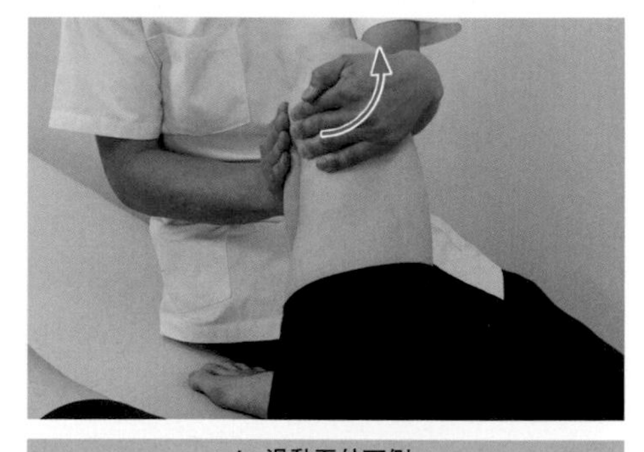

圖4-55: 髕上囊的後側與股骨前脂肪體的徒手操作

使膝關節屈曲，把股四頭肌和髕上囊一起往上推，直到感覺受限為止（a）。
滑動至外下側（b），促使髕上囊與股骨前脂肪體的滑動。

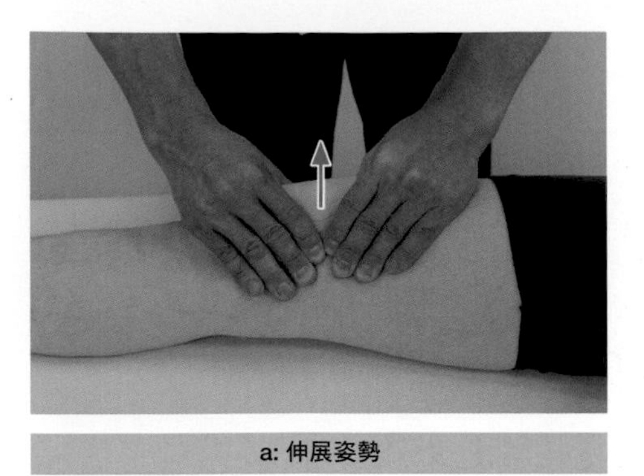

a: 伸展姿勢

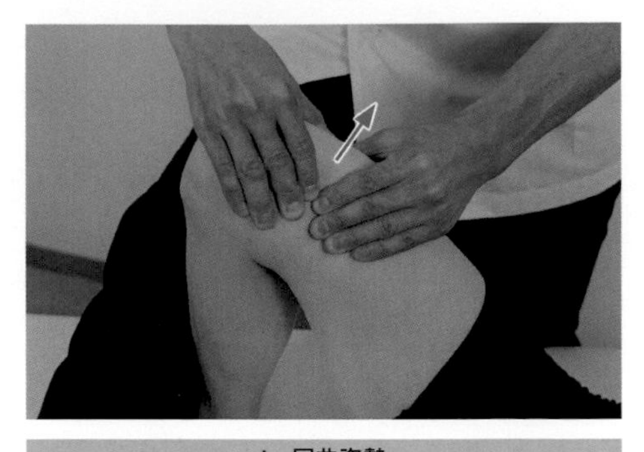

b: 屈曲姿勢

圖4-56: 股骨前脂肪體柔軟性改善的徒手操作

反覆做把髕上囊與股骨前脂肪體和股四頭肌一起往上推的操作，

長期有屈曲限制的情況，股骨前脂肪體有時因纖維化等因素而變僵硬。這種情況，如圖**4-56**的作法，把髕上囊與股骨前脂肪體和股四頭肌一起往上推，反覆做這種操作，可促進股骨前脂肪體的柔軟性改善。

b）改善股四頭肌的滑動性

股四頭肌滑動性欠佳的情況，如圖**4-57**徒手把股四頭肌往內外側移動般地滑動，以促使滑動性的改善。

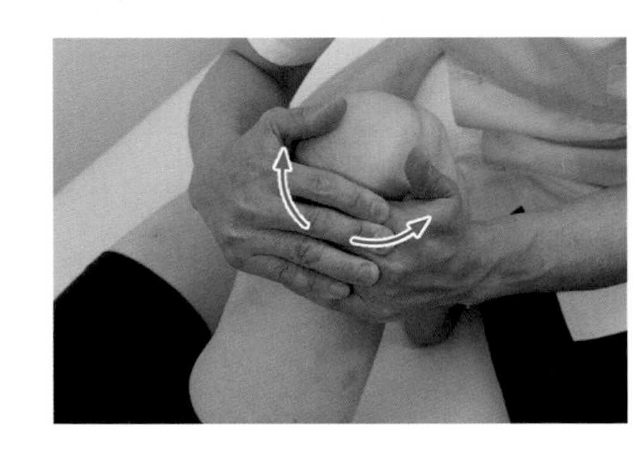

圖4-57: 股四頭肌的滑動性改善

徒手把股四頭肌往內外側滑動般地推動，促進滑動。

c）促進表層組織的滑動性（有創傷的情況）

皮膚有創傷的情況，有時創傷部與皮膚及筋膜等表層組織的滑動障礙為主因，造成屈曲限制。這種滑動障礙，尤其常見於人工膝關節置換術（TKA）術後的創傷部。

改善皮膚滑動性的情況，如圖**4-58**把皮膚往上下左右推動，找出僵硬的方向，促進往該方向的滑動性。這種時候戴上止滑的橡膠手套，能只讓皮膚滑動。

促使創傷處與肌肉和皮膚之間滑動性的情況，運用肌肉的收縮做滑動操作。股四頭肌伴隨收縮往近側方向滑動。因此如圖**4-59**，一邊讓股四頭肌收縮，一邊徒手把皮膚往遠側方向推動，便可促使創傷處與肌肉和皮膚之間的滑動性。

此外，促進筋膜的滑動性的情況，筆者會用牽引操作的作法（圖4-60）。這種操作如圖4-60c的作法，有如把紙張往上撐開的感覺做牽引，可促使筋膜與肌肉分離，改善滑動性。筋膜發生滑動障礙的情況，這種操作當中患者會表示強烈疼痛。只不過在操作以後，疼痛幾乎不會殘留。

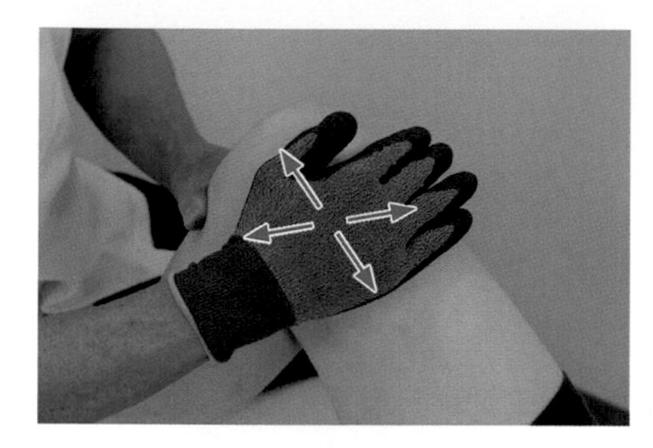

圖4-58：對皮膚與皮下組織的滑動操作

把皮膚往上下左右推動，往僵硬的方向促進滑動。戴上止滑的橡膠手套，能只推動表層組織。

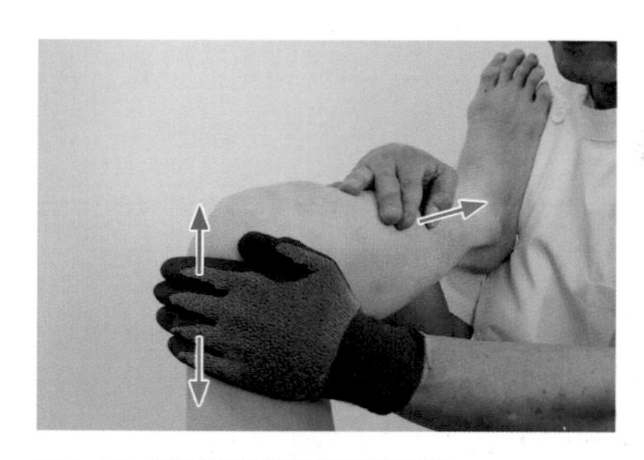

圖4-59：運用肌肉收縮的滑動操作

股四頭肌會隨著收縮往近側方向滑動，因此徒手把皮膚往遠側方向推動，促進肌肉與皮膚之間的滑動性。

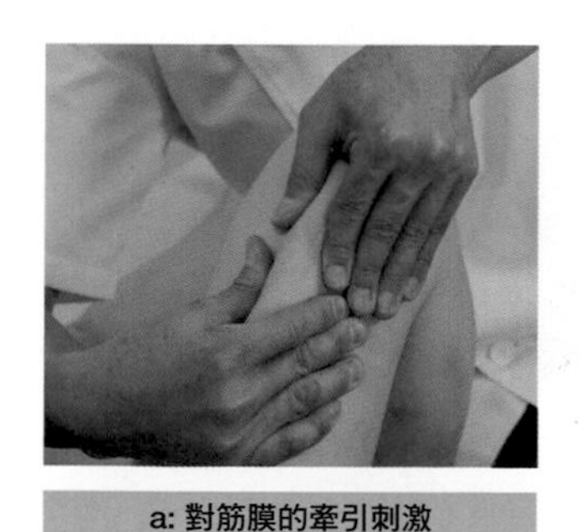

a: 對筋膜的牽引刺激

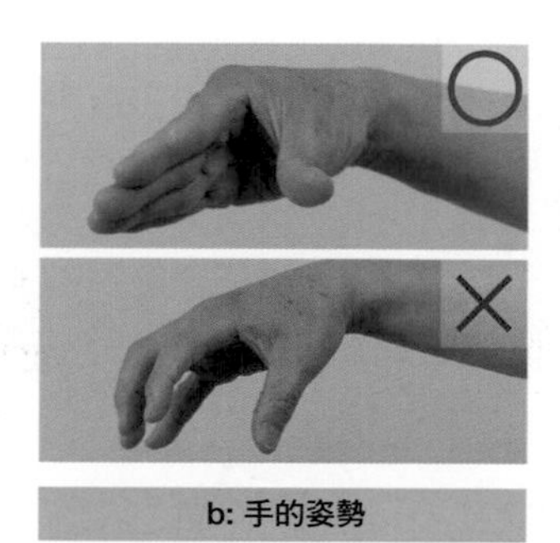

b: 手的姿勢

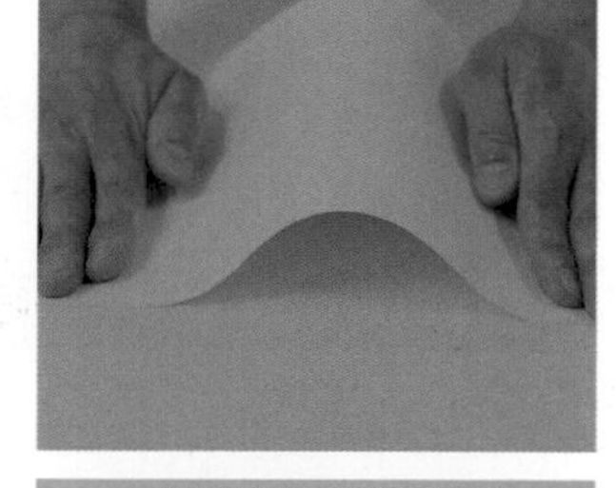

c: 把紙張往上撐開的想像

圖4-60：筋膜的滑動操作

以把紙張往上撐開的想像做牽引，可促進筋膜與肌肉分離，改善滑動性。

②前膝、髕骨附近及下方感到限制的情況

前膝且髕骨附近及下方感到限制的情況，推測髕韌帶及髕下脂肪體為限制的主因，進行評估（圖4-61）。

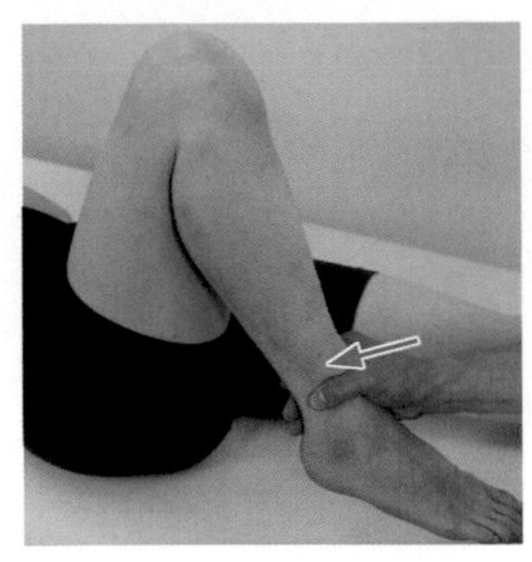
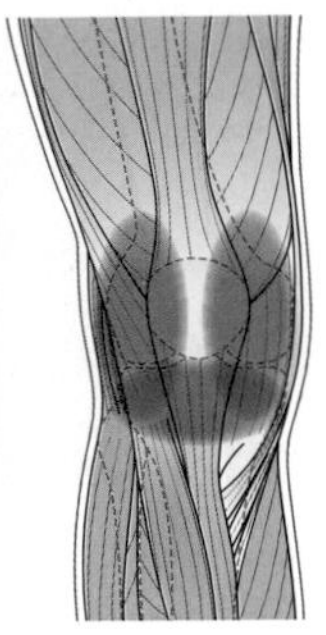

圖4-61：前膝且髕骨附近及下方感到限制的案例

推測髕韌帶及髕下脂肪體為限制主因。

a）改善髕韌帶的柔軟性及滑動性

若髕韌帶的柔軟性及滑動性低落，髕骨對於股骨關節面難以往下方移動，為屈曲限制的原因。髕韌帶的柔軟性及滑動性低落的案例，特徵是髕骨前後左右的可動性低落。這種現象，如圖4-62做傾斜操作，也能檢查左右差異。

這種情況，如圖4-62做傾斜操作，以促進髕韌帶的伸長性與滑動性。這種操作，想像把髕韌帶從股骨上剝離，反覆操作，便能使髕韌帶順利伸長。操作後，髕骨往前後左右的可動性產生變化的情況，檢查屈曲角度是否已改善了。

Pass: KJ2304

網路影片29 髕韌帶的滑動性改善的徒手操作

觀看影片可加深對於這種操作方法的理解。請一定要看看。

伸展姿勢

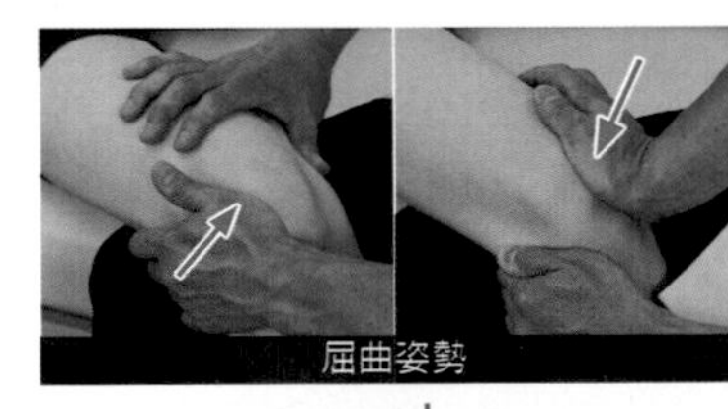

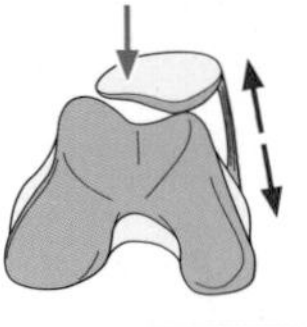
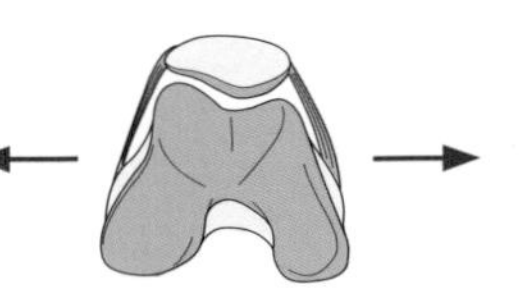
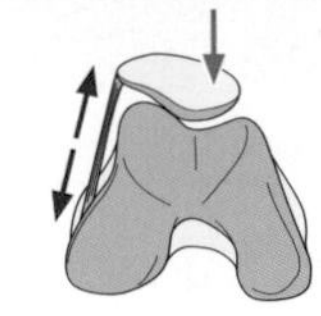

a：內側韌帶的傾斜操作

b：無操作

c：外側韌帶的傾斜操作

圖4-62：髕韌帶滑動性改善的徒手操作

想像把髕韌帶從股骨剝離，反覆進行，便能順利使髕韌帶伸長。

假如髕韌帶的滑動性改善，把膝關節更加感到限制的屈曲角度作為擺位，徒手把髕骨往下推動，可更順暢地促進往下活動（圖4-63）。

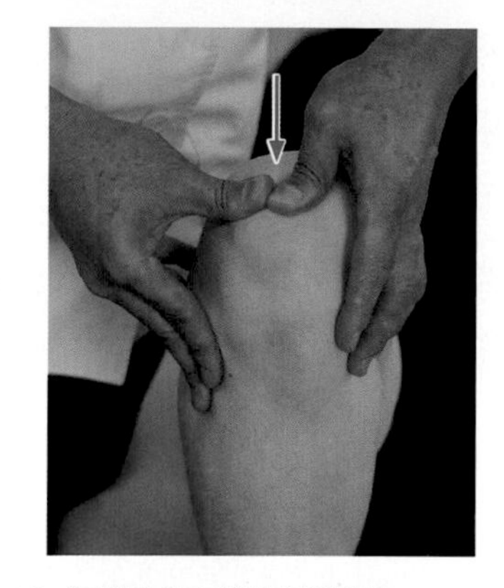

圖4-63: **把髕骨往下推的滑動操作**

b）改善髕下脂肪體的柔軟性

有時髕下脂肪體也是屈曲限制的原因。髕骨在膝關節屈曲小時位於髕下脂肪體的上方，隨著屈曲變大移動至下方，變得壓迫髕下脂肪體。另一方面，髕下脂肪體隨著髕骨移動，往髕骨的內外側移動，且使形狀變化。因此，若髕下脂肪體的柔軟性降低，就無法變形以應對髕骨的壓迫，因此產生了屈曲限制。

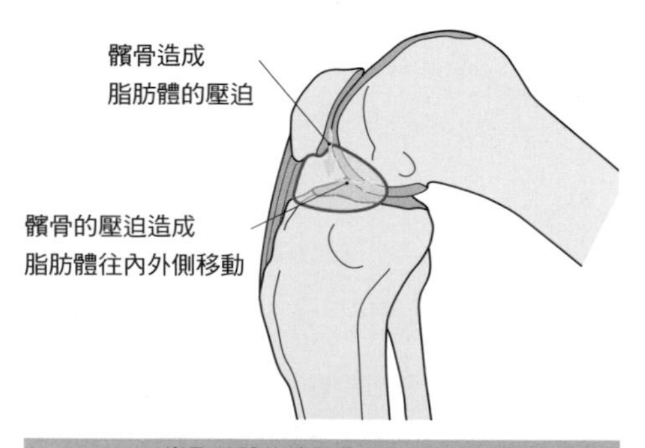

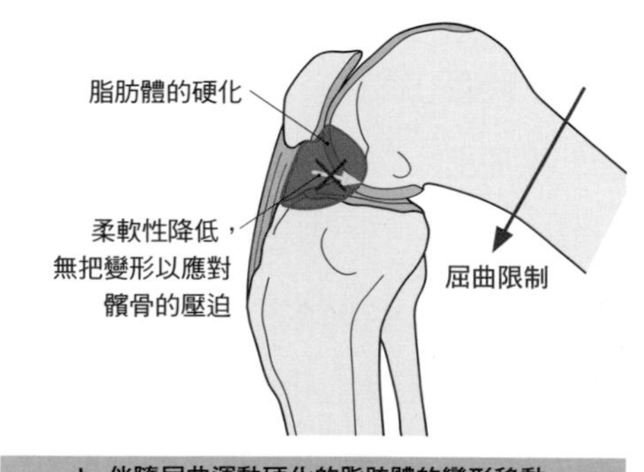

圖4-64: **脂肪體的柔軟性降低造成屈曲限制**

若髕下脂肪體的柔軟性降低，便無法變形以應對髕骨的壓迫，發生屈曲限制。

這種情況，在使膝關節屈曲的擺位，進行可改善髕下脂肪體柔軟性的徒手操作。做了這種操作以後，倘若屈曲可動範圍改善了，便進一步反覆這種操作（圖4-65）。

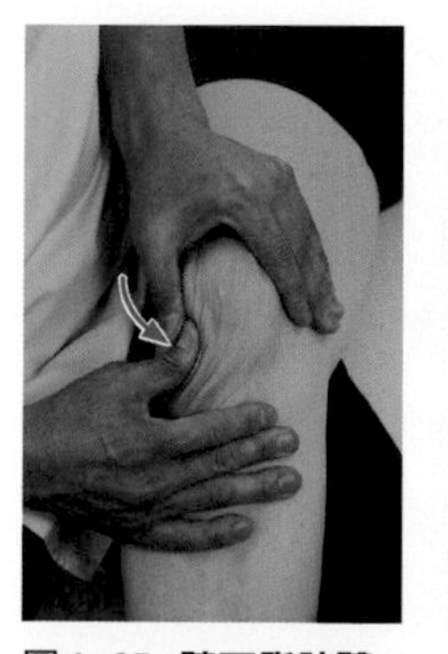

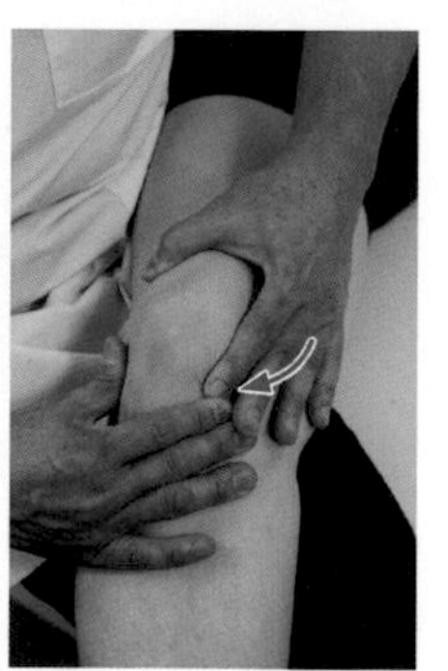

圖4-65: **髕下脂肪體柔軟性改善的徒手操作**

③後膝加上外側感到限制的情況

後膝且外側感到限制的情況，外側半月板與其周邊組織、股外側肌、股二頭肌與其周邊組織為限制因子的可能性大，基於這種假設進入評估的階段（圖4-66）。有創傷的情況，也要懷疑表層組織為限制因子的可能性。另外，無法釐清為膝外側或者膕窩中央的情況，也要基於膕窩的脂肪體為限制因子的可能性進行評估。

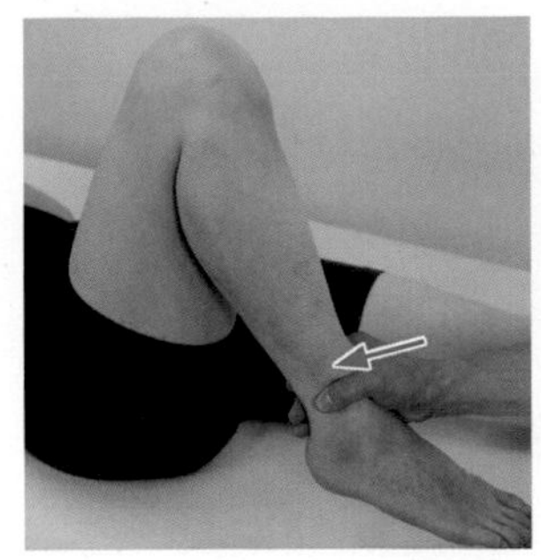

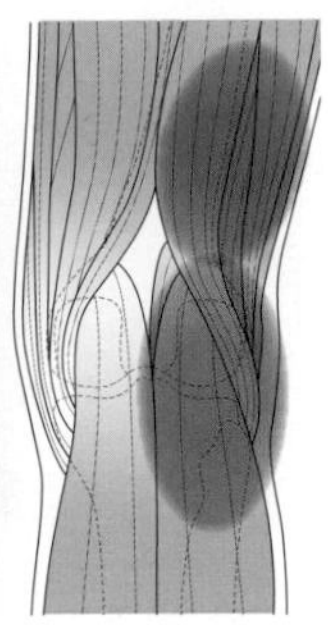

圖4-66：後膝且外側感到限制的案例

外側半月板與其周邊組織、股外側肌、股二頭肌與其周邊組織為限制因子的可能性大。

a）促進半月板與其周邊組織的滑動性

在圖4-67，查看外側半月板伴隨膝關節屈曲的位置變化吧。隨著膝關節屈曲，股骨往後移，半月板也往後方移動。再加上，膝關節會隨著屈曲內旋，因此股骨外踝與內踝相比，會大幅往後方移動。因此，外側半月板也會往後方移動相當的距離。用MRI掃描深屈曲姿勢的外側半月板，能檢查出往後方移位、甚至半脫臼的程度。

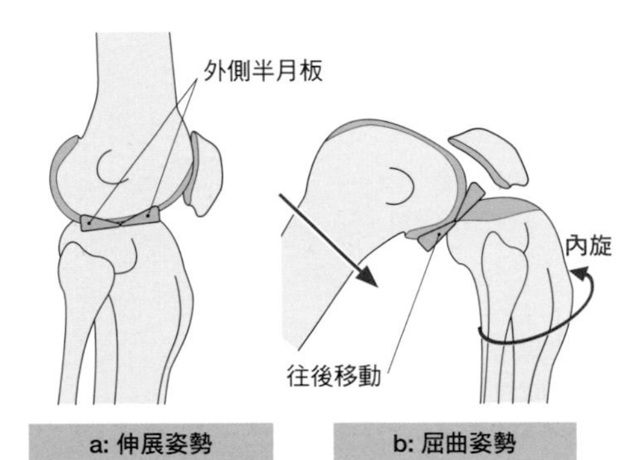

圖4-67：外側半月板隨著屈曲的位置變化

隨著膝關節屈曲，股骨往後移動，半月板也往後移動。

話說回來，屈曲時產生的內旋不足及周邊組織的纖維化等因素，造成外側半月板在深屈曲姿勢原本發生的後向移動被限制了，半月板就像被股骨與脛骨夾住了（夾擠）（圖4-68）。因此，患者在深屈曲時會感到膕窩外側的侷限感，這種夾擠是屈曲限制及疼痛的原因。

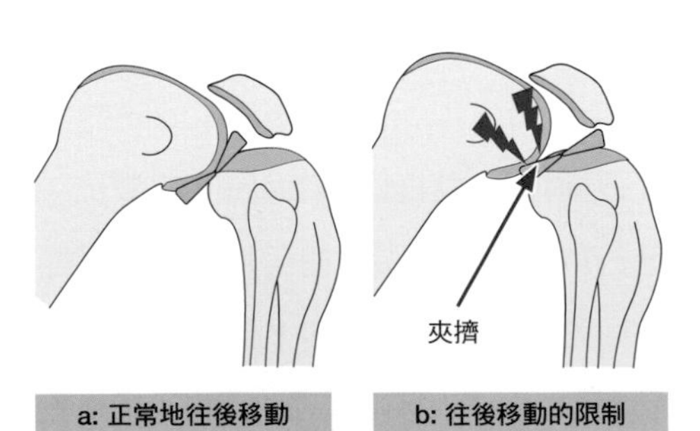

圖4-68：外側半月板的夾擠

屈曲時內旋不足及周邊組織的纖維化，造成深屈曲時外側半月板原本產生的後向移動受到限制，半月板被股骨與脛骨夾住（夾擠）。

遇到這種案例，筆者會想像把脛骨旋轉般，一邊使脛骨內旋，一邊做使其屈

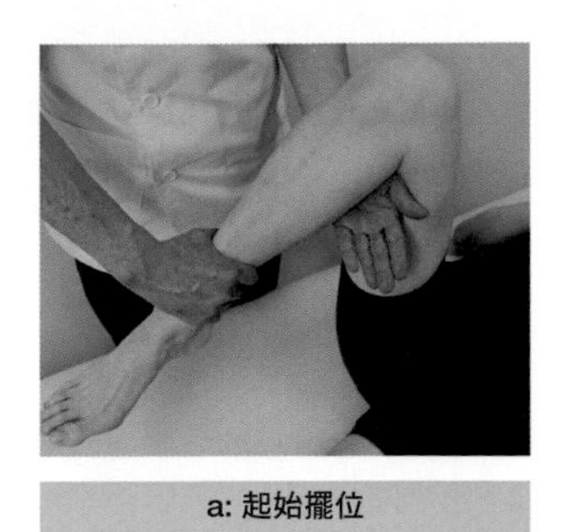
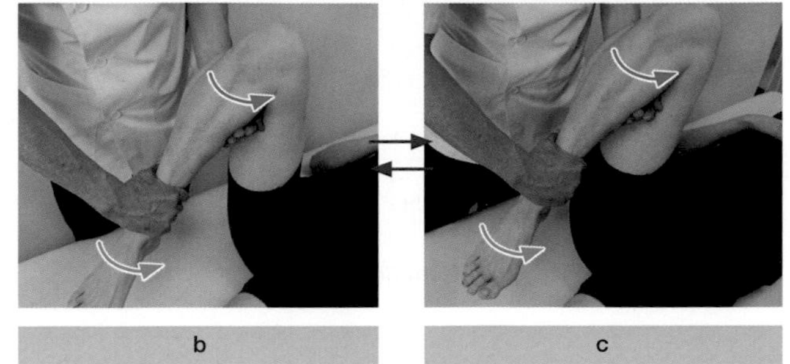

a: 起始擺位 | b | c

圖4-69: **膝關節屈曲時的徒手內旋引導**

反覆b、c的步驟，促使小腿內旋。

曲的主動輔助運動，反覆進行，促使外側半月板往後方的滑動性（圖4-69）。做主動輔助運動時，尤其若讓患者意識到內旋運動，膕肌及半膜肌變得容易作用，能有成效地改善膕窩的侷限感。

Pass: KJ2304

網路影片30 膝關節屈曲時的徒手內旋引導

觀看影片可加深對於這種操作方法的理解。請一定要看看。

這種徒手操作可擴大屈曲可動範圍的情況，對於患者指導做圖4-70的自主運動。

Pass: KJ2304

網路影片28

膝關節屈曲時的內旋引導（自主運動）

觀看影片學習，加上對這種引導方法的理解吧。

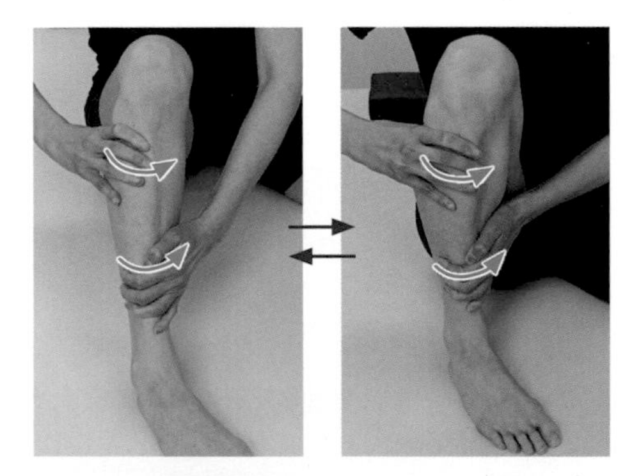

圖4-70: **膝關節屈曲時的內旋引導（自主運動）**

b）改善股二頭肌的滑動性

您是否遇過膝關節呈現屈曲限制的患者表示，比膕窩還高一個拳頭高度的大腿後外側疼痛呢？筆者偶爾會遇見患者表示下樓梯時這個部位會痛。這種案例，筆者懷疑股二頭肌為限制因子的可能性。

由於股二頭肌位於後膝，或許令人不難想像是屈曲限制的原因。股二頭肌的腹側隨著膝關節屈曲往後側及上方移動，但若腹側的滑動性降低，這種滑動被限制，因此為膝關節屈曲限制的原因（圖4-71）。另外，腹側的滑動性降低，有時膝關節屈曲時會引起劇烈疼痛。筆者推測，這種疼痛或許與分布於股二頭肌和股二頭肌腹側的坐骨神經之間的滑動性降低有關連性。

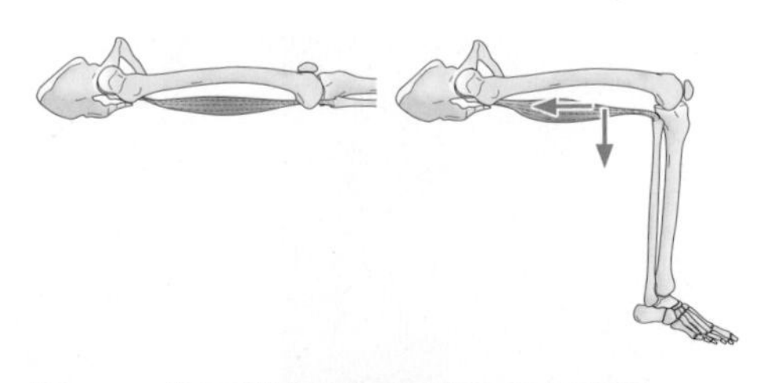

圖4-71：股二頭肌伴隨膝關節屈伸的活動

股二頭肌的腹側隨著膝關節的屈曲往後側及上方移動。

改善股二頭肌的滑動性，可從仰躺或者側臥的膝關節屈曲姿勢，徒手把股二頭肌往纖維分布的垂直方向做滑動操作（圖4-72）。這個部位因疼痛呈現屈曲限制的情況，這種操作經常可達到顯著成效，倘若各位在臨床上實踐，也會為成效之大感到吃驚。

c）使股外側肌伸長

由於股外側肌為膝關節的伸展肌，股外側肌的短縮及肌僵直的亢進有時為屈曲限制的原因。若膕窩偏外上方處有緊繃感，且判斷股二頭肌並非緊繃原因的情況，進行股外側肌的肌僵直舒緩與伸長性改善的操作。

股外側肌附著於股骨後方。因此，從股二頭肌的外側用手指按壓，能直接碰到股二頭肌及股外側肌的始點之間的骨頭。從這種狀態，徒手把股外側肌的始點往遠側方向拉長（圖4-73）。透過這種操作改善屈曲可動範圍的情況，也在側躺時做同樣

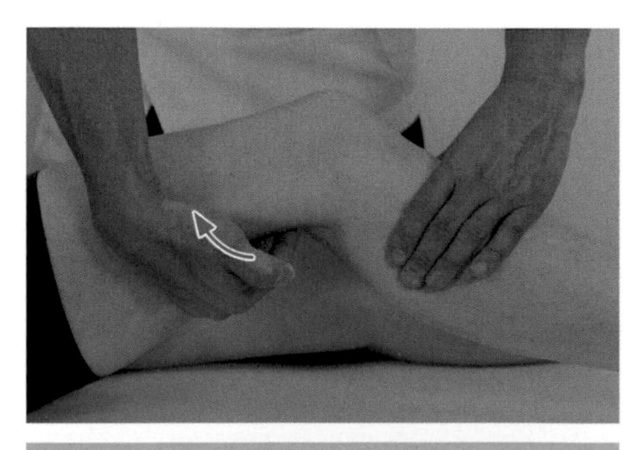

a: 仰躺或者坐著腳伸直

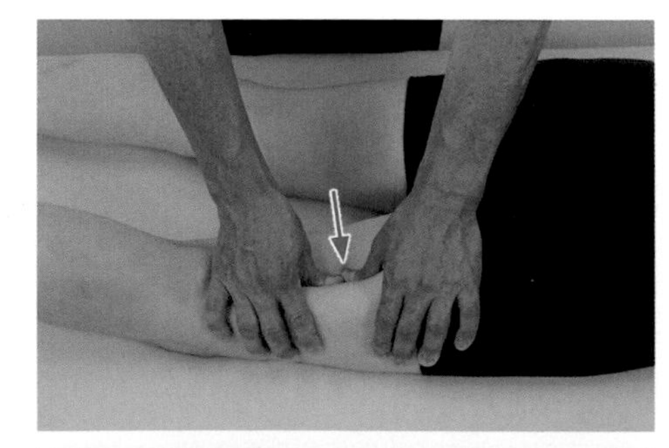

b: 側躺

圖4-72：股二頭肌滑動性改善的徒手操作

徒手把股二頭肌往纖維的垂直方向做滑動操作。

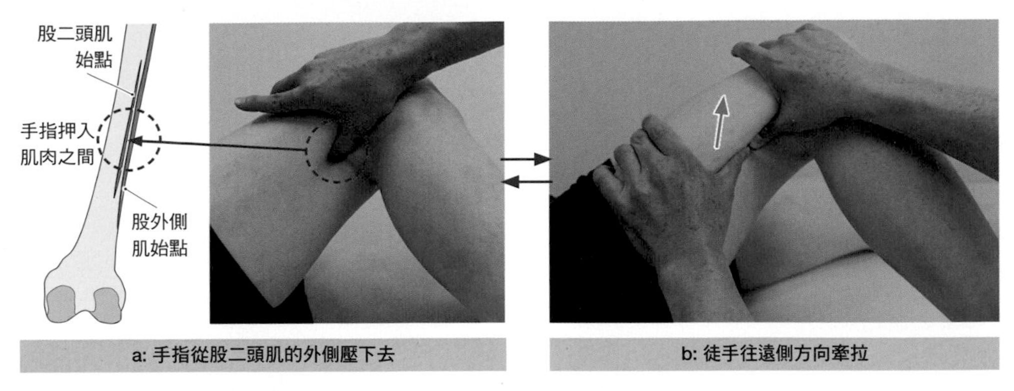

圖4-73: 股外側肌徒手的伸長操作

手指從股二頭肌的外側壓下去，直接碰到股二頭肌與股外側肌之間的骨頭（a），把股外側肌的始點往遠側方向徒手做牽拉（b）。

的伸長操作。

④後膝加上內側感到限制的情況

後膝且內側感到限制的情況，推測內側副韌帶與其周邊組織，半膜肌與其周邊組織為限制的主因，進行評估（圖4-74）。有創傷部的情況，也懷疑表層組織為限制因子的可能性。另外，無法釐清為膝內側或者膝窩中央的情況，也要基於膕窩的脂肪體為限制因子的可能性進行評估。

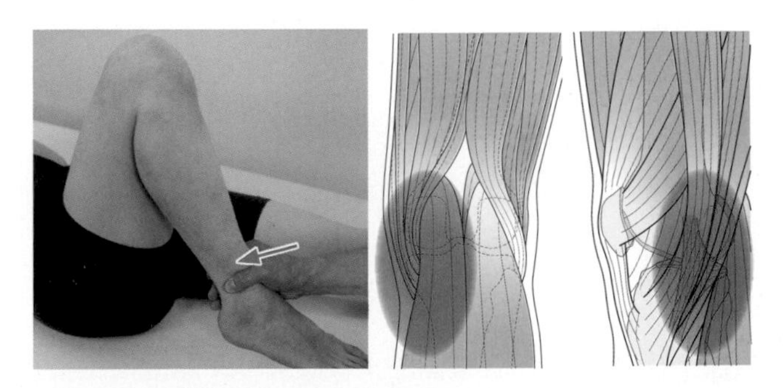

圖4-74: 後膝且內側感到限制的案例

內側副韌帶與其周邊組織，半膜肌與其周邊組織為限制的主因。

a）改善內側副韌帶與其周邊組織的滑動性

屈曲膝關節時，膝蓋後內側感到疼痛及屈曲限制的情況，懷疑是內側副韌帶與其周邊組織的滑動性降低。內側副韌帶在膝關節屈曲時，隨著股骨後退跟著往後移動（圖4-75）。若內側副韌帶與周邊組織之間的滑動性降低，這種往後移動也受限，成為屈曲限制的原因。因此，徒手在屈曲時把內側副韌帶與其周邊組織往後移動的操作，改善活動性（圖4-76）。

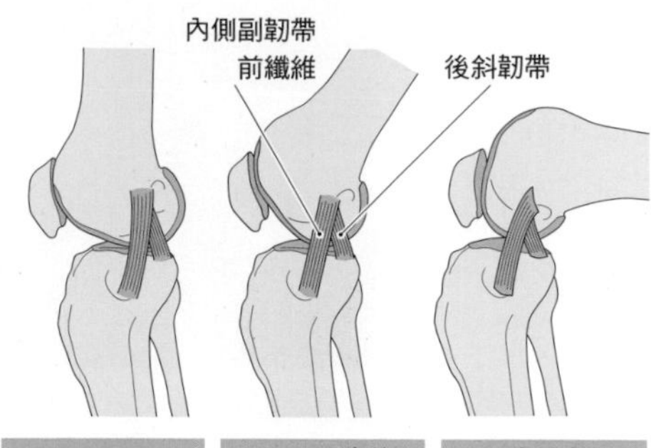

圖4-75: **隨著膝關節屈曲，內側副韌帶往後移動**

內側副韌帶在膝關節屈曲時隨著股骨後退，跟著往後移動。若內側副韌帶與周邊組織之間的滑動性降低，會被限制往後移動，為屈曲限制的原因。

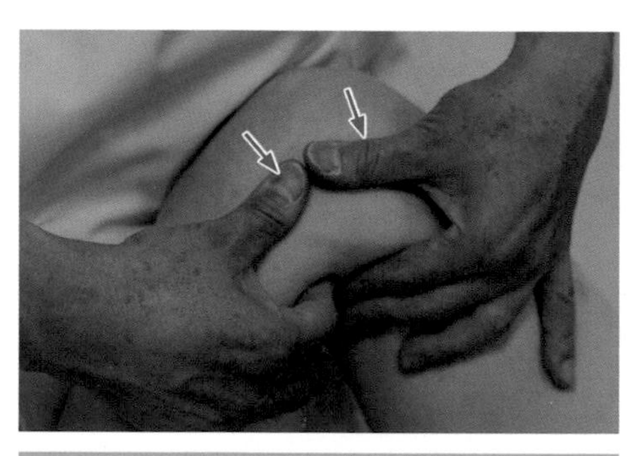

a: 徒手把周邊組織往後推動

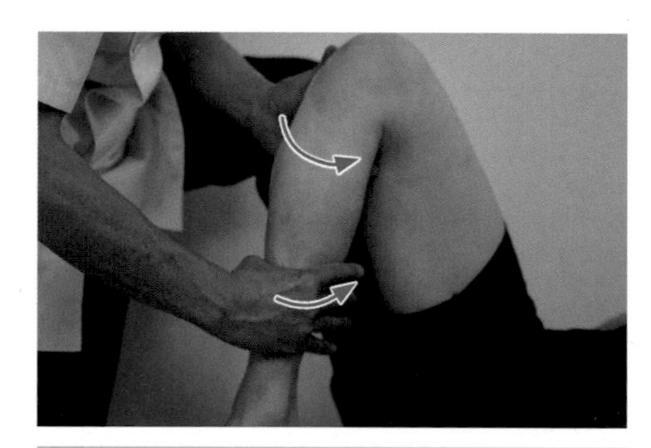

b: 用力促使膝關節內旋

圖4-76: **促進內側副韌帶與其周邊組織往後移動的徒手操作**

屈曲可動範圍有限制，透過強制屈曲使得內側副韌帶感覺疼痛及緊繃的情況，便徒手把周邊組織往後推動，改善滑動性（a）。透過使膝關節內旋，能更進一步促進滑動（b）。

b）改善半膜肌與其周邊組織的滑動性

由於半膜肌隨著膝關節的屈曲往上移動，半膜肌腹側的滑動性降低為屈曲限制的原因。

改善半膜肌的滑動性，使膝關節屈曲，徒手把半膜肌的纖維往垂直方向做滑動操作（圖4-77a）。偶爾會有半膜肌與股薄肌的滑動障礙，這種情況，把手指壓入兩條肌肉之間，讓兩條肌肉分離（圖4-77b）。

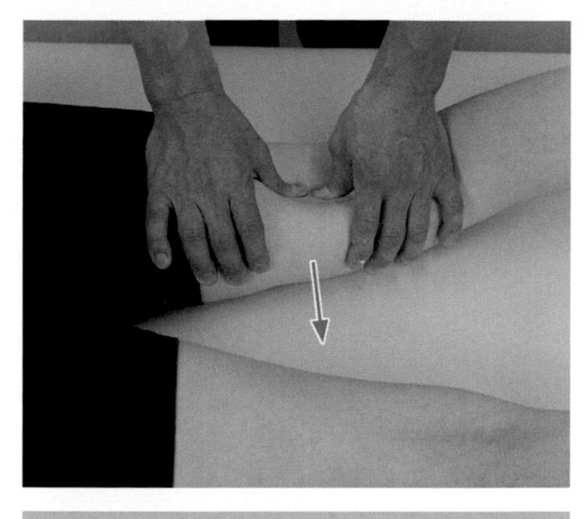

a: 滑動操作

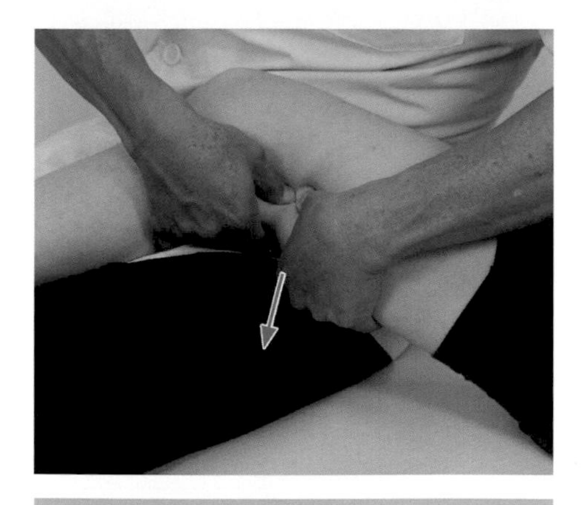

b: 分離操作

圖4-77: 半膜肌滑動性改善的徒手操作

在臥姿、膝關節屈曲姿勢，徒手把半膜肌的纖維往垂直方向做滑動操作（a）。
較罕見的半膜肌與股薄肌的滑動障礙，把手指壓入半膜肌與股薄肌之間做分離操作（b）。

⑤後膝加上中央感到限制的情況

後膝且中央感到限制的情況，膕窩的脂肪體、外側半月板與其周邊組織、股外側肌、股二頭肌與其周邊組織、內側副韌帶與其周邊組織、半膜肌與其周邊組織為限制因子，基於這種可能性進行評估（圖4-78）。

首先從膕窩的脂肪體著手治療。膕窩的深層，如圖4-79所示有脂肪體廣泛分布於此。一般認為若這種脂肪體產生纖維化，會失去柔軟性，成為膝關節屈曲限制的原因。

為了改善膕窩的脂肪體的柔軟性，筆者首先對膕窩做按摩。不需做格外困難的操作，只要按摩約30秒左右，就可改善脂肪體的柔軟性，因此膝關節的屈曲限制可當場改善的案例還挺多的。

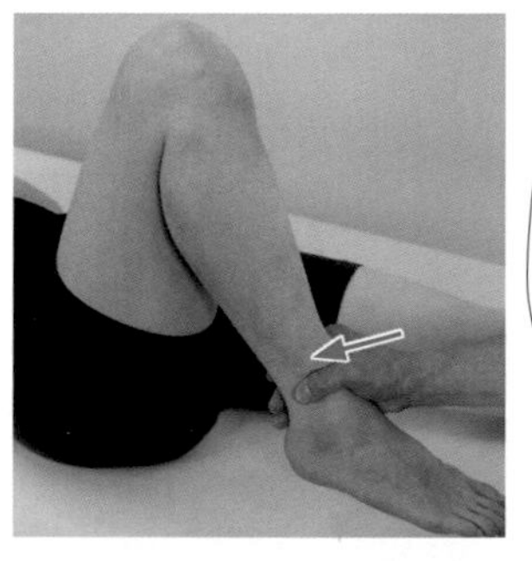

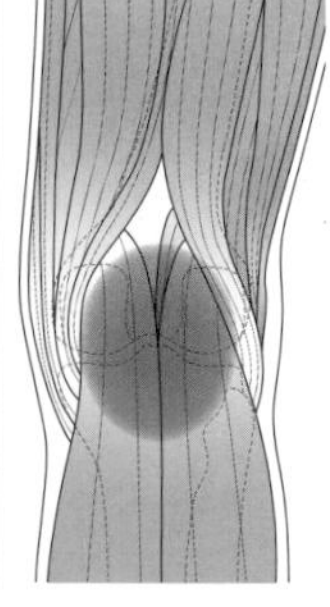

圖4-78: 後膝且中央感到限制的案例

膕窩的脂肪體、外側半月板與其周邊組織、股外側肌、股二頭肌與其周邊組織、內側副韌帶與其周邊組織、半膜肌與其周邊組織為限制因子，基於這種可能性進行評估。

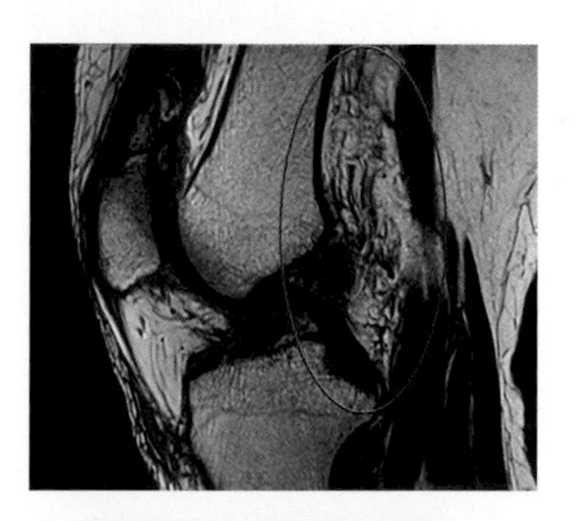

圖4-79: 膝關節矢狀面的MRI影像

脂肪體廣範圍分布於膕窩深處。

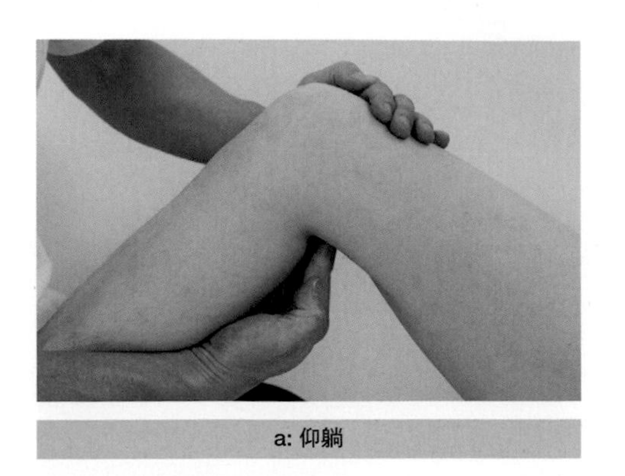

a: 仰躺

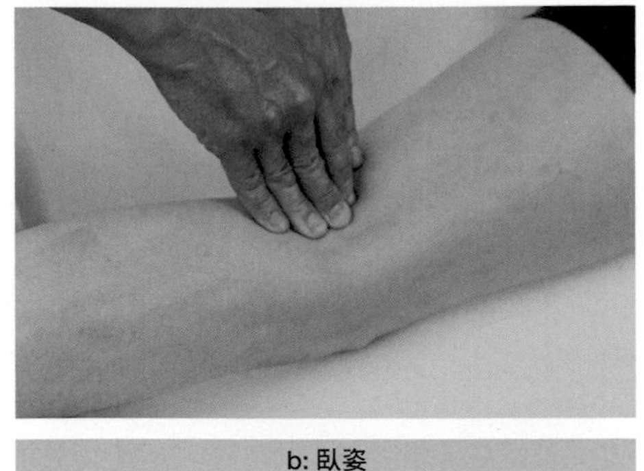

b: 臥姿

圖4-80：膕窩脂肪體的按摩

不需做格外困難的操作，只要按摩約30秒左右，脂肪體的柔軟性提升，可當場改善膝關節的屈曲限制。

這種操作出現成效，得以判斷膕窩的脂肪體為主要限制因子的情況，在患者如圖4-80b的臥姿仔細做按摩，可進一步促進膝關節的屈曲可動範圍擴大。

4）改善的注意事項

在本章節，筆者已經介紹實務上的伸展限制做評估與治療的方法。書中記載了臨床實務的內容，因此各位讀者只要按照本書內容的說明進行實踐，便能累積許多當場擴大伸展可動範圍的經驗吧。

只不過，在臨床上反覆實踐是最為重要的。認真評估患者的症狀及病態，時常進行假說檢證，各位的技術能比過去更上一層樓吧？

另外，「『目標』組織的變化」及「對於疼痛的顧慮」等臨床上應當留意的事項，與伸展限制的章節中描述的內容幾乎一樣，因此請參照〈3）改善的注意事項（第270頁）〉。

專欄：誠摯地掌握患者的訴求

從事臨床工作，有時會遇到表達的事情意義不明的患者。年輕時遇到這種患者，「又是心病造成的」會懷抱這種負面情感。各位是否也有過這種經驗呢？

只不過，以誠摯的心態誠懇聆聽患者的訴求，便會發現其中大多有確實的理由。

譬如說，如本節介紹的內容，若屈曲膝蓋，大腿後面表示疼痛的患者，筆者從以前就經常遇見。當時的思路是若為膕窩還能理解，但大腿後面沒有理由疼痛，因此頂多認為「對於一點小痛也太敏感了」，不曾深入思考疼痛的理由。只不過，隨著臨床經驗的累積，逐漸理解各式各樣的知識以後，便瞭解這類訴求的背後都有理由。

此外，患者會反應過大地表達劇痛，而且那種痛不合理，也是常有的事。只不過這種情況也一樣，經常仔細評估以後，便了解那種理由。所以我認為，不可以輕易對患者說出「心病」這種話。各位也想想看，假如自己的家人被醫療院所視為「有心病」，應該會感到十分悲傷才對。

倘若坦率地聆聽患者的訴求，認真地診察，便可了解幾乎沒有患者的情況是可斷言為「心病」。實際上，筆者從45歲以後，臨床上就不曾遇過感覺有「心病」的患者了。儘管是令人摸不著頭緒的訴求，只要好好聽患者說話，做合宜的評估，就能找出病態。

了解個中道理，便能窺見以誠摯的心態認真診斷患者的重要性。

本章將解說「膝關節過外旋症候群」與「變形性膝關節炎」。

筆者把這種兩膝關節疾病視為膝關節的症候群。如同至今為止的說明，具有骨骼肌肉系統疾病的大部分患者，造訪醫療機構的主訴都是疼痛。因此，診察骨骼肌肉系統時，我們治療師首先應當做的事情，就是從評估的過程找出「疼痛發生的組織」。因為，**不論從組織學上著手治療，還是從力學上著手治療，疼痛發生源的組織才是治療的「目標」。儘管膝關節呈現過外旋及變形都是不爭的事實，但並非因為扭轉而疼痛，也並非因為變形而疼痛。**由於過外旋及變形造成有組織承受伸長或壓縮等負荷，該組織發生疼痛（**圖5-1**）。

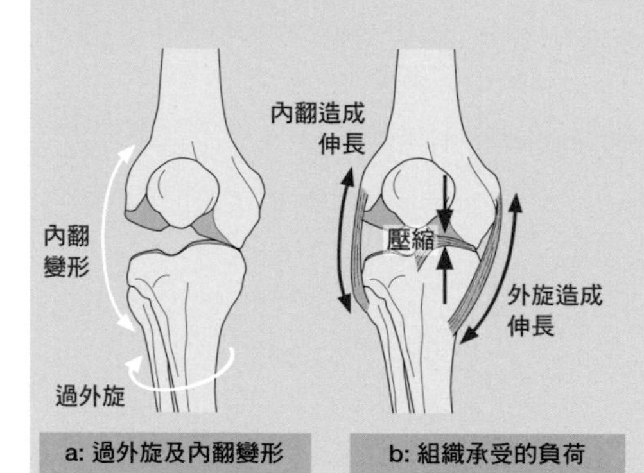

圖5-1：疼痛的原因

膝關節並非因為過外旋及變形而在痛。過外旋及變形導致有組織承受伸長及壓縮的負荷，該組織發生疼痛。

筆者認為，我們從事骨骼肌肉系統相關的醫療人員，決不可以忘記這件事。基於這種意義，再次強調「膝關節過外旋症候群」及「變形性膝關節炎」的病名都並非表示了疼痛的組織。

話雖如此，每一天在臨床上都會遇見「膝關節過外旋症候群」及「變形性膝關節炎」為數不少的案例，因此筆者認為，掌握這兩種症候群的相關細節，在診斷膝關節上至關重要。基於上述前提，關於「膝關節過外旋症候群」及「變形性膝關節炎」的內容，在本章加深理解吧。

1. 膝關節過外旋症候群

1）概要

〈第3章　容易產生疼痛的組織評估與實際的治療狀況〉當中，說明了關於膝關節中容易疼痛的9個組織的評估與治療方法。這9個組織當中，排除髂脛束，其他組織與過外旋大大有關，從這個事實來看，過外旋對於膝關節疼痛的影響大到令人吃驚（圖5-2）。

從這種情況來看，筆者約從2008年，把包含過外旋為起因發生的疼痛稱為「膝關節過外旋症候群」，察覺了過外旋與疼痛的關聯性，一路以來透過演講傳達「膝關節過外旋症候群」這種思路的重要性。另外，本書第3章也提到過外旋與膝關節疾患之間的關聯性，而在本章節，統整了過外旋的發生機制、評估與治療方法。其中或許也有重複的內容，不過透過再次複習，各位便能梳理在臨床上常見的膝關節過外旋症候群的思路。

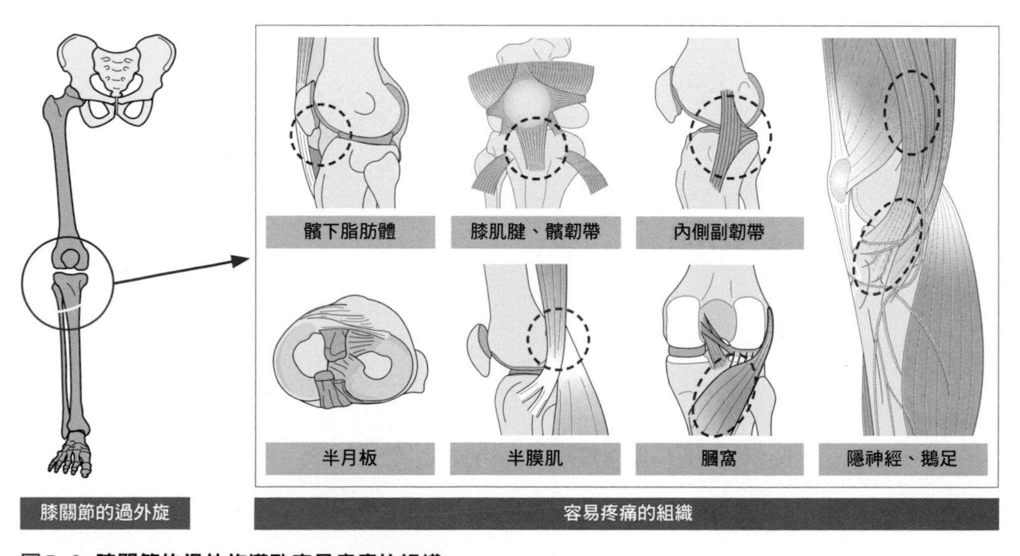

圖5-2：膝關節的過外旋導致容易疼痛的組織

5
兩種症候群

2）疼痛的發生機制

膝關節的外旋，是大腿與小腿的相對關係所產生的（圖5-3）。如圖5-3a所示，大腿對小腿內旋；如圖5-3b所示，小腿對大腿外旋；如圖5-3c所示，大腿內旋與小腿外旋同時發生，膝關節皆會外旋。然而，如圖5-3d及圖5-3e所示，大腿與小腿雙方往同方向旋轉的情況，膝關節沒有旋轉。因此，必須思考主要是大腿或小腿哪個部位造成膝關節的過外旋。因為倘若釐清主要的原因，也能定下對於其原因的治療方法。

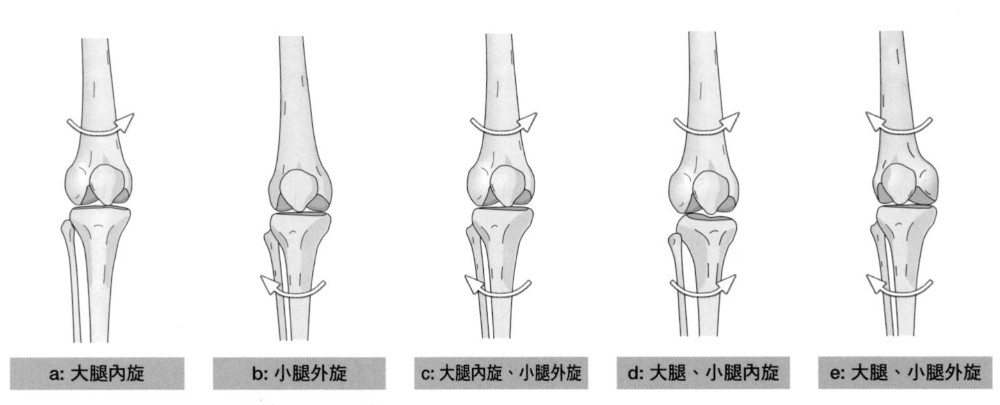

圖5-3: 造成膝關節過外旋的條件

膝關節的外旋，是由於大腿與小腿的相對關係造成。因此在a、b、c造成外旋，但d、e沒有產生旋轉。

①主要由大腿內旋產生的過外旋

主要由大腿內旋造成過外旋的案例中，大部分情況站姿會呈現斜膝（髕骨朝內側的狀態）。這種案例的步行，站立前期的大腿會過度內旋（圖5-4）。只不過，站立後期的大腿會內旋也會外旋，因此筆者認為與站立後期的關聯性不大。附帶一提，這種類型的案例，**站姿及站立前期大腿都會過度呈現內旋，大腿比起小腿相對內旋，造成膝關節的**

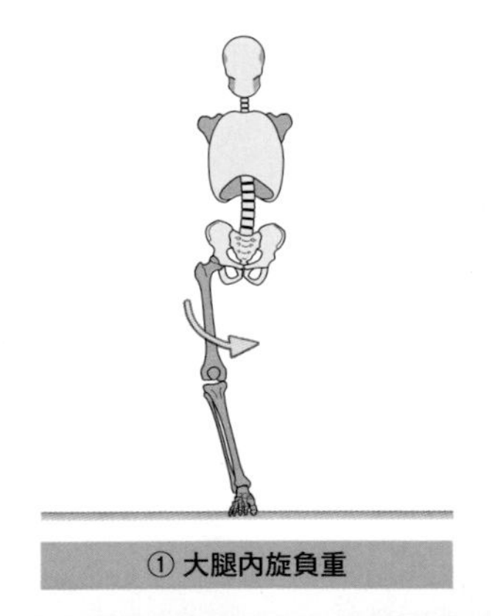

膝關節內旋力矩的影響因子（站立前期）	
影響因子	①
觀察重點	大腿內旋姿勢負重

圖5-4: 膝關節內旋力矩的影響因子（站立前期）

過外旋。

一般生物力學的論文上常見到如圖5-5這類插圖，若大腿內旋，小腿也跟著內旋，而後足部旋前。不過，實際的臨床上，並非只有如這種插圖般、研究人員眼中理想的案例而已。在呈現斜膝的案例中，皆可見到後足部內翻和外翻的情況，因此在臨床上，不只是大腿與小腿的相對關係，也必須檢查與後足部之間的關聯性。

從筆者的臨床觀點來看，**主要由大腿造成膝關節過外旋的情況，站立前期會產生內旋力矩，因此後足部內翻的案例，外旋負荷較大（圖5-6）**。由於若後足部內翻，站立前期的小腿內旋就會被抑制，因此推測大腿內旋會造成過度外旋負荷發生。

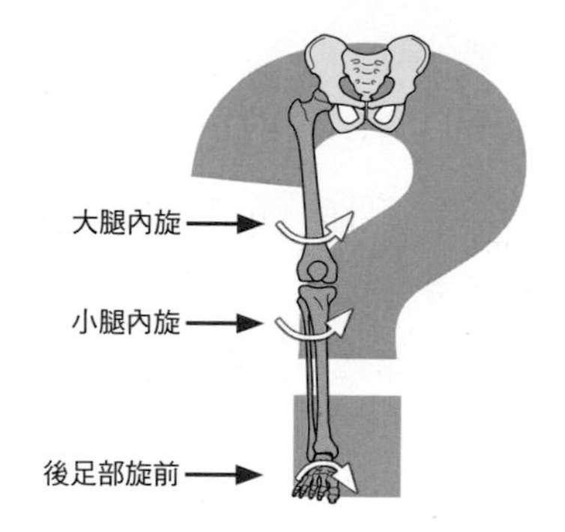

圖5-5: 常見的運動連鎖

在臨床實務上，不見得只有這種案例。

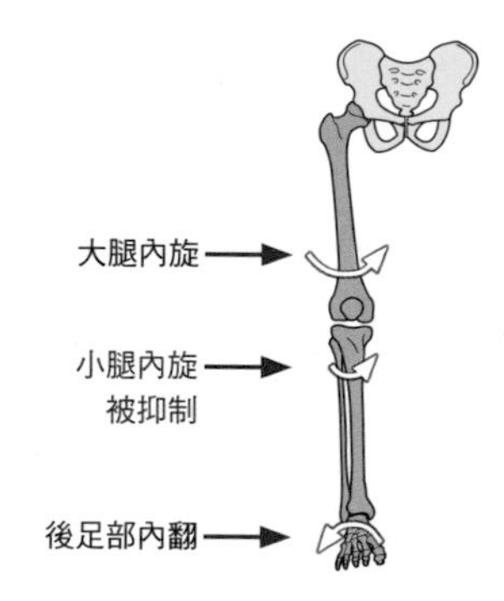

圖5-6: 站立前期的大腿內旋與後足部內翻

若後足部內翻，站立前期的小腿內旋被抑制，大腿會內旋。推測膝關節因此承受過度的外旋負荷。

②主要由小腿外旋產生的過外旋

關於前述「主要由大腿內旋造成過外旋」的內容，想必大家能順利理解內容，大家本身在臨床上或許也會抱持同樣想法。只不過，在實際的臨床上觀察膝關節的過外旋，應當會浮現下列三點疑問。

◆大腿外旋

第一個疑問是，即使像高齡者大腿過度呈現外旋姿勢，呈現膝關節外旋的案例常見的事實（圖5-7a）。

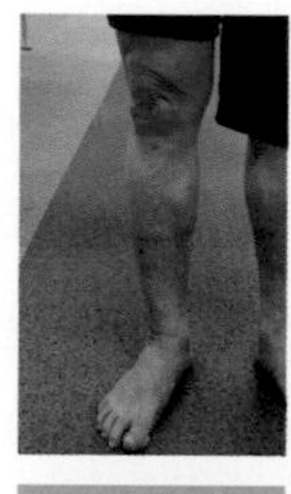

a: 大腿的過度外旋

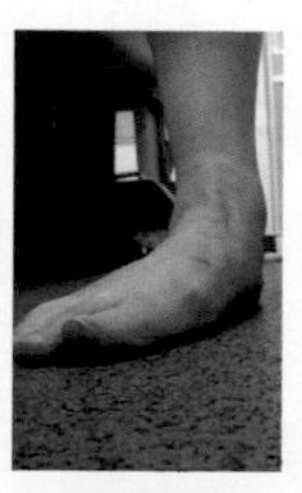

b: 足部外翻

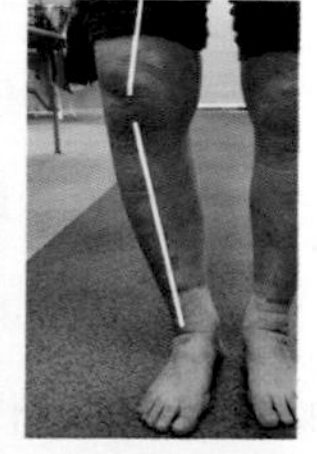

c: 內翻膝

圖5-7: 膝關節過外旋的三種疑問

◆足部外翻

第二個疑問是，大腿呈現正中姿勢或者外旋姿勢，即使為足部外翻的案例膝關節呈現過外旋的情況常見的事實（圖5-7b）。

◆內翻膝

第三個疑問是，比較內翻膝與外翻膝，呈現過外旋的比率是內翻膝壓倒性佔多數的事實（圖5-7c）。

基於這三種疑問，即使大腿沒有內旋，膝關節也會過外旋，因此令人不得不認為是小腿外旋造成膝關節的過外旋。然而，筆者從每日的臨床步態分析當中觀察足部與大腿的關係，也幾乎沒有見過來自下方的運動連鎖〔註1〕造成過外旋的案例，因此對於為什麼大腿沒有呈現內旋的案例，膝關節也會過外旋的狀況，長期抱持疑惑。尤其高齡者時常呈現大腿外旋，再加上儘管足部呈現外翻扁平，膝關節卻呈現過外旋。實在不符合常理（圖5-8）。先進們在追求膝關節的臨床當中，是否遭遇相同的疑問呢？

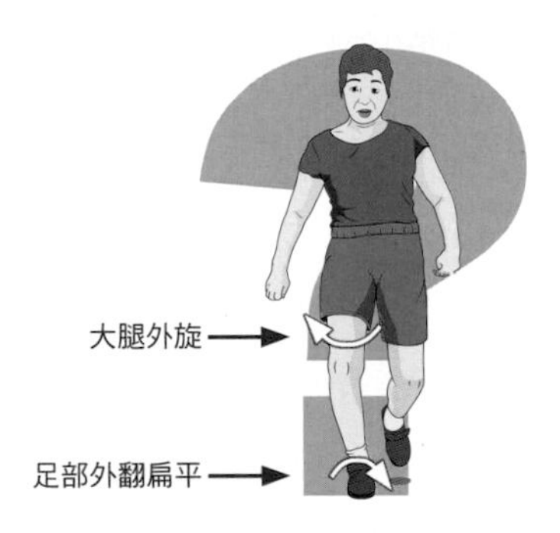

圖5-8：高齡者的膝關節過外旋

儘管大腿外旋，足部呈現外翻扁平，又為什麼膝關節會過外旋呢？

只不過，有一天突然靈光一閃，「一般而言足部內翻，小腿會外旋，而足部外翻，小腿會內旋；不過大腿與小腿的相對關係中，難不成會引起相反的現象？」，腦海裡浮現這種想法。當時，便在髕骨中央與脛骨粗隆標上記號，實際嘗試觀察大腿與小腿的相對關係。接著，了解到令人難以置信的事實。

為了便於理解筆者的發現，請見圖5-9。圖5-9b顯示扶著雙槓自然地單腳站立時，呈現正中狀態的足部與膝蓋。從這種正中狀態只讓足部外翻，結果脛骨粗隆的標記竟然對著髕骨中央的標記往外側移動了（圖5-9a）。也就是說，小腿對於大腿產生相對外旋，膝關節呈現外旋。另一方面，只讓足部內翻，脛骨粗隆的標記竟然對著髕骨中央的標記往內側移動了（圖5-9c）。也就是說，小腿對於大腿相對內旋，膝關節呈現內旋。這個結果顛覆了筆者過去既有的印象，是重大發現。

〔註1〕　運動連鎖分為骨盆→大腿→小腿→足部這種從上方開始的連鎖，以及從足部→小腿→大腿→骨盆這種從下方開始的連鎖。以從下方開始的運動連鎖為例，一般而言足部外翻小腿會內旋，足部內翻小腿會外旋。

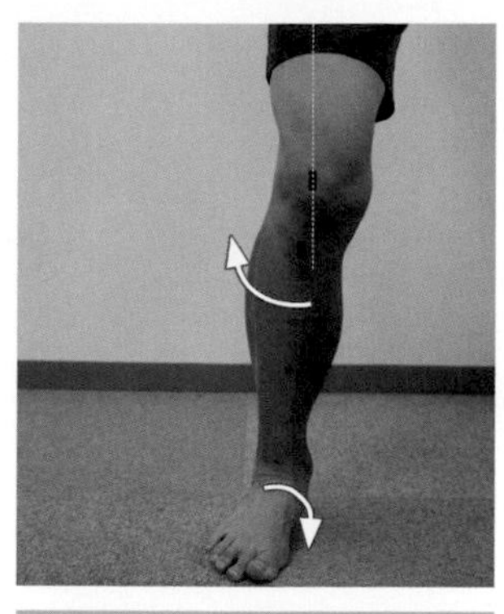

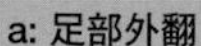

a: 足部外翻

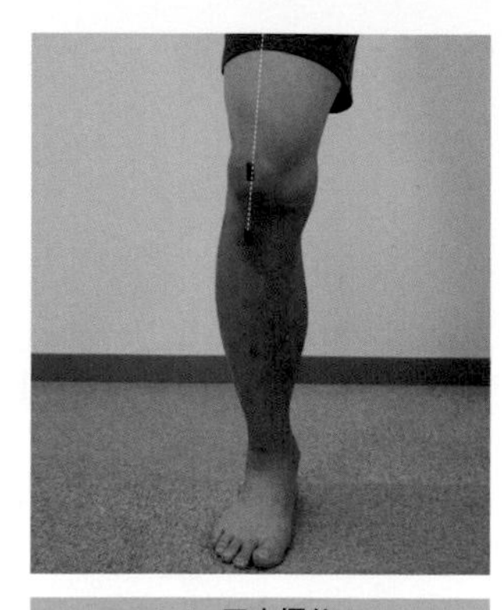

b: 正中擺位

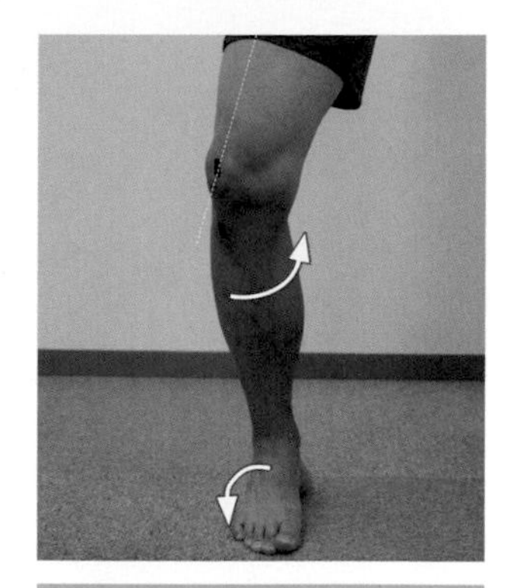

c: 足部內翻

圖5-9：站立後期的膝關節外旋的發生機制（與足部內外翻關聯）

單腳只讓足部外翻，下肢整體會內旋，但膝關節會相對外旋（a）。
另一方面，只讓足部內翻，下肢整體會外旋，但膝關節會相對內旋（c）。

另外，單腳維持足部內外翻正中擺位的狀態，只讓小腿傾斜，足部的擺位就會有相對性的改變（圖**5-10**）。也就是說，足部對於地面維持內外翻正中擺位，只讓小腿往外傾斜，足部會相對性呈現外翻（圖**5-10**a）；只讓小腿往內傾斜，足部會相對往內翻變化（圖**5-10**b）。

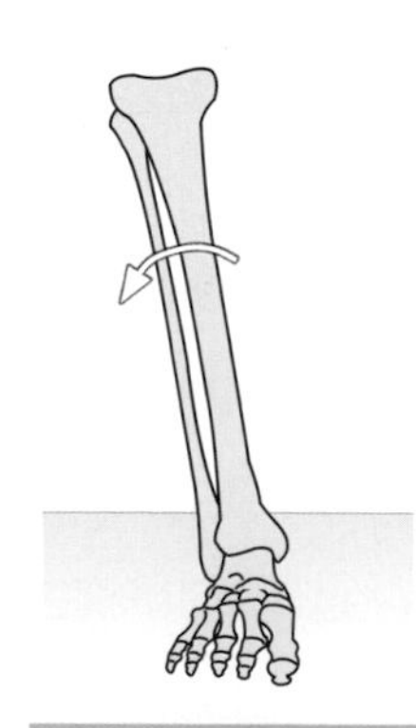

a: 小腿外翻傾斜
（足部相對外翻）

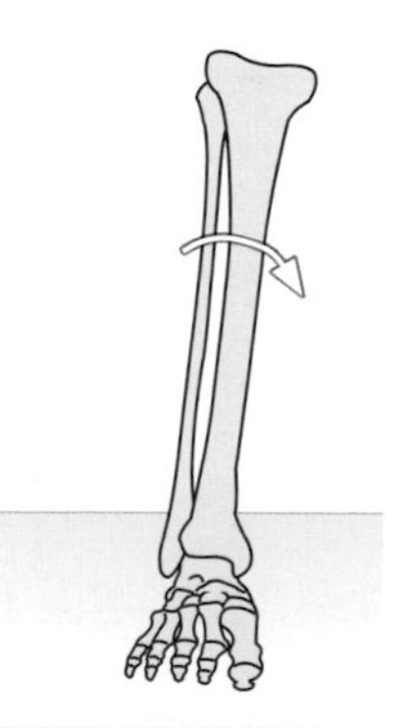

b: 小腿內翻傾斜
（足部相對內翻）

圖5-10：小腿傾斜，造成足部相對內翻、外翻

讓足部維持內外翻正中擺位，只讓小腿往外傾斜，足部會相對變化為外翻擺位（a）。讓足部維持內外翻正中擺位，只讓小腿往內傾斜，足部會相對變化為內翻擺位（b）。

那麼，這種足部擺位的變化，對於膝關節的旋轉會帶來何種影響呢？要解決這種疑惑，請見圖**5-11**。圖**5-11**b，是扶著槓桿自然單腳站立時，正中擺位狀態的足部與膝蓋。從這種正中擺位的狀態使足部保持內外翻正中擺位，只讓小腿往外傾斜，脛骨粗隆的標誌竟然對於髕骨中央的標記往外移動了（圖**5-11**a）。也就是說，小腿對大腿相對外旋，膝關節變得呈現外旋。況且，比起如圖**5-9**a所示的、只有足部外翻時還更強力外旋。另一方面，讓小腿往內傾斜，脛骨粗隆的標誌竟然對於髕骨中央的標記往內側

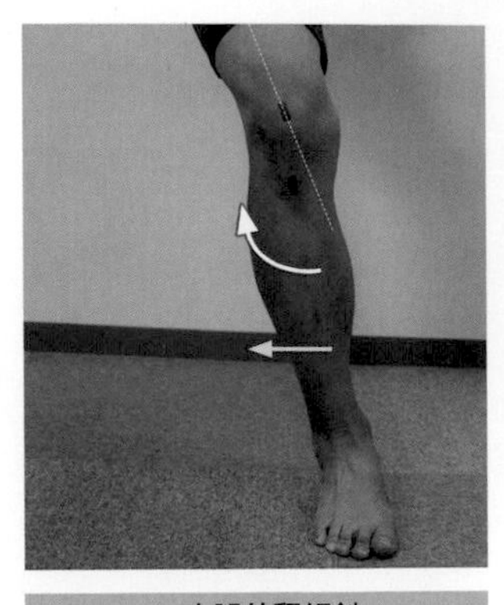

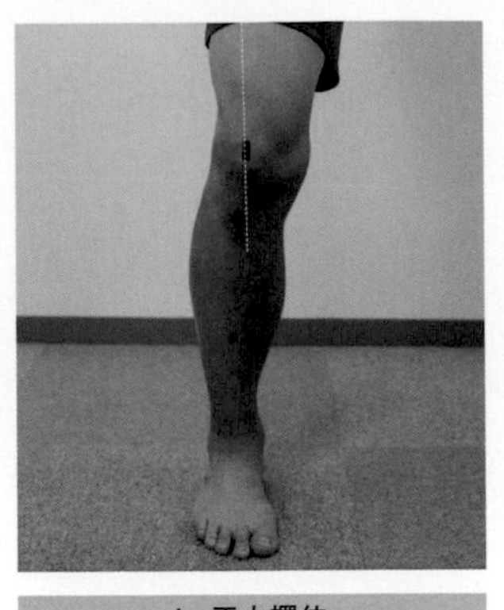

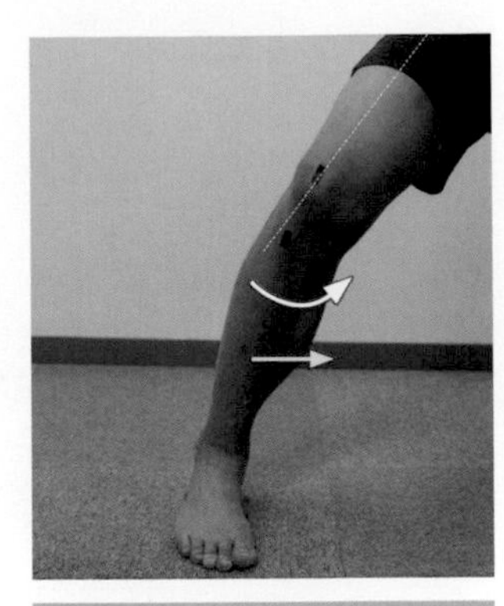

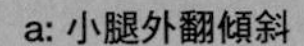

a: 小腿外翻傾斜　b: 正中擺位　c: 小腿內翻傾斜

圖5-11：站立後期的膝關節外旋的發生機制（與小腿傾斜關聯）

單腳只讓足部維持內外翻正中擺位，只讓小腿往外傾斜，膝關節會相對外旋（a）。
另一方面，足部維持內外翻正中擺位，只讓小腿往內傾斜，膝關節會相對內旋（c）。

移動了（**圖5-11**c）。也就是說，小腿對於大腿相對內旋，膝關節變得呈現內旋。這種現象，也是大大顛覆了筆者既往印象的發現。

透過這些發現，呈現「大腿外旋」、「足部外翻」及「內翻膝」的案例為什麼膝關節會發生過外旋，即前述提過的三個疑問，各自的解答都成為一體了。意即，若足部外翻與小腿往外傾斜同時發生，小腿對於大腿外旋，了解這個事實的當下，霎時感到「謎團解開了！」。這件事對於筆者而言，是非常令人興奮的發現。

然而，來到這裡又有另一個疑問。如**圖5-9**a與**圖5-11**a所示，足部分明外翻，那麼為什麼小腿會外旋呢？一般的生物力學無法說明。直接連結足部與小腿的骨頭是距骨。因此，倘若從下方的運動連鎖造成過外旋，與小腿直接連結的距骨就會呈現外旋。這種現象，促使筆者的臨床產生了「距骨外旋」這種新的觀點，在所有患者的動作分析當中，變得會檢查距骨外旋的活動。

步行中距骨外旋是在站立末期（TSt）發生。這個時期，足壓中心會快速往內側移動，但足壓中心往內移動與墊腳同時發生時，足部會對小腿外翻，距骨便隨著這個作用發生外旋。因此，以小腿為主造成的過外旋的觀察重點，筆者認為有以下四項。

◆站立末期（TSt）時足部對小腿外翻（**圖5-12①**）

足部對於小腿的外翻引起距骨外旋，因此造成來自下方的運動連鎖引起膝關節的過外旋。

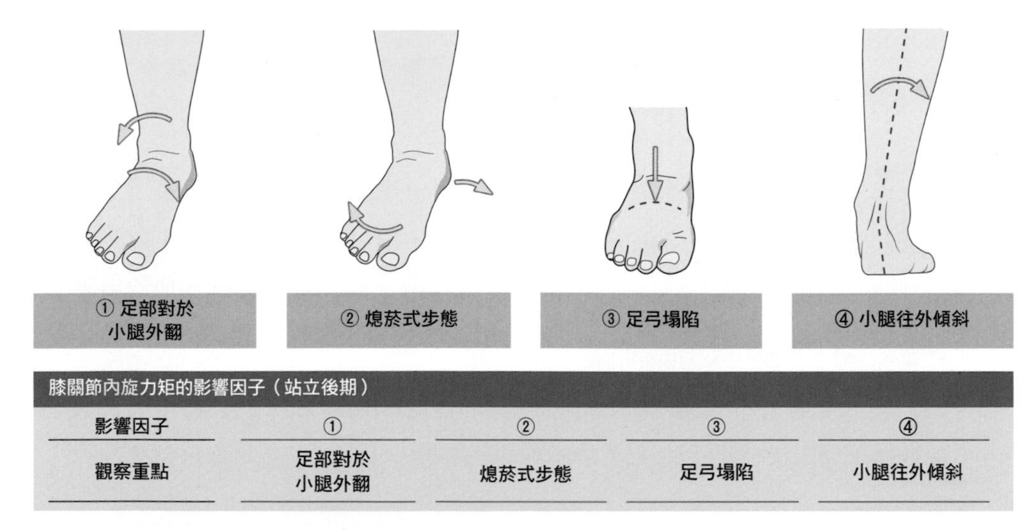

膝關節內旋力矩的影響因子（站立後期）				
影響因子	①	②	③	④
觀察重點	足部對於小腿外翻	熄菸式步態	足弓塌陷	小腿往外傾斜

圖5-12: 膝關節內旋力矩的影響因子（站立後期）

◆站立末期（TSt）的熄菸式步態（圖5-12②）

這種活動，造成急遽的外旋力對距骨施加，因此小腿也承受強力的外旋負荷。

◆站立末期（TSt）（圖5-12③）

墊腳延遲造成腳離地時呈現背屈，使小腿下端（pilon）嵌入距骨的狀態，從這種狀態距骨外旋，小腿會承受劇烈的外旋負荷。

◆小腿外翻傾斜（圖5-12④）

小腿往外側傾斜，造成足部相對呈現外翻，使得距骨外旋。這種距骨外旋會產生更強烈的外旋力。

這四種原因皆為站立末期（TSt）產生的現象，最好了解觀察的時期在站立後期。

以上為膝關節過外旋的發生機制。膝關節的疼痛常伴隨過外旋發生，基於此前提，便可了解過外旋產生的機制極為重要。

另外，大腿內旋為主造成的膝關節過外旋在站立前期發生，小腿外旋為主造成的膝關節過外旋在站立後期發生。了解這件事情，從動作分析評估膝關節過外旋的原因時的觀察重點就變得明確，要好好記住。

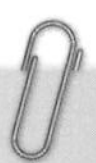

專欄：呈現斜膝與後足部外翻兩者的案例

主要由大腿造成的膝關節過外旋，由於在站立前期產生內旋力矩，後足部呈現內翻的案例外旋會變大，前面已經說明過了。只不過，實際的臨床上仔細觀察這種情況，也有許多呈現大腿內旋（斜膝）與後足部外翻兩者的案例，這種案例也常具有膝關節過外旋症候群（圖5-13）。

只不過，儘管呈現大腿內旋，站立前期的後足部外翻會使得小腿內旋。因此，假設大腿內旋比起小腿內旋得更大，膝關節的外旋不會像呈現後足部內翻的案例般那麼強烈。那麼為什麼，這類案例也會具有膝關節過外旋症候群呢？

這個問題的回答是，筆者認為站立前期與後期，膝關節都會產生外旋。這種類型的案例，站立前期是大腿內旋造成膝關節外旋（不如呈現後足部內翻的案例強烈），站立後期是小腿外旋造成膝關節外旋。由於從站立前期到後期，膝關節時常處於外旋擺位，因此承受持續的外旋力就是這種類型的特徵，這是筆者的想法。僅僅膝關節外旋這一種現象，在臨床上也很深奧……（^^;）

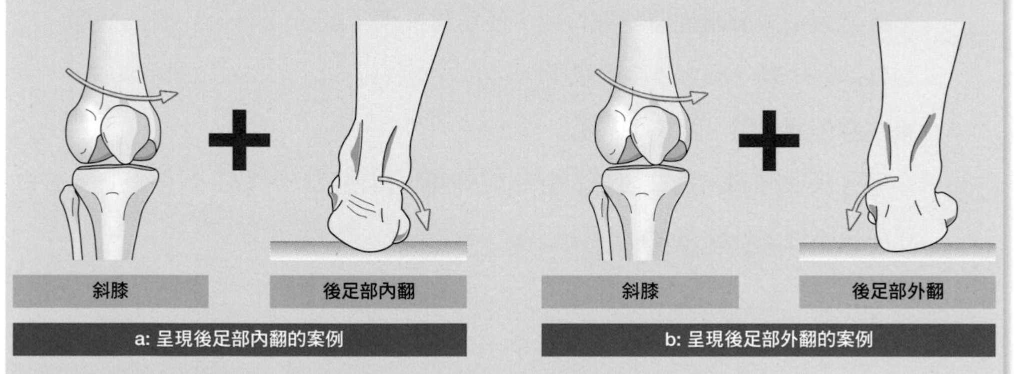

圖5-13: 斜膝與後足部

以大腿為主產生膝關節過外旋的情況，呈現後足部內翻的案例外旋較大（a）。只不過，實際的臨床上呈現大腿內旋（斜膝）與後足部外翻兩者的案例也很多（b）。

5
兩種症候群

3）評估

膝關節過外旋症候群，必須從「非負重姿勢的形態評估、可動特性」、「站姿排列」、「動作」三種觀點來評估。關於這些評估前面已說過過，此處再次整理診斷膝關節過外旋症候群所需的評估。

①非負重姿勢的形態評估、可動特性的評估

形態、可動範圍的特性當中，關於膝關節過外旋的評估項目如下述。

◆髖關節：前傾角，以及內旋、外旋的可動特性等（圖5-14a）

尤其內旋可動範圍影響強烈的情況，在站立前期合併斜膝，容易呈現膝關節過外旋。

◆足部、足關節：距骨下關節的可動特性（圖5-14b）

譬如說，距骨下關節的旋後可動性影響強烈的情況，在站立前期容易合併內翻[31)]。

◆膝關節：伸展姿勢的過外旋

具體的評估方法請參照第117頁。健康人的膝關節，在伸展姿勢會由於鎖扣運動稍微外旋，一般情況脛骨粗隆位於髕骨的寬度當中（圖5-15a）。另一方面，如圖5-15b，髕骨粗隆與髕骨寬度的外側線接續的情況為「過外旋」，脛骨粗隆位在這條線上的情況則能判斷為「超過外旋膝」。

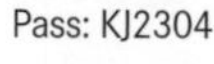

網路影片12　膝關節扭曲的評估

觀看影片可加深對於這種評估方法的理解。請一定要看看。

Pass: KJ2304

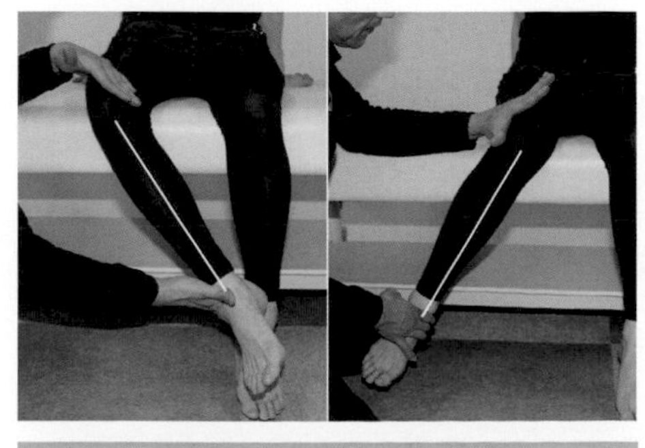

a: 髖關節的內旋、外旋的可動特性

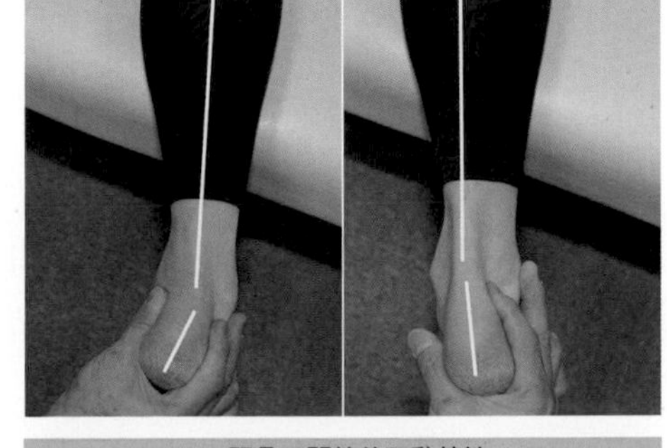

b: 距骨下關節的可動特性

圖5-14：非負重姿勢的可動特性評估

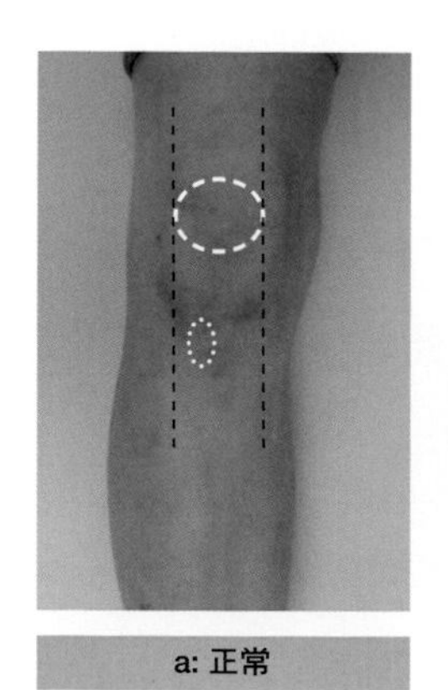

a: 正常

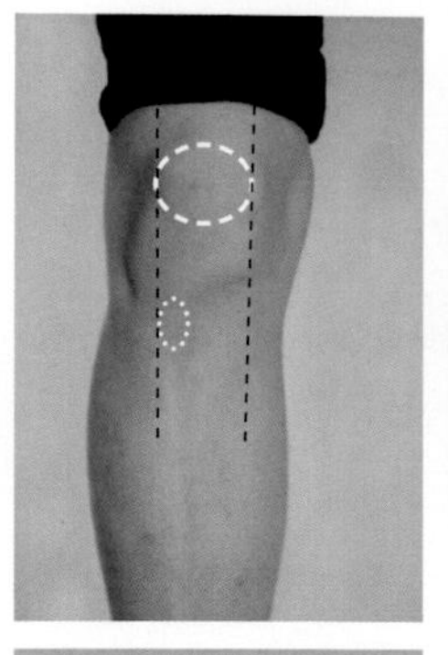

b: 過外旋膝

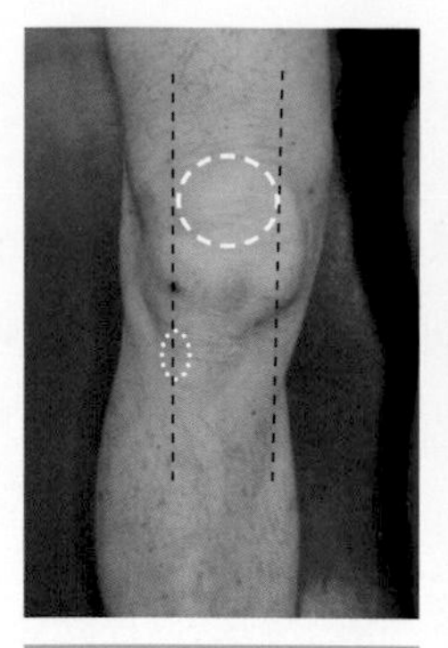

c: 超過外旋膝

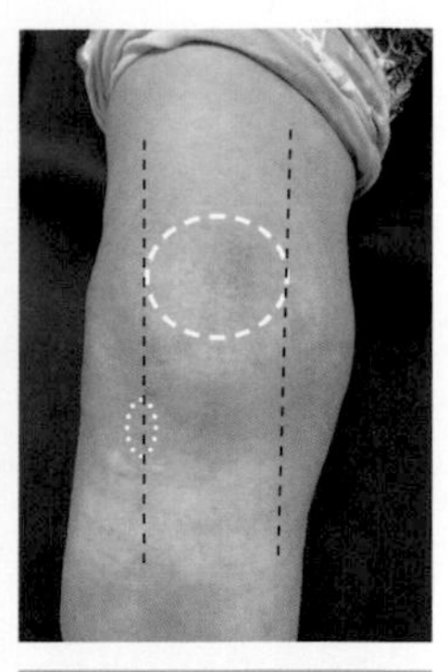

d: 更嚴重的超過外旋膝

圖5-15: 膝關節扭轉的評估

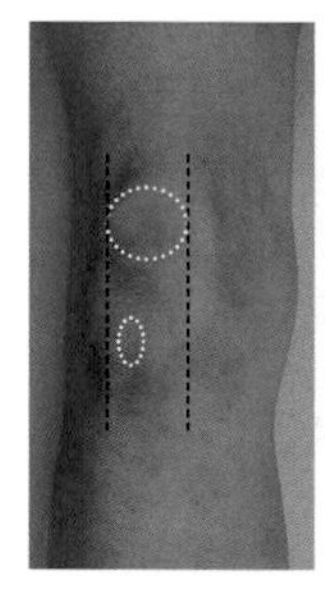

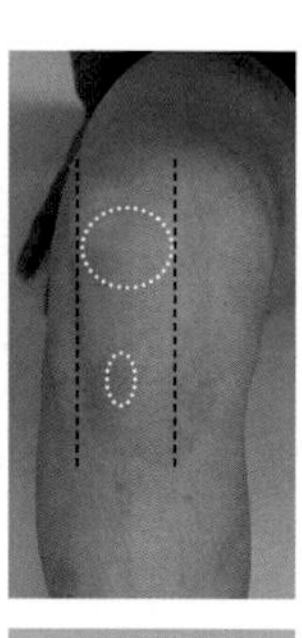

伸展姿勢 | 90度屈曲姿勢

a: 正常膝

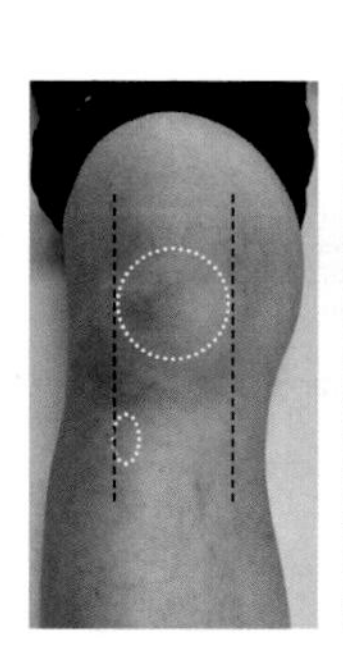

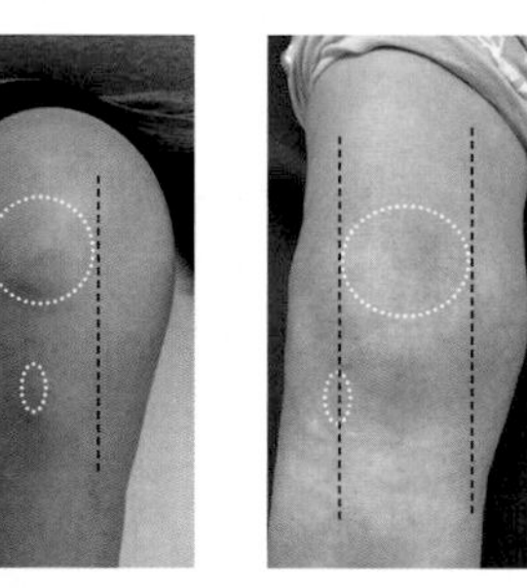

伸展姿勢 | 90度屈曲姿勢

b: 尋常的過外旋膝

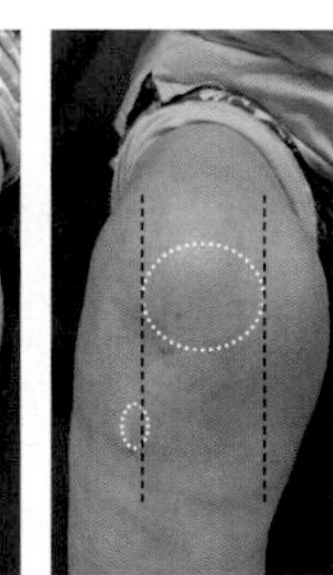

伸展姿勢 | 90度屈曲姿勢

c: 屈曲時的內旋不充分的過外旋膝

圖5-16: 屈曲姿勢時的膝關節過外旋評估

膝關節過外旋的評估，取決於病態，不只是伸展姿勢，也需要在屈曲姿勢做評估。
在90度的屈曲姿勢，正常膝的脛骨粗隆由於膝關節的內旋，位於髕骨中央正下方的位置（a）。
即使呈現過外旋膝，由於屈曲時的內旋，通常脛骨粗隆位於髕骨中央正下方的位置（b）。
然而，膕肌炎等病態的影響，加上屈曲時的內旋不充分，髕骨與脛骨粗隆會發生扭曲（c）。

膝關節扭轉的評估，取決於病態，不只在膝關節伸展姿勢，有時也需要在屈曲姿勢做評估。屈曲姿勢的扭轉評估，讓患者仰躺，在膝關節伸展擺位的評估以後，做90度的屈曲擺位。在90度的屈曲姿勢，正常膝的脛骨粗隆由於膝關節的內旋，位於髕骨中央正下方的位置（**圖5-16**a）。由於過外旋膝在屈曲時，也會產生膝關節內旋，即使呈現過外旋膝，通常脛骨粗隆位於髕骨中央的位置（**圖5-16**b）。只不過，如**圖5-16**c即使屈曲也呈現過外旋的情況，在更深的屈曲角度也要觀察，檢查隨著屈曲角度變大的膝關節內旋的程度。

②站姿排列評估

在非負重姿勢的形態評估檢查過度膝關節外旋姿勢的情況，接下來檢查負重姿勢的站姿排列。透過這種評估，可判斷對於膝關節的外旋，大腿與小腿哪一項的影響較強烈。

站姿排列的評估中，首先在站姿從前方觀察、評估髕骨的位置（圖5-17）。髕骨過度內翻的情況（斜膝），膝關節無例外都呈現過外旋。這種情況，一般認為是大腿內旋造成膝關節的外旋。

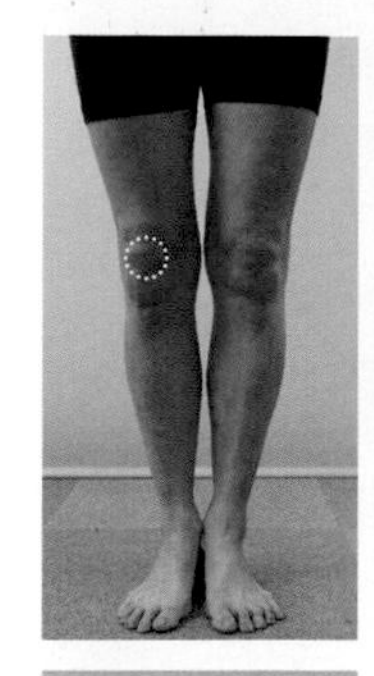

a: 正常

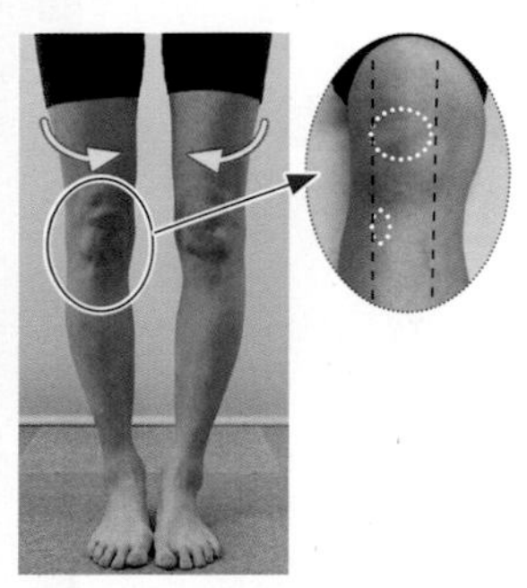

b: 斜膝

圖5-17: 站立前期的膝關節外旋原因

若呈現斜膝，站立前期的膝蓋會相對產生外旋。

接下來，從站姿前方觀察距骨外旋[註2]（圖5-18）。筆者推測，膝關節外旋比起從後方觀察的小腿踵骨角，從前方觀察距骨外旋的程度較有關連性。距骨外旋過度的情況，推測是小腿外旋造成膝關節的外旋發生。高齡者的膝關節過外旋都多是這種類型。

另外，第2章也提過，現階段並沒有普遍客觀評估距骨外旋的方法。不過，日後備受期待的評估方法，有赤羽根的測量方法（圖5-19）。雖然還有難以算出平均值等課題，由於距骨外旋與膝關節疾患的關聯性大，期盼日後經歷反覆嘗試錯誤，可成為具實用性的評估方法。

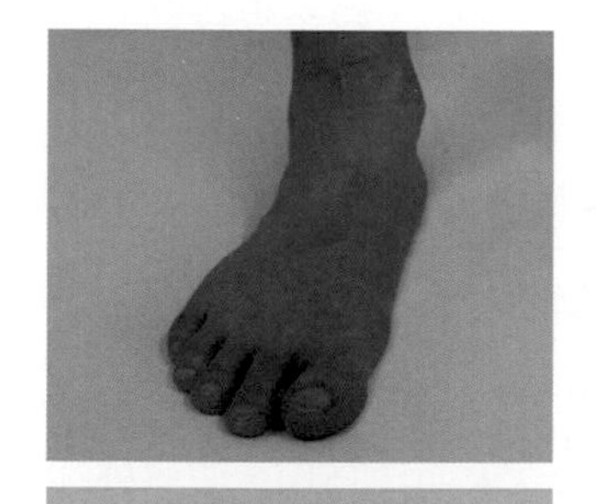

a: 正中擺位

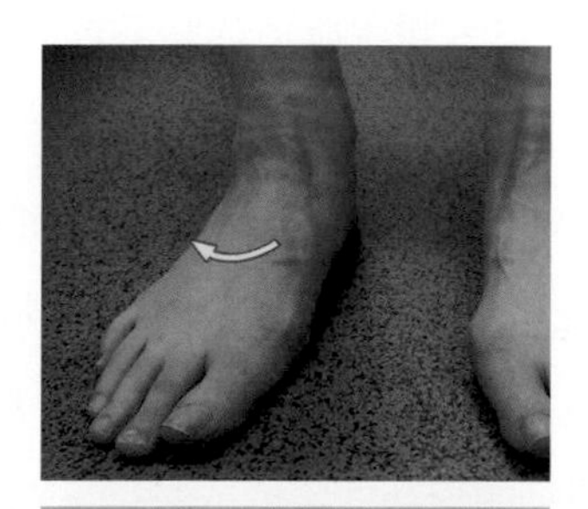

b: 合併足部外翻的距骨外旋

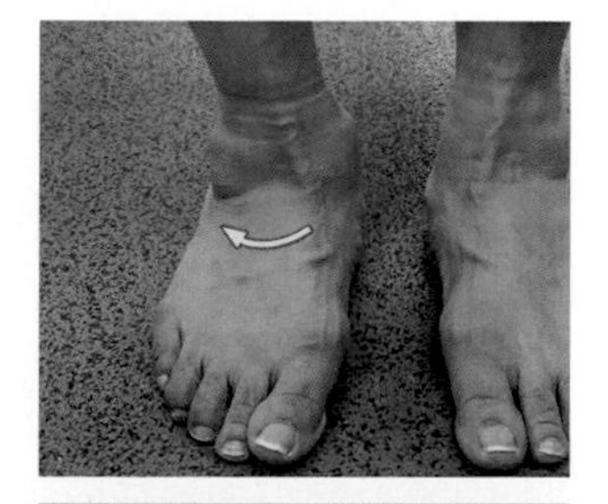

c: 變形性膝關節炎常見的足部形態

圖5-18: 距骨外旋

距骨過度外旋的情況，推測是小腿外旋的影響強烈，使得膝關節外旋。

[註2]　關於距骨外旋的評估，請參照第76頁。

照片由赤羽根良和先生熱情提供。

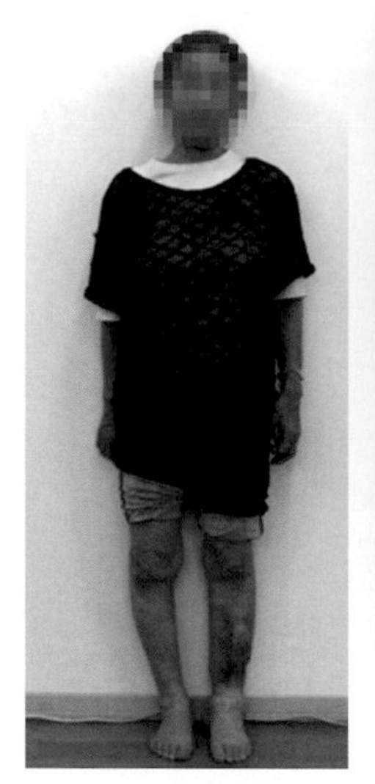
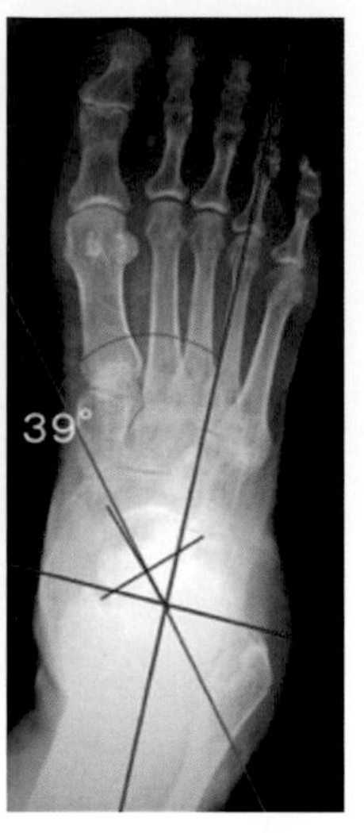

a: 正常

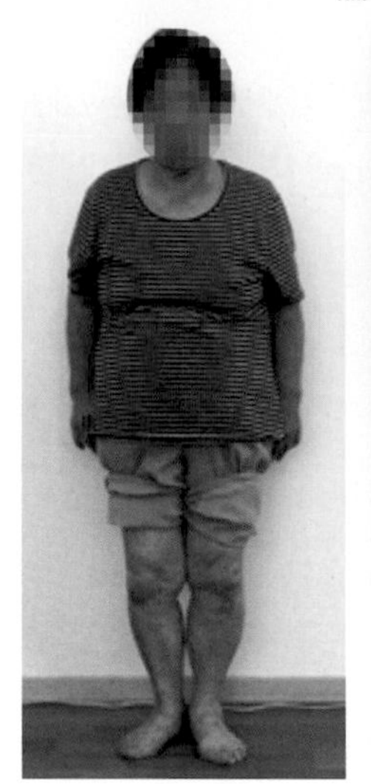
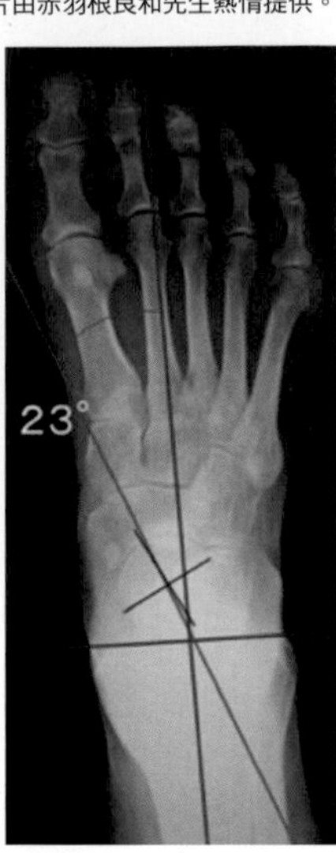

b: 過度的距骨外旋

圖5-19: 用X光測量距骨外旋的方法

連結內踝與外踝的前端，對著這條直線畫一條垂直線，將此線設為基本軸。
以距骨頸部的內側緣與外側緣為基準取中間點，將通過此處的線設為距骨長軸。
把基本軸和距骨長軸的交叉角設為距骨外旋角。
測量是從正面照射影像，選用外踝對於內踝收在8～12mm內的影像。排除包含踝部骨折在內的小腿遠端骨折、扭傷病史、距骨壞死等情況。

③動作分析

此症候群的動作分析，重點在於一邊思考與膝關節內旋力矩之間的關聯性，一邊執行。膝關節過外旋，分為站立前期產生的類型，後期產生的類型，以及兩者都會產生的類型（參照304頁專欄〈呈現斜膝與後足部外翻兩者的案例〉）。

站立前提產生的類型，是由於大腿內旋造成膝關節外旋。因此，觀察步行站立前期中的「大腿內旋負重姿勢」。

另一方面，站立後期產生的類型，是小腿外旋造成的膝關節外旋。因此，可觀察步行站立後其中，前述（298頁）的理由造成距骨外旋的因子，分析最主要的影響因子為何。尤其在步行站立後半期膝關節呈現過外旋的案例當中，具有站立末期（TSt）腳跟強烈往內側擺動的熄菸式步態的特徵。在站立末期（TSt），要格外注意、觀察這種動作，與足部和小腿的動作之間的關聯性（**圖5-20**）。

Pass: KJ2304

網路影片18 **站立末期（TSt）的熄菸式步態①**

觀察這支影片，學習熄菸式步態的動作，以加深理解。

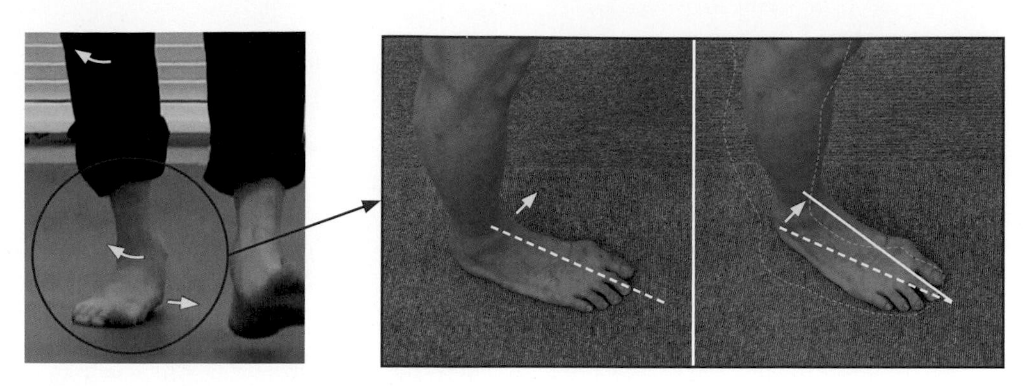

圖5-20：站立末期（TSt）的熄菸式步態

名為熄菸式步態，以腳尖為支點，腳跟往內側擺動的滑動，造成距骨外旋，助長膝關節的過外旋。

4）治療

關於治療方法，如第３章各節說明的內容，此處再次整理了膝關節過外旋的治療。過外旋的改善方法也一同說明，想必能派上用場。

①共通的運動

a）反鎖運動

這個運動可對呈現膝關節過外旋的所有案例進行。由於膝關節正常的情況，在伸展最終區域會引起鎖扣運動，因此與正常情況反向的這種運動，或許會讓治療師覺得有恐懼感。不過在筆者的臨床經驗上，儘管有許多實施鎖扣運動以後，膝蓋痛到無法步行的患者，但幾乎沒有見過進行反鎖運動以後膝蓋會痛的患者。

接著說明反鎖運動的具體方法。如圖**5-21**握住小腿外側，讓腳尖隨意朝向內側，徒手施加內旋。接下來，把大腿往外旋方向引導，維持這個狀態，擺好膝關節以後，反覆讓膝關節輕度屈曲。能遇到許多每天進行這種運動而逐漸改善過外旋的案例吧。

Pass: KJ2304

網路影片14 反鎖運動

觀看影片可加深做這種運動的方法的理解。請一定要看看。

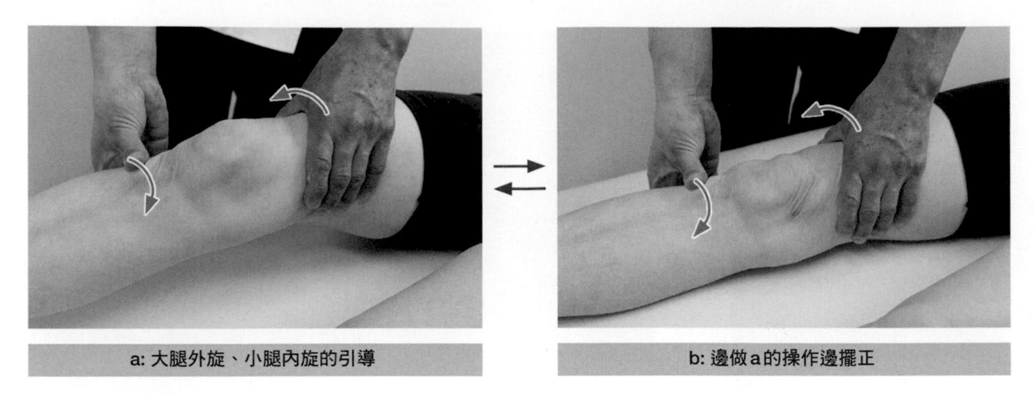

a: 大腿外旋、小腿內旋的引導

b: 邊做a的操作邊擺正

圖5-21：反鎖運動

b）內旋姿勢可動範圍擴大運動

膝關節屈曲時會內旋20至40度左右，而內旋不足的案例，就做這種運動。徒手促進內旋，如圖**5-22**，治療師的手掌下方抵著小腿近側，想像把腓腸肌往外側旋轉，牽引小腿。透過從這種擺位做主動輔助運動，反覆屈伸，能強力引導屈曲時的內旋運動。聽見「扭轉」，或許會令人擔心是否會引起疼痛，不過這種運動幾乎不會導致疼痛。

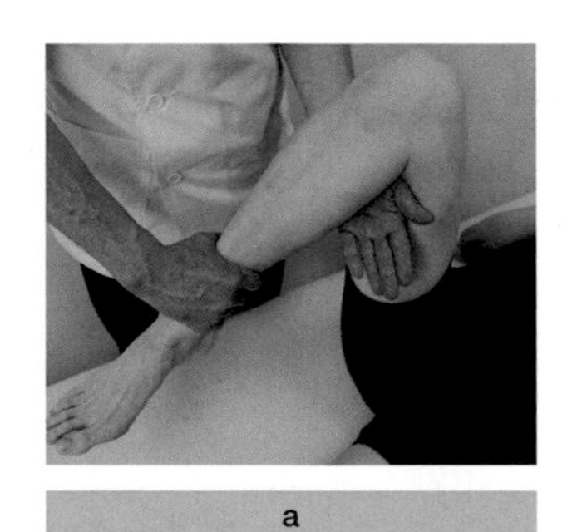

a

b

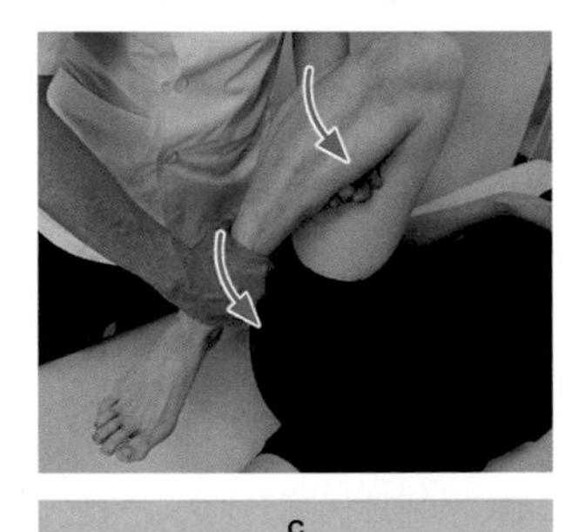

c

圖5-22：膝關節屈曲時的徒手內旋引導

【起始擺位】治療師的手掌抵住小腿近側，想像把腓腸肌往外側旋轉，牽引小腿。
【方　　法】反覆a～c，促使小腿內旋。

自主做這種運動時，如圖5-23，同側的手掌放在小腿近側，對側手掌放在小腿遠側，從該處對小腿施加內旋，反覆做主動輔助運動的屈伸。

Pass: KJ2304

網路影片28

膝關節屈曲時的內旋引導（自主運動）

觀看影片學習，加深對於這種評估方法的理解。

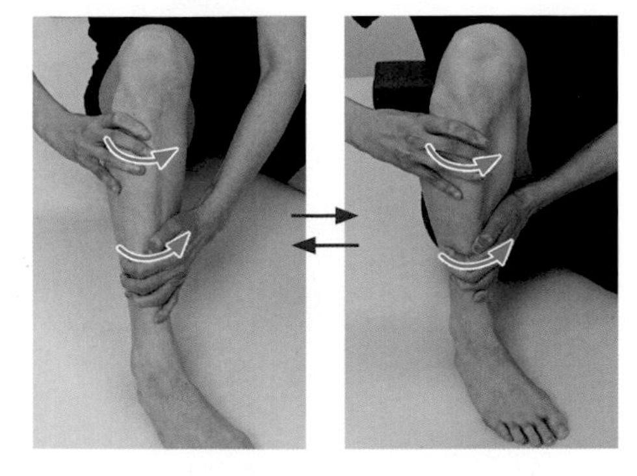

圖5-23：膝關節屈曲時的內旋引導（自主運動）

【起始擺位】同側手掌抵住小腿近側，對側手掌抵住小腿遠側。

【方　　法】用主動輔助運動反覆做屈伸，促進小腿內旋。

c）貼紮、輔具

透過貼紮和輔具，能直接引導膝關節內旋（圖5-24）。實際對患者做貼紮或戴上輔具，檢查症狀及疼痛的變化。基於此，指導患者在運動時做最有效果的貼紮或戴上輔具。

②抑制大腿內旋的運動

a）髖關節外旋可動範圍擴大運動

如同斜膝，大腿內旋造成膝關節呈現過外旋的情況，進行髖關節的外旋可動性擴大運動（圖5-25）。大腿內旋的活動在站立前期發生，因此重點在於用髖關節屈曲姿勢執行。

髖關節的外旋可動限制，取決於內收與外展哪一項的作用較大而選擇做的運動，會更成有成效。

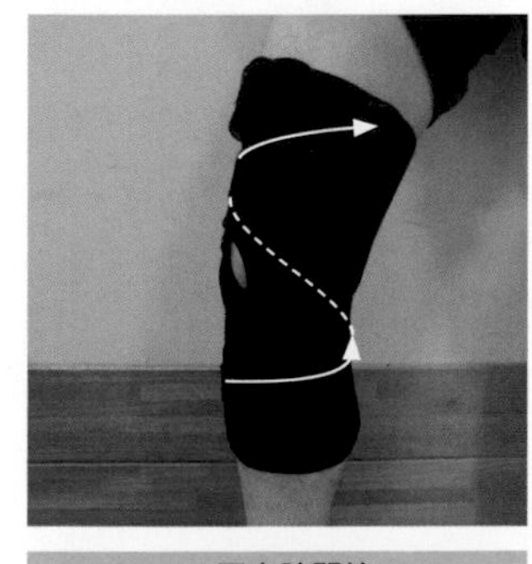

a: 固定膝關節

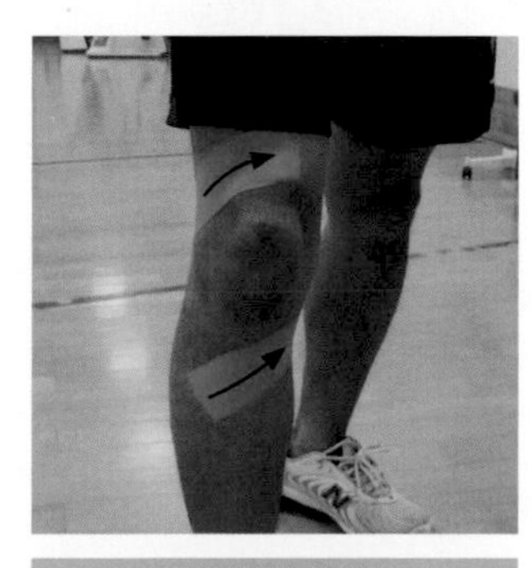

c: 抑制外旋的貼紮

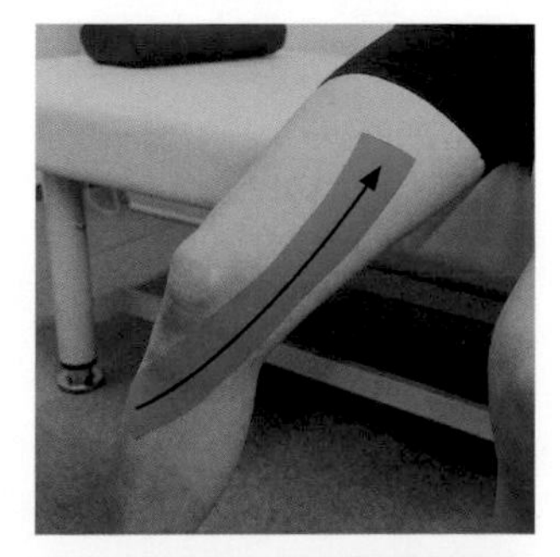

c: 抑制外旋、外翻的貼紮

圖5-24：抑制膝關節外旋的貼紮、輔具

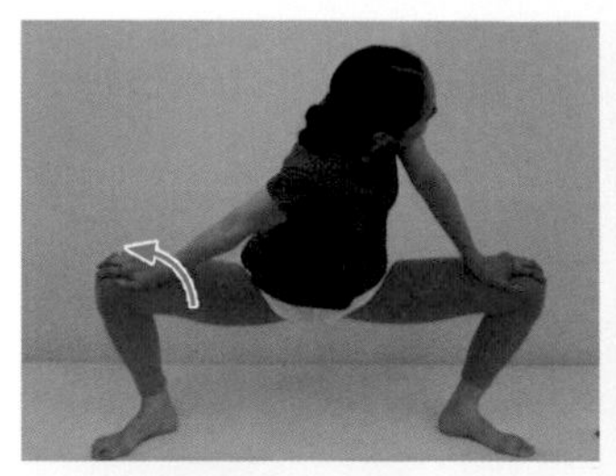
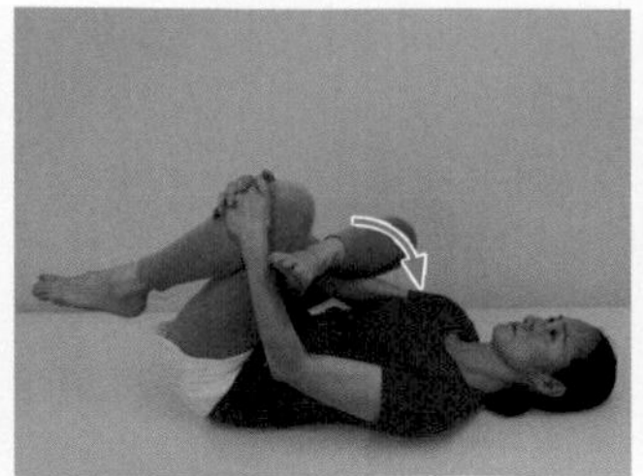
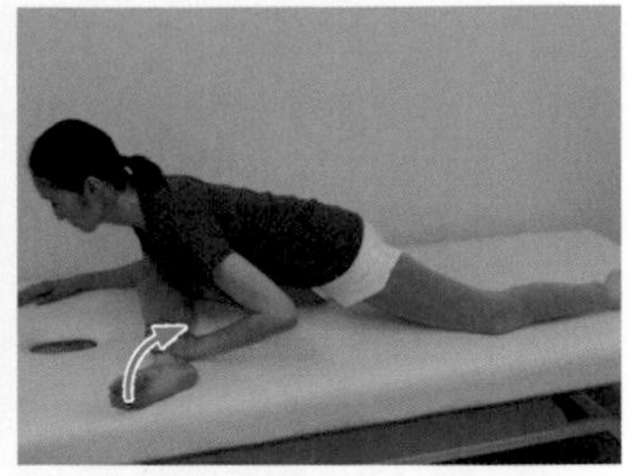

圖5-25: **髖關節的外旋可動性擴大運動**

b）促進髖關節外旋的動作控制運動

促進髖關節外旋時，要在站姿做髖關節主動外旋運動。這種運動從雙腳支撐開始，圖5-26a的狀態到圖5-26b，主動使髖關節外旋。髕骨朝外，膕窩就會朝向內側，這種時候以意圖讓朝向內側的左右膕窩接觸的感覺進行，便能順利運動。

只不過，最後以單腳也能進行這種動作控制為目標。實際的動作中也常用單腳支撐，得讓患者做到單腳站立也不會讓大腿內旋。雖為難度較高的的運動，治療師徒手或口頭說明妥善引導，指導患者學會這種運動。

Pass: KJ2304

網路影片15 站姿的髖關節主動外旋運動

此運動有些困難，觀看這支影片，可較容易理解執行方法。

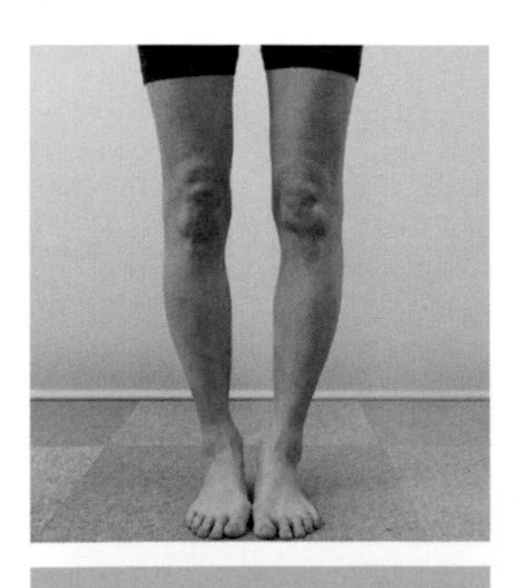

a: 大腿內旋的狀態

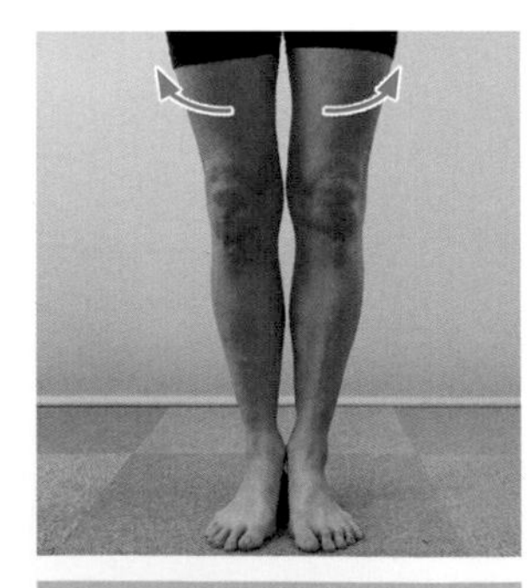

b: 使髖關節外旋後站立的運動

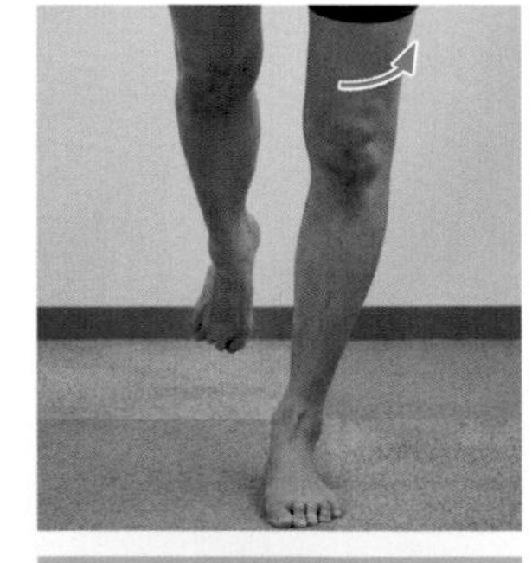

c: 髖關節外旋的單腳維持運動

圖5-26: **站姿的髖關節主動外旋運動**

單腳輪流反覆做a到c的一連串運動。在c，支撐腳一邊維持外旋姿勢，對側一邊往後方抬高。

③抑制小腿外旋的運動

儘管沒有呈現斜膝、卻合併膝關過外旋的案例中，經常在站立後期出現小腿外旋。為了抑制小腿外旋，筆者會進行「屈拇長肌的牽拉」、「距骨內旋貼紮」、「足弓墊」、「足部內收運動」等治療。關於「距骨的外旋抑制」等治療。

a）屈拇長肌的牽拉

請見圖5-27a。屈拇長肌通過距骨後內側的屈拇長肌腱溝。倘若屈拇長肌欠缺伸長性，會妨礙距骨內側部位往後活動，因而造成距骨外旋。因此，藉由屈拇長肌的牽拉改善伸長性，能舒緩在站立末期（TSt）出現的距骨外旋。

牽拉屈拇長肌時，不僅讓拇趾伸展，要讓足關節背屈，由於此時足部外翻會讓距骨外旋，因此要點在於在足部輕度內翻的擺位做牽拉（圖5-27b）。

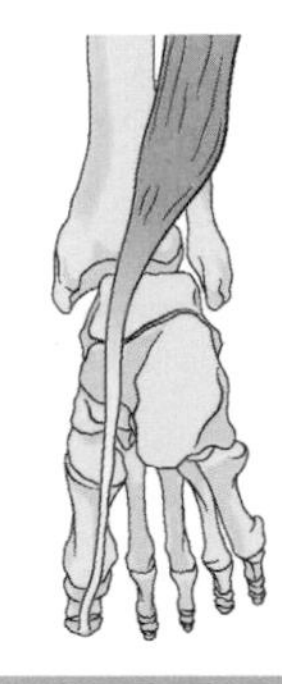

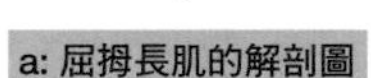

a: 屈拇長肌的解剖圖

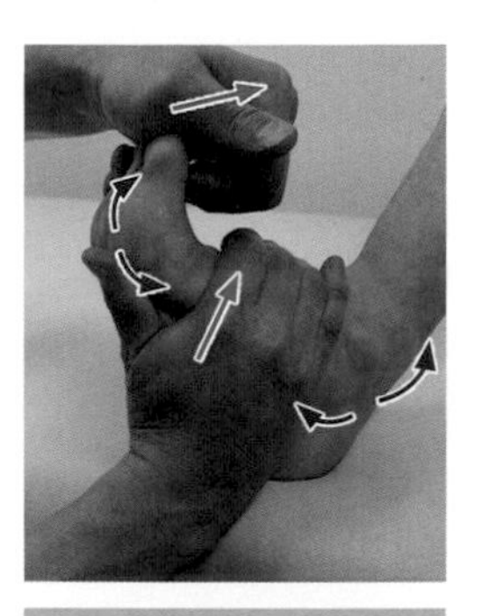

b: 屈拇長肌的牽拉

圖5-27：屈拇長肌的解剖圖與牽拉

若藉由牽拉改善屈拇長肌的伸長性，能舒緩站立末期（TSt）發生的距骨外旋。

Pass: KJ2304

網路影片16 屈拇長肌的牽拉

由於這種牽拉有點難度，請觀看這支影片練習吧。

b）距骨內旋貼紮

筆者會用膠布貼紮，以讓距骨內旋。此時有兩個地方要留意。

第一點，膠布太寬會連同其他部位一起被引導內旋，因此要挑選偏細的膠布（約2.5㎝寬），從距骨往內踝下面的方向貼附（圖5-28a）。

第二點，由於在足關節貼紮會妨礙背屈，因此注意膠布不要貼在足關節背屈時出現的皺摺處（圖5-28b）。

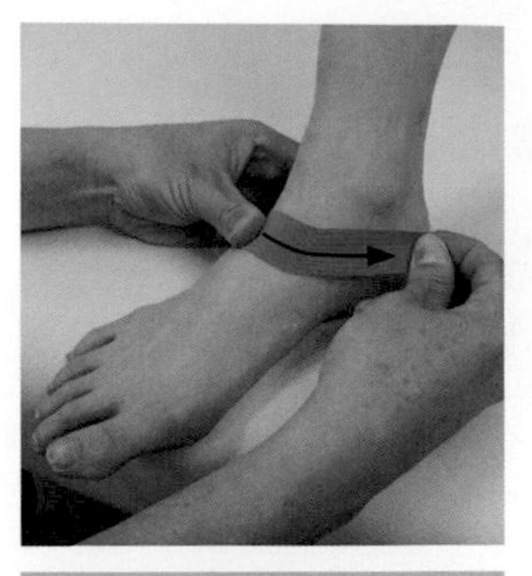

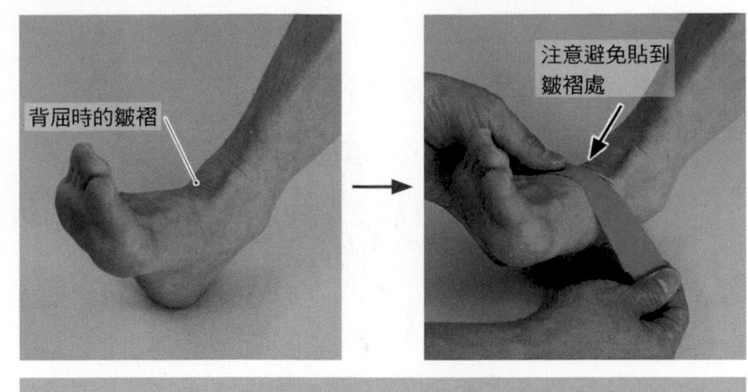

a: 從距骨頭朝向內踝下面貼附

b: 注意避免妨礙足關節背屈

圖5-28：距骨內旋的貼紮

貼紮的目的是讓距骨內旋。

c）足部內收運動

進行這種運動的目的是藉由足部內收，引導小腿對於大腿內旋。不論讓腳尖往內側活動，腳跟往外側活動，足部都會內收，不過讓腳跟往外側活動，能提高步行動作的流暢性。因此讓腳跟往外側活動，以引出足部的內收運動。另外，可用彈性帶施加阻力，作為內收肌的運動會更加有成效（圖5-29）。

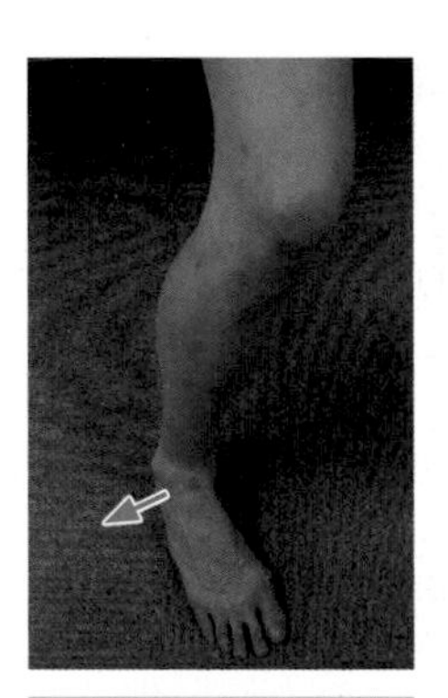

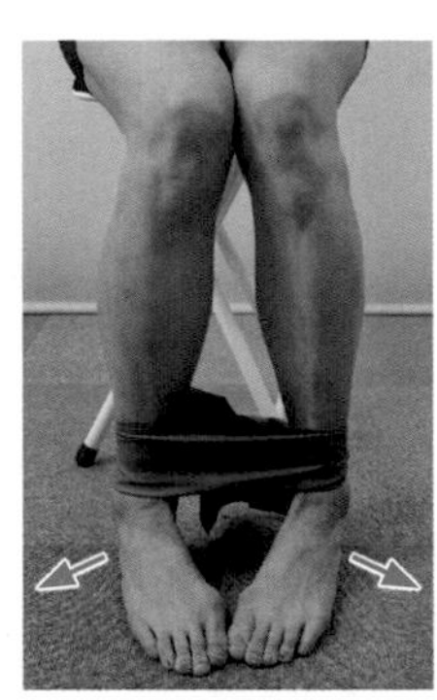

a: 只在主動做足部內收

b: 使用彈性帶做阻力運動

圖5-29：足部內收運動

進行的目的是引導小腿對於大腿內旋。
要點是把拇趾當作支點，腳不要離開地面，讓後足部活動。

d）負重姿勢足部內收運動

為了抑制站立末期（TSt）的熄菸式步態，在負重姿勢做足部內收運動（圖5-30）。這種運動的要點，並非讓腳尖往內側活動，而是讓腳跟往外側活動。藉由這種活動，能做出與熄菸式步態相反的運動。

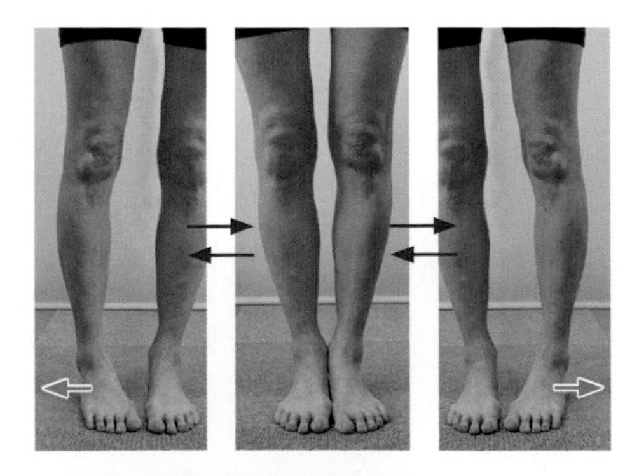

圖5-30：負重姿勢足部內收運動

以拇趾為支點，不離開地面，腳跟往外側如彈乒乓球般擺動，單腳反覆輪流做。

由於負重姿勢足部內收運動除了足部、也同時讓大腿內收，因此要讓站立後期時膝關節外旋的案例做運動，避免讓站立前期時膝關節外旋的案例做運動。

Pass: KJ2304

網路影片 19 **負重姿勢足部內收運動（單腳輪流運動）**

由於這種運動有些困難，看影片學習吧。

e）足弓墊

足弓墊對於抑制足部外翻，以及抑制妨礙腳跟流暢離地的橫足弓下降都有成效（圖 5-31）。

觀察步行動作的倒擺運動，要點在於調整足弓墊高度，以促進讓重量前向移動更加順暢。

Pass: KJ2304

網路影片 17 **抑制膝關節內翻力矩的足弓墊**

關於足弓墊的實際處置方法，光靠說明或許令人難以理解，因此分成「內側縱足弓的處方」與「橫足弓的處方」影片。請參照。

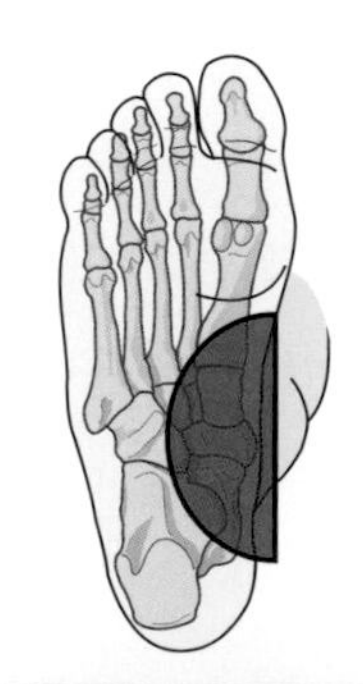
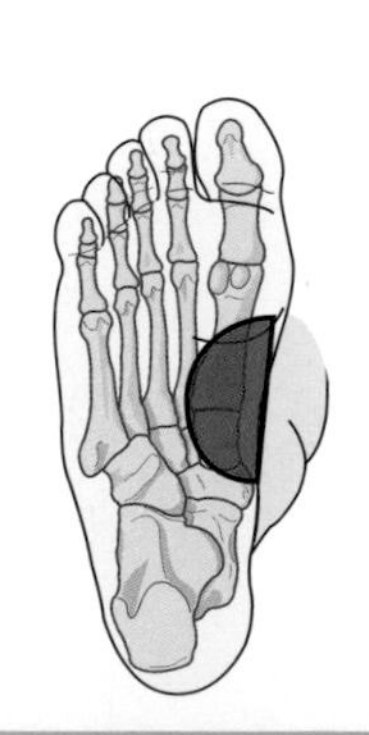
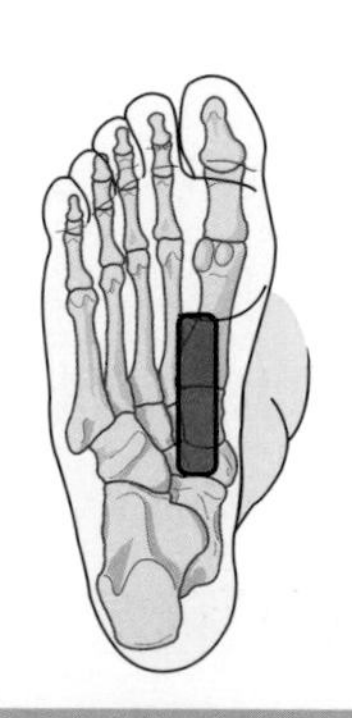
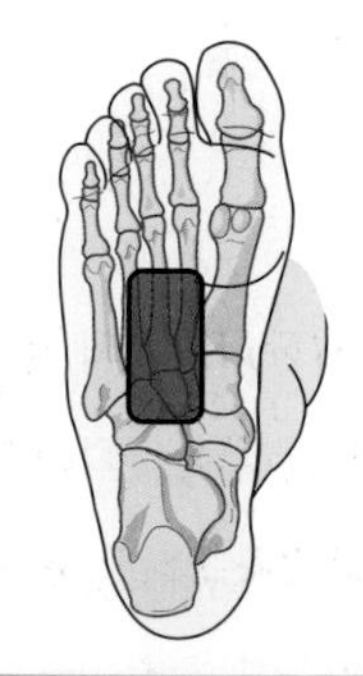

距骨下關節內翻引導墊 （2-4 mm）	第 1 指背屈引導墊 （2-4 mm）	內側縱足弓矯正墊 （1-2 mm）	橫足弓墊 （2-6 mm）
a: 內側縱足弓墊的處方			b: 橫足弓墊的處方

圖 5-31：抑制膝關節內翻力矩的足弓墊

重要的是觀察步行動作的倒擺運動，調整足弓墊的高度至可促使身體重量更順暢地往前移動。

2. 變形性膝關節炎

1) 概要

根據厚生勞動省的推估，變形性膝關節炎的患者超過2400萬人，現在是普遍的疾病之一。可說是膝關節當中最常見的疾病吧？[32)]

那麼，變形性膝關節炎是什麼樣的疾病呢？從結論說起，「所謂變形性膝關節炎，是由於各式各樣的原因使膝關節逐漸變形，關節出現疼痛及腫脹的狀態」。這裡指的「變形」，大部分情況指軟骨減少而發生。也就說是，本疾患最淺顯易懂的說明是，「軟骨耗損引發變形，造成疼痛及腫脹的疾病」。

不過，請仔細思考一下。許多醫療人員堅信「軟骨耗損，引起變形及疼痛」，然而關節軟骨並非感覺疼痛的受器[註3]。那麼，「哪裡在痛？」聽見此問題，能回答的醫療人員包含醫師在內，到底有多少人呢？筆者也實際向包含醫師在內的許多醫療人員詢問：「軟骨並非疼痛的受器，那麼變形性膝關節炎的患者到底是哪個組織在痛呢？」並沒有多少醫療人員能確實回答這個問題。

不覺得這件事令人感到吃驚嗎？這可是共有2400萬人罹患的疾病喔。明明如此多人罹患，許多醫療人員卻無法回答「哪裡在痛」，就開始治療了。在第2章把假說檢證比喻成電腦的修理，這與修理電腦時不曉得「壞掉的零件」就開始修理是一樣的。不覺得是超乎想像的事實嗎？大家也嘗試問問看其他醫療人員這個問題。應該就能明白能明確回答的醫療人員並不多吧。

首先，有個重要的概念，**「變形性膝關節炎」並非表示疼痛組織的病名**，必須知道這個觀念。也就是說，許多患者感到膝蓋疼痛而上醫院，被診斷為這種病名，但並非因為膝關節變形了才會痛。由於變形造成有組織伸長或被壓縮，這種組織在痛（參照第296頁，**圖5-1**）。如此一想，變形性膝關節是膝關節疾病中最常見的疾病，終究只是種保險的病名，筆者認為本質上應視為症候群。

[註3]　軟骨疼痛：軟骨本身不會痛，但軟骨的磨損惡化、直到軟骨下骨的情況，由於軟骨下骨具有痛覺神經，因此變得會發生疼痛。另外，時常只是承重就會引起強烈疼痛，一般認為手術的適應性高。

那麼，變形性膝關節炎是什麼地方在痛呢？筆者可回答「主要有五種組織在痛」。那麼，接下來關於變形性膝關節炎疼痛的五個組織，包含疼痛的發生源因在內，進行詳盡的說明。

2）力學上的負荷

變形性膝關節炎（以下簡稱膝OA）[註4] 的大部分案例，是由於承受力學上的負荷而發生疼痛，力學上的負荷累積導致病情惡化。了解這個前提，我們便可明白釐清膝OA的患者承受何種力學上的負荷多麼重要。膝OA與各式各樣的力學負荷有關，從臨床的觀點思考，筆者認為「膝關節內翻」、「膝關節外旋」、「膝關節的脛骨外側位移」三項是重點。

①膝關節內翻

第一種力學負荷，是膝關節的內翻造成的壓縮負荷。步行時的膝關節內翻，一般以膝外突（lateral thrust）廣為人知。膝外突分為站立前期產生與站立後期產生的情況（**圖5-32**）。

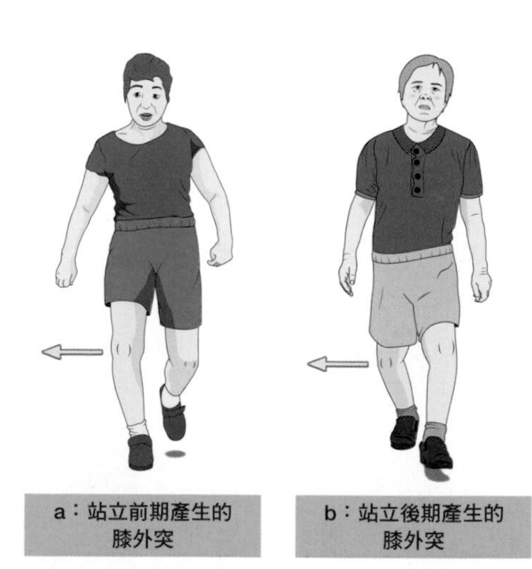

圖5-32：膝關節的膝外突

步行時的膝關節內翻，一般以膝外突廣為人知。

如前所述，有不少醫療人員對於膝OA的印象是軟骨磨損。只不過，現已知軟骨是不會磨損的[33]。一般認為軟骨並非磨損，而是代謝異常為原因導致逐漸縮小，用「融化」說明較為恰當。此處的重點是，倘若沒有發生內翻造成的壓縮負荷，軟骨就不會大量磨損。因為，接受高位脛骨截骨手術的案例，關

[註4]　膝OA的變形，主要分為內翻變形（O型腿）與外翻變形（X型腿）。由於日本的內翻變形壓倒性的多，因此本書針對內翻變形說明。

節內面的軟骨會極端地減少，而長期預後的狀況也不錯[34]。另外，原本外翻膝的人的內側關節軟骨，幾乎不會比起外側優先減少。基於這種情況，可說內翻造成的壓縮負荷肯定與膝OA的惡化有關（圖5-33）。

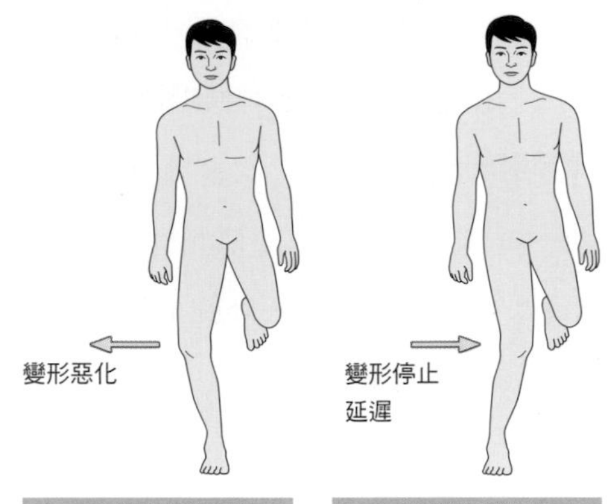

圖5-33：膝關節內翻造成壓縮負荷與變形的惡化

膝關節內翻造成內側膝關節面持續承受壓縮負荷，變形會惡化（a）。
透過截骨術使內側關節面的壓縮負荷舒緩，會停止惡化，或者延緩（b）。

②膝關節外旋

第二種力學上的負荷，是膝關節外旋造成的伸長負荷。筆者認為**膝OA的惡化與內翻造成的壓縮負荷最有關，而膝OA的疼痛則是與伴隨外旋的伸長負荷及摩擦負荷最有關聯性**。因為，將在第321頁說明的五種組織的疼痛發生機制，與隨著外旋的伸展負荷及摩擦負荷有非常強烈的關聯性（圖5-34）。

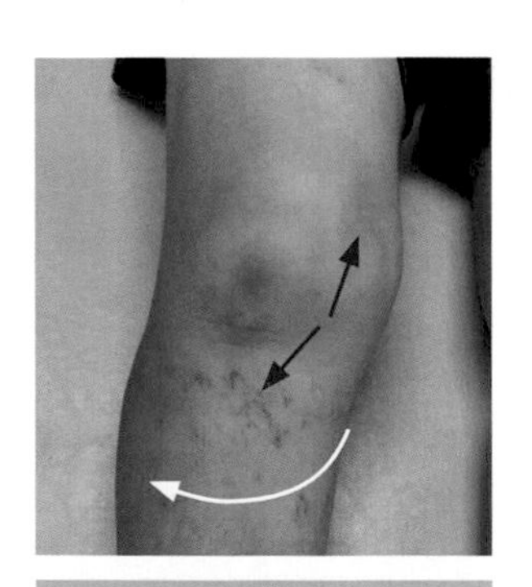

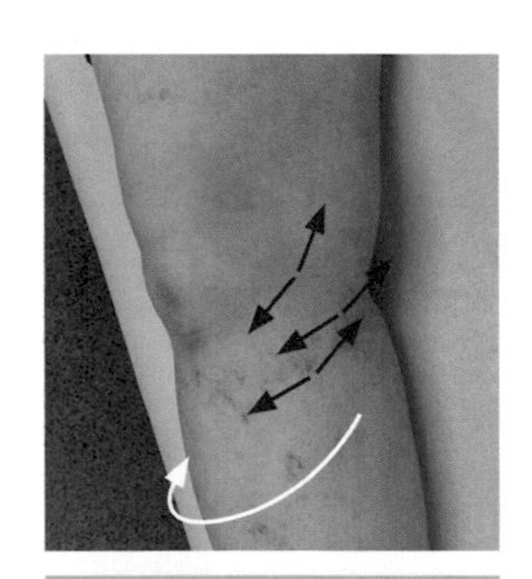

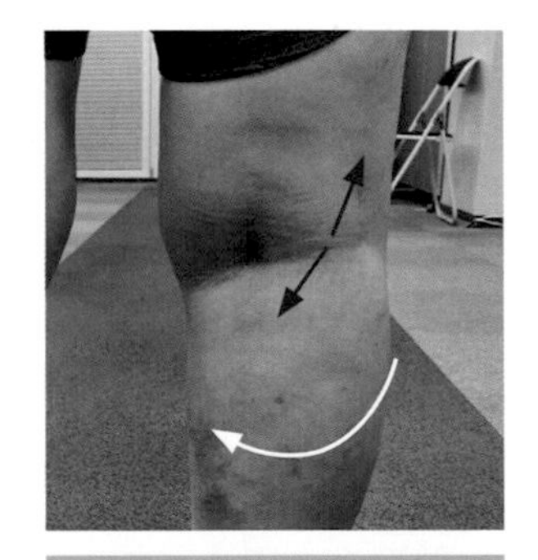

圖5-34：對於五種組織，膝關節外旋伴隨伸長負荷

膝OA的疼痛發生機制，與外旋伴隨的伸長負荷及摩擦負荷有非常強烈的關聯性。

各位在臨床上是否遇過有病人即使膝關節嚴重變形，卻幾乎不會痛呢？若遇到這種案例，請一定要評估膝關節的過外旋。應該可了解儘管膝OA惡化、卻不會痛的案例，具有外旋不會那麼強烈呈現的特徵（圖5-35）。

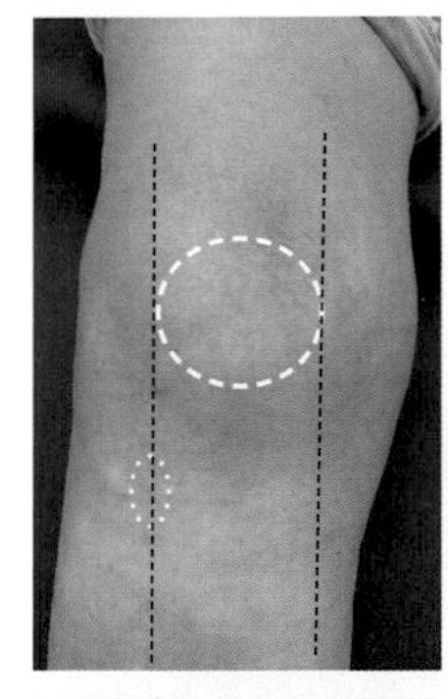

a: 會痛的案例

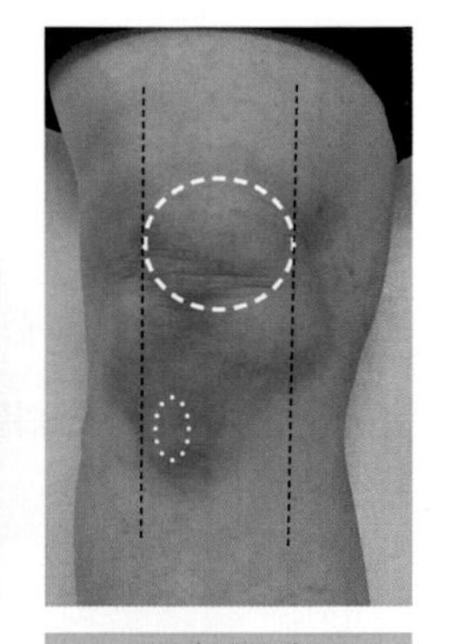

b: 不會痛的案例

圖5-35: 變形惡化也不會痛的案例

儘管膝OA惡化，卻不會痛的情況，具有膝關節外旋不那麼嚴重的特徵（b）。

③膝關節的脛骨外側移位

第三種力學上的負荷，是膝關節的脛骨外側位移〔註5〕伴隨伸長負荷及壓縮負荷。由於詳述關於脛骨外側位移[35)]的論文並不多，在本節會稍微詳盡說明。

各位是否從膝OA的X光影像測量過大腿脛骨角（femorotibial angle:FTA）呢？倘若曾經測量過，應該會察覺一件事。那就是即使想從股骨與脛骨的長軸測量FTA的角度，卻無法順利測量。如圖5-36的照片所示，膝OA的變形並非單純的內翻，而是脛骨與股骨的軸偏移，使得脛骨往外側錯位了。

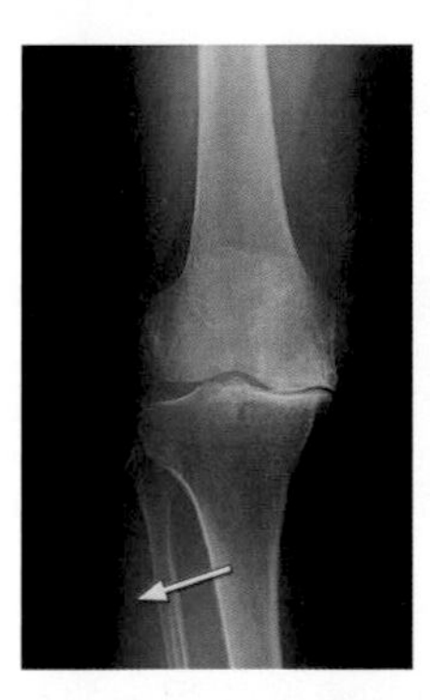

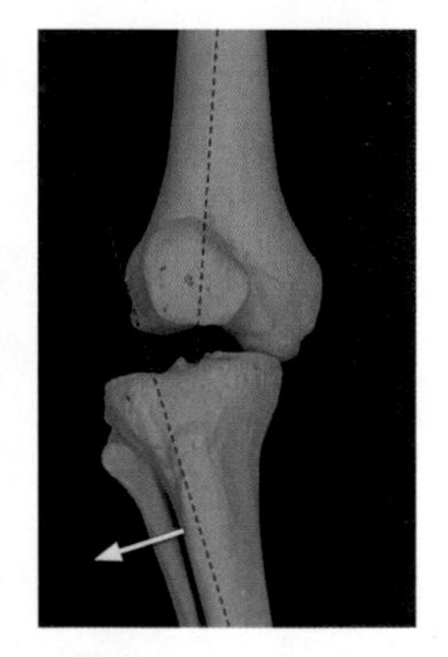

圖5-36: 膝關節的脛骨外側位移

膝OA的變形，並非是單純的內翻，而是脛骨與股骨的軸偏移，使得脛骨往外側位移。

膝關節的脛骨外側位移的機制，其實尚不明朗。只不過，筆者從過往的臨床經驗推測，站立後期產生過外旋的案例會有這種位移。譬如說，如圖5-37所介紹，O型腿並非只有一種。圖5-37b的O型腿，看得出來並非只是單純的內翻膝，而是呈現

[註5]　「小腿對足部外翻傾斜」與「膝關節的脛骨外側位移」的用語類似，意義卻截然不同。注意避免混淆。

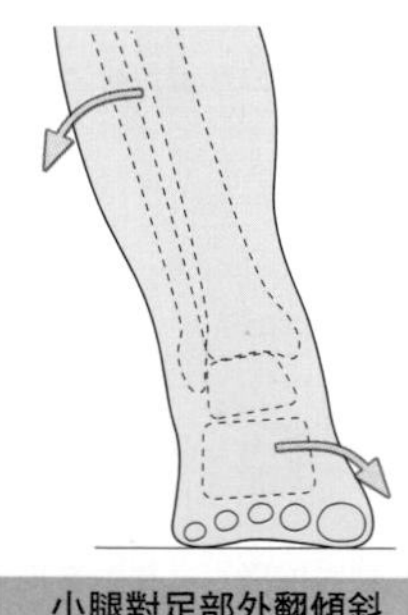

小腿對足部外翻傾斜

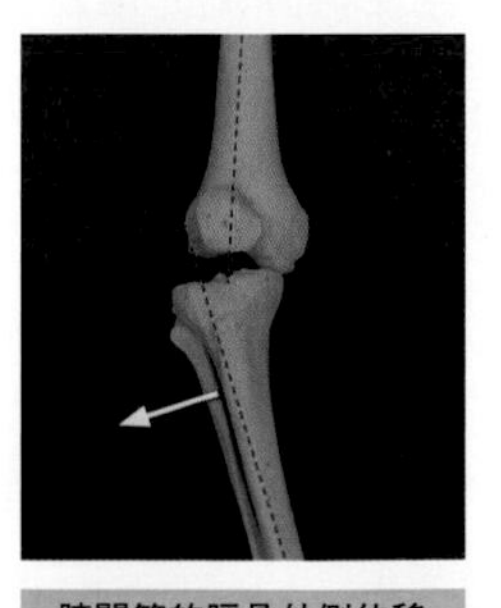

膝關節的脛骨外側位移

壺狀。這種形態的膝蓋，不只是膝OA患者，在年輕人身上也常見。另外，**圖5-37**b的腓骨頭看似要彈跳而出，不過腓骨頭當然沒有偏移。由於脛骨往外側位移，因此腓骨頭才看似往外突出。這種形態的膝蓋，筆者稱為「壺狀變形」。觀察呈現這種壺狀變形的案例的步態，由於無一例外在站立後期膝關節皆呈現過外旋，因此小腿外旋為主呈現過外旋的案例，筆者認為脛骨會往外側位移。同時，大腿內旋主呈現過外旋的案例中，呈現壺狀變形的案例並不多〔註6〕。

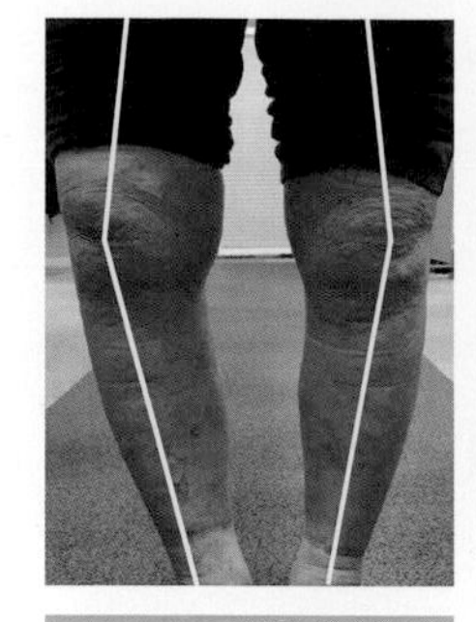

a: O型變形

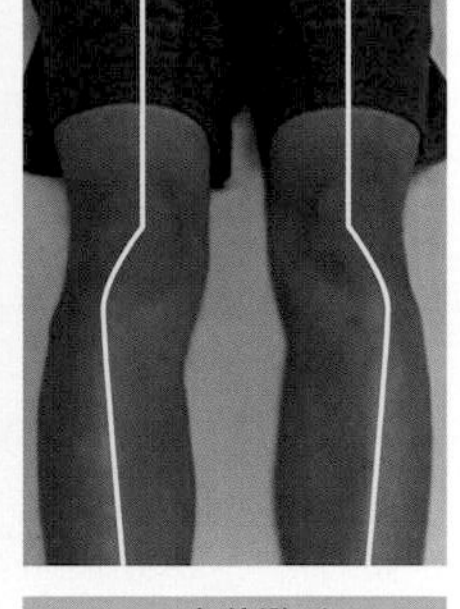

b: 壺狀變形

圖5-37：壺狀的脛骨外側變形

若觀察呈現壺狀變形的案例的步態，無一例外都會在站立後期呈現膝關節過外旋。

另外，年輕男性呈現O型腿的案例中，感覺有許多這種壺狀變形。男性不太常大腿內旋，因此小腿外旋為主的過外翻及內翻，可認為就是O型腿的原因。

儘管膝關節中脛骨外側位移的發生機制尚未釐清，倘若瞭解這類「經驗上常遇到的案例」，未來研究人員將逐漸解開吧。筆者認為像這樣慢慢找出基於經驗科學的證據，是符合臨床精神的研究流程。日後更加期盼，透過研究證明先進臨床人員的觀察及發現。

當我們理解膝OA的力學負荷有「膝關節內翻」、「膝關節外旋」、「膝關節的脛骨外側位移」，便可得知隨著膝OA的惡化，這些負荷會相互影響，促使惡化加深。

若膝關節的內翻變形惡化，小腿對於足部的外翻傾斜會變嚴重。這種現象，相對使得足部外翻變大，同時足部構造的失衡，造成足弓也塌陷，使得在站立末期（TSt）足部的過度外翻與背屈姿勢離地〔註7〕。因此，**內翻變形惡化的大多案例，都會使得膝關節發生強大的外旋負荷**〔註8〕（**圖5-38**）。筆者認為越多臨床人員理解這種力學負荷，就越有助於膝OA治療概念的發展。

[註6]　大腿內旋為主造成過外旋的情況，有時也會呈現壺狀變形。只不過，這類案例大部分也會發生足部外翻，小腿也會過外旋。

[註7]　足部在構造上，內翻會結構變穩，外翻則會變柔軟。

[註8]　過外旋的機制，請參照本章的〈膝關節過外旋症候群〉（第297頁）。

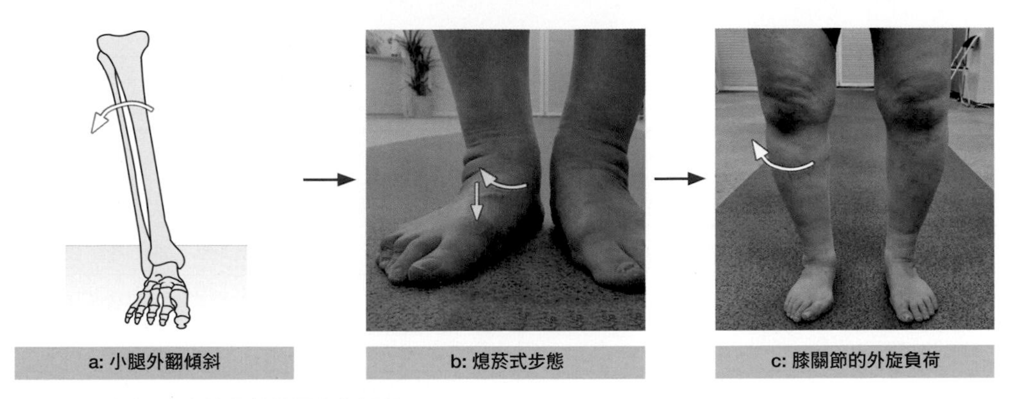

圖5-38: 膝OA患者的過外旋惡化的過程

若膝關節的內翻變形惡化，小腿對於足部往外傾斜會變嚴重（a）。
足部構造的失衡造成足弓塌陷，使得在站立末期（TSt）足部的過度外翻與背屈姿勢離地（b）。
內翻變形惡化的大多案例，都會使得膝關節發生強大的外旋負荷（c）。

3）疼痛發生的機制

表5-1顯示診斷為變形性膝關節炎的813的案例中的864隻腳的壓痛部位的調查結果[36]。這個表格中，壓痛部位最多數的是「髕下脂肪體（IFP）」，次多數的是「半膜肌（SM）」。其他尚有「股骨關節面」、「內側關節縫隙（MJS）前方」、「內側關節縫隙（MJS）後方」，「鵝足（pes）」、「內側副韌帶（MCL）」、「亨特管（Hunter）」，皆為膝OA壓痛部位可列舉的例子。膝OA患者表示生活中的疼痛與壓痛部位有時會不同。不過，仔細調查膝OA這種膝關節最常見的疾患的病程（KL分類）與壓痛部位的這份報告，具有極大意義。

筆者根據對於自己的臨床上膝OA患者表示疼痛的部位與其周邊組織進行到第3階段評估為止的流程，從這些經驗認為，**膝OA的「疼痛發生源組織」接下來五個地方占了大多數**。五個地方分別是**「髕下脂肪體」、「半膜肌」、「內側關節縫隙的關節囊」、「後外側支持組織」、「鵝足」**（**圖5-39**）。這些組織當中占壓倒性多數的，和上述資料同樣為「髕下脂肪體」。接下來是「半膜肌」，「內側關節縫隙的關節囊（含滑膜）」較多，接著是「後外側支持組織」、「鵝足」，這些都是膝OA疼痛發生源組織的部位。

表5-1：**X光診斷與壓痛部位**

參照文獻36製圖

	grade zero	grade I	grade II	grade III	grade IV	膝蓋數（%）
MJS 股骨側	0	4.0	9.2	16.9	44.4	125 膝（14.5%）
MJS 脛骨側前方	4.8	5.8	10.7	31.1	74.8	208 膝（24.1%）
MJS 脛骨側後方	2.9	4.0	6.3	21.5	31.1	110 膝（12.7%）
LJS 股骨側	0	0	3.9	11.1	15.2	44 膝（ 5.1%）
LJS 脛骨側前方	0	1.0	7.3	18.8	25.8	85 膝（ 9.8%）
LJS 脛骨側後方	0	1.8	5.3	16.2	19.9	64 膝（ 7.4%）
IFP	75.0	74.8	80.6	71.8	70.2	646 膝（74.8%）
SM	52.9	49.6	51.0	64.4	75.5	500 膝（57.9%）
pes	08.7	13.7	24.3	14.1	4.0	116 膝（13.4%）
MCL	10.6	11.9	23.3	11.9	0	107 膝（12.4%）
Hunter	7.7	08.4	8.3	12.4	6.0	75 膝（ 8.7%）

對象：813 名　864 膝

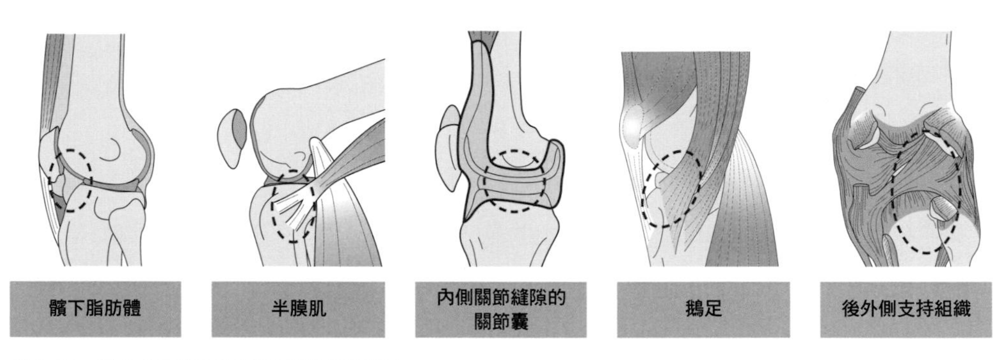

圖5-39：**膝OA患者容易疼痛的五個組織**

理解這五種組織為何會隨著膝關節的內翻、外旋、脛骨外側位移而發生疼痛，是膝OA臨床的第一步。

也就是說，**理解這五個組織，為什麼會隨著膝關節的內翻、外旋、脛骨外側位移的變形而發生疼痛，是診斷膝OA臨床的第一步**。只要了解該如何進行對於這五種組織的評估與治療，過去不了解的膝OA也將變得更為清晰吧。

那麼接下來，說明這五個組織為什麼會發生疼痛。

①髕下脂肪體

膝OA患者表示疼痛的組織，佔壓倒性多的就是髕下脂肪體。在膝OA當中，為了理解為何髕下脂肪體會痛，請見**圖5-40**。髕下脂肪體位於滑膜外，且在關節囊內。髕下脂肪體隨著膝關節的屈伸移動相當的距離，不過這個組織是在滑膜與關節囊之間移動。

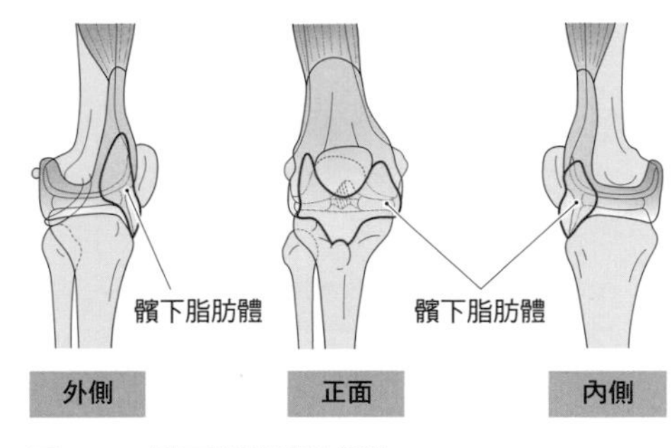

圖5-40：髕下脂肪體的構造

髕下脂肪體位於滑膜外且關節囊內。

只不過，若膝關節的內翻變形惡化，膝關節外側的滑膜與關節囊被拉長，也會對這兩個組織間的空間施加壓力。因此，位於外側的髕下脂肪體會有如擠牙膏般，被擠向內側，只有內側的脂肪體變得越來越肥厚。用超音波影像檢查膝OA患者位於髕骨內外側的髕下脂肪體，可看出唯有內側的脂肪體與健康人相比，其厚度達到三倍以上（**圖5-41**）。

只要理解膝OA的膝關節呈現過度外旋以及脛骨外側位移，便能輕易想像倘若髕下

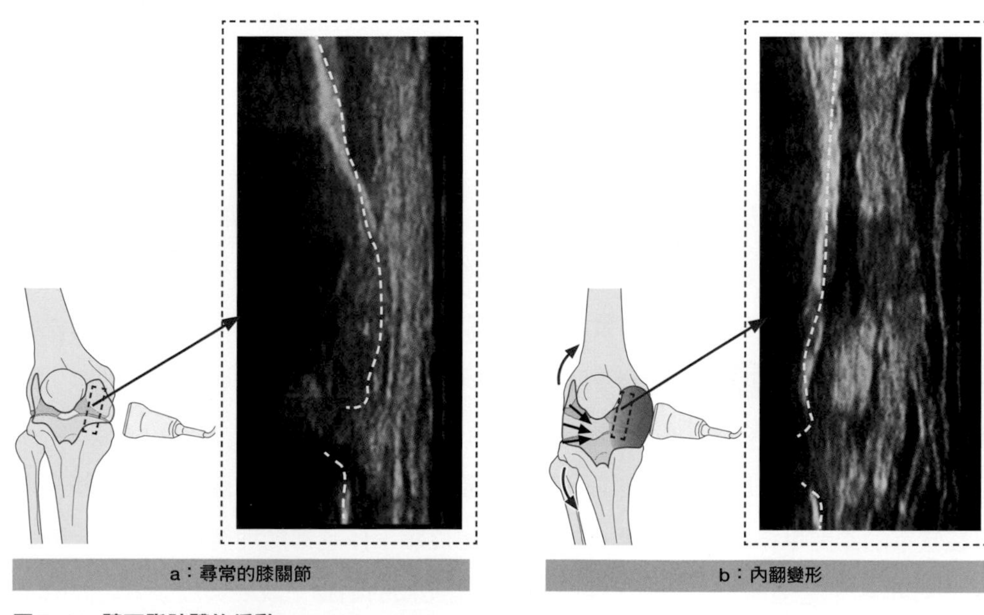

圖5-41：髕下脂肪體的活動

用超音波影像觀察髕骨內側處的髕下脂肪體，可了解健康人與膝OA患者的髕下脂肪體的厚度截然不同。

脂肪體肥大，在滑膜與關節囊之間移動時就會產生相當大的摩擦負荷。由於這種現象在考量膝OA疼痛時非常重要，因此髕下脂肪體隨著膝關節屈伸時的活動，試著看 網路影片 31 ，比較健康人與膝OA患者的超音波影像吧。，

Pass: KJ2304

網路影片 31 髕下脂肪體隨著膝關節屈伸的活動（超音波影像）

這個影像，是用超音波影像觀察如圖5-42的膝關節伸展姿勢與屈曲姿勢的髕下脂肪體的活動。從影像中，可看出健康人的髕下脂肪體有如液體果凍般滑順地滑動，相對的膝OA的髕下脂肪體肥大，有如黏稠沼澤般地滑動，可清楚理解到底承受多大的摩擦負荷。

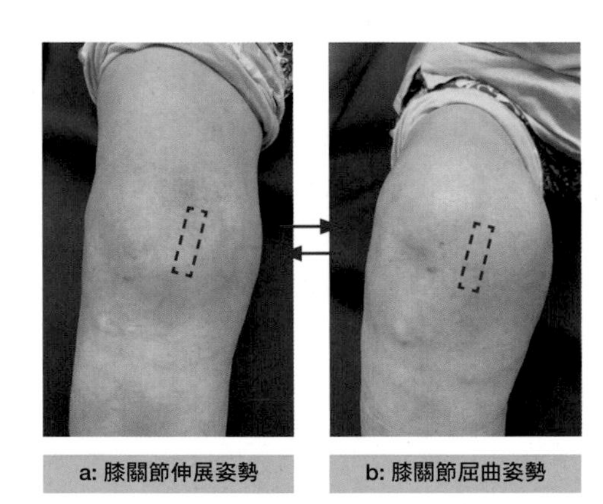

a: 膝關節伸展姿勢　b: 膝關節屈曲姿勢

圖5-42：檢查髕下脂肪體隨著膝關節屈伸的活動

用超音波影像檢查髕下脂肪體隨著膝關節屈伸的活動。

我們也必須了解纖維化對髕下脂肪體帶來的影響。由於膝OA的關節內會發炎，因此隨著血管增生及神經纖維的增生，關節囊發生纖維化[37)38)]。再加上，由於髕下脂肪體位於關節囊內，倘若關節內發炎，髕下脂肪體也會纖維化。從上一頁的超音波影像圖5-41及 網路影片 31 ，與健康人比較後，膝OA的髕下脂肪體不只肥厚，也顯示亮白的高回音性影像，可得知發生纖維化了。

由於內翻而肥大、纖維化的髕下脂肪體，因為膝關節的外旋及脛骨外側位移，導致在狹窄的空間中持續滑動的話，當然會變得疼痛，任誰都能理解這種道理。筆者讓許多膝OA的患者觀看超音波影像中的髕下脂肪體的活動，說明與健康人之間的不同之處，「原來如此，所以才會痛啊。」所有案例都懂了。

髕下脂肪體的「疼痛」，比起內翻，外旋的錯位較有更強烈的關聯性。然而，若內翻變形惡化，由於內側的髕下脂肪體會跟著變得肥大，因此變形的病程進展的程度與疼痛之間，令人感受到一定程度的關聯性。

若了解這些事情，不覺得膝OA的髕下脂肪體的治療概念就清晰可見了嗎？意即，**對於滑入內部的髕下脂肪體的柔軟性及滑動性施加改善，改善髕骨周圍組織的可動性一事，可讓膝蓋變得順利屈伸，進一步也可改善膝關節的外旋等，作為治療概念越來越清晰了。**

②半膜肌

我們再來看一次前述的**表5-1**（第322頁）。半膜肌疼痛到達grade III及grade IV，壓痛的發生率就會變高。也就是說，可認為變形越嚴重，半膜肌就越容易疼痛。同時，從**表5-1**，因膝OA發生壓痛的組織可分為以下幾種情況：「隨著變形變嚴重，壓痛發生率變高的組織：骨頭、關節縫隙、半膜肌」，「與變形的情況及壓痛發生率不太有關聯性的組織：髕下脂肪體、亨特管、後外側支持組織」，「隨著變形變嚴重，壓痛發生率變低的組織：鵝足、內側副韌帶」。發生這種差異是有理由的。請思考看看半膜肌的情況。

若膝關節的內翻變形惡化，小腿對於足部的往外傾斜變大。這種現象，使得足部外翻相對變強烈，由於足部構造失衡，足弓也場陷，使得足部過度外翻以及以背屈擺位離地。因此，許多膝OA嚴重的患者，都會產生非常強烈的外旋（**圖5-38**，第321頁）。強烈的外旋造成半膜肌被拉長，況且在站立末期（TSt）足部背屈，同時膝關節伸展，因此半膜肌及腓腸肌內側頭產生強烈的摩擦負荷。這種產生摩擦負荷的部位發生疼痛的情況較罕見，而一般認為是反覆的摩擦負荷造成滑動性降低。因此，半膜肌的遠側端與腓腸肌內側頭接觸的部分有如車子的手剎車被拉下的狀態，從這種狀態過外旋，造成半膜肌的遠側被拉長了（**圖5-43**）。筆者認為這種情況就是內翻變形越嚴重，半膜肌就越容易出現疼痛的理由。只不

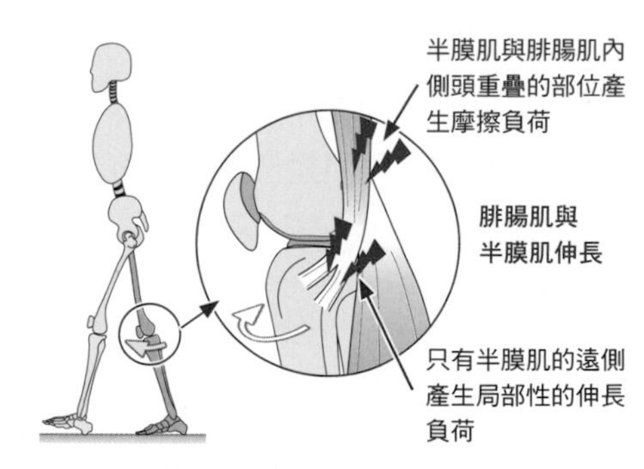

圖5-43：**膝OA患者的半膜肌疼痛的機制**

腓腸肌與半膜肌伸長，腓腸肌與半膜肌的滑動性降低，半膜肌會產生局部性的伸長負荷。

過就算是輕度的膝OA，足弓失衡的情況半膜肌也容易出現疼痛。

若瞭解這種現象，就可看清半膜肌的治療概念。關於半膜肌的評估與治療，已在第192頁詳盡地講解，**膝關節外旋的改善，與腓腸肌內側頭之間的滑動性的改善及站立末期（TSt）時墊腳的延遲改善，以防止在過度的背屈擺位離地等，作為治療概念應該越來越清晰了。**

③內側關節裂開的關節囊

由於膝OA產生內翻變形，內側的關節囊成為鬆弛的狀態。那麼，內側關節縫隙的關節囊會發生疼痛，又是為什麼呢？如**表5-1**（第322頁）所示，內側關節縫隙的關節囊隨著膝OA的階段越嚴重，疼痛就越容易發生。筆者推測其理由為承受伸長負荷、壓縮負荷及摩擦負荷，導致內側的關節囊發生疼痛。來思考這個現象吧。

如前所述，隨著內翻變形惡化，膝關節會產生非常強烈的外旋。這種外旋造成關節囊被扭曲，因此關節囊產生伸長負荷。這種時候，關節囊其實還有另一個重要變化。那就是膝關節的脛骨外側位移（**圖5-44**）。

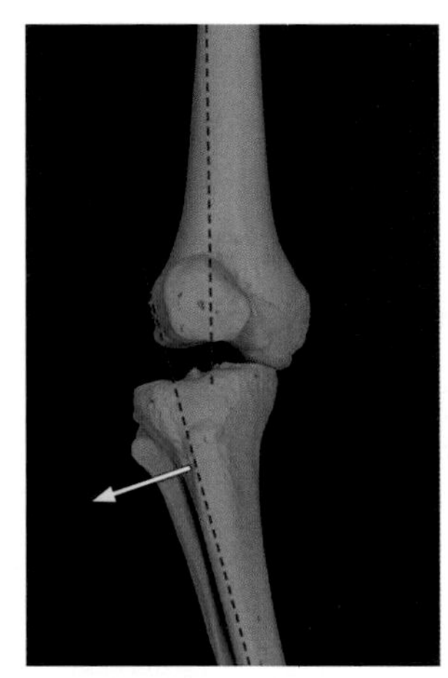

圖5-44：**膝關節的脛骨外側位移**

膝關節內翻擺位承重，造成內側半月板被往內側推擠，這點廣為人知[39]（**圖5-45**a）。再加上，若脛骨外側位移，會如**圖5-45**b所示，骨股內側上髁把半月板往內牽引，因此內側半月板會呈現半脫臼狀態（內翻錯位）。若用超音波影像觀察嚴重膝OA的內側關節面，可看見內側半月板會顯著地往內側位移（**圖5-45**c）。這種內側位移，造成內側關節縫隙的關節囊，因內側半月板的半脫臼也承受壓縮負荷，因此這個部位也變得疼痛了。

另外，若仔細觀察**圖5-45**c的超音波影像，可看出髕下脂肪體覆蓋了呈現半脫臼的半月板周圍。這代表纖維化的髕下脂肪體滑入了半月板與關節囊之間。

再更仔細說明這種現象吧。若為健康人，髕下脂肪體會位於膝關節內側面、如**圖5-46**a所示的範圍，不過排除深黃色包圍的範圍，其他地方並不肥大。另一方面，

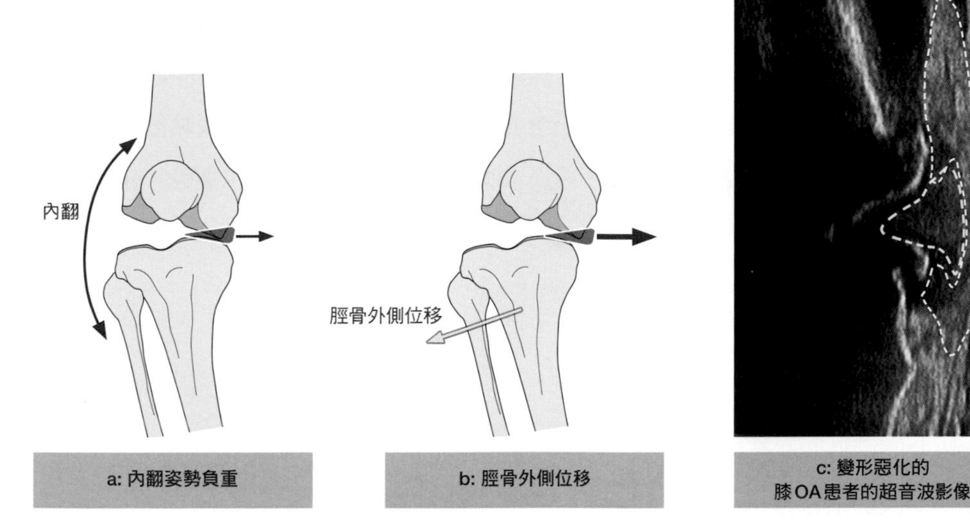

圖5-45：膝OA患者內側縫隙的關節囊發生疼痛的機制

內翻姿勢負重，造成內側半月板被推向內側（a）。
脛骨外側位移，造成內側半月板更用力地被往內側牽引（b）。
從超音波影像可看出，內側半月板的半脫臼，及髕下脂肪體滑入內側半月板周圍（c）。

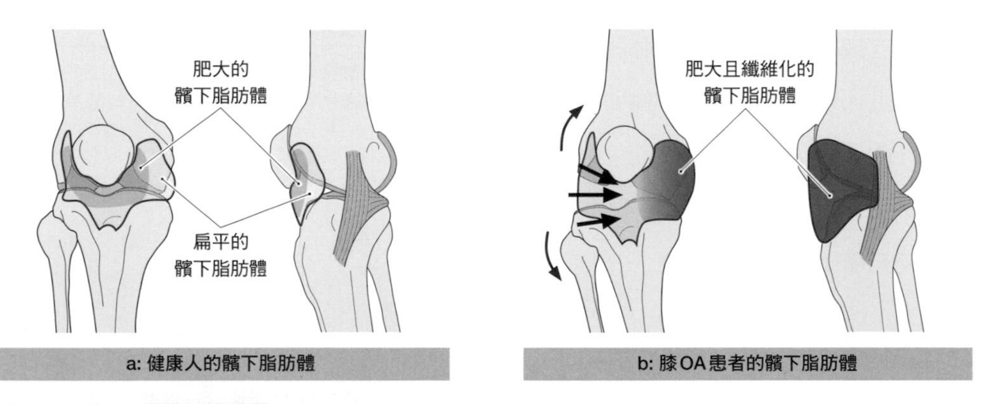

圖5-46：膝OA的髕下脂肪體

健康人的髕下脂肪體排除深黃色包圍住的範圍，並不肥大（a）。
若為膝OA患者，肥大的髕下脂肪體會滑入包含股骨與脛骨內側上踝處的廣範圍內（b）。

若為膝OA患者，會如**圖5-46**b所示，肥大的髕下脂肪體滑入包含股骨與脛骨內上踝處的廣範圍內。只不過，由於內側副韌帶與關節囊連接，滑入後方的情況並不常見。

因此，內側關節縫隙的關節囊，不僅因半月板的半脫臼而承受壓縮負荷，也承受與髕下脂肪體之間產生的摩擦負荷。變形惡化的膝OA的內側關節縫隙的關節囊，會由於伸長負荷與壓縮負荷加上摩擦負荷的產生，筆者認為就是這些負荷導致疼痛發生。

若瞭解這種現象，不覺得就可看清內側關節縫隙的關節囊的治療概念了嗎？意即，**膝關節的外旋的改善，加上膝關節中脛骨外側位移的改善，內側關節囊的伸長性及滑動性的改善，滑入內部的髕下脂肪體的柔軟性及滑動性的改善等，作為治療概念應該越來越清晰了。**

④後外側支持組織

由於膝OA患者的膝關節會內翻變形，因此關節外側會被拉長。況且，膝關節在伸展的站立後期會更加外旋，因此後外側支持組織也會產生伸長負荷，容易發生疼痛（圖5-47）。筆者認為，後外側支持組織的疼痛，和周邊組織的僵硬及滑動障礙有關連性。

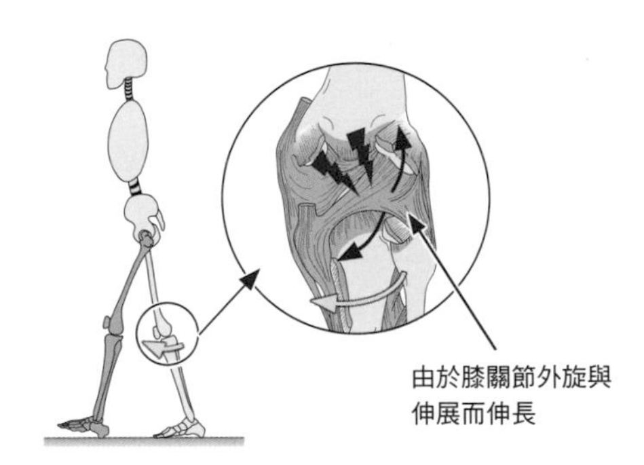

圖5-47：膝OA患者的後外側支持組織疼痛的機制

由於在膝關節伸展的站立後期會更加外旋，後外側支持組織也會產生伸長負荷，變得容易疼痛。

若包含後外側支持組織的膝關節後方的軟組織僵硬，隨著膝關節伸展，膝關節軸往前偏移，使得股骨往前位移（圖5-48）。這種位移會使得脛骨往後錯位，助長髕下脂肪體的症狀。

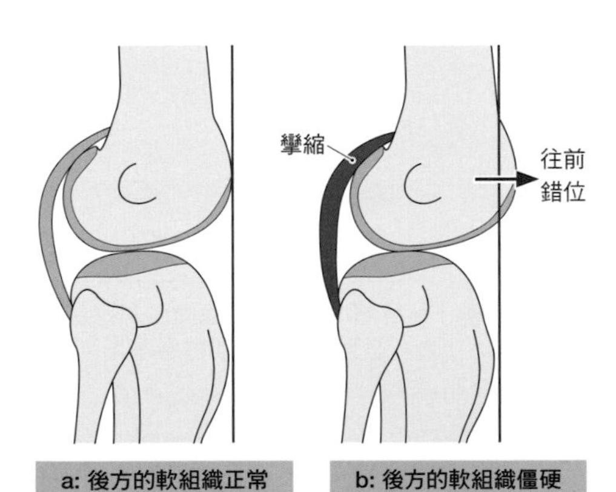

圖5-48：膝關節後方的軟組織僵硬的影響

若包含後外側支持組織在內的膝關節後方的軟組織僵硬，隨著膝關節伸展，膝關節軸往前移，使得股骨往前錯位。

膝OA患者會反覆發炎與腫脹。在這個過程當中，膕窩周邊組織發生纖維化，一般認為是僵硬及滑動障礙的原因。

若瞭解這種現象，不覺得就可看清後外側支持組織的治療概念了嗎？**僵硬及滑動性的改善，站立末期（TSt）的過外旋的改善等，作為治療概念應該越來越清晰了。**

⑤鵝足

鵝足由於膝關節的外翻而伸長，由於內翻而縮短。只不過，若呈現內翻變形的膝OA患者鵝足產生疼痛，又是為什麼呢？理由是，膝關節會產生強烈的外旋。膝OA的鵝足，膝關節的外旋造成伸長，在外旋姿勢讓膝關節反覆屈伸，也會產生摩擦負荷（**圖5-49**）。疼痛是因此發生的。

這種現象，從**表5-2**比較膝OA且合併鵝足疼痛的案例，與沒有鵝足疼痛的案例的研究結果來看，可得知具有鵝足痛的案例，主要與膝關節的外旋有關聯性。

只不過筆者覺得，膝OA的病程進展越後面，疼痛的發生率變得越來越少。因為，膝關節的內翻越嚴重，鵝足會隨著比例而變得越來越短。因此，隨著膝OA的病程越嚴重，伸展負荷及摩擦負荷會隨著反比例變弱，因此也會難以引起疼痛才對。

只不過，變形輕微到中等程度的膝OA，也常見合併鵝足痛，因此必須做合宜的處置。尤其重要的是確實評估在鵝足止點的縫匠肌、股薄肌、半膜肌當中，哪個肌肉是疼痛發生源。

若瞭解這種現象，不覺得就可看清鵝足的治療概念了嗎？在筆者的臨床經驗上，**倘若能改善「目標」肌肉的伸長性、改善外旋負荷，大多鵝足痛就能相當舒緩。**

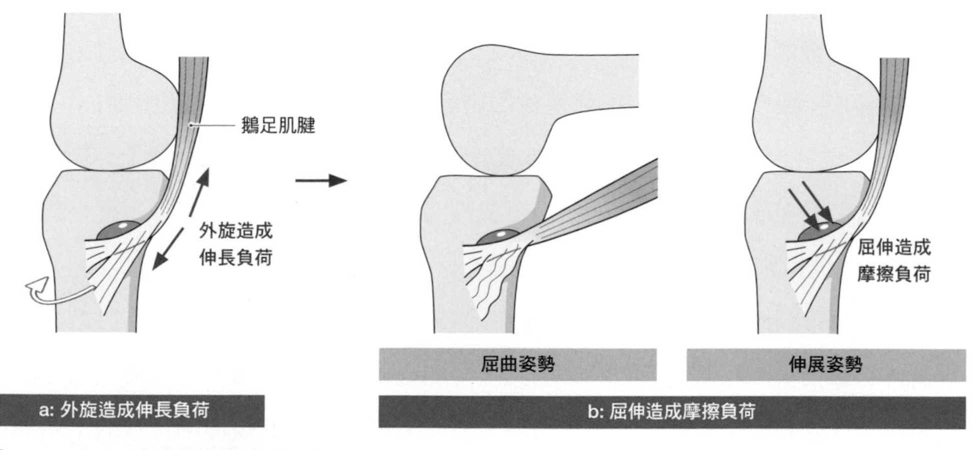

圖5-49: 膝OA患者使得鵝足痛的機制

膝關節產生強烈外旋，造成伸長負荷（a）。
另外，在外旋姿勢反覆讓膝關節屈伸，也會造成摩擦負荷（b）。

表5-2：膝OA與小腿外旋角度 由赤羽根良和治療師的研究結果（未發表）製作

	(°)	步行時鵝足痛 N=30	鵝足只有壓痛 N=36	鵝足不會痛 N=34
髖關節	屈曲	113.6±8.3	113.9±7.2	114.7±6.0
	伸展	6.7±4.9	6.8±4.2	6.8±4.6
	外展	41.3±2.1*†	45.1±3.2	44.8±2.8
	內收	15.0±9.1	14.7±8.9	14.5±8.9
	外旋	42.6±11.0	43.1±11.9	43.6±12.8
	內旋	19.3±5.7	19.3±5.7	18.6±4.9
膝關節	屈曲	115.7±13.2	117.1±12.0	116.3±10.5
	伸展	12.1±4.7	9.9±3.9	10.9±4.6
	N角	9.3±3.0	9.3±2.5	9.2±2.4
	外旋	10.9±3.9*	10.6±3.4*	8.0±2.1
	內旋	7.6±2.3	7.4±2.4	7.8±2.1

*：P<0.01 表示與對照組有顯著差異。
†：P<0.01 表示與壓痛組有顯著差異。

4）評估及治療的流程

①評估與治療的基本概念

如前所述，膝OA並非顯示疼痛組織的病名。因此，並非「因為罹患膝OA，做這種治療」，要找出疼痛組織，對於該組織著手治療才重要。在這層意義上，與至今為止的說明事項同樣的流程做評估和治療就沒問題了。此處再次強調，也就是說並非做「變形性膝關節炎的治療」。

堅信是軟骨磨損所以才痛，予以投藥，注入玻尿酸。由於文獻中寫有股四頭肌肌力改善的跡證，因此做股四頭肌的運動。再加上，做熱敷和電療，模糊地做可動範圍運動。直到閱讀本書為止，許多醫療人員的治療都是採取這種例行性的治療流程吧〔註9〕？只憑醫師診斷為「變形性膝關節炎」的病名，倘若等一回神就只用既定的流程進行治療，就不需要您這名專家出馬治療了。因此才要摸索「疼痛發生源組織為何？」、「使可動範圍受限的主要組織為何？」，明確「目標」以後做治療是非常重

[註9] 並非在批評任何人，至今為止對於許多膝OA案例進行問診時，患者都如此表示。推測許多醫療機構，或許只會做例行性的治療。

要的，整本書都一再強調這一點。膝OA尤其這個概念很重要。

根據吉村等人[40]的調查，40歲以上的膝OA的罹患率為54.6%（男性為42.0%，女性為61.5%），推測有超過2400萬人以上的患者（**圖5-50**）。明明有這麼多患者，除了手術以外的治療，只有「投藥」、「物理治療」、「強化肌力」持續的話，一想到耗費龐大的醫療費用，不覺得太隨便了嗎？因此我們醫療人員，對於膝OA患者要明確「目標」進行治療，對於其「目標」反覆做假說檢證當中，必須一再做發展與改善，是筆者深深的感受。

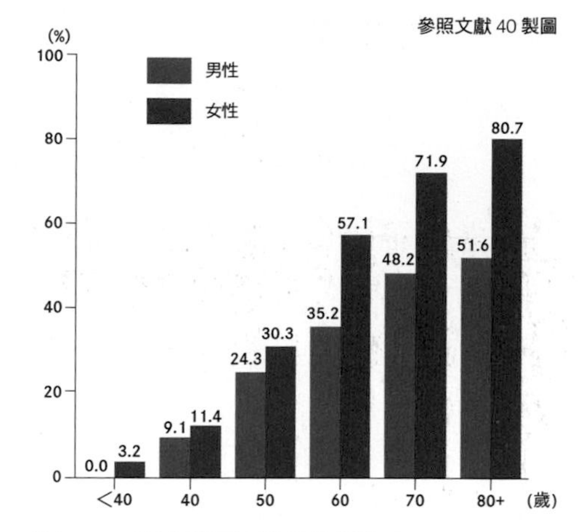

圖5-50：變形性膝關節炎的罹患率

40歲以上的膝OA的罹患率為54.6%（男性為42.0%，女性為61.5%），據推測有超過2400萬人的患者。

②評估與治療的流程

膝OA要基於以下的程序進行評估與治療。

i）從至第3階段的評估為止的程序，明確「疼痛發生源組織」

首先從問診開始，進行各種評估、檢查，經由第3階段的評估為止的流程明確「疼痛發生源組織」。膝OA患者疼痛的部位大多並非單一部位，即使如此仍有主要的疼痛處。找出這種主要疼痛的組織很重要。

ii）改善可動範圍、僵硬

幾乎所有的膝OA患者都有可動範圍限制。其中尤其是伸展限制的改善最為重要。藉由改善伸展限制，膝關節會安定，也容易使力，因此可當場舒緩步行時的疼痛。按照〈第4章可動範圍、柔軟性的改善〉說明的流程，找出伸展限制的主要組織，對於該組織著手治療，逐漸改善限制。

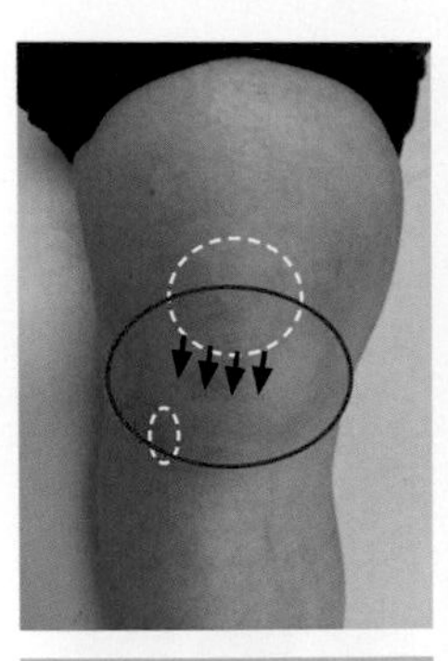

a: 髕下脂肪體的硬化
髕骨往下方錯位

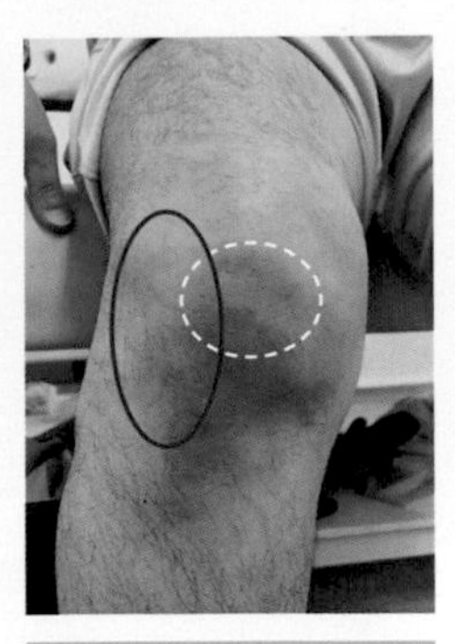

b: 髕骨外側的
髕韌帶硬化

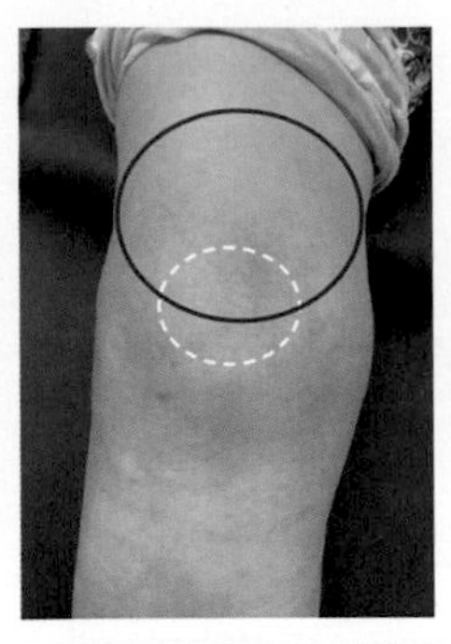

c: 股四頭肌及髕上囊的
滑動性降低

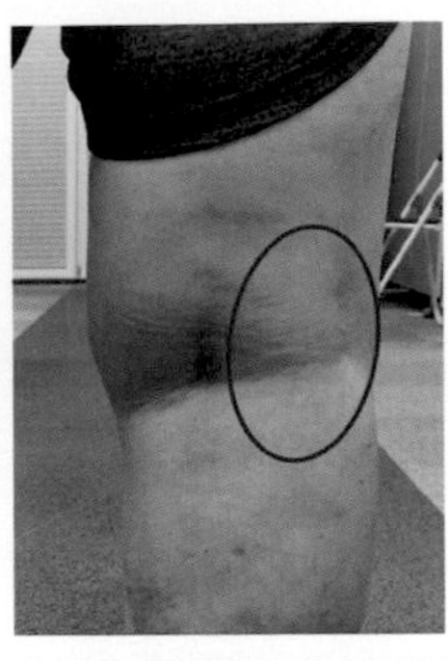

d：膕窩外側組織的硬化
滑動性降低

圖5-51：膝OA的膝關節軟組織

在膝OA的治療中，重要的是改善僵硬組織及滑動性降低的組織的硬化、滑動性。

另外，說到膝OA的治療困難的原因，可提到構成膝關節的所有軟組織都纖維化了。此疾患隨著炎症，常有反覆腫脹的情況，也有許多膝蓋內慢性積水的案例。由於這種現象，膝關節整體產生纖維化，滑動性也降低。因此，改善僵硬組織及滑動性低落組織的僵硬及滑動性一事，在膝OA的治療上很重要。尤其髕骨周邊組織，如髕韌帶、髕下脂肪體、韌帶、關節囊等各式各樣的組織都會變得非常僵硬，滑動性也會極度降低。在膝關節伸展姿勢，也有許多案例的髕骨不會動。由這種情況來看，必須評估每一個案例僵硬的組織及滑動性低落的組織，反覆進行改善。

若提到筆者的經驗，「髕下脂肪體變硬，髕骨顯著地往下方錯位」，「髕骨外側的髕韌帶變硬，此部位的滑動性顯著降低」，「股四頭肌及髕上囊的滑動性顯著降低」，「膕窩外側的組織變硬，此部位的滑動性顯著降低」等，能想到這些膝OA莫大的特徵（圖5-51）。可牢記這些觀念，從可動範圍、僵硬的改善開始著手。

iii）對於疼痛發生組織做組織學上的治療

對於疼痛發生的組織直接著手治療。對於前述的膝OA五種組織的治療，以伸長操作與滑動操作為主。要經常留意治療初期常引發疼痛，同時，治療以後記得檢查其疼痛是否改善。

縱使透過組織學上的治療當場改善疼痛及症狀，患者下次複診時也會恢復原狀。只不過，即使前進3步、後退2步，也算一步步前進了，透過反覆操作的過程，持續提升自己的治療技術是非常重要的。然後，也包含指導患者自主運動，逐漸把組織矯正到合宜的狀態。

iv）對於疼痛發生組織做力學上的治療

膝OA當中，膝關節的「內翻」、「外旋」、「脛骨外側位移」是力學上治療的主要「目標」。關於「內翻」與「外旋」，本書已經講解過了，可參考前述內容做非負重姿勢的治療，與負重姿勢的治療兩者。改善「外旋」尤其最重要。基於膝OA的「外旋」來自下方的運動連鎖而產生，對於足部做治療是有必要的。若具備這種視野，除了本書記載的內容，各位腦海裡應該會浮現點子才對。筆者認為，「點子只會造訪準備好的人」。在這層意義上，首先重要的是「了解」。

另外，關於「脛骨外側位移」，筆者認為是由下方產生的「外旋」的運動連鎖所造成。因此，改善「外旋」很重要。若「脛骨外側位移」顯著的情況，「外旋」的改善，加上促使膝關節內側軟組織的伸長的操作，會帶來良好的影響。

5）可動範圍、硬度的改善

由於膝OA會讓膝蓋整體纖維化，因此難以治療。所以說，可動範圍及僵硬的改善，在提升治療成效格外重要。關於這件事，在本節會稍微詳盡說明。

①改善髕骨的下方位移

a）改善髕下脂肪體柔軟性的運動

一邊觸診髕下脂肪體，一邊找尋僵硬的地方。膝OA患者髕骨下端的深層及髕骨的內側下方的髕下脂肪體常有硬化的情況。變硬的髕下脂肪體容易累積在這個部位，同時，也是常傳出異音的地方。如圖**5-52**，徒手鬆弛這個部位。是鬆弛，並非「按摩」。按摩這個組織只會徒增疼痛。

找出僵硬的部位，對於該部位由內側往外，再往內側徒手推動，反覆進行。反覆這種操作可逐漸增加柔軟性。

另外，操作時若患者表示劇痛，從疼痛部位的前面開始操作就可避免造成疼痛，因此從這個地方操作，能降低痛感。

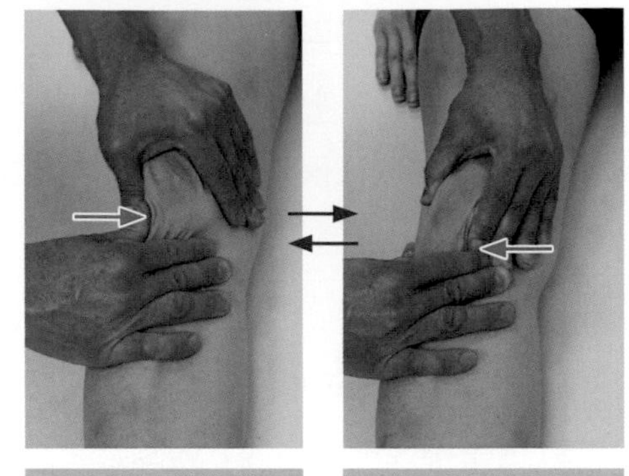

圖5-52：徒手使僵硬處變柔軟

徒手找出髕下脂肪體僵硬的部位，對於該部位由內側往外，再往內側徒手推動，反覆進行。由於髕下脂肪體有如果凍狀的形態，因此這種操作可逐漸增加柔軟性。
若操作時若患者表示劇痛，從疼痛部位的前面開始操作就可避免造成疼痛。

b）促使髕下脂肪體上下運動

由於髕下脂肪體附著在膝肌腱上，藉由髕骨的上下運動，膝肌腱會跟著上下活動。因此反覆這種運動，能讓髕下脂肪體變柔軟。方法如圖5-53的介紹，下肢鬆弛時徒手把髕骨往下推，利用肌肉的收縮，把髕骨往近側方向推動。由於若髕下脂肪體僵硬，髕骨無法順利往上移痛，這種情況就徒手把髕骨往上推，同時讓患者做主動輔助運動，能讓髕下脂肪體有成效地變柔軟。指導患者本身學會主動做這種運動吧。

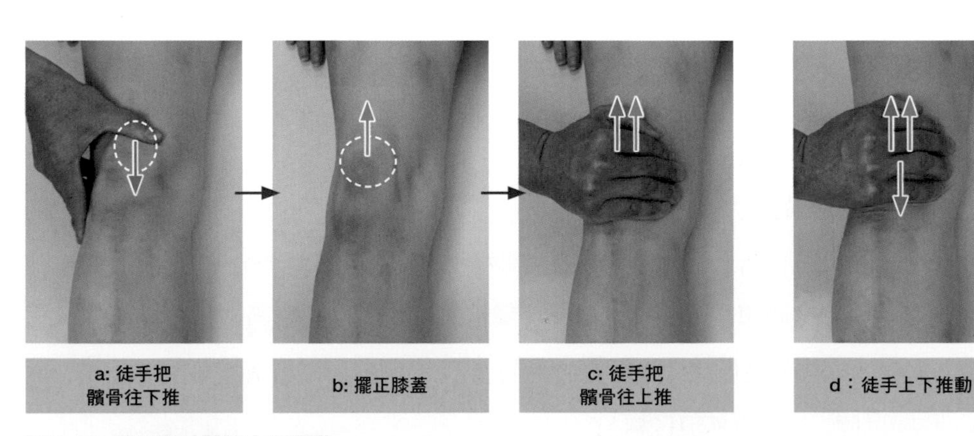

圖5-53：髕下脂肪體的上下運動

直到習慣徒手操作為止，反覆a到c的活動。直到習慣為止，可如d的方法。指導患者也要主動做這種運動。

Pass: KJ2304

網路影片13 **髕下脂肪體的上下運動**

觀看影片可加深對於這種操作方法的理解。請一定要看看。

c）髕骨的上推運動

前述的自主運動難以讓「髕下脂肪體的上下運動」的情況，也可以指導患者做簡單的「髕骨上推運動」。尤其是髕下脂肪體纖維化、髕骨呈現低位的案例格外有成效。由於光做這種運動就可確實把髕下脂肪體往上推，可有效地改善伸展限制（圖5-54）。

透過執行這些運動，包圍髕骨的髕下脂肪體的柔軟性可提升，也可容易改善髕骨的下方錯位。另外，若檢查、比較執行這三種運動前後的伸展角度，可看出大部分案例的膝蓋伸展角度會明顯改善。

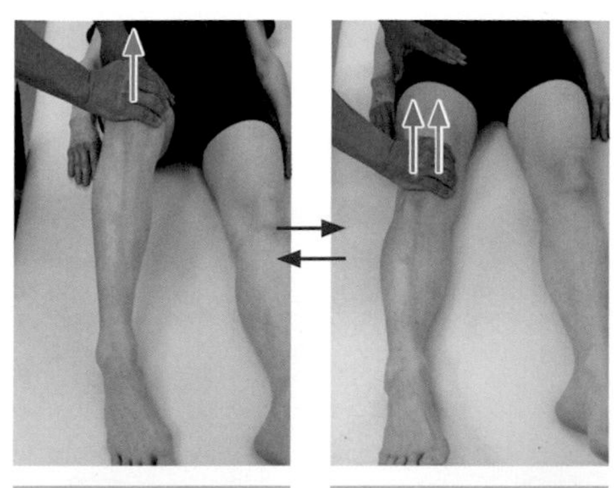

圖5-54：髕骨的上推運動

若圖5-53介紹的「髕下脂肪體的上下運動」難以做自主運動的情況也可做髕骨的上推運動。光做這種運動，也可確實把髕下脂肪體往上推，因此可有效地改善伸展限制。

②改善髕骨外側的膝韌帶周圍的滑動性

a）改善髕韌帶的柔軟性及滑動性的運動

膝OA患者髕骨周圍的髕下脂肪體及髕韌帶的柔軟性及滑動性一定會降低。髕韌帶的柔軟性及滑動性降低的案例，特徵是髕骨往上下左右的可動性降低。髕骨的可動性透過如圖5-55所介紹的傾斜操作，能檢查與健康人間的極大差異。

髕骨的可動性低下的情況，進行如圖5-56的傾斜操作，促使髕韌帶的伸長性及滑動性。這個時候，想像把髕骨從股骨分離，反覆做操作，便可順利使髕韌帶伸長。操作以後，髕骨上下左右的可動性產生變化的情況，則緩慢地增加角度，也以屈曲姿勢做這種操作，便可改善屈曲姿勢的髕骨可動性。

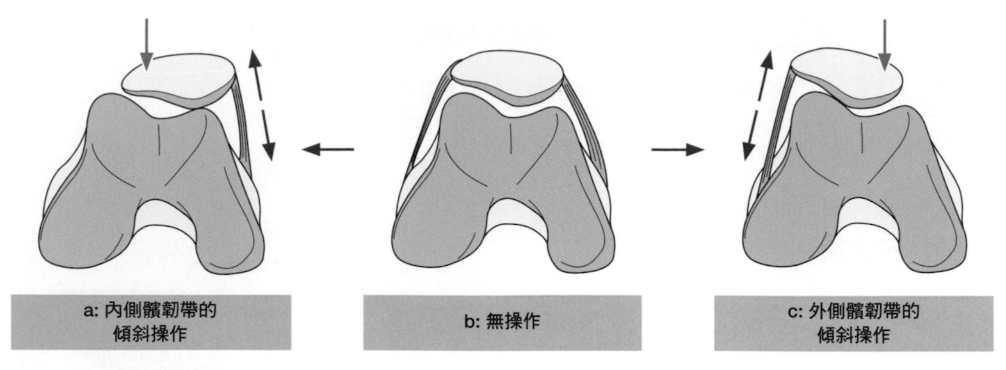

圖 5-55：髕骨的傾斜操作

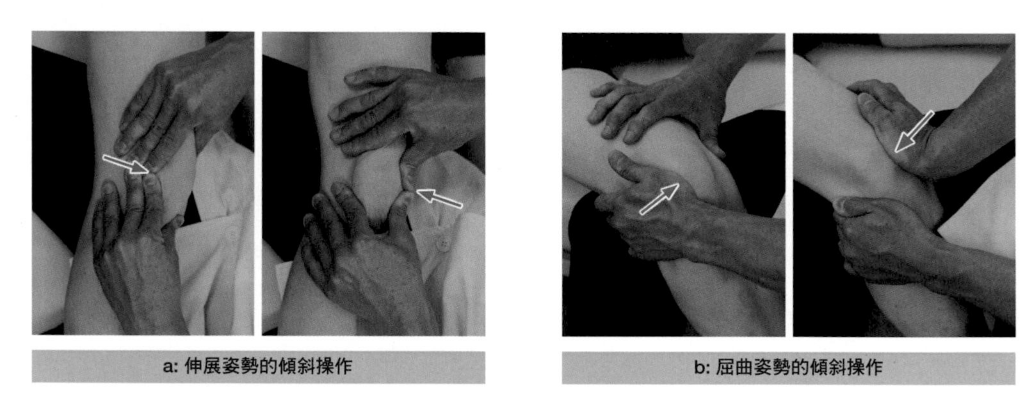

圖 5-56：髕韌帶滑動性改善的徒手操作

想像把髕韌帶從股骨上分離，反覆執行，便能順利使髕韌帶伸長。

Pass: KJ2304

網路影片 29 髕韌帶滑動性改善的徒手操作

觀看影片可加深對於這種評估方法的理解。請一定要看看。

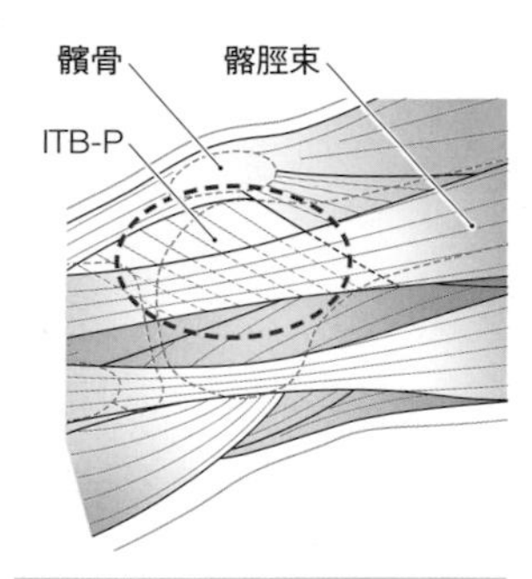

a: 連結外側髕韌帶與髂脛束的纖維束（ITB-P）

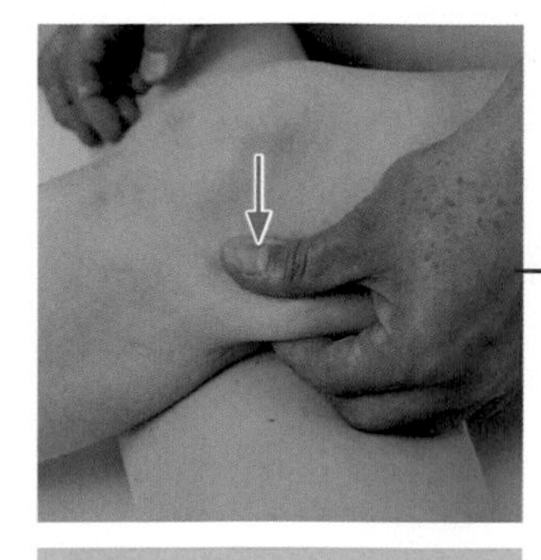

b: 徒手固定髂脛束

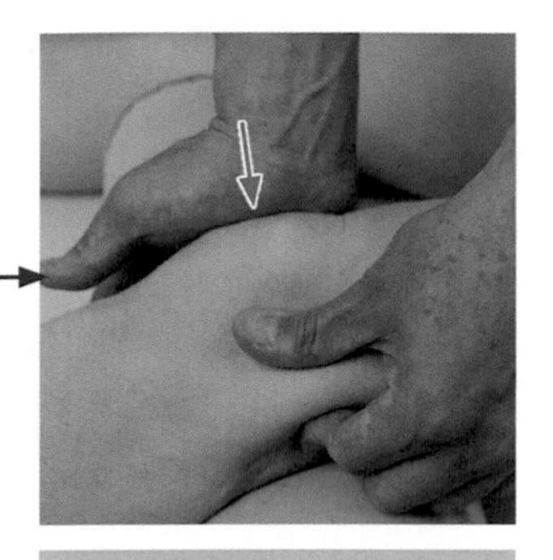

c: 使髕骨的外側上移

圖5-57: ITB-P的伸展

以固定髂脛束的狀態（b），透過推擠髕骨的內側，使外側上移，利用這個情況伸展ITB-P（c）。

b）髂脛束的滑動性改善運動

由於膝OA患者的膝關節常承受過度的外翻力矩，因此髂脛束容易變硬，滑動性會降低。

由於髂脛束與外側髕韌帶連接，若滑動性降低，來自外側的ITB-P（連結髂脛束與外側髕韌帶的纖維束）的牽引，對於髕韌帶的滑動性降低及髕骨錯位造成影響。因此，實施ITB-P的伸展（圖5-57）及髂脛束本身滑動性運動（圖5-58），以改善髂脛束的滑動性。

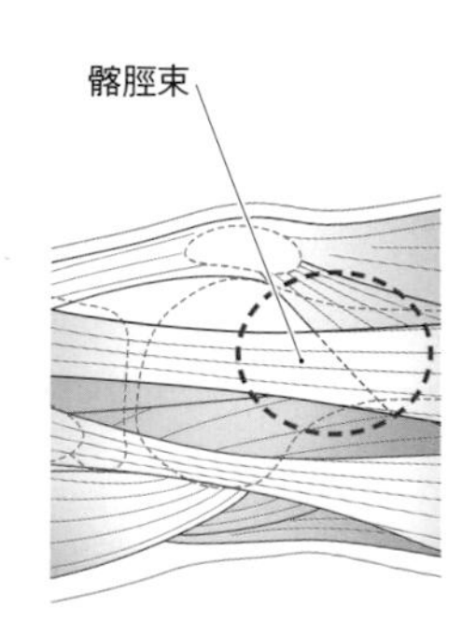

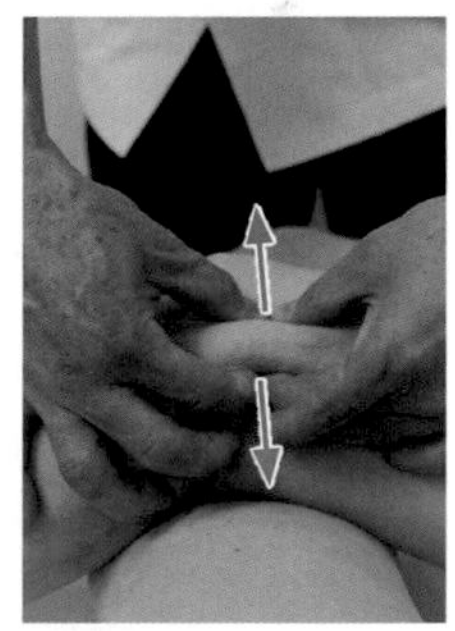

圖5-58: 髂脛束的滑動性運動

直接握住髂脛束，徒手使其往分布的垂直方向滑動。

③改善股四頭肌及髕上囊的滑動性

a）改善股四頭肌及髕上囊的滑動性

檢查股四頭肌的滑動性，若滑動性有異常的情況，便做改善此狀況的運動（圖5-59）。股四頭肌不僅往內側及外側的滑動性降低，往下方的滑動性也常降低，因此做這種運動，從評估找出僵硬的方向，嘗試做滑動性的改善。

另外，關於髕上囊的滑動性，請參照第262頁，嘗試做滑動性的改善。

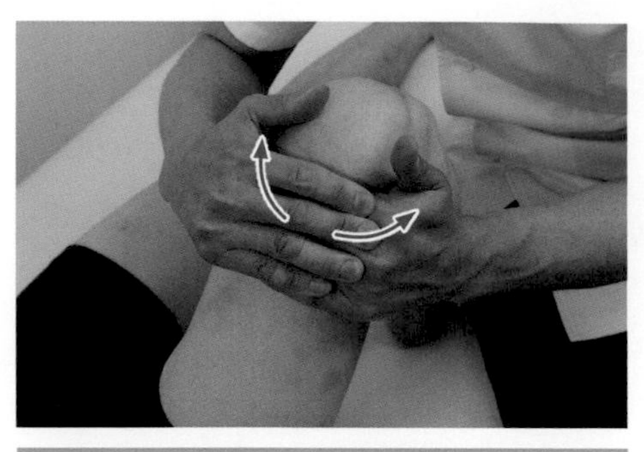
a: 徒手往內側及外側滑動

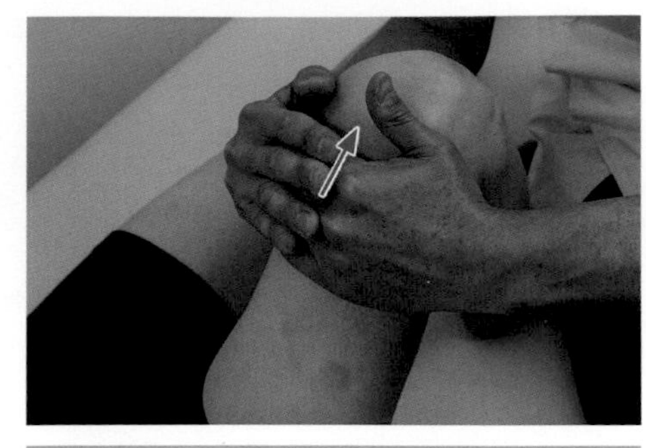
b: 往遠側方向徒手滑動

圖5-59: 股四頭肌的滑動性改善

股四頭肌不僅往內側及外側的滑動性降低，往下方的滑動性也常降低，因此找出僵硬的方向，試圖改善滑動性。

b）股外側肌滑動性改善的運動

由於膝OA患者的膝關節常承受過度的外翻力矩，因此與髂脛束一樣，股外側肌也容易有僵硬、滑動性降低。

股外側肌為膝關節的伸展肌，若股外側肌短縮及肌僵直亢進，髕韌帶周邊組織也會跟著僵硬。

股外側肌附著於股骨的後面。因此，若手指壓入股二頭肌的外側，能直接碰到位於股二頭肌與股外側肌各自始點之間的骨頭。從這種狀態，把股外側肌的始點往遠側方向徒手拉開（圖5-60）。倘若透過這種操作改善了屈曲可動範圍，也在臥姿做同樣的伸長操作（圖5-61）。

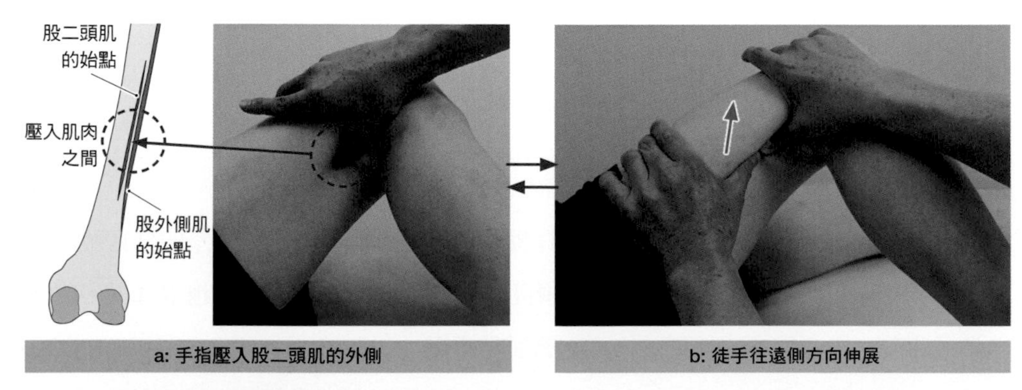

a: 手指壓入股二頭肌的外側

b: 徒手往遠側方向伸展

圖5-60: 股外側肌的徒手伸長操作

手指壓入股二頭肌的外側，直接碰觸介於股二頭肌與股外側肌之間的骨頭（a），同時把股外側肌的始點徒手往遠側方向做牽拉（b）。

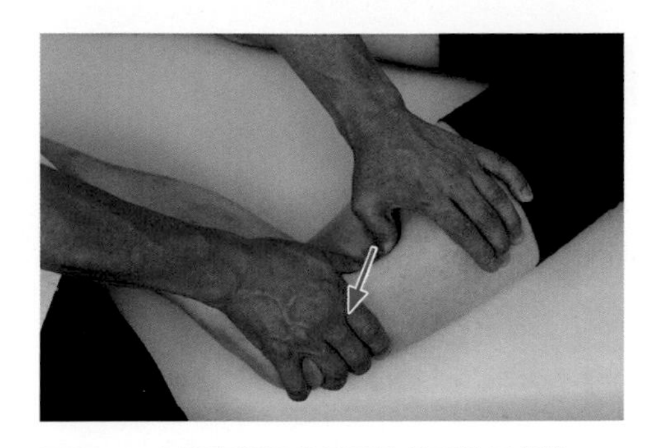

圖5-61：在臥姿做股外側肌的徒手伸長操作

把股外側肌的始點，往止點的方向徒手牽拉。

④改善膕窩外側組織的滑動性

a）後外側支持組織的伸長性改善運動

由於後外側支持組織位於膕窩的深層（圖5-62），因此光拉開只會拉開淺層部，無法使得深層組織有效地伸長。這種情況，可從圖5-63的介紹得知，若彎曲層狀的組織，就算表面伸長，深層也沒有被拉開。

因此筆者會徒手使表層組織短縮，同時使膝關節伸展，能更有效地拉開深層的後外側支持組織（圖5-64）。

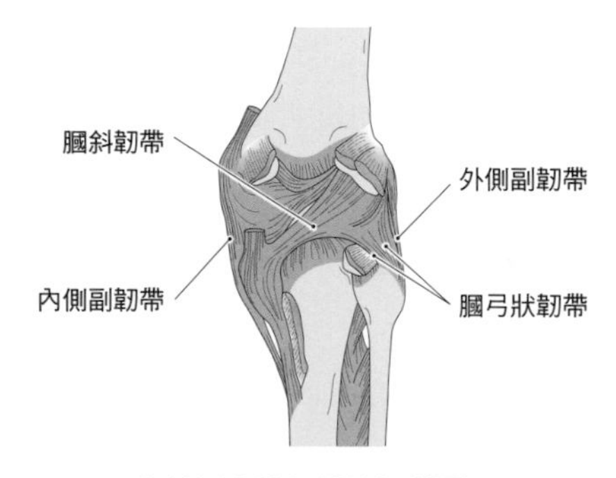

圖5-62：後外側支持組織的解剖圖

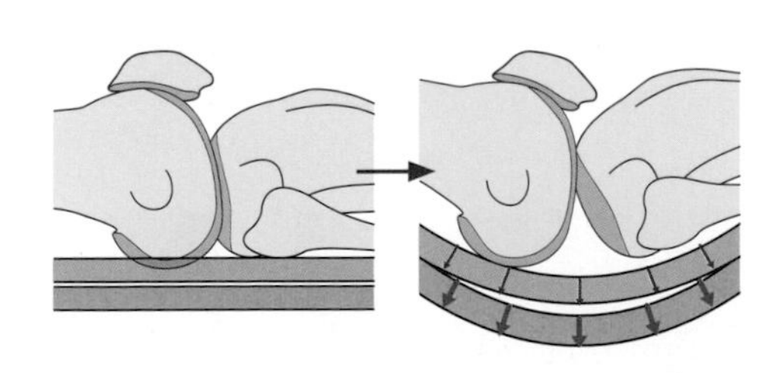

圖5-63：層狀組織的彎曲

光拉開層狀的組織，只有淺層被拉開，無法有效地拉開深層的組織。

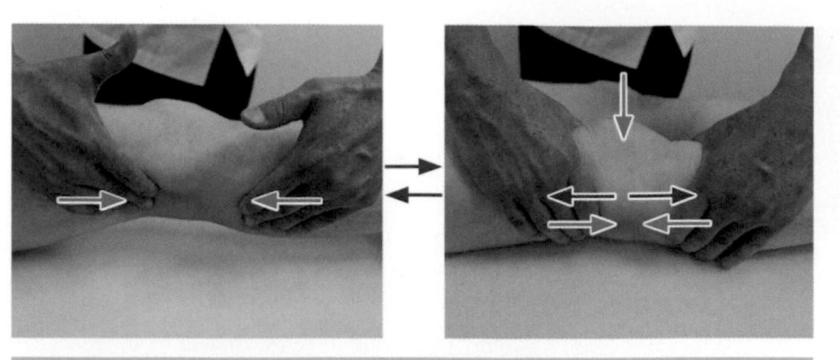
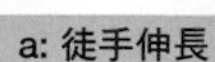
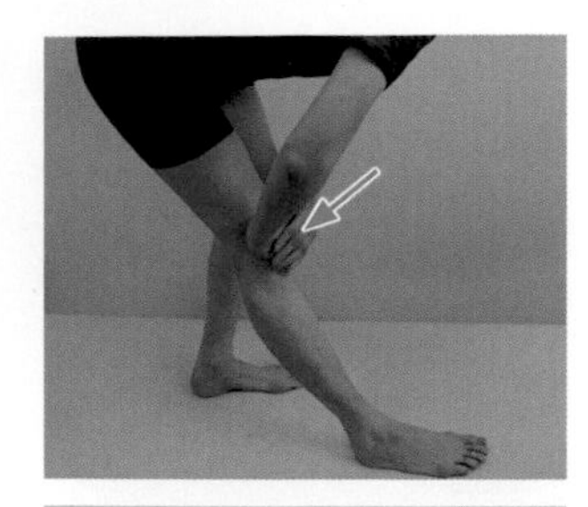

a: 徒手伸長　b: 自主運動

圖5-64：膝關節後方軟組織的伸長運動

鬆開表層組織以後使膝關節伸展，能讓膝關節後方的軟組織伸長，而非腿後肌群（a）。
做自主運動時，站姿把腳前後滑動，使其伸長（b）。

b）股二頭肌的伸長性改善運動

想改善膕窩外側組織的伸長性的時候，股二頭肌的過緊繃會造成影響，伸長操作會有困難。

要改善股二頭肌的伸長性，如圖5-65，徒手握住股二頭肌，一邊往外側牽引，一邊反覆做膝關節的屈伸。肌肉擁有一種性質，往其分布的垂直方向促使滑動，即可緩和肌僵直。因此，即使是乍看單純的操作，亦可舒緩股二頭肌的肌僵直，可當場改善伸展限制。

這種操作出現成效，得以判斷股二頭肌是主要的限制因子，進行「反覆收縮與短縮的方法」，邊舒緩肌僵直邊拉開肌肉（圖5-66）。具體的作法，把腳跟壓在床鋪，使股二頭肌收縮，治療師徒手使膝關節屈曲，藉此使得股二頭肌稍微短縮。接下來，一邊讓膝關節內旋，一邊在不會疼痛的範圍內做被動伸展。反覆這種操作，可

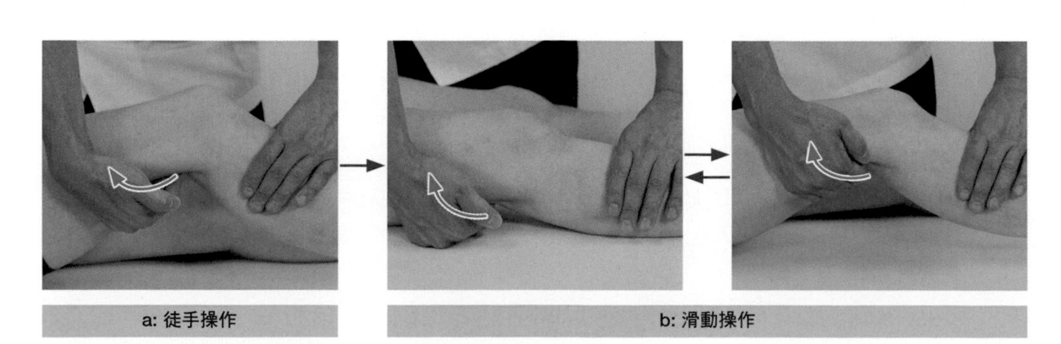

a: 徒手操作　b: 滑動操作

圖5-65：股二頭肌的滑動操作

徒手握住股二頭肌，一邊往外側牽引，一邊反覆做膝關節的屈伸。

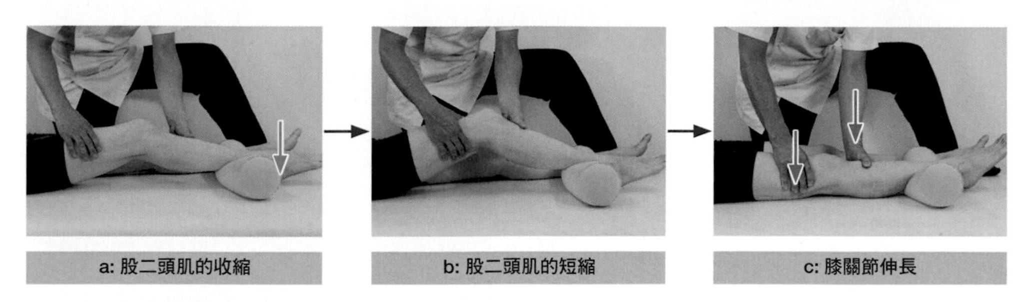

圖5-66：股二頭肌的肌僵直舒緩（反覆收縮與短縮的方法）

把腳跟壓向床鋪般地使股二頭肌收縮（a）。
接下來徒手使膝關節屈曲，使股二頭肌短縮（b）。
使膝關節內旋，在不會疼痛的範圍內被動地伸展（c）。
反覆進行a至c的一連串操作。

舒緩股二頭肌的僵直，改善伸長性。進行這種操作，確實改善股二頭肌的伸長性以後，可對膕窩外側的組織做伸長操作。

Pass: KJ2304

網路影片32　筆者的執行例子（膝OA患者的伸展限制改善）

幾乎所有的膝OA患者都具有可動範圍限制。我們醫療人員要做的並非是「因為僵硬，所以做可動範圍運動」這種不經大腦的運動療法，必須從評估釐清每位患者引起可動範圍限制的主要組織，反覆做假說檢證。再次強調，本書提過的伸展限制的改善，在膝OA的治療當中尤其重要。倘若改善伸展限制，因為膝關節安定、也容易使力了，也可當場舒緩步行時的疼痛。此處介紹筆者實際改善膝OA患者的伸展限制的影片。請當作參考。

6）對於疼痛發生組織的組織學治療方法

如前所述，筆者認為膝OA疼痛發生的組織主要有五個。這五個組織，分別是「髕下脂肪體」、「半膜肌」、「內側關節縫隙的關節囊」、「後外側支持組織」、「鵝足」。當然尚有其他會痛的組織，不過在實踐中，首先針對這五種組織反覆做組織學上的治療，膝OA的臨床症狀會大幅變化。

五個組織當中，關於「髕下脂肪體」、「半膜肌」、「鵝足」已經在第3章詳盡地說明，請參考該章節，將評估與治療的技術透過實踐銘記於心。本節將解說「內側關節縫隙的關節囊」與「後外側支持組織」的組織學上的治療。

①內關節縫隙部的關節囊

第326頁已經說明，針對內側關節縫隙的關節囊的治療概念，分別有膝關節外旋的改善，膝關節中脛骨外側位移的改善，內側關節囊伸長性及滑動性的改善，以及滑入內部的髕下脂肪體的柔軟性及滑動性的改善。

筆者首先會嘗試膝關節外旋的改善，關於這種治療，已在本章〈1.膝關節過外旋症候群4）治療〉（第309頁）做了詳盡的說明，請參閱該章節。

接下來，嘗試脛骨外側位移的改善，以及內側關節囊伸長性及滑動性的改善。促使膝關節內側軟組織伸長的操作，對於脛骨外側位移的改善有成效，同時可以舒緩對於軟組織的壓縮負荷及摩擦負荷（**圖5-67**）。徒手做這種操作時，可想像一邊把脛骨往內側推擠，一邊拉開膝關節內側關節囊的下方。

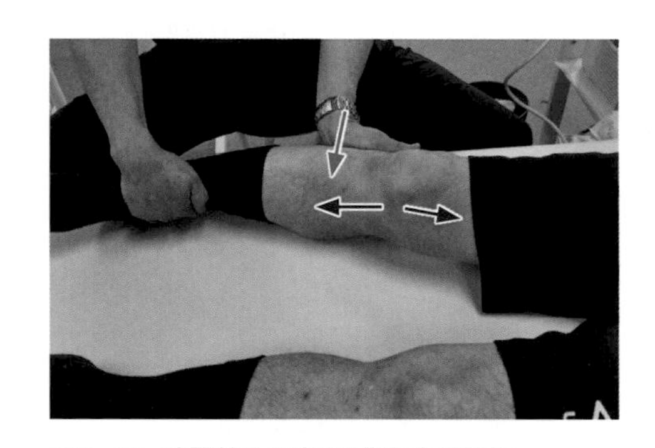

圖5-67：膝關節內側軟組織的伸長操作

可想像把脛骨往內側推擠，並拉開膝蓋內側而操作（a）。

接下來，改善滑入內部的髕下脂肪體的柔軟性及滑動性。如**圖5-68**的作法，把髕下脂肪體從疼痛部位的後方朝著關節縫隙前方推動，反覆徒手操作。倘若這種操作拉開及擴大屈曲的可動範圍，髕下脂肪體的柔軟性及滑動性便得以改善。

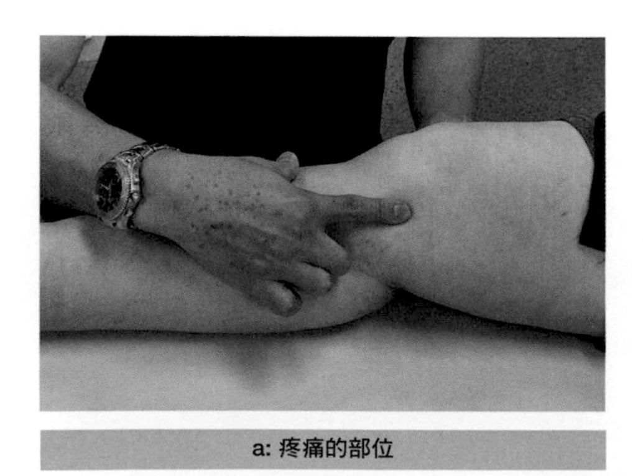

a：疼痛的部位

b：徒手操作

圖5-68：滑入內部的髕下脂肪體的柔軟性及滑動性的改善

從a所示的疼痛部位更後面的地方，把髕下脂肪體朝著關節縫隙前方推動，反覆這種徒手操作。

②後外側支持組織

後外側支持組織的治療，主要在於改善這個部位的僵硬及滑動性。包含股二頭肌及膕窩的脂肪體在內的周邊組織的柔軟性及伸長性恢復以後，參考〈後外側支持組織的伸長運動〉（第340頁，**圖5-64**）改善僵硬及滑動性，疼痛會容易緩解。關於細節，請參照前一節〈4）可動範圍、僵硬的改善④改善膕窩外側組織的滑動性〉。

7）對於疼痛發生組織的力學治療方法

在膝OA中，膝關節的「內翻」、「外旋」、「脛骨外側位移」的力學上治療是主要的「目標」。力學上的治療，分為**非負重姿勢的治療與負重姿勢的治療**。

非負重姿勢的治療已在本章節前面（第341頁）說明過，請參考該節內容，不斷在臨床上實踐。一再反覆實踐當中，逐漸摸索最具有成效的治療方法，便可想出新的點子，以及察覺順利治療的重點。

由於在負重姿勢的治療更加重要，因此本節將介紹各位容易實踐的治療。

①站立末期（TSt）足部動作的改善

a）擺正＋墊腳運動

膝OA患者的特徵，是足部的扁平化，距骨外旋，在站立末期（TSt）的墊腳延宕。因此，為了足故構造僵硬的改善及促進墊腳，要做這種運動。如圖**5-69**a所示，讓雙膝夾住毛巾，且擺正股四頭肌，以膝蓋好好伸直的狀態設為起始擺位。從這種擺位反覆墊腳。進行這種運動以後步行，會促進墊腳，使得膝蓋外旋被抑制，常有患者表示「膝蓋變輕盈了」。假如難以取得平衡，讓患者扶著東西做運動就不會有問題。

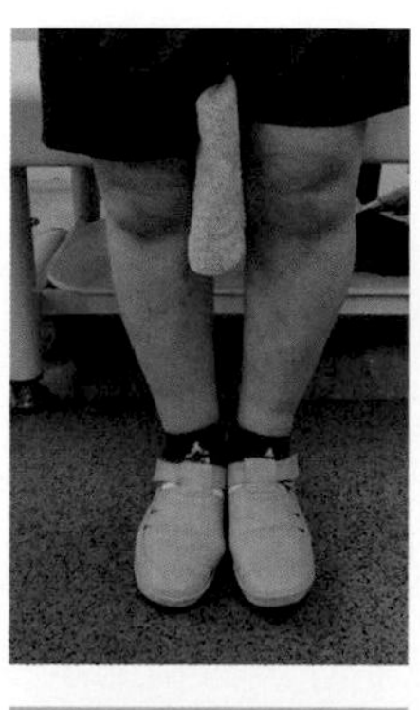
a: 開始擺位

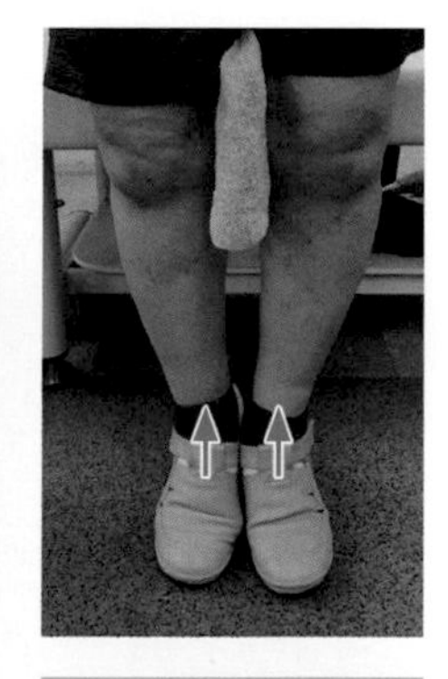
b: 反覆墊腳

圖5-69：擺正＋墊腳運動

雙膝夾住毛巾，把股四頭肌擺正的狀態設為起始擺位，反覆墊腳。

b）負重姿勢的足部內收運動

這是為了抑制站立末期（TSt）的距骨外旋而做的運動。在站姿反覆輪流讓單腳的腳跟往外側滑動（圖5-70）。這種運動的重點，並非使腳尖往內側活動，而是使腳跟往外側擺動。指導患者時，說明「請想像腳跟外側有顆乒乓球，有如拍那顆乒乓球般讓腳跟往外側滑動」，高齡者也能辦到。透過這種動作，能做到與煺菸式步態相反的運動。

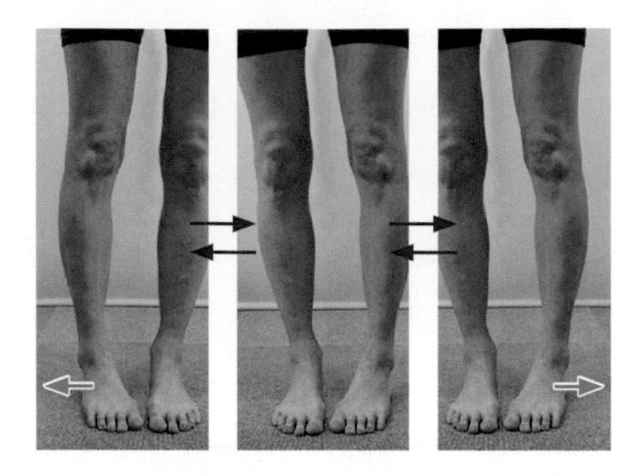

圖5-70：負重姿勢足部內收運動

以拇趾為支點，腳不離地，腳跟往外側有如打乒乓球般擺動，單腳輪流進行。

由於做負重姿勢足部內收運動時，除了足部，大腿也會同時內旋，因此要讓在站立後期膝關節外旋的類型做這種運動，避免讓站立前期膝關節外旋的類型做。

Pass: KJ2304

網路影片19 負重姿勢足部內收運動（單腳輪流運動）

看影片確認吧。

②體幹功能的改善

由於體幹的重量占了身體總重量極大的比率，對於以膝關節為首的下肢的力學負荷帶來莫大的影響。體幹「何種形狀」、「（重心）位於何處」等情況在臨床上意義重大，同時，可說在力學推論過程當中必須牢牢記住不可。尤其大部分高齡者的體幹顯著變形，這種情況對於膝關節承受的力學負荷或多或少帶來影響。因此，改善錯位等體幹功能，可說能舒緩膝關節承受的力學負荷吧。同時，關注這個情況著手治療一事，也有助於預防隨著老化而加速進展的體幹變形，可說有重大的臨床意義。

膝關節治療中體幹功能的改善，可找出矢狀面與冠狀面錯位嚴重的部位，嘗試對於其錯位進行治療。

a）改善矢狀面體幹功能的運動

請見圖5-71。如這張圖的介紹，矢狀面的體幹大致上可分為腰椎後彎變形的類型，與胸椎後彎變形的類型。評估哪一種變形較嚴重，對於較嚴重的錯位著手治療。

腰椎後彎變形的情況，對於腰椎做治療，改善腰椎後彎。

◆多裂肌的強化（圖5-72a）

一邊抬高上腹部，一邊讓體幹前傾，可讓腰椎前彎，並活化多裂肌。

◆腰椎伸展的可動性擴大（圖5-72b）

坐在椅背低的椅子上，利用重力引出腰椎伸展的可動性。

◆在臥姿做體幹伸展運動（圖5-72c）

主動運動時以腰椎為支點做伸展，做運動時也帶有學習運動的意味。這種運動也可用上肢做。

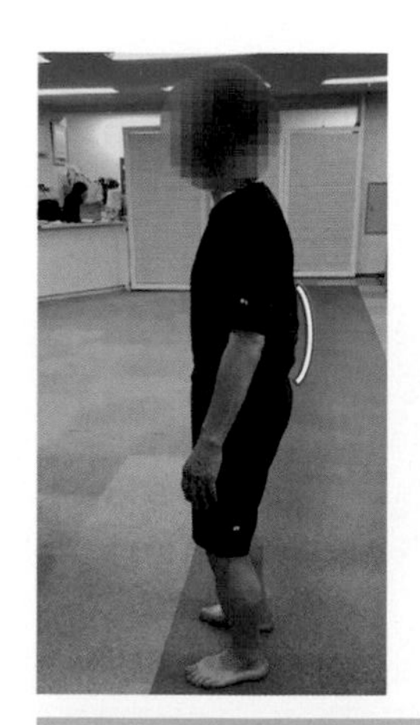
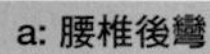
a: 腰椎後彎

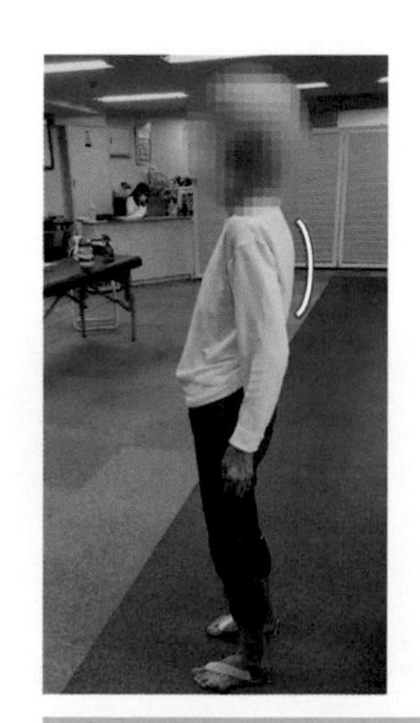
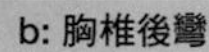
b: 胸椎後彎

圖5-71：矢狀面的體幹排列錯位

矢狀面上的體幹，大致上可分為腰椎後彎變形的類型，與胸椎後彎變形的類型。評估哪種變形較嚴重，對於嚴重的錯位做治療。

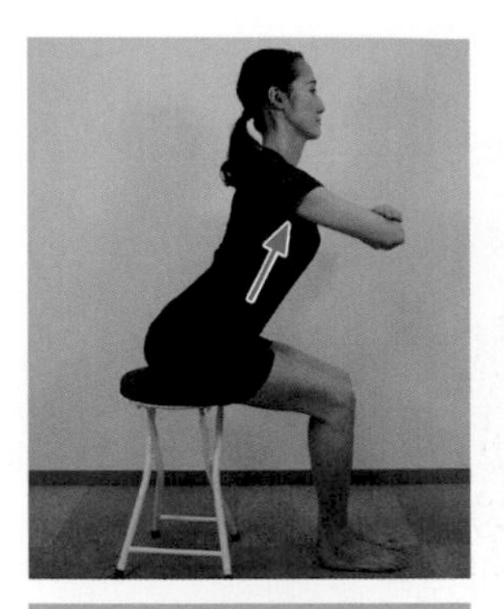

a: 多裂肌的強化

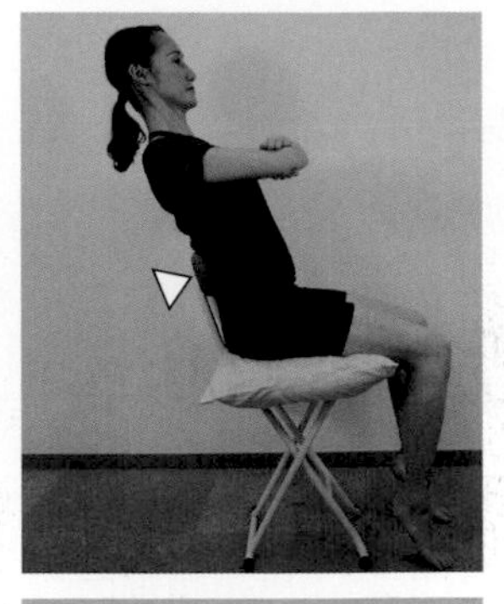

b: 腰椎伸展的可動性擴大

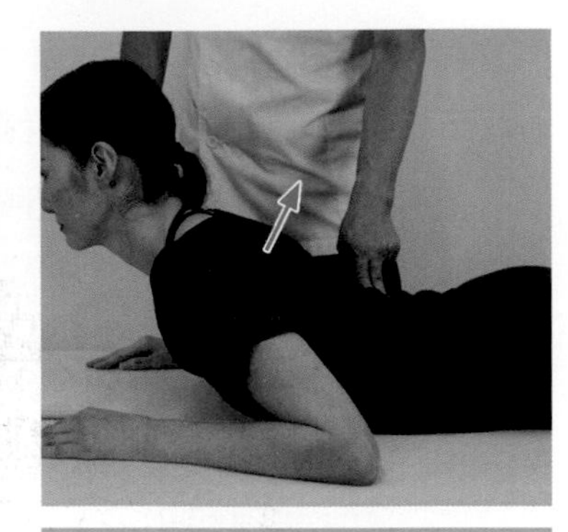

c: 臥姿做腰椎伸展運動

圖5-72: 腰椎伸展運動

胸椎後彎變形的情況，對於胸椎做治療，改善胸椎後彎。

◆肩胛骨的主動運動（圖5-73a）

運用肩胛骨的內收運動引導胸椎伸展。

◆胸椎伸展的可動性擴大（圖5-73b）

坐在椅背低的椅子上，利用重力引出胸椎伸展的可動性。

◆臥姿做體幹伸展運動（圖5-73c）

主動運動時以腰椎為支點做伸展，做運動時也帶有學習運動的意味。這種運動也可用上肢做。

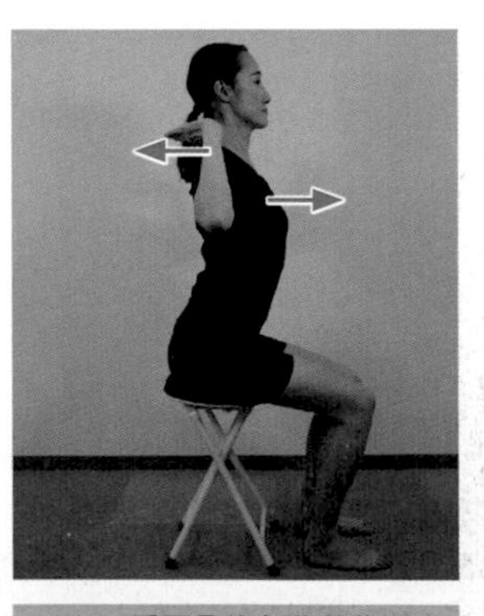

a: 肩胛骨的主動運動

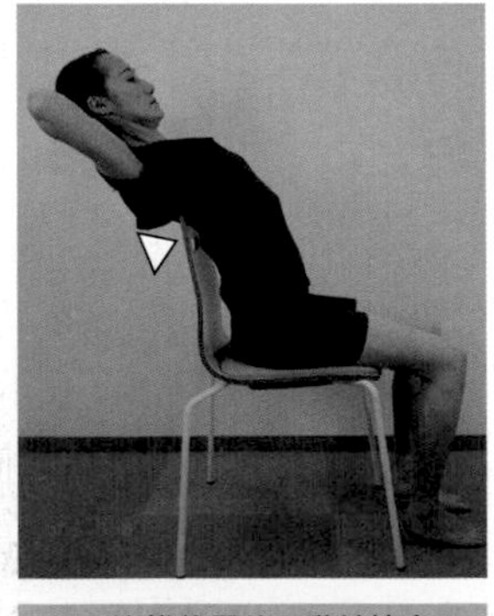

b: 胸椎伸展的可動性擴大

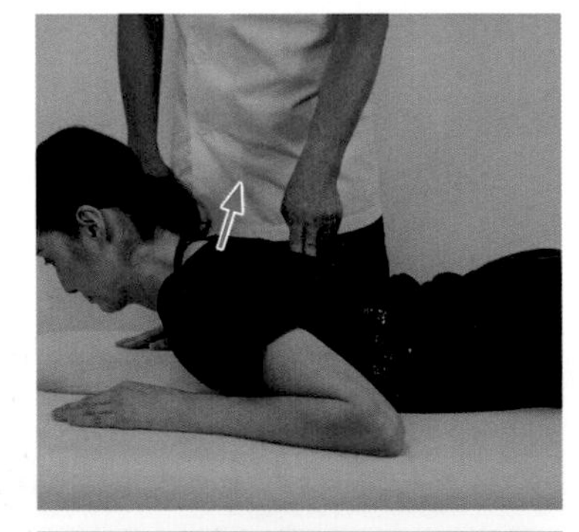

c: 臥姿做腰椎伸展運動

圖5-73: 胸椎伸展運動

b）改善冠狀面體幹功能的運動

接下來，請見圖5-74。如這張圖的介紹，在冠狀面骨盆、腰椎、胸椎產生各式各樣的錯位。骨盆往側邊位移、腰椎突出、胸椎突出錯位等只要過剩，每一項都會使得膝關節的外翻力矩增加。因此要評估冠狀面中哪個部位的錯位比較嚴重，對於嚴重錯位的部位做治療。

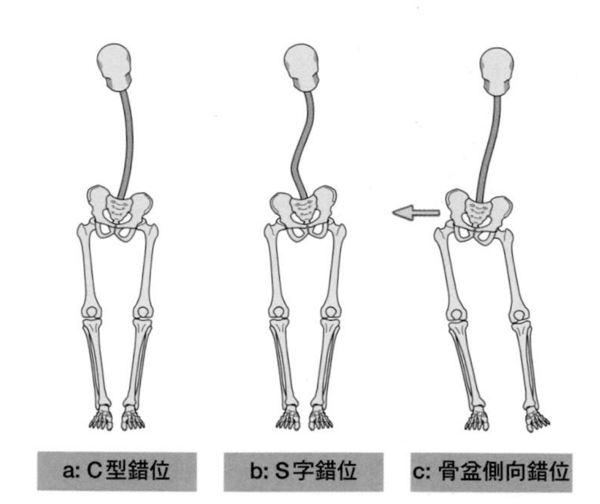

圖5-74：冠狀面體幹排列的錯位

在冠狀面骨盆、腰椎、胸椎產生各式各樣的錯位。評估哪個部位的錯位最嚴重，對於嚴重的錯位做治療。

筆者認為高齡者冠狀面的體幹排列，常有如圖5-75所示的錯位。譬如說，骨盆往右邊呈現錯位的情況，有胸椎往對側突出為主的體幹歪斜的類型；腰椎往對側突出為主的體幹歪斜的類型；腰椎與胸椎往同一側突出的體幹歪斜的類型，這三種類型較常見。骨盆往左邊呈現錯位的情況也是一樣的。

對於這種冠狀面的錯位，做下一頁介紹的運動，可改善體幹錯位（圖5-76）。

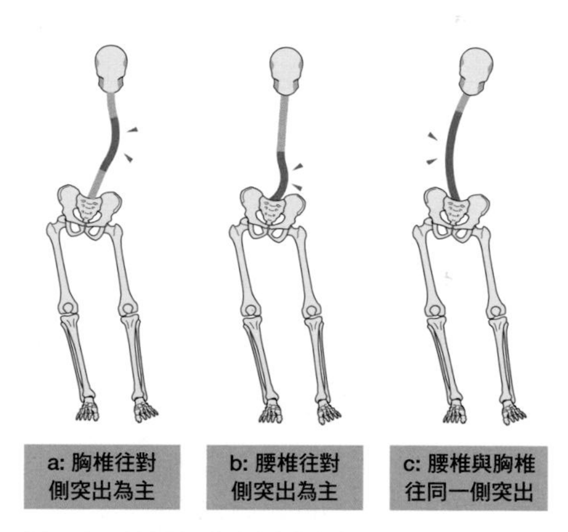

圖5-75：呈現骨盆往右邊錯位的案例中常見的體幹排列

高齡者的冠狀面的體幹排列呈現骨盆往側邊錯位，常有胸椎往對側突出為主的體幹歪斜的類型（a），腰椎往對側突出為主的體幹歪斜的類型（b），腰椎與胸椎往同一側突出的體幹歪斜的類型（c）這三種類型。
評估哪一種錯位較嚴重，對於嚴重的錯位做治療。

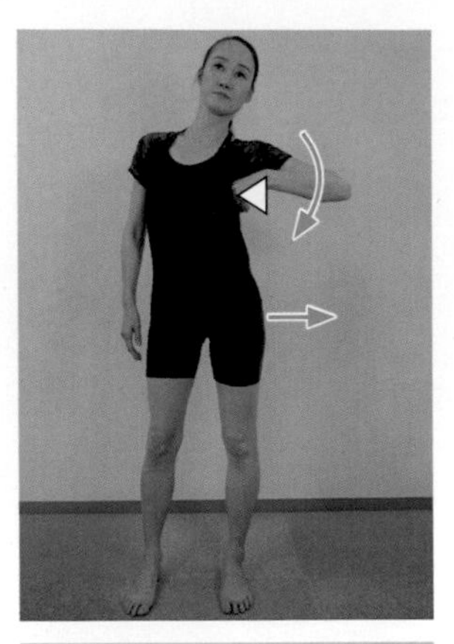

a: 右骨盆側向錯位＋胸椎往對側突出為主的體幹歪斜類型

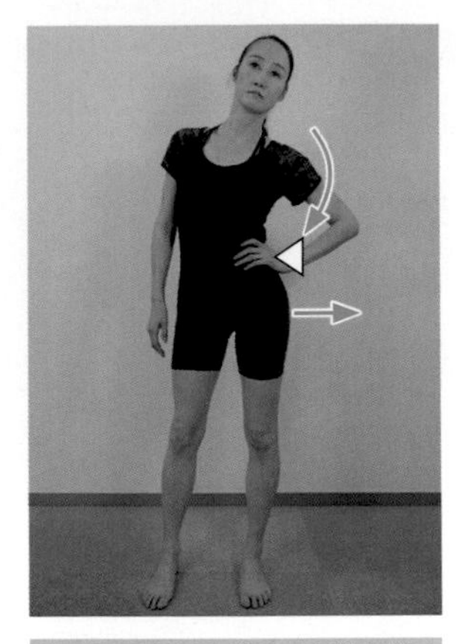

b: 右骨盆側向錯位＋腰椎往對側突出為主的體幹歪斜類型

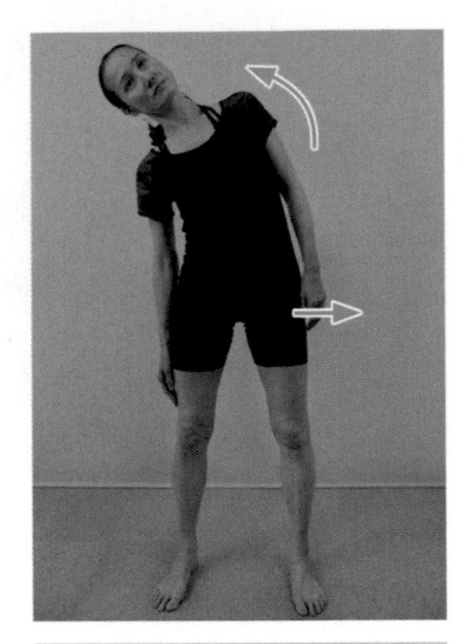

c: 腰椎與胸椎往同一側突出的體幹歪斜的類型

圖5-76: 冠狀面的體幹錯位改善的運動

◆右骨盆側向錯位＋胸椎往對側突出為主的體幹歪斜類型

維持骨盆往左錯位的狀態，從這種擺位把胸椎當作支點往同側（左）側屈，保持這個狀態做運動（圖5-76a）。

◆右骨盆側向錯位＋腰椎往對側突出為主的體幹歪斜類型

維持骨盆往左錯位的狀態，從這種擺位把胸椎當作支點往同側（左）側屈，保持這個狀態做運動（圖5-76b）。

◆腰椎與胸椎往同一側突出的體幹歪斜的類型

維持骨盆往左錯位的狀態，從這種擺位把體幹整體往對側（右）側屈，保持這個狀態做運動（圖5-76c）

由於高齡者的體幹顯著錯位，透過這種矢狀面、冠狀面的運動有助於舒緩膝關節承受的力學負荷。預防隨著老化而加速進展的體幹變形，有助於舒緩膝關節承受的力學負荷，基於這件事，要牢記體幹錯位的改善在臨床上具有重大意義。

③其他力學上的治療方法

a）貼紮、輔具

使用貼紮及輔具的目的為舒緩生活當中的力學負荷。

貼紮貼附在對於疼痛發生源組織上有成效。筆者會指導，「若步行時間長，請貼

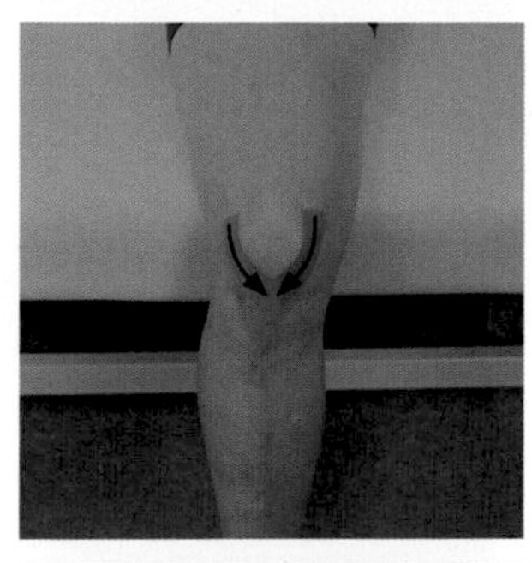

a: 髕下脂肪體的貼紮

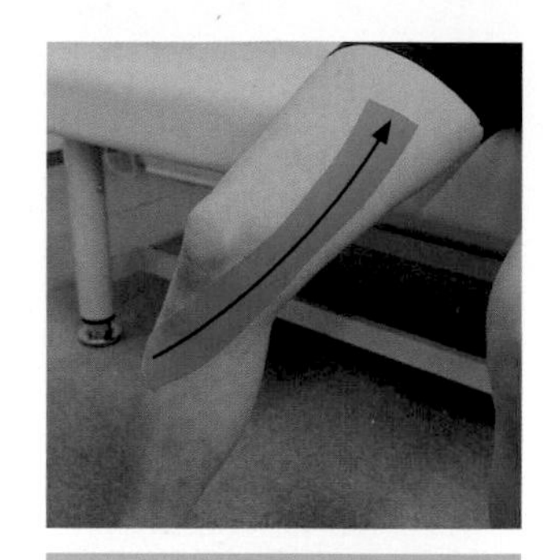

b: 鵝足的貼紮

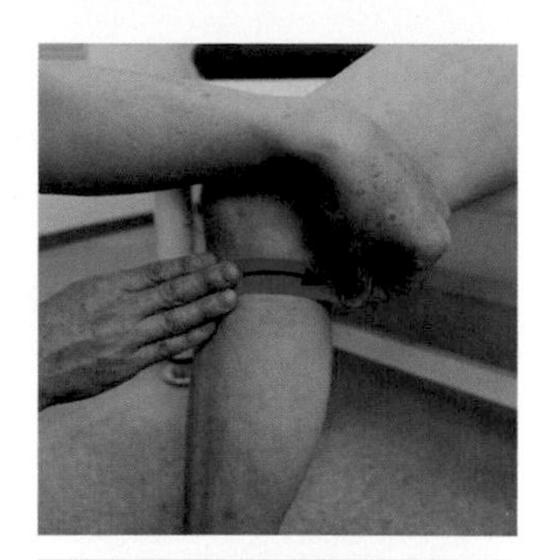

c: 半膜肌的貼紮

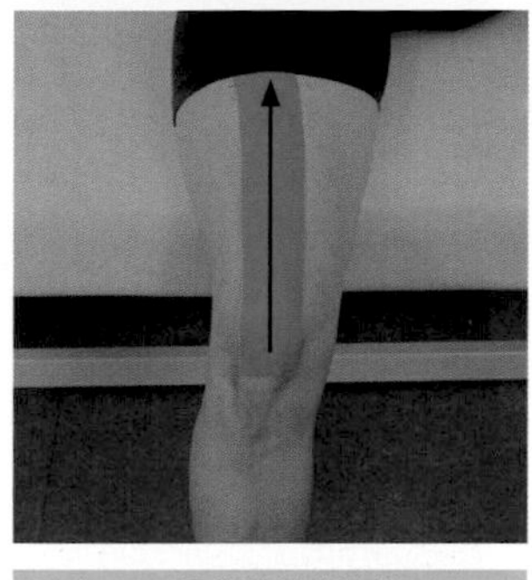

d: 低位髕骨的貼紮

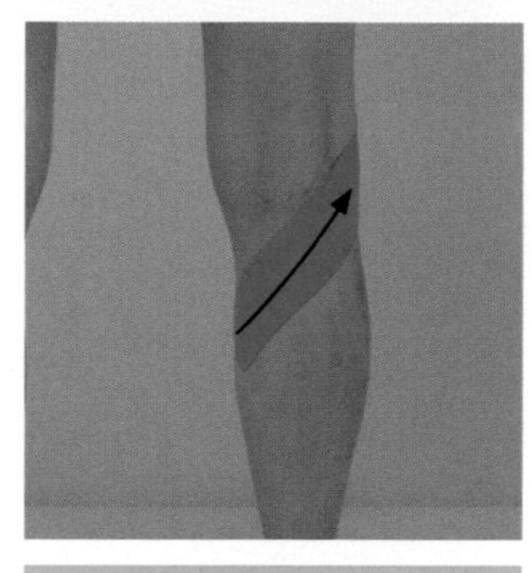

e: 膕窩肌的貼紮

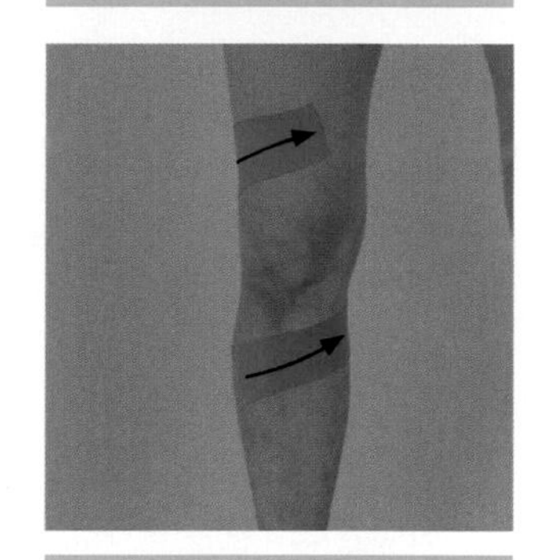

f: 膝關節內旋貼紮

圖5-77: 對於膝OA患者做貼紮

附」。圖5-77整理了筆者做的貼紮。請一邊參考，一邊在各位的臨床中摸索更有成效的貼紮。

另外，若有紅腫等皮膚異常的情況，會不方便做貼紮。這種情況，筆者會用剪刀把市售的貼布裁剪成適當的長寬。貼布相對難以造成紅腫，大部分情況即使貼附一整天也不會紅腫[註10]，因此可代替膠布使用也有效。貼法和用膠帶時一樣。

另外，輔具也有各式各樣的種類，推薦使用的是側面具有軟性支撐的輔具，可讓膝關節安定，活動性也不會下降。

b）足弓墊

足弓墊有抑制足部的外翻，以及抑制妨礙後腳順利離地之橫足弓塌陷的效果。尤其高齡者的足部結構常失衡，因此恢復橫足弓很重要。此外，觀察步行動作中的倒擺運動，重點是調整足弓墊到可促使身體順利地往前移動的高度（圖5-78）。

[註10]　有些人貼著貼布，或者撕下貼布以後照射到陽光，皮膚會紅腫。這是消炎鎮痛成分ketoprofen導致「光過敏」這種副作用。也有即使最初沒有症狀，反覆用貼布之中光過敏的症狀惡化、變嚴重的案例，因此要格外注意。

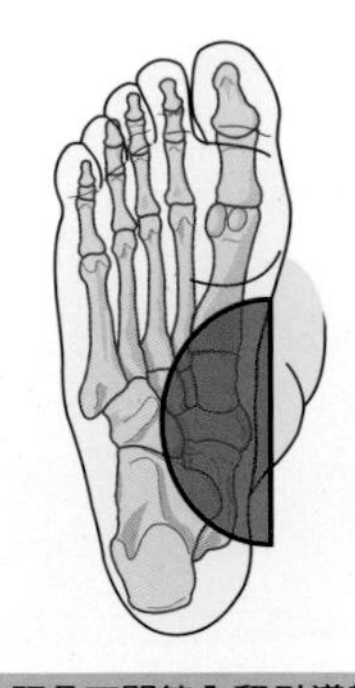

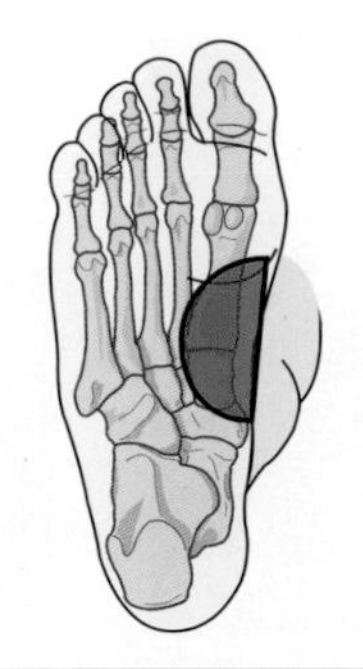

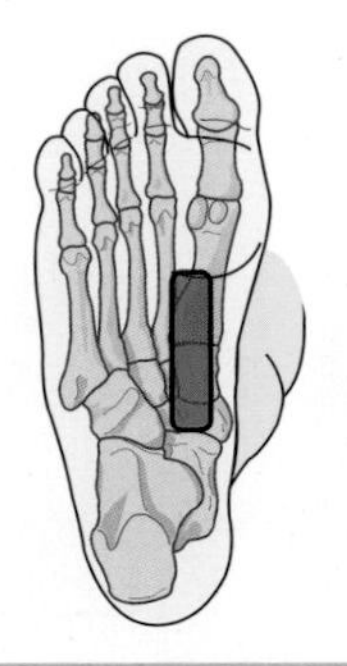

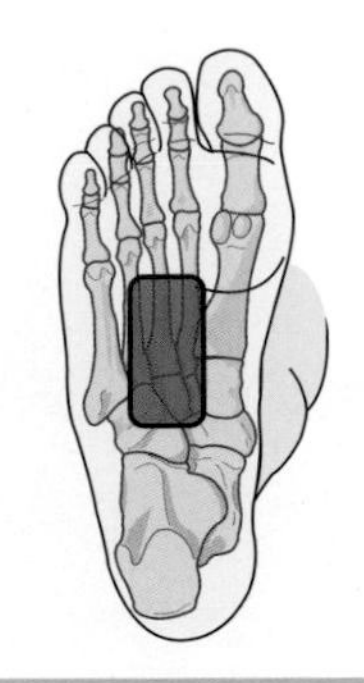

圖5-78: 抑制膝關節內翻力矩的足弓墊

重要的是觀察步行動作的倒擺運動，調整足弓墊的高度至可促使體重更順暢地往前移動。

Pass: KJ2304

網路影片17 **抑制膝關節內翻力矩的足弓墊**

關於足弓墊的實際處置方法，光靠說明或許令人難以理解，因此分成「內側縱足弓的處方」與「橫足弓的處方」影片。請參照。

8）彙整

本章說明了「膝關節過外症候群」與「變形性膝關節炎」。各位有什麼感想呢？

把骨骼肌肉疾患的「外傷」與「障礙」分開思考是很重要的（參考第2章）。關於膝關節的障礙，至少有一半以上符合這兩種症候群才對。若在臨床上關注這兩種症候群，各位也能察覺大部分膝關節的障礙都包含這兩種症候群。若加深對於這兩種症候群的理解，應該能找到拓展各式各樣膝關節疾患的治療的點子。

參考文獻

Knee Joint

參考文獻

1) Martin Englund, M.D., et al.: Incidental Meniscal Findings on Knee MRI in Middle-Aged and Elderly Persons.N Engl J Med. 11; 359(11): 1108–1115, 2008.

2) 入谷誠 : 入谷誠の理学療法 . 運動と医学の出版社 , 神奈川 . 2020.

3) 山下健人 : もったいない患者対応 . じほう , 東京 . 2020.

4) 前野哲博 : 医療職のための症状聞き方ガイド " すぐに対応すべき患者 " の見極め方 . 医学書院 , 東京 . 2019.

5) 長尾哲彦 : 研修医・コメディカルのための問診力養成道場 – 患者のその一言は何を意味するのか –. 医学と看護社 , 東京 . 2020.

6) 神田善伸 : 総合診療外来のための問診ライブ – これを聞けば大丈夫 –. 文光堂 , 東京 . 2013.

7) 山中克郎 : 外来を愉しむ 攻める問診 . 文光堂 , 東京 . 2012.

8) 赤羽根良和 : 肩関節拘縮の評価と運動療法 . 運動と医学の出版社 , 神奈川 . 2013.

9) 橋本貴幸 : 膝関節拘縮の評価と運動療法 . 運動と医学の出版社 , 神奈川 . 2020.

10) 今屋健 , 他 : 過伸展膝の Joint Play（関節の遊び）について : JOSKAS 36 Suppl: S138, 2011.

11) 中村隆一 , 他 : 基礎運動学 . 医歯薬出版 , 東京 . 2003.

12) クルト・マイネル : マイネル・スポーツ運動学 . 大修館書店 , 東京 . 1981.

13) Kendall FP, et al.: Posture. Muscles Testing and Function with Posture and Pain 5th ed. Lippincott Williams & Wilkins, Baltimore. 1996.

14) Dye SF, et al.: Conscious neurosensory mapping of the internal structures of the human knee without intraarticular anesthesia. Am J Sports Med. Nov-Dec; 26(6): 773-7, 1998.

15) 八木茂典ら : ジャンパー膝の分類と運動療法 . Sports medicine 146: 2012.

16) 林典雄 : 機能解剖に基づく評価と運動療法 . Sports medicine 21: 4-10, 2009.

17) Anne Shumway-Cook, et al.: モーターコントロール（原著第 3 版）運動制御の理論から臨床実践へ . 医歯薬出版株式会社 , 東京 . 2009.

18) 福井勉 : 皮膚テーピング〜皮膚運動学の臨床応用〜 . 運動と医学の出版社 , 神奈川 . 2014.

19)　今屋健 : 膝内側側副靭帯損傷の機能解剖学的病態把握と理学療法 . 理学療法 29 (2): 2012.

20)　赤羽根良和 : 機能解剖学的にみた膝関節疾患に対する理学療法 . 運動と医学の出版社 , 神奈川 . 2018.

21)　黒坂昌弘 : 半月板損傷 . 膝のスポーツ障害 . 医学書院 . pp35-67, 1995.

22)　園部俊晴 , 他 :《改訂版》スポーツ外傷・障害に対する術後のリハビリテーション . 運動と医学の出版社 , 神奈川 . 2013.

23)　早川 雅代 , 他 : 変形性膝関節症患者の圧痛部位とX線像についての検討 : JOSKAS 42 (4): 379, 2017.

24)　松永和剛 , 他 : 伏在神経膝蓋下枝の走行について . 整形外科と災害外科 46(3): 838-840, 1997.

25)　荒木茂 : マッスルインバランスの理学療法 . 運動と医学の出版社 , 神奈川 . 2018.

26)　荒木茂 : マッスルインバランス改善の為の機能的運動療法ガイドブック . 運動と医学の出版社 , 神奈川 . 2020.

27)　A J Tria Jr, et al.: The popliteus tendon. J Bone Joint Surg Am. 71 (5): 714-716, 1989.

28)　RF LaPrade: The external rotation recurvatum test revisited: reevaluation of the sagittal plane tibiofemoral relationship. Sports Med. 36 (4): 709-712, 2008.

29)　宮田重樹 : 寝たきりをつくらない介護予防運動〜理論と実際〜 . 運動と医学の出版社 , 神奈川 . 2017.

30)　Yong-Hao Pua, et al.: Knee extension range of motion and self-report physical function in total knee arthroplasty: mediating effects of knee extensor strength. BMC Musculoskelet Disord: 14-33, 2013.

31)　福井勉 : エキスパート直伝 運動器の機能破綻はこう診てこう治す . 医学書院 , 2019.

32)　吉村典子 : 地域コホート研究による運動器疾患の疫学 . 治療学 44 (7): 766-770, 2010.

33)　山田英司 : 変形性膝関節症に対する保存的理学療法戦略 . 三輪書店 , 東京 . 2012.

34)　安田和則 , 他 : 北海道大学病院における脛骨高位骨切り術の発展と課題 . 北海道整形災害外科学会雑誌 59 (1): 19-25, 2017.

35)　星 賢治 , 他 : 末期変形性膝関節症患者の足踏み運動中のラテラルスラストにおいて膝内転運動は小さい　3D-to-2D registration 法. 理学療法学 42 Suppl.2: pp0-0001, 2015.

參考文獻

36) 早川雅代・他 : 症例研究 変形性膝関節症患者の疼痛についての検討 : 813 例の X 線分類と圧痛の関連 . 整形外科リハビリテーション学会学会誌 18: 51-55, 2016.

37) 金岡恒治 : 運動器障害発生のメカニズム．スポーツ外傷 予防と治療のための体幹のモーターコントロール．中外医学社 , 東京 . 2019.

38) 小林向史 . 繰り返し引っ張り重貫に対する靭帯および靭帯付着部の損傷とその修復に関する実験的研究 . 金沢大学十全医学会雑誌 106（2）: 236-248, 1997.

39) 林典雄 : 運動療法のための機能解剖学的触診技術 下肢・体幹 . メジカルビュー社 , 東京 . 2012.

40) 吉村典子 : 変形性膝関節症の疫学 : ROAD スタディより．関節外科 38(6): 550-554, 2019.

後記

非常感謝您閱讀本書。撰寫本書，耗費了龐大的時間。同時，也有許多治療師及編輯參與繪製插圖及校正，才能完成這本書。直到完成為止，耗費大量的時間與勞力，許多人組成一個團隊，攜手合作而完成了符合臨床精神的書籍一事，我誠摯地表達感激。同時，只記載了自己的臨床上毫不虛偽、實際思索的觀點、實際執行的事情的這本書及得以出版，令人感到極為慶幸。

本書描寫的內容，或許有許多臨床經驗超過10年的醫療人員也不了解的事情。至少一半以上的內容，記載著我的臨床經驗直到第10年還不了解的事情。人的身體，遠比我們想像的還要複雜且精密。所以不論在臨床待了幾年，要學習的事情依然堆積如山。我深深期盼閱讀這本書的人，可以成為時時刻刻追求自我精進的醫療人員。**我們所從事的醫療工作，是學得越多，成長得越多的工作。然後，學得越多，越能夠帶給更多人喜悅，這份工作就是這麼迷人，我總是如此認為。正因如此，不論自己處於何種立場，一股腦兒地追求成長，這種態度正是我們需要的吧？**

就連全球的天才集團所成立的蘋果公司的iPhone也並非完美的產品，時常追求「成長」。然後，現在也年年一再改善，持續進化為更優質的產品。因為完美肯定不存在。在這層意義上，本書也會在我還活著的時候，隨著自己身為醫療人員的「成長」一再翻新，成為內容更加豐富的書籍。

由於醫療人員備受感謝，一個不小心就誤以為自己很偉大。我總覺得，以蠻橫的態度面對患者、或者態度高傲的醫療人員絕不在少數。這種醫療人員，似乎忘記了**我們的工作在診斷傷口及疾病之前，是診斷人的工作呀**。因此，假如來我的診所看病的患者表示「因為有名氣所以去看病，不過態度高傲，給人的感覺不太好呢」，我覺得身為醫療人員就輸了。說得更進一步，就會變成對我自己的生存方式說謊。**倘若專心一意地面對患者，追求成長，捨棄既有觀念，誠懇地診斷患者，自己的工作會越來越開心，我希望許許多多的人能了解這件事。而這件事有助於讓許許多多的人露出真正的笑容，我也希望更多人明白。**

未來，我會盡全力活出神所賜予的人生，

珍視自己的家人，

盡力讓自己的親朋好友幸福，

我想一直抱著這股念頭，持續走在自己的人生路上。倘若懷著這種想法，儘管持續前進，神就會實現我一部分的心願，我自作主張地如此堅信。

最後，對於只做想做的事這般任性的生存方式，「我都明白，沒關係的哦。」我要感謝總是面帶笑容、慈愛地守護我的妻子麻衣子。決不可以忘記神與家人給了我許許多多的時間，正因為妻子以滿懷愛情的態度告訴了我這一點，今天，以及明天，我都能夠持續步行在令人感到雀躍的人生路上。

2020年12月吉日

帶著一顆感恩的心……

園部俊晴

園部俊晴臨床經驗彙整
膝關節物理治療實務

出　　版／楓葉社文化事業有限公司
地　　址／新北市板橋區信義路163巷3號10樓
郵政劃撥／19907596 楓書坊文化出版社
網　　址／www.maplebook.com.tw
電　　話／02-2957-6096
傳　　真／02-2957-6435
作　　者／園部俊晴
翻　　譯／黃品玟
責任編輯／陳鴻銘
內文排版／洪浩剛
港澳經銷／泛華發行代理有限公司
定　　價／980元
初版日期／2024年6月

國家圖書館出版品預行編目資料

園部俊晴臨床經驗彙整：膝關節物理治療實務／園部俊晴作；黃品玟譯. -- 初版. -- 新北市：楓葉社文化事業有限公司, 2024.06
面；　公分

ISBN 978-986-370-687-8（平裝）

1. 膝　2. 關節　3. 物理治療

416.618　　113005924